儿科疾病诊断与治疗

姚刘艳　汪秋华　于若谷　王战胜　郭　杰　主编

天津出版传媒集团
天津科学技术出版社

图书在版编目(CIP)数据

儿科疾病诊断与治疗 / 姚刘艳等主编. -- 天津：

天津科学技术出版社，2024. 8. -- ISBN 978-7-5742

-2424-7

Ⅰ. R72

中国国家版本馆 CIP 数据核字第 2024F510G1 号

儿科疾病诊断与治疗

ERKE JIBING ZHENDUAN YU ZHILIAO

责任编辑：季　乐

出　　版：天津出版传媒集团
　　　　　天津科学技术出版社

地　　址：天津市西康路 35 号

邮　　编：300051

电　　话：(022)23332400

网　　址：www.tjkjcbs.com.cn

发　　行：新华书店经销

印　　刷：廊坊市海涛印刷有限公司

开本 787×1092　1/16　印张 30　字数 600 000

2024 年 8 月第 1 版　2025 年 1 月第 1 次印刷

定价：180.00 元

前　言

　　临床儿科学涉及范围广泛，因而要求儿科临床医师掌握医学知识全面且丰富，掌握儿童生长发育的一般规律，不同时期儿童预防保健的重点，掌握儿童常见病和多发病的临床诊断、鉴别诊断要点和治疗原则，尤为重要的在于掌握儿童疾病诊断和鉴别诊断的正确的临床思维方法。

　　本书共分为两篇，第一部分是常见儿科疾病及保健，内容主要有：儿科疾病的诊断技术，儿科疾病的治疗方法，儿科常用诊疗操作技术，儿科疾病的常见症状，泌尿系统疾病，血液系统疾病，消化系统疾病，呼吸系统疾病，等等；第二部分是新生儿疾病，主要包括新生儿黄疸，新生儿呼吸系统疾病，新生儿消化系统疾病，新生儿神经系统疾病，新生儿循环系统疾病，新生儿血液系统疾病，等等。

　　对于涉及的各种儿科疾病，书中均进行了详细叙述，包括病因病理、诊断检查、鉴别诊断、护理技术以及相关预防措施，强调本书临床实用性，为广大儿科医护人员起到一定的参考借鉴用途。

　　本编委会人员在多年儿科临床诊治经验基础上，参考儿科相关图书资料，认真编写此书，希望此书能为广大儿科临床医护人员提供一些帮助。

　　在编写过程中，由于笔者学术水平和因经验不同而存在差异，书中不足之处恐难避免，敬请同仁不吝赐教，也衷心希望广大读者批评指正。

目　录

第二篇　新生儿疾病

第一篇　常见儿科疾病及保健

第一章　儿科疾病的诊断技术

第一节　儿科疾病的诊断步骤

疾病的治疗效果，主要取决于诊断的正确性和及时性。诊断错误或时间上的延误均可导致不可逆的严重后果。虽然有些疾病尚无有效的治疗手段，但正确的诊断仍很重要，因为它是判断预后的根据。与成人相同，儿科疾病的诊断包括三个步骤：收集临床资料；整理分析资料，提出初步诊断；进一步临床观察验证诊断。由于儿科学涉及内容多、范围广，儿童在解剖、生理、生化、病理、免疫、营养代谢等方面都与成人有很大的不同，且不同年龄期的儿童又存在较大的差异，其疾病的种类以及临床表现均有其特殊性，故作为儿科医生应具备全面、系统的医学知识，正确的逻辑思维方法，以及高度负责的工作态度。

一、收集临床资料

临床资料包括病史、体格检查和辅助检查等。在收集临床资料的过程中，必须做到全面、客观、详细和准确。资料片面不完整常导致漏诊，而带有主观性的或错误的临床信息常使临床思维误入歧途，造成误诊。住院患儿要求全面的病史和体检资料，而对门诊患儿可针对主诉突出重点进行体格检查。

（一）采集病史

病史是疾病发生、发展过程中一系列主观和客观感觉的表述，是临床资料中最基础、最根本的部分。小儿大多数不能正确叙述病情，多由其监护人代述，这与成人自述的感觉有所不同。由于监护人的身份、文化程度、与患儿之间的关系以及对疾病的关心程度不同，使得病史的客观性与可靠性与实际情况存在一定的差距，这在诊断过程中必须有所考虑。医生除全面系统地听取供史者的叙述外，还应巧妙地从正面、侧面不同角度提出各种问题，尽可能详细地了解每一临床现象发生的细节，必要时可反复询问，或向不同的接触者多方面询问。询问应讲究方式方法。例如，要了解患儿是否有腹痛，应询问患儿是否有食欲不佳、突然发作性哭闹伴双腿屈向腹部，或家长触其腹部是否有啼哭等情况。又如，1~2岁婴儿咽炎时常不会叙述咽痛，但家长可能会观察到患儿有流涎、拒绝进食固体食物并有口腔异味。另外，家长表述的症状、体征并不一定准确，要注意引证核实。例如，主诉为发热，一定要询问具体温度及测量部位。又如，家长表述其1岁的婴儿有气促，要询问每分钟呼吸频率，是否伴有喘鸣声。有时症状的核实有一定的困难，需要医生亲自观察才能确定，如新生儿轻微型惊厥。

（二）体格检查

体格检查应全面，不要遗漏体征，但要有重点。可根据病史问诊的线索对涉及的器官系统详细检查，同时还应注意重要的阴性体征。如患儿主诉为咳嗽，则胸部的望、触、叩、听检查应为重点，要注意观察是否有气促、呼吸困难，两肺呼吸音是否对称，是否有啰音或哮鸣音等。体格检查的准确性和完整性与医生的临床经验和负责精神密切相关。小儿在医院与医护人员接触时，多带有恐惧心理，往往不合作，使体格检查不能按正常顺序进行，容易遗忘体检项目。剧烈的哭闹直接妨碍心肺听诊和腹部触诊的进行，这要求儿科医生有一定的耐心，根据患儿的状态必要时应再次检查，如趁患儿睡眠或哺乳时检查。另外，在小儿体检时要考虑年龄及发育因素而采取不同的方法，如新生儿的视敏度低、视力弱、注视距离近，检查光视觉反应时，光源刺激的距离应比幼儿近，这样才可能得出正确的结论。体格检查结果的判断标准也因年龄而异，如觅食反射阳性在 1 个月的婴儿属正常，但出现在 1 岁的婴儿属异常，提示中枢神经系统存在病变。

作为儿科医生还应特别强调望诊。在一见到患儿的瞬间还未正式接触交谈时就应注意患儿的总体情况，如精神、面色、眼神等，这对判断病情程度有很大帮助，可对病史起补充作用。

（三）辅助检查

辅助检查包括实验室检查和仪器检查。现代医学诊断技术的发展已使临床各项辅助检查项目日趋多样和完善，使之成为临床诊断不可或缺的重要手段。但任何病例都应根据病史和体格检查结果进行初步分析，然后有目的、有针对性地提出必要的检查项目。辅助检查主要用于支持诊断假设或因鉴别诊断需要而排除某些疾病。应避免盲目筛查式地进行过多的实验室检查，以减轻患儿的痛苦及家庭经济负担。检查项目的选择应遵循从一般到特殊、从简单到复杂、从主要到次要的顺序逐步进行。尤其是一些创伤性或可能给患儿带来痛苦的项目，应采取慎重态度，事先统筹安排。如多次重复抽血会增加患儿痛苦，并易使患儿产生恐惧、抵触性情绪，不利于治疗措施的实施及疾病的康复。对一些创伤较大或可能发生并发症的检查项目在万不得已时才选用，应事先征得家属的同意并书面签字。

二、临床资料的整理和分析

（一）资料归纳

将病史问诊、体格检查和各项辅助检查的结果进行整理，去粗存精，有条理、系统地进行归类并列出条目。要求有高度的概括性，围绕主诉、突出重点，将主要症状的特点、体格检查阳性发现及重要的阴性体征、实验室检查的异常结果列出条目。

（二）资料分析与提出初步诊断

在对临床资料进行归纳的基础上，结合病例特点进行分析判断，提出能解释临床问题的假设，即初步诊断。临床资料的分析是一个鉴别诊断的过程，属临床逻辑思维的范畴。实际上，临床逻辑思维贯穿于疾病诊断的全过程。一个有经验的儿科医生在听到主诉后，有时甚至刚看见患儿还没开始问诊，就可能有一个初步的印象，大致是什么方面的问题，这就是临床思维的开始。而这个初步印象会在接下来的问诊、体格检查过程中起一定的导向作用。提出诊断结论所需时间可长可短，有些病例病程短、临床表现典型、资料齐全，很快即可作出诊断；而有些病例病程长、反复多、临床表现不典型、涉及多个系统、病情复杂，短期内不一定能得出诊断结论。

无论是简单还是复杂病例，都必须严格进行鉴别诊断，可以说临床思维的中心问题即为鉴别诊断。对复杂病例常选取 1~2 条最重要、最客观又最便于进行类比判别的临床表现，逐步对照病因进行分析，列举相似点，不支持或不明确之处，最后提出可能的诊断。以此为基础，进一步收集临床资料如辅助检查，尤其是一些具有特异性诊断价值的项目，以确诊或排除诊断。

三、临床观察验证诊断

通过资料收集、归纳、临床思维分析得出诊断结论后，并不一定意味着诊断确立，有时还需经临床观察验证才能最后确认。根据诊断开始治疗后，仍然要考虑有没有其他可能性存在，要根据实际情况随时对诊断进行修正，而不是认定初步诊断不放。因为疾病的发生发展与典型临床表现的出现有一个过程，如一些急性传染病的早期临床表现常与普通上呼吸道感染相似，以后才出现典型表现。有些情况下，虽然做了许多检查，但仍得不出确切诊断，只能根据可能性大小排列出几种可能诊断，这些更应通过临床观察（包括治疗效果）来验证当初诊断的正确性。

总之，临床情况千变万化、错综复杂，儿科作为一个特殊的专业，诊断过程有其特殊性，但关键是要有正确的临床思维能力。作为一名儿科医生，必须具有宽广的基础理论知识、扎实的临床专业技能、良好的临床思维和很强的责任心，尽可能地减少临床误诊。

第二节　病史和体格检查

一、儿科问诊

（一）问诊特点及注意事项

问诊是临床诊治的第一步，病史资料收集的完整性和准确性对疾病的诊断和处理有很大影响。问诊过程的两个基本要素是问诊内容和问诊技巧，所谓问诊内容是指询问者从与家长、陪伴者及患儿交谈中获取的有关疾病的全部资料；而问诊技巧是指询问者获取病史资料所采用的方式和方法。问诊技巧的恰当与不恰当直接影响问诊内容的准确性和完整性。儿科问诊基本形式与成人相似，但由于年龄特点，在问诊的具体内容及方法上都与成人有所不同，作为临床医师，在儿科问诊过程中必须注意以下几点。

第一，问诊前先进行自我介绍，可进行简短的交谈，以消除家属及患儿的不安情绪。问诊过程中态度和蔼、亲切，以获得家长和患儿的信任，和谐的医患关系是问诊顺利进行的保证。

第二，儿科问诊的项目及内容较成人略多，因为儿童期涉及不同年龄、分娩、出生体重、喂养、生长发育及预防接种，甚至母亲妊娠期情况等诸多因素，它们对疾病的诊治有直接关联。新生儿期疾病更与母亲健康状况和产科因素密切相关。故问诊时要全面细致，避免遗漏。

第三，儿科病史大多由家长、抚养者或陪伴者代述，其可靠程度差异很大，对重要症状应注意引证核实。

第四，根据问诊项目顺序逐项有序进行，一个项目问诊完以后再开始下一项目问诊，尽量避免反复在不同项目之间任意穿插。对重危抢救患儿可不必拘泥于顺序，首先问诊重要内容以便及时进行抢救，待病情稳定后再补充其他项目。

第五，注意提问方式，要用一般性问题开始提问，如"您的孩子有什么不好？"让供史者详细叙述疾病的发展经过，然后再针对某个症状展开，进行深入、特殊的提问，如"您孩子咳嗽时有没有痰？"这样可避免遗漏重要的信息。问诊中应避免使用医学专业术语，以免供史者误解意思；同时还应避免诱导性、暗示性、诘难性提问，或一连串问题同时提问。

第六，婴幼儿疾病常可影响到多个系统，问诊时要做到突出重点、兼顾其他。

第七，问诊过程中认真做好记录，问诊结束时可复述所采集的资料，以核对是否准确无误。对家长提出的问题耐心给予解答。

（二）问诊内容及书写格式

儿科问诊内容包括一般资料、主诉、现病史、个人史、过去史、家族史和社会史共七个部分。

1. 一般资料

姓名；性别；年龄：岁、月（新生儿应精确到天，甚至小时）；民族；出生地（省、市或县）；家长姓名；家庭详细地址（包括邮政编码和电话号码）；病史申述者和患儿的关系；病史可靠程度。

2. 主诉

概括患儿前来就诊的主要症状和体征及其发生的时间。问诊时先用通俗易懂的一般性问题提问，如"您的孩子哪里不舒服？"

3. 现病史

详细记录患儿目前的主要问题。

（1）起病情况和患病时间。

（2）主要症状的特点，包括出现的部位、性质、发作的频率、持续时间、程度、缓解或加剧的因素。

（3）可能的病因和诱因。

（4）病情的发展、演变（按时间顺序记录，包括主要症状的发生、发展和出现的其他症状）。

（5）伴随症状。

（6）有临床意义的阴性症状。

（7）治疗经过（药物名称、剂量和疗效）。

（8）病后一般情况（精神、食欲、体重、睡眠和大小便等）。

4. 个人史

（1）胎儿期母亲孕次、产次、流产史（包括自然流产和人工流产）：对新生儿要详细询问母亲妊娠期情况，包括疾病、饮食、医疗保健情况、用药史、意外事故、X线检查、出血、羊水异常、高血压、蛋白尿、血尿、糖尿、血型等。

（2）出生史和新生儿期情况：出生史包括胎龄、产程、分娩方式、接生地点（指出生场所：家庭、医院或转运途中等）；分娩前后母亲用药情况（如镇静剂、麻醉剂）；新生儿出生情况（如 Apgar 评分、哭声、窒息和复苏情况）。新生儿期情况包括出生体重、身长、头围、产伤、畸形、呼吸困难、发绀、皮疹、黄疸、惊厥、出血、吸吮和喂养问题、第一次胎便和小便时间、住院时间、体重增减等。

（3）喂养和营养询问：是母乳喂养还是人工喂养或混合喂养，添加维生素和辅食的种类和时间，平时食欲以及偏食情况，有无长期呕吐和腹泻等。

（4）生长发育。①运动发育：何时会抬头、独坐、站立、行走。②语言发育，何时会叫"爸爸""妈妈"和说简单句子。③对人与社会环境的反应力：何时会笑，何时会控制大小便。④体重、身长的增长情况，乳牙萌出时间。⑤学龄儿童应询问其学习成绩，年长女童还要询问月经初潮年龄。

（5）习惯和行为：进食、睡眠、体格锻炼、牙齿的清洁护理等习惯，注意询问有无不良习惯或行为障碍。

5. 过去史

（1）既往疾病：指感染性及非感染性疾病、传染病和其他与现病史有关的疾病。

（2）预防接种：包括接种项目、接种年龄和反应。

（3）意外事故、外伤和手术情况。

（4）过敏史：如湿疹、荨麻疹、哮喘等，与药物、食物及环境等因素的关系。

6. 家族史

（1）询问父母、兄弟姐妹和祖父母的年龄及健康情况。如有遗传性疾病家族史，应画出完整的家族遗传谱系图。

（2）家族中是否有下列疾病发生：如结核病、病毒性肝炎、先天畸形、精神神经疾病、风湿热、过敏性疾病、出血性疾病、免疫缺陷病、肿瘤、癫痫、糖尿病等。

（3）家族中已死亡的小儿，要询问死亡的年龄和原因，包括死胎。

7. 社会史

（1）父母婚姻状况、文化程度、职业和经济收入。

（2）环境卫生情况；患儿有无传染病的接触史（如保姆、邻居或亲戚）。

（3）当地流行病或地方病。

（4）健康保险或医疗费用来源。

书写病史时按上述顺序依次记录。

二、儿科体格检查

儿科体格检查是儿科医师的基本功之一。学龄儿童及年长儿的体格检查与成人基本相似，但婴幼儿和新生儿的生理和解剖特点与成人差别较大，又不易取得合作，故不论在内容、顺序及方法上都与成人体格检查有所不同，在临床工作中应予以重视。学龄前期小儿体格检查时若合作，可按成人方法进行；若不合作，则按婴幼儿方法进行。

（一）注意事项

（1）检查前准备好器械、听诊器等物品，应适用于受检对象，严格洗手。检查新生儿时应戴口罩，检查场地光线明亮，温度适宜。检查者要态度和蔼，可准备一些小玩具，在检查开始前与患儿逗玩，以融洽医患关系，取得配合。

（2）检查时的体位根据年龄和病情而定。未成熟儿及新生儿可躺在暖箱内或红外线辐射保温床上，婴幼儿可由父母抱着或坐在膝盖上，年长儿可让其坐着或躺在诊察台上，而危重患儿可直接在病床上进行检查。

（3）检查顺序可灵活掌握，不必完全按记录顺序进行。原则是尽量减少患儿的体位变换，可先从望诊开始，观察患儿的一般情况，然后选择易受哭闹影响的项目先检查，如心、肺听诊等。有刺激性的或易引起不适的项目，如眼、耳、鼻和口腔，特别是咽部应放在最后检查。而淋巴结、骨、关节等内容不受哭闹影响，随时均能检查。

（4）检查过程中注意保暖。听诊器和手要预先温热，避免引起不适感，尽量不要隔衣裤进行检查，以免影响结果。但脱衣暴露身体时间不要太长，以免受凉。对年长儿还应注意到他们的害羞心理，不要在人群前随意暴露他们身体。

（5）要有爱伤观念，检查手法尽量轻柔和迅速，对重危患儿要避免反复检查，以免加重病情。检查完毕应将检查器械随身带走并拉好床栏，防止患儿受伤。

（二）婴幼儿体格检查项目及方法

1. 一般情况

当小儿在随意情况下，即应观察其体位、站立姿势或步态、面部表情、眼神、对外界的反应、活动情况以及声音大小等，观察外貌并评估精神、神志、发育、营养。

2. 一般测量

（1）体温：将温度计从消毒液中取出擦干，温度计内的水银柱应在35℃标示下，测腋下温度时要擦干腋下皮肤，水银端置于腋窝，上臂夹紧，测量时间不应少于5min。也可测直肠温度，将直肠温度计轻柔、缓慢地插入肛门中，深度为长度的1/2，测量时间3min。正常小儿腋下温度为36~37℃，直肠温度为36.9~37.5℃。

（2）脉搏：触诊要在小儿安静、合作时进行，检查者将示指、中指和环指的指腹放在腕关节拇指侧的桡动脉上，压力大小以摸到搏动为宜，计数至少60s。除计数脉搏频率外还应注意节律，如节律不规则，计数应延长至2min。婴儿也可触诊颞动脉。

（3）呼吸频率：在安静情况下，计数30s内胸壁或腹壁起伏的次数。

（4）血压：测量血压时，无论取坐位还是卧位，右上臂与心脏均应在同一水平，手臂要放松。血压计袖带宽度应为上臂长的2/3，将袖带内空气排空，测压计显示为零后，将袖带缚于上臂，松紧度适宜，袖带下缘距肘窝2cm，听诊器胸件应放在肱动脉上。检查者向袖带充气，待肱动脉搏动消失，再将水银柱升高约2kPa（15mmHg），然后放出袖带中空气，使血压计水银柱以每秒0.4kPa（约3mmHg）的速度缓慢下降。出现第一个动脉音时的读数为收缩压，继续放气，动脉音渐强，然后突然减弱，最后消失，此时的读数即为舒张压。如动脉音减弱和消失之间的读数差值在2.6kPa（20mmHg）或以上，应同时记录2个读数。婴儿血压可用简易的潮红法测量：患儿取仰卧位，将血压计袖带缚于前臂腕部，紧握袖带远端的手，使之发白，然后迅速充气到10kPa以上，移去局部握压，缓慢放气，当受压处皮肤由白转红时，血压计上读数为收缩压近似值。也可用监听式超声多普勒诊断仪测量。血压不正常时，应测量双上臂血压，双上臂血压不相同或疑为心血管疾病时应测量双下肢血压。测量下肢血压时,受检者取俯卧位,袖带缚于腘窝上 3cm 处。

（5）体重:测量前排空大小便,脱去鞋帽和外衣,婴儿卧于体重秤秤盘中测量,小儿可用台秤。使用前均应校对体重计。如室温较低可穿衣服称,再称衣服,总重量减去衣服重量即为小儿体重。

（6）身长（高）:3 岁以下的小儿用量床测量身长,受检者取卧位,头顶接触头板,检查者拉直小儿双膝部,两下肢伸直紧贴底板,移动脚板使之紧贴脚底,记录其量板数字。3 岁以上的小儿应测身高,受检者赤脚,取直立位,使两足后跟、臀部及两肩胛角间均接触身长计立柱,足跟靠拢,足尖分开,两眼平视前方,测量者将滑板下移使之与颅顶点恰相接触,读取立柱上的标示数。

（7）上、下部量:受检小儿取卧位或立位,用软尺测量耻骨联合上缘至足底的垂直距离,为下部量;身长或身高减去下部量即为上部量。

（8）头围:用左手拇指将软尺零点固定于头部右侧齐眉弓上缘,软尺从头部右侧经枕骨粗隆最高处,紧贴皮肤,左右对称而回至零点进行读数。若为长发者,应在软尺经过处,将头发向上、下分开。

（9）胸围:3 岁以下取卧位或立位,3 岁以上取立位。检查者用左手拇指将软尺零点固定于右乳头下缘,右手拉软尺使其绕经后背（以两肩胛下角下缘为准）、经左侧回至零点进行测量,取平静呼气、吸气时的中间数。

（10）腹围:取卧位,测量婴儿腹围时将软尺零点固定在剑突与脐连线中点,经同水平位绕背一周回至零点;儿童可平脐经水平位绕背一周进行读数。

（11）腹部皮下脂肪:用左手拇指和示指在腹部脐旁锁骨中线处捏起皮肤和皮下脂肪（捏前两指距 3cm）,用卡尺进行测量。小儿正常皮下脂肪厚度应在 0.8cm 以上。

（12）上臂围:周围取左上臂中点（肩峰与尺骨鹰嘴连线中点）用软尺与肱骨垂直测量上臂周径,注意软尺只需紧贴皮肤,勿压迫皮下组织。

3. 皮肤和皮下组织

在明亮的自然采光条件下,观察皮肤色泽,注意有无苍白、潮红、黄疸、发绀、皮疹、瘀斑、脱屑、色素沉着、毛发异常等。触摸皮肤弹性、湿润度、皮下脂肪充实度及末梢毛细血管充盈情况。为减少患儿的体位变动,皮肤和皮下组织的检查在检查头、颈、胸、腹和四肢时分别进行,记录时可集中在本项目下。

4. 淋巴结

触摸全身浅表淋巴结,包括枕后、耳前、耳后、颈部和锁骨上淋巴结,腋窝、腹股沟淋巴结。注意淋巴结大小、数目、硬度及活动度,有无压痛、红肿、瘘管、瘢痕,淋巴结之间及其与皮肤之间有无粘连等。淋巴结的触诊也可在检查头、颈、胸、腹和四肢时分别进行,集中记录。

5. 头部

（1）头颅:观察有无畸形,注意头发的密度、色泽和分布（如枕秃）。正确测量前囟的大小（应测量额、顶骨形成的菱形对边中点连线）,触诊颅缝,检查有无颅骨软化和颅骨缺损。出生时颅缝可稍分开或重叠,3～4 个月时闭合。检查颅骨软化时,用手指加压于颞顶部或顶枕部的耳后上部,有乒乓球感时即为颅骨软化。出生时前囟为 1.5～2cm,1～1.5 岁时闭合。正常前囟表面平坦，如膨隆或凹陷均为异常。出生时后囟已闭合或很小，最迟在出生后 6~8 周内闭合。

（2）眼：观察有无眼距增宽、眼睑红肿、眼睑外翻、眼球突出、斜视、结膜充血、异常渗出、比托斑、巩膜黄染、角膜浑浊、溃疡和鼻泪管堵塞现象。观察婴幼儿眼球是否有震颤，能随光或玩具转动，或以手指突然接近眼部观察是否有瞬目反射来粗测其视力。观察瞳孔大小、形状、是否对称，并检查直接及间接对光反射。

（3）耳：观察和触摸双侧耳郭、耳前后区，注意皮肤损伤、结节和先天畸形（如耳前瘘管、小耳、低耳位）。轻压耳后乳突区，观察有无压痛。当向上牵拉耳郭或向内压耳屏时，婴幼儿出现痛苦表情，此时应考虑有中耳炎的可能。观察双侧外耳道，注意皮肤有无异常和溢液。怀疑为中耳炎者应做耳镜检查。病情需要时应做听力检查。

（4）鼻：观察鼻的外形，注意有无畸形、鼻翼翕动，有渗出物者注意其性质。

（5）口腔：观察唇、颊黏膜、牙齿、牙龈和舌，正常小儿口唇红润而有光泽，注意有无苍白、发绀、口角糜烂、皲裂和唇裂；正常黏膜表面光滑，呈粉红色，注意有无充血、糜烂、溃疡、出血、麻疹黏膜斑和鹅口疮；注意腮腺导管口有无红肿。乳牙是否萌出、牙齿数目、牙列是否整齐、有无牙缺损或龋齿，以及修补情况；检查牙龈时，注意有无肿胀、出血和色素沉着。检查舌时，注意舌面、形态、运动对称性和溃疡等。检查口底和舌底部，用压舌板轻挑舌尖，观察有无异常舌系带或舌下囊肿。检查咽部时要有良好的光照条件，检查者一手固定头颅，另一手用拇指、示指和中指拿压舌板，小指尺侧固定于患儿一侧面颊，将压舌板伸入口内轻压舌根部，动作要准确迅速，利用吞咽反射暴露咽部的短暂时间，迅速观察软腭、腭垂、舌腭弓和咽后壁，注意有无充血、疱疹、滤泡、假膜、溃疡，扁桃体有无肿大及渗出，渗出物的性质，软腭是否对称。

6. 颈部

观察颈部外形、皮肤及活动度，注意是否对称，有无肿块、畸形（如先天性斜颈、短颈和颈蹼等），观察有无皮损和颈活动受限。观察颈静脉是否充盈或怒张。婴儿由于颈部较短，脂肪丰富，颈静脉不易看到。如果明显可见即提示静脉压增高。检查颈肌张力，注意有无颈部强直、角弓反张或肌无力。触摸甲状腺有无肿大、气管位置是否居中。

7. 胸部

（1）胸廓：观察胸部外形和对称性，正常情况下，婴儿胸部略呈桶状，前后径约等于横径；随着年龄增长，横径渐增超过前后径。注意儿童期可能发生的畸形，如鸡胸、漏斗胸和肋膈沟等。触诊胸壁有无包块和压痛等。检查乳房和腋窝，注意有无乳晕增大和色素沉着以及乳房隆起和渗出物，腋毛的出现是性征发育的征象之一。

（2）心脏。

1）望诊：观察心前区有无隆起以及心尖搏动的部位、强度和是否弥散（搏动范围一般不超过 2~3cm），较胖的儿童不易观察到心尖搏动。

2）触诊：触摸心尖搏动位置，大多数婴儿的心尖搏动在左侧第 4 肋间隙乳线内；分别触诊胸骨左缘第 2、第 3、第 4 肋间隙以及各瓣膜区。如在胸骨左缘第 2 肋间隙触到收缩期震颤，提示肺动脉狭窄或动脉导管未闭；在胸骨左缘第 3、第 4、第 5 肋间隙触到收缩期震颤，提示室间隔缺损；二尖瓣区触到收缩期震颤提示二尖瓣闭锁不全，触到舒张期震颤提示二尖瓣狭窄；三尖瓣区触到较强的搏动提示右心室肥厚。

3）叩诊：叩诊相对浊音界，常采用直接叩诊法。①左界：2 岁时叩诊从第 4 肋间心尖搏动外 2cm 开始，由外向内叩诊；3 岁以上叩诊从第 5 肋间心尖搏动外 2cm 开始，由外向内叩诊。②右界：从肝浊音界上一肋间开始，由外向内叩诊，动作较成人叩诊轻，否则心脏叩诊相对浊音界会较实际小。测量左界时以左乳线为标志，量出心左界距该线的内或外距离，测量右界时以右胸骨旁线为标志，量出右界距该线的距离。

4）听诊：由于小儿心率较快，听诊者应仔细区分第一和第二心音。婴儿心尖区第一和第二心音响度几乎相等，肺动脉瓣区第二音比主动脉瓣区第二音为响。除了注意心音强弱外，还应注意节律，是否有期前收缩（又称早搏），其频度如何。由于婴儿以先天性心脏病为多见，故听诊重点位置应在胸骨左缘。先用膜型胸件紧贴胸壁分别沿胸骨左缘听诊第 2、第 3、第 4 肋间隙，以及主动脉瓣区、二尖瓣区、三尖瓣区。如闻及杂音，应注意性质、响度、与心动周期的关系、是否广泛传导等。然后再用钟形胸件按同样顺序进行听诊。

（3）肺。

1）望诊：观察胸廓活动度和对称性，注意呼吸频率、节律和呼吸方式。小儿以腹式呼吸占优势。

2）触诊：将双手分别对称地放在胸壁两侧，当小儿啼哭或发音时，判断两侧语颤强度是否相等。

3）叩诊：用直接叩诊法（即用 1~2 个手指直接叩击胸壁），从上到下、从外向里、双侧对称地叩诊双肺野。正常叩诊为清音，婴儿胸壁较薄，叩诊音相对较成人更明显，不要误认为是过清音。如出现浊音、实音和过清音为异常叩诊音。肩胛骨上叩诊无意义；左侧第 3、第 4 肋间处靠近心脏，叩诊音较右侧对称部位稍浊；右侧腋下部因受肝的影响，叩诊音稍浊；左腋前线下方有胃泡，叩诊时产生过清音，检查时应予注意。

4）听诊：从上到下、从外向里，分别听诊前肺野和后肺野，注意双侧对比。由于婴儿胸壁薄，呼吸音较成人稍粗，几乎均为支气管肺泡呼吸音，甚至有时出现支气管呼吸音，不应视为异常。小儿哭闹时影响听诊，可在啼哭时深吸气末进行听诊。听诊应特别注意双侧肺底、腋下和肩胛间区，这些部位较容易听到湿啰音，有助于肺炎的早期诊断。

8. 腹部

（1）望诊：观察腹部皮肤，注意腹部外形。正常婴儿卧位时，腹部较胸部高。注意有无胃肠蠕动波、脐部分泌物、腹壁静脉扩张。

（2）触诊：触诊腹部时，从左下腹开始，按逆时针方向，先浅后深地触诊全腹部。注意肝、脾大小及质地，有无包块；通过观察小儿面部表情判断有无压痛，注意检查麦氏点有无压痛和反跳痛。正常婴儿肝肋下可触及 1~2cm，脾肋下偶可触及，质地柔软、表面光滑、边缘锐利。最后触诊双侧肾。婴儿哭闹时影响腹部触诊，故可哺以母乳或吸吮奶头使其保持安静。

（3）叩诊：从左下腹开始按逆时针方向叩诊全腹部，正常为鼓音。然后在右锁骨中线上叩诊肝上、下界，左剑突下叩诊肝浊音界。最后检查肝叩击痛。如疑有腹水，应检查移动性浊音。

（4）听诊：用膜式听诊器听诊肠鸣音至少 1min，如未闻及肠鸣音，应听诊 5min。注意频率（正常每分钟 3~5 次）、强度、音调。婴儿因肠壁较薄，有时可闻及活跃的肠鸣音。如疑有血管疾病，应用钟式听诊器听血管杂音，听诊主动脉杂音的位置在剑突下与脐之间的中点。

9. 脊柱和四肢

（1）脊柱。①望诊：观察脊柱的形态，注意有无畸形，如脊柱前、后、侧凸；观察脑脊膜有无膨出。②触诊：从上到下触诊棘突有无压痛。

（2）四肢。①望诊：分别观察上肢和下肢的对称性，注意畸形，如手镯、多指（趾）、手（足）蹼和小指弯曲、杵状指（趾）、O形腿、X形腿、踝内翻、踝外翻、肌肉外形（萎缩或假性肥大）、关节肿胀、皮疹、水肿等，指压胫前和脚背检查凹陷性水肿。②触诊：分别触诊肩、肘、腕、掌、髋、膝、踝、指（趾）关节有无压痛。同时被动检查上述各关节运动。检查四肢肌力及肌张力。如疑有血管疾病，应触诊股动脉、腘动脉和足背动脉。

10. 外生殖器

充分暴露检查部位，观察外生殖器的发育，注意有无畸形、水肿、溃疡、损伤和感染的征象。观察阴毛是否出现，此为性征发育的证据之一。

（1）男性检查阴茎，用拇指和示指上翻包皮、注意有无包皮过长或包茎和尿道下裂；检查尿道口有无红肿和渗出；观察阴囊有无肿大，如有肿大应做透光试验：以不透光的纸片卷成圆筒，一端置于肿大部位，另一端以手电照射，被遮处阴囊如为橙红色、半透明状，多为睾丸鞘膜积液，如不透明多为睾丸肿瘤或腹股沟斜疝；触诊双侧睾丸是否下降，如未下降至阴囊内，应通过腹股沟外环检查是否在腹股沟管内。

（2）女性检查阴蒂、阴道前庭和尿道口，分开小阴唇、暴露前庭，检查有无红肿，尿道口和阴道口有无分泌物。检查处女膜有无闭锁及损伤，小阴唇有无粘连。一般不做阴道检查。如病情需要应请妇科专家会诊。

11. 肛门、直肠

望诊肛门会阴区，注意有无出血、分泌物、红肿及直肠脱垂或外痔等。用左手拇指和示指轻轻分开臀沟，暴露整个肛门，观察有无瘘管和肛裂。必要时做直肠指诊，具体方法：检查者戴好手套，在小指上涂以少量液状石蜡，将小指轻轻加压于肛门括约肌数秒钟，让其松弛后，轻轻地插入肛门，再以旋转动作渐向直肠深入，注意直肠有无结节、息肉，有无触痛，再以旋转方式退出肛门，观察指套上有无血液、脓液，有大便则送常规检查。

12. 神经系统

（1）浅反射：腹壁反射和提睾反射（4个月以下婴儿可为阴性）。

（2）深反射：肱二头肌反射和膝腱反射。

（3）病理反射：巴氏征（2岁以下小儿，该反射可为阳性，但如单侧阳性则有一定临床意义）。另外，尚需检查脑膜刺激征（颈强直、布氏征、克氏征）等，方法同成人体检。

由于小儿难于合作，神经系统检查一般仅做以上要求。如疑有神经系统疾病，应做全面详细的神经系统专科检查。

（三）新生儿出生后产房内体格检查内容和方法

新生儿出生后在产房内初次体格检查的重点是：①Apgar评分。②是否有先天畸形。③妊娠期或分娩时因临床需要用的一些药物对新生儿的影响程度。④是否存在感染或代谢性疾病的征象。

（四）新生儿全面体格检查内容和方法

1. 一般情况

观察外貌，注意神志、反应、发育和营养以及仰卧位时的体位。正常新生儿哭声响亮，对声、光、疼痛等刺激有良好的反应。足月新生儿胎毛少，耳壳软骨发育良好，乳晕清楚，乳头突起，乳房可摸到结节，四肢屈曲，整个足底有较深的足纹。男婴睾丸下降，女婴大阴唇遮盖小阴唇。营养状况可根据体重和皮下脂肪评估。对所有新生儿都应进行胎龄评估。

2. 一般测量

（1）测量体温：首次测温常采用肛表，可排除无肛门或直肠闭锁。

（2）触诊脉搏（桡动脉或足背动脉）：至少 60s。安静状态下，新生儿正常脉搏为每分钟 120~140 次。

（3）测量呼吸频率：观察 30s 内腹部起伏的次数，正常呼吸频率为每分钟 40~45 次，但初生几个小时内可更快。新生儿呼吸有时有 5~10s 短暂停顿，属正常。如呼吸停止 20s 以上伴心率减慢（<100 次/分）或发绀为呼吸暂停，必须紧急处理。

（4）测血压：可应用监听式超声多普勒诊断仪或简易潮红法测量。

（5）测量体重：出生体重要求在出生后 1h 内测量。

（6）测量身长。

（7）测量头围。

（8）测量胸围。

根据体重和胎龄判断是否属于小于胎龄儿或大于胎龄儿。

3. 皮肤和淋巴结

新生儿皮肤红润，应注意全身皮肤有无黄疸、发绀、苍白、皮疹、瘀点、瘀斑、皮下坏疽、深部脓肿和颈部、腋下和腹股沟部位的糜烂。鼻部粟粒疹和胎记应视为正常。新生儿浅表淋巴结不易触及，但约 1/3 新生儿可在颈、腋下和腹股沟触到淋巴结，直径不超过 1cm。

4. 头颈部

（1）头颅：观察有无水肿、血肿、产伤和脑膨出。有头皮水肿者注意是否同时伴有头颅血肿，后者常在出生后 2~3d 较明显，范围不超过颅缝。触摸颅缝，包括额缝、冠状缝、矢状缝和人字缝，注意有无颅缝重叠或颅缝分开，颅缝活动度如何。触诊颅骨是否有软化或缺损，颅骨软化多见于过期产儿或未成熟儿，出生后数周消失。检查前囟的大小和张力，前囟过大由骨化延迟所致，可由甲状腺功能低下、21-三体综合征、宫内营养不良、先天性佝偻病、骨生成不良等原因引起。

（2）眼：让新生儿自然睁眼，如遇哭闹或闭眼，可轻摇小儿头部。观察新生儿眼球随光源或检查者运动可粗略估计视力。观察眼裂的大小，双眼的距离，有无斜视、结膜充血、巩膜黄疸、角膜浑浊、分泌物。瞳孔大小及对称性，对光反射。

（3）耳：检查耳郭位置、外形及对称性，注意有无先天性畸形，如耳前赘生物、窦道、脂肪瘤等；观察耳道处有无脓性分泌物。观察新生儿对声音刺激的反应（如眨眼或四肢的活动）可粗略估计听力。

（4）鼻：观察鼻的外形，注意有无畸形、鼻翼翕动、渗出物、呼吸受阻（张口呼吸）。

（5）口：检查有无唇裂、胎生牙、鹅口疮、溃疡、腭裂。检查舌的大小、位置和咽部。

（6）颈：仰卧位时，新生儿颈部不易观察，可用一手托起背部，让头稍下垂，使颈部充分暴露。检查颈部异常情况，如包块、斜颈、颈蹼和运动受限等。颈蹼见于特纳（Turner）综合征和努南（Noonan）综合征，斜颈常继发于胸锁乳突肌肿块，囊性水瘤是新生儿最常见的颈部肿块。坐位时检查颈部肌力：握住婴儿双肩部，让其从卧位到坐位，正常婴儿头、颈和躯干应在一条线上保持 1s 以上。触诊气管位置是否居中以及锁骨有无骨折。

5. 胸部

（1）望诊：观察胸廓有无畸形，新生儿呈桶状胸。注意呼吸运动是否对称、有无凹陷、呼吸频率及呼吸类型是否正常。有些新生儿在啼哭时可见胸廓轻度凹陷，如不伴有呻吟，也属正常。另外，正常新生儿受来自母体雌激素的影响可出现乳房增大、乳汁分泌和乳晕色素沉着，属暂时性生理现象。

（2）触诊：用单指触摸心尖搏动位置，正常新生儿偶可触及心前区搏动，如位置异常，可能提示有气胸、膈疝或心脏转位等情况。疑有心脏疾病时，注意触诊胸骨左缘第 2 肋间隙、第 3 肋间隙、第 4 肋间隙、主动脉瓣区和心尖区是否有震颤。

（3）叩诊：对称性叩诊双肺前、后和侧面；用中指在第 4 肋间隙左乳线外 2cm 开始由外向内直接叩诊心脏相对浊音界。新生儿心界叩诊准确度较差。

（4）听诊：对称性听诊双肺前、后和侧面，新生儿胸壁较薄，故呼吸音较成人强，多是支气管呼吸音。如出生时无呼吸困难的表现而闻及少量湿性啰音，应视为正常。听诊心脏：同婴幼儿，包括胸骨左缘第 2、第 3、第 4 肋间隙，主动脉瓣区，二尖瓣区和三尖瓣区，仔细听诊心率、心律、心脏杂音等内容。新生儿正常心率为 120～140 次/分，可有短时减慢或加快。有时心率可<100 次/分，但刺激后可加快，仍属正常。新生儿早期出现心脏杂音的临床意义不是很大。如出生后 1～2d 闻及心脏杂音，接着即消失，常为动脉导管关闭过程，不应视为先天性心脏病。有时严重先天性心脏病可无杂音，如大血管错位。如心脏杂音很响，则应引起注意。注意右胸部的听诊，以免遗漏右位心的诊断。检查心脏时，应同时检查毛细血管充盈及周围脉搏情况。股动脉搏动减弱提示有主动脉缩窄可能，水冲脉可见于动脉导管未闭。

6. 腹部

（1）望诊：观察腹部外形和对称性、肠蠕动波、脐带脱落、脐疝、脐部渗出物和性质、脐轮红肿。

（2）触诊：轻柔触诊全腹部，注意有无包块。由于新生儿腹壁较薄，浅触诊即可触及肝和脾，肝在右肋下 2cm，脾在左肋下 1cm 处触及均视为正常。

（3）叩诊：叩诊全腹部。

（4）听诊：听诊腹部，注意肠鸣音是否活跃或减弱。

7. 脊柱和四肢

（1）检查有无脑脊膜膨出，四肢有无畸形，如多指（趾）等。四肢活动是否对称。腰骶部皮肤是否有窦道或凹陷等。

（2）检查上肢肌张力（前臂回缩）：新生儿于仰卧位，检查者用手拉直自然弯曲的前臂，然后放手，若新生儿前臂立刻回复到先前弯曲的位置，即为正常。

（3）检查下肢肌张力（腘窝角）：新生儿于仰卧位，其骶骨接触检查台面，髋关节屈曲，检查者一手握住新生儿的两小腿，上提并测量大腿与小腿之间的角度（腘窝角），正常为80°～90°。

8. 外生殖器

观察外生殖器的发育，注意有无畸形、肿胀、损伤或感染。①男性：检查有无包茎和尿道下裂，睾丸是否下降，阴囊有无肿大。②女性：观察大、小阴唇，大阴唇应遮盖小阴唇。检查处女膜有无畸形和损伤，阴道前庭有无分泌物。

9. 肛门

检查肛门和肛周围区，注意有无肛门闭锁、肛瘘、肛裂或肛周脓肿。

10. 神经系统

新生儿的体位和肌张力前已述及。肌力可通过观察对称性的自主运动来评估。肌力与肌张力有关。新生儿神经系统检查重点如下。

（1）觅食反射：当刺激颊部时引出该反射，婴儿张嘴转向刺激方向。

（2）吸吮反射：当奶头放入口腔内即引出该反射，出现吸吮动作。

（3）握持反射：当检查者将手指触及婴儿手掌时，婴儿即握住检查者手指。

（4）拥抱反射：将婴儿仰卧在检查台，头部伸出台边并用手托住，然后将婴儿头部突然下降几厘米，新生儿会出现躯干伸直，双上肢对称性外展，手指张开，双腿轻微屈曲，然后双上肢收回胸前呈现拥抱动作。

（5）不对称颈紧张反射：迅速将仰卧的婴儿头转向一侧，此时面部所向一侧的手臂和小腿即展开，另一侧的臂腿呈现屈曲状态。

（6）踏步反射：将婴儿扶为直立位，并让足底接触检查台面，身体略向前倾，此时表现踏步动作。

第三节　儿科 X 线诊断技术

一、分类

X 线成像分为传统 X 线检查技术和数字 X 线成像技术。

（一）传统 X 线检查技术

传统 X 线检查技术是1895年德国科学家伦琴发现了 X 线之后应用于临床的，现在仍是临床诊断简单、实用的检查方法，可应用于各系统和人体各部位的检查。缺点是对小儿有 X 线辐射，检查要严格掌握指征。

传统 X 线成像检查方法包括常规检查、特殊检查和造影检查三大类。

1. 常规检查

常规检查有透视和普通 X 线摄影。

（1）透视：透视适用于人体自身组织的天然对比较好的部位。胸部透视可观察肺、心脏和大血管；腹部透视观察有无肠道梗阻和膈下游离气体；骨关节透视主要观察有无骨折脱位及高密度异物，在透视下进行各种造影和介入。

（2）普通 X 线摄影：普通 X 线摄影是临床上最常用、最基本的检查方法，适用于人体的任何部位，所得照片称为平片。

2. 特殊检查

常用的有体层摄影、高千伏摄影、软 X 线摄影和放大摄影等。

（1）体层摄影：是使某一选定层面上组织结构的影像显示清晰，同时使层面以外的其他组织影像模糊不清的检查技术。常用于平片难以显示、重叠较多和较深部位的病变，有利于显示病变的内部结构、边缘、确切部位和范围等。随着 CT 的出现和重建技术的发展，体层摄影已很少应用。

（2）高千伏摄影：是用 120kV 以上管电压产生穿透力较强的 X 线以获得在较小的密度值范围内显示层次丰富的光密度影像照片的一种检查方法。

（3）软 X 线摄影：40kV 以下管电压产生的 X 线，能量低，穿透力较弱，故称"软 X 线"。通常由钼靶产生，故又称为钼靶摄影。软 X 线摄影常用于乳腺、阴茎、咽喉侧位等部位的检查。

（4）放大摄影：利用 X 线几何投影原理使 X 线影像放大，用于观察骨小梁等细微结构。

3. 造影检查

普通 X 线检查依靠人体自身组织的天然对比形成影像，对于缺乏自然对比的结构或器官，可将密度高于或低于该结构或器官的物质引入器官内或其周围间隙，人为地使之产生密度差别而形成影像，此即造影检查。引入的物质称为对比剂，也称造影剂。

（二）数字 X 线成像技术

数字 X 线成像技术包括计算机 X 线摄影、数字 X 线摄影和数字减影血管造影。

1. 计算机 X 线摄影（CR）

CR 是使用可记录并由激光读出 X 线影像信息的成像板（IP）作为载体，经 X 线曝光及信息读出处理，形成数字式平片影像。

2. 数字 X 线摄影（DR）

DR 是在 X 线电视系统的基础上，利用计算机数字化处理，使模拟视频信号经过采样和模/数转换后直接进入计算机形成数字化矩阵图像。包括硒鼓方式、直接数字 X 线摄影和电荷耦合器件摄影机阵列等多种方式。

3. 数字减影血管造影（DSA）

DSA 是 20 世纪 80 年代继 CT 之后出现的一种医学影像学新技术，它将影像技术、电视技术和计算机技术与常规的 X 线血管造影相结合，是数字 X 线成像技术之一。基本设备包括 X 线发生器、影像增强器、电视透视、高分辨率摄像管、模/数转换器、电子计算机和图像储存器等。其基本原理是以 X 线发生器发出的 X 线穿过人体，产生不同程度的衰减后形成 X 线图像，X 线图像经影像增强器转换为视频影像，然后经电子摄像机将其转变为电子信号，再经对数增幅、模/数转换、对比度增强和减影处理，产生数字减影血管造影图像。

二、临床应用

X 线技术对下列疾病可提供快速诊断。

(一) 传统 X 线检查技术的临床应用

1. 呼吸系统

肺不发育和肺发育不全、肺透明膜病、湿肺病、吸入性肺炎、大叶性肺炎、支气管肺炎、金黄色葡萄球菌肺炎、支原体肺炎、间质性肺炎、肺囊肿、小儿肺结核、膈疝、纵隔气肿、脓胸、气胸与液气胸、胸腔积液、特发性肺含铁血黄素沉着症、气管支气管异物。

2. 循环系统

常规摄取后前位和左侧位照片,摄片要求位置端正,心脏轮廓清晰,通过正位像可观察降主动脉及气管、主支气管,肺门及周围血管清晰可见。左侧位片可借助食管吞钡观察左心房,鉴别纵隔与大血管病变,观察下腔静脉与左心室关系。左前斜位指患儿向右旋转 60°~70°照片,适宜观察左右心室及右心房大小和主动脉弓(降)部全貌,右前斜位照片指患儿向左旋转 45°~55°同时吞钡的照片观察左心房与食管关系,判断左心房大小并可观察右心室流出道,肺动脉段突出程度。复杂型先天性心脏病例摄片应包括上腹部,便于肝、脾、胃位置的观察。

3. 消化系统

先天性贲门失弛缓症、食管裂孔疝、幽门肥厚性狭窄、肠套叠、坏死性小肠结肠炎、先天性巨结肠。

4. 泌尿系统

肾胚胎瘤(肾母细胞瘤或 Wilms 瘤)、神经母细胞瘤。

5. 骨骼系统

软骨发育不全、佝偻病。

(二) 高千伏摄影的临床应用

常用于胸部,能较好地显示气管、主支气管、肺门区支气管和被骨骼及纵隔重叠的结构和病灶。

(三) CR 系统的临床应用

对骨结构、关节软骨及软组织的显示优于传统的 X 线成像。能清晰显示听小骨、前庭、半规管等结构,并能准确判断鼻窦窦壁有无骨质破坏。CR 对肺部结节性病变的检出率及显示纵隔结构如血管及气管等方面优于传统 X 线检查,但在间质性病变和肺泡病变的显示上不如传统 X 线检查。CR 在显示肠管积气、气腹和泌尿系结石等病变方面优于传统 X 线摄影。

(四) DR 的临床应用

DR 的临床应用范围与 CR 基本相同。

第四节　儿科磁共振诊断技术

一、概述

磁共振成像（MRI）是利用原子核在磁场内共振所产生的信号经重建成像的一种成像技术。MRI 是无创性检查，无 X 线辐射，且分辨率高。对新生儿缺氧缺血性脑病、脑先天畸形、血管性疾病、蝶鞍区及颅后窝等病变的诊断优于其他影像学方法。基本原理是通过对静磁场中的人体施加某种特定频率的射频脉冲，使人体组织中的氢质子受到激励而发生磁共振现象，当终止射频脉冲时，质子在弛豫过程中感应出磁共振信号，经过对 MR 信号的接收、空间编码和图像重建等处理过程，即产生 MR 图像。

二、临床应用

（一）儿科磁共振成像临床常规应用

可用于诊断脑先天畸形，如胼胝体发育畸形；神经皮肤综合征，如神经纤维瘤病、结节硬化；脑血管畸形，如脑内动脉瘤、烟雾病。对颅内各种肿瘤的诊断具有明显优势。对溶酶体贮积病、线粒体脑肌病、颅内感染、多囊性脑软化、新生儿缺氧缺血性脑病、早产儿脑损伤、颅内出血、蛛网膜囊肿、脊髓肿瘤等神经系统病变的诊断给临床医生提供了可靠依据。MRI 是其他影像学胸部病变检查的补充。MRI 能显示纵隔的确解剖结构，显示纵隔肿瘤的大小、形态、轮廓、范围及肿瘤是否有液化坏死和出血，肿瘤与心脏大血管、气管和食管的关系。腹部 MRI 检查的适应证是肝、胆、胰肿瘤，胆总管囊肿，胆管闭锁，胰管畸形，腹膜后肿瘤，腹腔囊肿等。小儿泌尿系统磁共振水成像（MRU）技术是近年发展起来的一项新技术，适用于小儿各种疾病尤其是泌尿系统积水性疾病的检查。还适用于肾、腹腔囊性疾病，以及肾肿瘤等的诊断。

（二）脉冲序列应用

常用的有自回旋波（SE）序列、梯度回波（GRE）序列、反转恢复（IR）序列等。

1. SE 序列

SE 序列是临床上常用的成像序列。T1WI 适于显示解剖结构，也是增强检查的常规序列；T2WI 更易于显示水肿和液体，而病变组织常含有较多水分。

2. GRE 序列

GRE 序列是临床上常用的快速成像脉冲序列。主要用于屏气下腹部单层面快速扫描、动态增强扫描、血管成像、关节病变检查。

3. IR 序列

主要用于获取重 T1WI，以显示解剖，通过选择适当的反转时间可得到不同质子纵向磁化的显著差异，获得比 SE 脉冲系列更显著的 T1 加权效果。

（三）功能磁共振成像（fMRI）

功能磁共振成像是在病变还未出现形态变化之前，利用功能变化来形成图像，以进行疾病早期诊断或研究某一脑部结构及功能的技术。主要包括弥散成像、灌注成像和皮质激发功能定位成像等。

第五节　儿科 CT 诊断技术

一、概述

计算机体层摄影（CT）技术是由 Conmack AM 和 Hounsfied CN 发明的，显示的是人体某个断层的组织密度分布图，图像清晰，提高了病变的检出率和诊断准确率，应用于临床以来有了飞速发展。螺旋 CT 由单排发展到现在的 64 排，一次曝线可获多层信息，提高了 X 线利用率，减少了曝线剂量，扫描覆盖面增大，扫描速度提高。CT 成像的基本原理是用 X 线束对人体检查部位一定厚度的层面进行扫描，由探测器接收该层面上各个不同方向的人体组织对 X 线的衰减值，经模/数转换输入计算机，通过计算机处理后得到扫描层面的组织衰减系数的数字矩阵，再将矩阵内的数值通过数/模转换，用黑白不同的灰度等级在荧光屏上显示出来，即构成 CT 图像。

二、临床应用

（一）平扫、增强扫描检查

1. 小儿颅脑疾病

脑裂畸形、脑灰质异位、胼胝体发育不全、透明隔发育畸形、小脑扁桃体延髓联合畸形；新生儿缺氧缺血性脑病、新生儿颅内出血、外部脑积水；先天性巨细胞包涵体病毒感染、先天性弓形体感染、先天性风疹感染、新生儿单纯疱疹病毒感染、病毒性脑炎、结核性脑膜炎；小脑幕上室管膜瘤、大脑半球原始神经外胚瘤或胚胎性肿瘤；小脑幕上脑室内肿瘤（脉络丛肿瘤、室管膜下巨细胞星形细胞瘤）、鞍上池及下丘脑-视交叉部位肿瘤（颅咽管瘤、下丘脑错构瘤）、松果体区肿瘤（生殖细胞瘤、畸胎瘤、松果体母细胞瘤）。

2. 小儿胸部疾病

支气管囊肿、肺隔离症、特发性肺间质纤维化、朗格汉斯巨细胞组织细胞增生症、白血病、特发性肺含铁血黄素沉着症、肺炎、肺结核、前纵隔肿瘤（胸腺瘤、生殖细胞瘤）、中纵隔肿瘤（恶性淋巴瘤、气管囊肿）、后纵隔肿瘤（神经母细胞瘤、食管囊肿）。

3. 小儿腹部 CT 诊断

肝母细胞瘤、肝脓肿、胆总管囊肿、先天性肝内胆管扩张、急性胰腺炎、胰腺囊肿、胰母细胞瘤、肾母细胞瘤、肾恶性横纹肌样瘤、肾上腺出血、肾上腺神经母细胞瘤。

（二）特殊扫描

1. 薄层扫描

薄层扫描是指扫描层厚<5mm 的扫描，用于检查较小病灶或组织器官和三维重组后处理。

2. 重叠扫描

扫描时设置层距小于层厚，使相邻的扫描层面有部分重叠，避免遗漏小的病灶。

3. 靶扫描

对感兴趣区进行局部放大扫描的方法，可明显提高空间分辨率，主要用于肺小结节、内耳、垂体及肾上腺等小病灶或小器官的检查。

4. 高分辨率 CT（HRCT）扫描

采用薄层扫描、高空间分辨率算法重建及特殊的过滤处理，可取得有良好空间分辨率的 CT 图像，对显示小病灶及细微结构优于常规 CT 扫描。常用于肺部弥漫性间质性或结节性病变、垂体、内耳或肾上腺等检查。

第六节　儿科超声诊断技术

一、概述

超声波为一种机械波，具有反射、散射、衰减及多普勒效应等物理特性，通过各种类型的超声诊断仪，将超声发射到人体内，其在传播过程中遇到不同组织和器官的分界面时，将发生反射或散射形成回声，这些携带信息的回声信号经过接收、放大和处理后，以不同形式将图像显示在荧光屏上，即为超声图像。其优点是无损伤、无辐射、方便，新生儿在暖箱内时即可操作。

二、临床应用

（一）儿科超声波常规应用

早产儿缺氧缺血性脑损伤包括早产儿颅内出血、早产儿脑室周围白质软化、新生儿缺氧缺血性脑病、脑先天性畸形、颅内感染（包括宫内感染和出生后感染）、肾肿块（包括肾母细胞瘤、婴儿型多囊肾、成人型多囊肾、肾积水）、肾上腺肿块（包括神经母细胞瘤、新生儿肾上腺出血）、肝肿块（包括肝母细胞瘤和肝癌、肝血管瘤、肝脓肿）、肝大（包括胆管闭锁和新生儿肝炎、脂肪肝、肝糖原累积病）、脾肿块（包括脾囊肿、脾脓肿、淋巴瘤）、其他囊性肿块（包括肠系膜囊肿、囊性畸胎瘤、肠重复囊肿、胆总管囊肿、卵巢囊肿、子宫阴道积液）、其他实质性肿块（包括淋巴瘤、横纹肌肉瘤）、急腹症（包括急性阑尾炎、肠套叠、肥厚性幽门狭窄、肠旋转不良）、腹腔脏器损伤等。

（二）病变的形态学研究

超声检查可获得各脏器的断面成像图，显示器官或病变的形态及组织学改变，对病变作出定位、定量及定性诊断。

（三）功能性检查

通过检测某些脏器、组织生理功能的声像图变化或超声多普勒图上的变化作出功能性诊断，如用超声心动图和多普勒超声检测心脏的收缩及舒张功能、用实时超声观察胆囊的收缩和胃的排空功能。

（四）器官声学造影

本法是将某种物质引入靶器官或病灶内以提高图像信息量的方法。此技术在心脏疾病的诊断方面已经取得良好效果，能够观察心脏分流、室壁运动和心肌灌注情况，测定心肌缺血区或心肌梗死范围及冠状动脉血流储备。目前此技术已推广至腹部及小器官的检查。

（五）介入性超声的应用

本法包括内镜超声、术中超声和超声引导下进行经皮穿刺、引流等介入治疗。高能聚焦超声还可用来治疗肿瘤等病变。

（吴莉婷）

第二章 儿科疾病的治疗方法

第一节 水、电解质和酸碱平衡紊乱

一、小儿体液平衡的特点

（一）体液的总量和分布

体液以细胞膜为界分为细胞内液和细胞外液两大部分，细胞外液由血浆和间质液组成。细胞内液和血浆液量相对固定，与成人相近，而间质液量变化较大。年龄越小，体液总量相对越多，间质液量所占的比例也越大。当小儿发生急性脱水时，细胞外液首先丢失，故脱水症状可在短期内立即出现。

（二）体液的电解质组成

细胞内液以 K^+、Mg^{2+}、HPO_4^{2-} 和蛋白质等离子为主。K^+ 大部分处于离解状态，维持细胞内液的渗透压。细胞外液的电解质以 Na^+、Cl^-、HCO_3^- 等离子为主，其中 Na^+ 占该区阳离子总量90%以上，对维持细胞外液的渗透压起主导作用。小儿与成人相似，唯出生后数日内新生儿血钾、氯、磷和乳酸偏高，血钠、钙和碳酸盐偏低。

（三）水代谢的特点

1. 水的需要量相对较大、交换率高

由于小儿生长发育快，活动量大、机体新陈代谢旺盛，体表面积大、呼吸频率快使不显性失水较多，摄入热量、蛋白质和经肾排出的溶质均较高，故小儿水的需要量大。年龄越小，水的出入量相对越多。婴儿每天水的交换量为细胞外液的量的1/2，而成人仅为1/7，故婴儿体内水的交换率比成人快3~4倍。按体重计算，小儿年龄越小，每天水的需求量相对越大，不显性失水相对越多，对缺水的耐受力也越差，在病理情况下较成人更易发生脱水。

2. 体液平衡调节功能不成熟

正常情况下，水分排出的多少主要靠肾的浓缩和稀释功能调节，也是唯一能控制细胞外液容量与成分的重要器官。小儿肾功能不成熟，年龄越小，肾功能对体液平衡的调节作用越差。新生儿和婴儿肾最大浓缩能力只能将尿液渗透浓缩至700mOsm/L，比重为1.020（成人1400mOsm/L，比重为1.035），每排出1mmol/L溶质时需要带出1.0~2.0mL水（成人需要带出0.7mL）。故小儿在排出同量溶质时所需水量较成人多，尿量相对较多。当入水量不足或失水量增加时，易超过肾浓缩能力的限度，发生代谢物滞留和高渗性脱水。小儿肾的稀释能力相对较好，在出生1周时达成人水平，但由于肾小球滤过率低，因此水的排泄速度较慢，摄水过多易导致水肿和低钠血症。另外，由于小儿肾排钠、排酸、产氨能力差，也容易发生高钠血症和酸中毒。

二、水、电解质和酸碱平衡失调

(一) 脱水

脱水是指由于丢失液体过多或摄入不足使体液总量尤其是细胞外液量减少。脱水时除水分丢失外，同样伴有钠、钾和其他电解质的丢失。

1. 脱水程度

脱水的程度是以丢失液体量占体重的百分比来表示。一般通过询问病史，根据皮肤弹性、黏膜干燥程度、眼窝和前囟凹陷与否、循环及尿量等临床表现综合分析判断。一般将脱水分为 3 度，以等渗性脱水为例，脱水的分度及临床表现。营养不良患儿因皮下脂肪少，皮肤弹性差，容易把脱水程度估计过高，而肥胖小儿皮下脂肪多，脱水程度常易估计过低，临床上应予注意，不能单凭皮肤弹性来判断，应综合考虑。

2. 脱水性质

脱水性质往往反映了水和电解质的相对丢失量，钠是决定细胞外液渗透压的主要成分，所以临床常根据血清钠水平将脱水分为低渗性脱水、等渗性脱水、高渗性脱水 3 种。其中以等渗性脱水最常见，其次为低渗性脱水，高渗性脱水少见。不同性质脱水的临床表现不同。

(二) 酸碱平衡紊乱

正常血液的 pH 维持在 7.35～7.45。而血液的 pH 主要取决于 $[HCO_3^-]$ / $[H_2CO_3]$ 比值，正常时其比值为 20/1。当某种原因使两者比值发生变化或体内代偿功能不全时，体液 pH 就发生改变，超出 7.35～7.45 的范围，出现酸碱平衡的紊乱。发生酸碱平衡紊乱后，如果机体通过体内缓冲系统以及肺、肾的调节，能使血液的 pH 仍保持在正常范围内则称为代偿性酸中毒或碱中毒。若 pH<7.35 或 pH>7.45 则分别称为失代偿性酸中毒和失代偿性碱中毒。常见的酸碱平衡紊乱的类型有代谢性酸中毒、呼吸性酸中毒、代谢性碱中毒和呼吸性碱中毒。

(三) 钾平衡紊乱

正常血清钾浓度为 3.5～5.5mmol/L，当血清钾低于 3.5mmol/L 时为低钾血症，当血清浓度高于 5.5mmol/L 时为高钾血症。血钾在调节细胞的各种功能中起重要的作用。

第二节　氧气疗法

氧气疗法（简称氧疗）是儿科临床的重要治疗措施，正确的应用可有效地提高血氧分压，改善机体的缺氧，而应用不当不仅影响其效果，还可能带来各种危害。现将小儿氧疗的有关问题介绍如下。

一、氧疗的适应证

凡可引起低氧血症或有组织缺氧者均为氧疗的适应证，包括：①各种原因所致的呼吸功能不全，包括呼吸系统疾患引起的和其他系统疾患影响呼吸中枢者。②循环功能不全，包括各种原因所致的心力衰竭及休克。③严重贫血。④循环血量不足，由于急性失血或脱水所致。

二、常用氧疗方法

（一）鼻导管给氧

多用于中度缺氧的患儿。一般将鼻导管放入鼻内约 1cm，氧流量一般按婴儿每分钟 0.5L，学龄前儿童每分钟 1.0L，学龄儿童每分钟 1.5L，可使吸入氧浓度达 30% 左右。优点：简便、易行、舒适。缺点：吸入氧浓度不高（<30%），双侧鼻导管或双侧鼻塞，可使吸入氧浓度明显升高，但缺点是鼻腔堵塞，患儿不易接受，而且患儿张口呼吸，使吸氧效果受影响。

（二）面罩给氧

面罩给氧分为开放式面罩和闭式面罩两种，小儿一般用开放式面罩，使用时将面罩置于口鼻前略加固定，不密闭，口罩距口鼻位置一般为 0.5～1cm，氧流量宜大于 5L/min，以免造成罩内二氧化碳潴留，吸氧浓度（FiO_2）可达 40%～50%。优点：简单、方便，可获较大吸氧浓度。缺点：面罩位置不易固定，影响吸氧浓度且耗氧量大。

（三）头罩给氧

用有机玻璃制成，整个头部放在匣内。用于婴幼儿或不合作的患儿，应注意防止患儿皮肤受损。氧流量为 4～6L/min，FiO_2 可达 50%～60%。优点：舒适、氧浓度可依病情调节，并可保持一定湿度。缺点：不适应发热或炎热季节使用，耗氧量大。

（四）持续呼吸道正压给氧（CPAP）

CPAP 是在自主呼吸的前提下给予呼吸末正压，目的是防止肺内分流（动静脉短路），纠正严重的低氧血症。应用指征是当严重的低氧血症用普通吸氧方式且 $FiO_2>60\%$ 而仍不能达到氧疗目标时。临床用于 RDS、ARDS、肺出血、肺水肿以及机械呼吸停机前的过渡。

三、氧疗的不良反应

（一）氧中毒肺损害

长期高浓度吸氧（$FiO_2>60\%$）可造成中毒性肺损害。临床表现为呼吸困难、胸闷、咳嗽、咯血、呼吸窘迫等。病理改变为肺泡壁增厚、肺间质水肿、炎症性细胞浸润、肺泡上皮增生、黏膜纤毛功能抑制、肺透明膜形成等。此种损害在年长儿童是一种可逆性的，降低 FiO_2 可恢复。但在新生儿和早产儿则是不可逆的肺损害，导致"支气管肺发育不良"。一般主张吸氧浓度：轻、中度缺氧为 30%～40%，严重缺氧为 50%～60%，$FiO_2>60\%$ 的高浓度吸氧不超过 24h，纯氧吸氧不超过 6h，病情好转后及时降低吸氧浓度。

（二）晶状体后纤维增生

动脉血氧分压持续高于正常（$PaO_2>13.33kPa$）致视网膜动脉 PaO_2 持续增高，对体重小于 2000g 的早产儿可造成晶体后纤维增生症。

第三节　雾化吸入疗法

雾化吸入疗法是通过特定方式将药物溶液或粉末分散成微小的雾滴微粒，使其悬浮于气体中，然后吸入呼吸道以达到治疗的目的。近年来，雾化疗法进展很快，特别是对呼吸道感染、哮喘的治疗，疗效明显。

一、影响雾化吸入效果的主要因素

雾化吸入的理想效果是药物雾化微粒能沉着在需治疗的各级支气管而产生药理作用，而药物雾化微粒的沉着与以下因素有关。

（一）药物雾化微粒的大小

药物微粒的气体动力学直径（即微粒的物理直径与密度平方根的乘积）是影响其沉着部位的重要因素。直径在 $1\sim5\mu m$ 的气雾微粒最容易在下呼吸道沉着。直径小于 $1\mu m$ 的气雾微粒易随呼吸运动呼出，而直径大于 $5\mu m$ 的气雾微粒，则易沉着在上呼吸道。

（二）患儿呼吸的模式

快而浅的呼吸，气体吸入速度快（如哮喘急性发作时），药物雾化微粒沉着在上呼吸道的数量增多，沉着在下呼吸道的数量减少，故治疗效果不佳。相反，缓慢而深的呼吸能使沉着肺泡和终末细支气管的药物雾化微粒数量增多，在吸气末短暂屏气 $1\sim2s$ 后，可使沉着量增多，从而提高雾化吸入治疗效果。因此，理想的呼吸模式应该是在功能残气位（即平静呼气后）缓慢深吸气，并在吸气末屏气，以增加药物微粒由于自身重力沉着于下呼吸道的量。在进行雾化吸入时，特别是使用定量雾化吸入时，应教会患儿这种呼吸形式。

（三）雾化药物的理化性状

气管和支气管黏膜表面覆盖着假复层柱状纤毛上皮细胞，纤毛运动可将气道内的异物或分泌物运动至气道管口咳出，使呼吸道始终保持清洁通畅，对肺起着积极的防御作用。因此，用作雾化的药物除了无刺激性之外，还要有适合的温度和 pH，如果药液的 pH<6.5，纤毛运动会停止。

二、雾化吸入的优点

（一）起效快、疗效好

药物随气体直接进入呼吸道，很快作用于气管内的各种神经受体，解除呼吸道痉挛；同时由于是局部用药，使局部药物浓度大，疗效迅速，缩短治疗时间。

（二）用药量小，不良反应少

雾化吸入疗法的药物剂量，仅是全身用药量的 $1/2\sim1/5$，有利于节省药物减少对全身的不良反应。

（三）湿化、清洁呼吸道

使用药物溶液经雾化后吸入，可保持呼吸道应有的湿度和湿化的程度，解除支气管痉挛，减少气道阻力，清洁呼吸道分泌物，有利于分泌物的排出。

三、雾化吸入器的类型及使用方法

（一）超声雾化吸入器

由振荡器和雾化装置两部分组成，振荡器产生电磁振荡，经电缆接到雾化装置中的压电晶片上，在高频电压作用下，产生同频率的轴向振动，使电磁能转变为机械能，产生超声波。由于超声波在液体表面的空化作用，破坏液体表面的张力和惯性而产生雾滴，其雾滴大小与振荡频率成反比，频率越高，雾滴越小。频率在 1.5Hz 时，超声雾化器产生雾滴的直径约 25% 在 2.5μm 以下，65% 在 2.5~5μm，即 90% 左右的雾滴直径在 5μm 以下，能直接吸入终末细支气管和肺泡，因此该频率最适合临床雾化吸入治疗的要求。

（二）气动雾化器

利用压缩空气作为动力，当气体向一个方向高速运动时，在其后方或四周形成负压，在其前方由于空气阻力而产生正压，使药液在通过喷射器的细管成雾状喷出，雾粒运动的速度行程与气源压力成正比，雾粒的粗细、雾量的大小与气源压力、喷射器细管的直径、前方受阻物质的表面形态、粗细的过滤程度、液体的黏稠度等因素有关。气源压力：一般气体需 3~5kg，若用氧气作气源则氧流量需每分钟 8~10L。此类雾化器的优点是仅要求患儿用潮气量呼吸，不需特殊的训练，对儿童较适合，对 3 岁以下的婴幼儿可辅以面罩吸入。缺点为耗氧量大，且雾滴的大小受气源量的影响较大。

（三）手压式定量雾化器（MDI）

药物溶解或悬浮在液体混合推进剂内，放在密封的气筒内，内腔高压，当按压雾化器顶部时，利用其氯氟碳引发正压力，药物即由喷嘴喷出。一般雾滴直径为 2.8~4.3μm，目前临床上主要用于哮喘患儿，常用的有必可酮、喘乐宁等。但此雾化需用手操作，且需熟练掌握使用技巧，故婴幼儿使用时，往往达不到理想的效果，现特设计了一种贮雾器，可弥补这一不足。

（四）碟式吸纳器

这是一种用以装有干粉末吸入药物，帮助其被吸入呼吸道的干粉雾化吸入器，临床常用的产品为旋达碟，常用于治疗哮喘；常用药物为必酮碟、喘宁碟等。适用于儿童。

（五）呼吸激动定量干粉吸入器

此为新型吸入器，将药物放在有一特殊开口的药瓶中，药物通过开口在患儿吸气时进入呼吸道。3 岁以下儿童使用较困难。

四、雾化治疗的常用药物

（一）平喘药

目前哮喘治疗方案一般采用吸入治疗。比较常用的药物有必可酮和喘乐宁气雾剂和喘康速气雾剂等。

（二）抗微生物药物

1. 抗生素

目前普遍认为，多数抗生素制剂本身对气道有刺激作用，可导致气管痉挛；而且，其抗菌效果不佳并容易产生耐药性等。临床上普遍认同的抗生素有庆大霉素、卡那霉素、新霉素等。也可用青霉素、苯唑青霉素、异烟肼等，其雾化剂量以常用肌内或静脉注射剂量的 1/4~1/2 计算。

2. 抗真菌药

这是雾化吸入治疗呼吸道真菌感染值得研究的一个方面，可减少全身应用抗真菌药所致的不良反应，如心、肝、肾的损害等。常用抗真菌药有两性霉素（0.25~0.5mg/d，浓度为 0.025%~0.1%）、制霉菌素（每次 50000U）等。

3. 抗病毒药

临床上常用的抗病毒药有利巴韦林和干扰素等。利巴韦林，每日 10~20mg/kg，分 2~4 次，共 5d；干扰素，每次 20000U，每日 2 次。

（三）祛痰药

祛痰药经雾化吸入有局部刺激作用，且长期吸入可溶解肺组织，故应尽量少用。对一般黏稠痰液，可用生理盐水或 2%~4% 碳酸氢钠雾化，利用其高渗性吸收水分，使痰液变稀，利于咳出或吸收。如果无效，可试用糜蛋白酶，每次 1~2mg。

第四节　退热疗法

一、退热治疗的指征

退热治疗的主要功用是改善患儿身体舒适度，原则上对于极度不适的患儿使用退热治疗会对病情改善有帮助。是否给予退热治疗，需要在权衡其可能的利弊而决定。一般在 38.5~39℃ 可给予中成药退热，39℃ 以上患儿应用解热抗炎药，有多次高热惊厥史者，应控制体温并应用镇静剂。同一种解热剂反复应用时，原则上应间隔 4~6h，在 4~6h 需再度使用解热剂时改用其他的解热剂；解热剂起效时间一般为 20~40min。

二、物理降温

物理降温是指采用物理方法如冷敷、温水浴或乙醇浴等方法使体表温度降低的一种手段。世界卫生组织（WHO）曾专门对急性呼吸道感染（ARI）伴发热的患儿作了专门研究，证明这些传统的物理降温方法不仅无效，反而可导致全身发抖，且乙醇还可经儿童皮肤吸收产生中毒症状。显然，这样做违反了热调定的生理机制。只有用药物来降低下丘脑的调定点，才能使体温下降。但在某些特定条件下，如体温高于 41℃ 时，急需迅速降低体温，此时温水浴可作为退热治疗的辅助措施。

三、药物退热

主要是应用非甾体抗炎药（NSAIDs）退热。NSAIDs是一类非同质且具有不同药理作用机制的化合物。其临床药理学特征为：起效迅速，可减轻炎症反应，缓解疼痛和改善机体功能，但无病因性治疗作用，也不能防止疾病的再发展及并发症的发生。NSAIDs主要药理作用为抑制环氧化酶活性，阻断前列腺素类物质（PGs）的生物合成，某些NSAIDs对中性粒细胞的聚集、激活、趋化及氧自由基的产生有抑制作用，这也为其发挥抗炎作用机制之一。根据化学特点NSAIDs分为水杨酸类（乙酰水杨酸、阿司匹林精氨酸等）、丙酸类（萘普生、布洛芬等）、乙酸类（双氯灭痛、痛灭定等）、灭酸类（氯灭酸、氟灭酸等）、喜康类（炎痛喜康、湿痛喜康等）、吡唑酮类（保泰松、对乙酰氨基酚等）。下面将儿科常用的几种解热抗炎药介绍如下。

（一）乙酰水杨酸

乙酰水杨酸又名阿司匹林。它可抑制前列腺素合成酶，减少PGs的生成，因而具有抗感染作用。此外，还可通过抑制白细胞聚集、减少激肽形成、抑制透明质酸酶、抑制血小板聚集及钙的移动而发挥抗炎作用。生理剂量的PGs可抑制绝大部分与T细胞有关联的细胞免疫功能。NSAIDs抑制PGs的产生，故可促进淋巴细胞的转化与增殖，刺激淋巴因子的产生，激活NK细胞和K细胞的活性，增加迟发型变态反应。内热原可使中枢合成和释放PGs增多，PGs再作用于体温调节中枢而引起发热。阿司匹林由于抑制中枢PGs合成而发挥解热作用；PGs具有痛觉增敏作用，增加痛觉感受器对缓激肽等致痛物质的敏感性，且PGE、PGE2等也有致敏作用，阿司匹林由于减少炎症部位PGs的生成，故有明显镇痛作用。

阿司匹林口服后，小部分在胃、大部分在小肠迅速吸收，服后30min左右血药浓度明显上升，2h达高峰。用法：解热时每次5~10mg/kg，发热时口服1次，必要时每天3~4次；抗风湿时给予80~100mg/（kg·d）；川崎病急性期时给予30~50mg/（kg·d），退热后给予10~30mg/（kg·d），每一疗程2~3个月，有冠状动脉瘤应持续服至冠状动脉瘤消失，剂量为5mg/（kg·d）。

短期应用不良反应较少，用量较大时，可致消化道出血；流行性感冒和水痘患儿应用阿司匹林可发生瑞氏（Reye）综合征，故WHO对急性呼吸道感染引起发热患儿不主张应用此药。此药还有赖氨酸阿司匹林复方制剂可供肌内或静脉注射，剂量每次10~15mg/kg。

（二）对乙酰氨基酚

对乙酰氨基酚又名扑热息痛，为非那昔丁的代谢产物，解热作用与阿司匹林相似，但很安全，因此，WHO推荐作为儿童急性呼吸道感染所致发热的首选药。临床上一般剂量无抗炎作用，因它只可抑制PGs在脑中合成，而很难抑制其在外周血中的合成。口服后30~60min血中浓度在高峰，作用快而安全，剂量为每次10~15mg/kg。

（三）萘普生

此药可抑制花生四烯酸中的环氧酶，减少PGs的形成，具有抗炎、解热、镇痛作用，并影响血小板的功能，其抗炎作用是阿司匹林的5.5倍，镇痛作用为阿司匹林的5倍，解热作用为阿司匹林的22倍，是一种高效低毒的抗炎、镇痛及解热药物。口服后2~4h血药浓度达高峰，半衰期为3~14h，对各种疾病引起的发热和疼痛均有较好的解热镇痛作用，用于类风湿性关节炎，其有效率可达 86% 以上。尤其适用于贫血、胃肠疾病或其他原因不能耐受阿司匹林、布洛芬等疾病患儿，剂量为每次 5~10mg/kg，每日 2 次；学龄儿童每日最大剂量不得超过 1000mg。

（四）布洛芬

布洛芬是目前唯一能安全用于临床的抗炎症递质药物。布洛芬为环氧化酶抑制剂，既抑制前列腺素合成，又可抑制肿瘤细胞因子的释放；既可解热、镇痛，又有明显抗炎作用。可防治急性肺损伤，减少急性呼吸窘迫综合征产生，可用于急性感染及感染性休克的治疗；同时影响免疫功能。口服后 1~2h 血浆浓度达高峰，血浆半衰期为 2h；常用剂量为每次 5~10mg/kg。长期应用也可致胃溃疡、胃出血等。

（五）双氯芬酸

双氯芬酸为强效抗炎、镇痛、解热药。其抗炎、镇痛、解热作用较阿司匹林强 20~50 倍。口服后 1~2h 血中浓度达高峰，口服每次 0.5~1.0mg/kg，儿童一次剂量不超过 25mg，每日 3 次；肌内注射同口服剂量，每日 1 次。

（六）尼美舒利

化学名为 4-硝基-2-苯氧基甲烷磺酰苯胺，具有明显的抗炎、解热和镇痛作用。其机制为：①选择性抑制环氧化酶的活性。②抑制白三烯产生。③抑制蛋白酶活性。④抑制炎症细胞因子介导的组织损伤。⑤抑制自由基产生。该药对发热、呼吸道感染、类风湿性关节炎等具有明显的治疗作用，不良反应发生率低。剂量为每次 2~5mg/kg，每日 2 次，儿童最大剂量一次不超过 100mg。

（七）氨基比林

20 世纪 80 年代以来中国外已将其淘汰，但其复方制剂如复方氨基比林、阿尼利定在我国仍在应用。氨基比林注射，其解热镇痛作用显著，但过量易致虚脱，甚至休克，且应用后有可能导致粒细胞减少，有致命危险，其发生率远远高于氯霉素。安替比林除过量引起休克外，易产生皮疹、发绀，故两者在儿童不宜应用。

第五节　液体疗法

一、液体疗法常用溶液及其配制

张力一般指溶液中电解质产生的渗透压，与正常血浆渗透压相等为 1 个张力，即等张，高于血浆渗透压为高张，低于血浆渗透压为低张。常用的溶液包括非电解质和电解质溶液。

（一）非电解质溶液

常用的 5% 葡萄糖注射液为等渗溶液，10% 葡萄糖溶液为高渗溶液。但葡萄糖输入体内后，逐渐被氧化成二氧化碳和水，或转变成糖原而储存在肝内，失去其渗透压的作用，因此在液体疗法时视各种浓度的葡萄糖为无张力溶液。5% 或 10% 葡萄糖注射液，主要用于补充水分和部分热量，不能起到维持血浆渗透压的作用。

（二）电解质溶液

电解质溶液主要用于补充所丢失的体液、所需的电解质，纠正体液的渗透压和酸碱平衡失调。

1. 等张液

生理盐水（0.9%氯化钠注射液）和复方氯化钠注射液（Ringer 溶液）均为等张液。在生理盐水中含 Na^+ 和 Cl^- 均为 154mmol/L，其产生的渗透压与血浆相近，为等渗液。但与血浆中的 Na^+（142mmol/L）和 Cl^-（103mmol/L）相比 Cl^- 含量相对较多，故大量输入体内可致血氯升高，血浆 HCO_3^- 被稀释，造成高氯性及稀释性酸中毒（尤其在肾功能不佳时）。复方氯化钠注射液除氯化钠外还含与血浆含量相同的 K^+ 和 Ca^{2+}，其作用及缺点与生理盐水基本相同，但大量输入不会发生稀释性低血钾和低血钙。

2. 碱性溶液

碱性溶液主要用于纠正酸中毒，常用的有以下几种。

（1）碳酸氢钠溶液：可直接增加缓冲碱，纠正酸中毒的作用迅速。市售的 5%碳酸氢钠为高渗溶液，可用 5%或 10%葡萄糖注射液稀释 3.5 倍，配制成 1.4%碳酸氢钠溶液，即为等渗溶液。在抢救重度酸中毒时，可不稀释直接静脉注射，但不宜多用。

（2）乳酸钠溶液：须在有氧条件下，经肝代谢产生 HCO_3^- 而起作用，显效较缓慢。在肝功能不全、缺氧、休克、新生儿期及乳酸潴留性酸中毒时，不宜使用。市售的 11.2%乳酸钠溶液，稀释 6 倍配制成 1.87%的乳酸钠溶液，即为等渗溶液。

3. 氯化钾溶液

氯化钾溶液用于纠正低钾血症。制剂为 10%氯化钾溶液，静脉滴注稀释成 0.2%～0.3%浓度。不可静脉直接推注，以免发生心肌抑制而死亡。

4. 氯化铵溶液

氯化铵制剂为 0.9%的等张液。NH_4^+ 在肝内与二氧化碳结合成尿素，释出 H^+ 及 Cl^- 使 pH 下降。心、肺、肝、肾功能障碍者禁用。可用于纠正低氯性碱中毒。

（三）混合溶液

将各种不同渗透压的溶液按不同比例配成混合溶液，目的是减少或避免各自的缺点，而更适合于不同情况液体疗法所需。

（四）口服补液盐（ORS）

口服补液盐是世界卫生组织（WHO）推荐用来治疗急性腹泻合并脱水的一种溶液，经临床应用取得了良好效果。其理论基础是基于小肠的 Na^+–葡萄糖耦联转运吸收机制，小肠上皮细胞刷状缘的膜上存在着 Na^+–葡萄糖共同载体，此载体上有 Na^+–葡萄糖两个结合位点，当 Na^+–葡萄糖同时与结合位点相结合时即能运转、并显著增加钠和水的吸收。

二、液体疗法

液体疗法是儿科医学的重要组成部分，其目的是通过补充不同种类的液体来纠正电解质和酸碱平衡紊乱，恢复机体的正常生理功能。具体实施时要充分考虑机体的调节功能，不宜过于繁杂，根据病情变化及时调整治疗方案。制订液体疗法的原则应简单化、个体化。补充液体的方法包括口服补液法和静脉输液法两种。

第六节　机械通气

机械通气的工作原理是建立气道口与肺泡间的压力差。根据呼吸的设计特点，加压方式分为呼吸道直接加压和胸腔加压。呼吸道直接加压是在呼吸道开口直接施加压力，吸气时气体被正压压入肺泡，呼气时气体随肺和胸廓被动回缩而排出体外。胸腔加压指筒状或壳状外壳围绕胸腹部，通过外壳的扩张产生负压，导致胸廓和肺的扩张，产生吸气，外壳的被动回缩或合并外壳内正压产生呼气。吸气末，气体可由病变轻的高压区向病变重的低压区扩散引起气体重新分布；机械通气取代或部分取代自主呼吸，可缓解呼吸肌疲劳。

下面主要讨论呼吸道直接加压呼吸机，简称呼吸机。

一、呼吸机的类型和选择

（一）体外免压呼吸机

包括胸甲式、体套式，现已采用。

（二）常规还压呼吸机

1. 简单型呼吸器

手工控制，携带方便。必要时用于机械呼吸机使用前，或用于更换导管而停用呼吸机或呼吸机发生故障时临时使用。手捏频率一般为 16~20 次/分。单手挤压潮气量约 600mL，双手挤压潮气量约 900mL。

2. 定容（容量切换）型呼吸机

以吸气时呼吸机向肺内输入预定容量的气体呼吸机转换条件，优点是通气量稳定，不受胸肺顺应性及气道阻力变化的影响。适用于无自主呼吸、肺顺应性差的患儿。

3. 定压（压力切换）型呼吸机

以呼吸道内预定的压力峰值为呼吸相转换条件，机械简单轻便、同步性能好，但呼吸频率潮气量，吸/呼比值不能直接调节，同时受胸肺顺应性和气道阻力影响较大。故用于病情垂危、有自主呼吸的患儿。

4. 定时（时间切换）型呼吸机

以预定的吸气时间作为呼吸相转换条件。同步或控制呼吸可随患儿情况转换，潮气量可调节，但通气压力受呼吸道阻力影响。

5. 新型多功能呼吸机

目前许多新型呼吸机具有多种功能，可调压力、容量、吸/呼比、频率，辅助呼吸或控制呼吸，以及各种通气方式等，并有自动报警和监制系统，由计算机控制，已广泛应用。

（三）高频通气型呼吸机

可分为高频正压通气、高频喷射通气、高频震荡通气。通气频率为 60~5000 次/分，潮气量小。通气时气道压力，胸内压低，对血管影响很小，可用于新生儿或成人呼吸窘迫综合征，支气管胸膜瘘和气胸的患儿。

二、机械通气的适应证和禁忌证

呼吸机作为支持呼吸的一种重要手段，有助于缓解严重缺氧和二氧化碳潴留，可为治疗引起呼吸衰竭的基础疾患及诱发因素争取宝贵的时间和条件。但必须在全面有效的医疗护理基础上，才能发挥作用。使用原则是宜早用。最好在低氧血症和酸中毒尚未引起机体重要器官严重损伤前使用，否则患儿已濒临死亡状态再用，效果不佳。

（一）适应证

（1）心肺复苏。

（2）各种呼吸功能不全的治疗：至于何时应用机械通气，应结合动脉血气、残存肺功能、原发病、患儿一般情况等综合考虑。总趋势是应用指征逐渐扩大。

（3）预防性机械通气：呼吸功能减退的患儿做胸部或腹部手术，严重感染或创伤，慢性肺功能损害并发感染，估计短时间内可能发生呼吸衰竭，可应用于预防性通气。

（4）康复治疗：应用逐渐增多，多采用无创伤性通气方式。

（5）新生儿疾患：如呼吸系统疾病，特发性呼吸窘迫综合征、吸入性肺炎、各种感染所致肺炎等出现呼吸衰竭；神经系统损害、颅内出血、早产儿呼吸暂停、药物等引起呼吸抑制；预防性应用，如新生儿持续肺动脉高压。

儿童疾患如呼吸系统疾患，各种肺炎所致呼吸衰竭、重症哮喘、急性呼吸窘迫综合征、上气道梗阻、神经肌肉疾患、中枢性呼吸衰竭、感染性多发性神经根炎、进行性脊髓性肌营养不良等，心肺大手术后、循环衰竭；颅内高压，如创伤感染，溺水、中毒等所致颅内高压，可用过度通气治疗。

（二）禁忌证

肺大泡未经引流，排气功能差、纵隔气肿、大咯血急性期。多发性肋骨骨折，支气管异物取出之前，肺炎合并感染，心肌梗死，低容量性休克未补足血容量前。在出现致命的换气与氧合障碍时，使用呼吸机无绝对禁忌证。

三、机械呼吸的建立方式

（一）间歇正压通气（IPPV）

IPPV 为最常用的人工通气法。呼吸肌在吸气时以正压将气体压入患儿肺内，肺内气相压力降至大气压时，可借胸廓和肺泡弹性回缩将气体排出，用于心肺复苏及中枢呼吸衰竭等。此外还有间歇正、负压通气（CINEEP）和呼气负压通气（CINPV）。

（二）持续气道内正压（CPAP）

呼吸机在各个呼吸周期中提供一恒定的压力，各个通气过程由自主呼吸完成。实质是以零压为基础的自主呼吸上移，其作用相当于呼气末正压。

（三）呼气末正压通气（PEEP）

呼吸机在吸气相产生正压，将气体压入肺，保持呼吸运动压力高于大气压，在呼气相中保持一定正压。其作用机制、适宜病症、供气方法与 CPAP 相同。HMD、肺水肿、重症肺炎合并呼吸衰竭及弥漫性肺不张等是 PEEP 的主要适应证。

（四）间歇指令通气（IMV）

间歇指令通气是相对地控制通气，是相对于持续指令通气（CMV）而言。无论自主呼吸次数多少和强弱，呼吸机按呼吸频率给予通气辅助，其压力变化相当于间断 IPPV，每两次机械通气之间是自主呼吸，此时呼吸机只提供气量。可加用各种"自主通气模式"。分为容积控制间歇指令通气（VC-IMV）和压力控制间歇指令通气（PC-IMV）。VC-IMV 是传统意义上的间歇指令通气，每次呼吸机输送的潮气量是恒定的。PC-IMV 的自变量则是压力。

（五）同步间歇指令通气（SIMV）

同步间歇指令通气即 IMV 同步化，同步时间一般为呼吸周期时间的后 25%。在这段时间内，自主吸气动作可触发呼吸机送气，若无自主呼吸，在下一呼吸周期开始时，呼吸机按 IMV 的设置要求自动送气。

（六）控制通气

通气全部由呼吸机提供，与自主呼吸无关。

1. 容量控制通气（VCV）

容量控制通气即传统意义上的控制通气。潮气量、呼吸频率、呼吸比完全由呼吸机控制。其压力变化为间歇正压，现多加用吸气末正压，可为容量或时间转移式。

2. 压力控制通气（PCV）

PCV 分两种基本类型：一是传统意义上的通气模式，即压力转换式；二是时间转换式，压力为梯形波，流量为递减波。后者已取代前者。

（七）辅助通气

通气量由呼吸机提供，但由自主呼吸触发，呼吸频率和呼吸比值随自主呼吸变化，可理解为控制模式同步化。也分为容量辅助通气（PA）。

（八）辅助/控制通气（AA3）

辅助/控制通气是上述 VP 和 PA 的结合，自主呼吸能力超过预防呼吸频率为辅助通气，低于预防呼吸频率则为控制通气。预防呼吸频率起"安全阀"作用，有利于防止通气过度或不足，也有利于人机的配合。现代呼吸机多用此方法取代单纯控制通气和辅助通气，如 SC-5 型呼吸机。

四、呼吸机撤离

呼吸机撤离的主要指征是患儿病情改善，呼吸运动恢复、原发病减轻或具有维持气道通畅的条件，如分泌物的减少、咳嗽有力、感染已控制、心血管功能稳定。一般从吸氧浓度、PEEP 或 SIMV 的频率三方面分别逐渐降低，呼吸机撤离与呼吸机调整的方法相似，每次只能调整 1~2 个参数，每个参数只能作轻微的改动。在调整参数后如患儿一般状况仍良好，血 PaO_2、$PaCO_2$ 保持在满意值就可继续降低机械通气的参数。一般来说，当 SIMV 频率降至 6 次，FiO_2 降至 0.3 时就可改用（PAP）。若在 PAP 方式下经一段时间后 PaO_2、$PaCO_2$ 满意便可撤机。

在撤离呼吸机过程中，如患儿出现烦躁不安，自主呼吸频率加快，心动过速，SaO_2、

PaO_2 下降，$PaCO_2$ 升高都是不能耐受的表现，应当停止或减慢撤机过程，或及时采用鼻塞 PAP 或提高吸氧浓度。

第七节　光照疗法

光照疗法简称光疗，是在光作用下，将脂溶性未结合胆红素转化为一种水溶性的异构体，从而降低血清未结合胆红素的方法。此法简便易行，不良反应少，效果明显。自 20 世纪 80 年代初中国已普遍开展。

一、光疗原理

胆红素能吸收光线，在光的作用下，未结合胆红素由 IX aZ 型转化为水溶性的同分异构体 IX aE 型和光红素，该异构体能经胆汁排泄至肠腔或从尿中排出，从而使血清胆红素浓度降低。胆红素吸收光线的波长在 450～460nm 作用最强，由于蓝光的波长主峰在 425～475nm，故认为是最好的光源，一般采用蓝光照射。Vecch 等认为，波长超过 500nm 时仍有效，且光穿入皮肤深度增长，对人体更为有利。绿光波长主峰在 510～530nm，经临床试用，胆红素平均下降值及下降幅度大于蓝光，不良反应较蓝光小。无蓝光或绿光灯管时，白光也有一定效果，因白光含有一定比例各种色彩的光谱，包括蓝光和绿光。但波峰较低，疗效略差。

二、光疗指征及适应证

（一）光疗指征

（1）凡患儿总胆红素达 204～255μmol/L 以上，早产儿达 170μmol/L 以上者，在检查病因的同时开始光疗。

（2）出生后 24h 内出现黄疸且进展较快者，不必等胆红素达 204～255μmol/L 便可进行光疗。

（3）产前已确诊为新生儿溶血病者，出生后一旦出现黄疸即可开始光疗。

（4）早产儿合并其他高危因素者胆红素达 102.6μmol/L 开始光疗。

（5）胆红素达 342μmol/L 以上需换血者，在做换血准备工作时应争取光疗，换血后应继续光疗，以减少换血后胆红素的回升以致再次换血。光疗不能代替换血，因不能去除抗体、致敏红细胞，也不能纠正贫血，早期预防和治疗可减少换血的机会。

（二）光疗适应证

用于各种原因所致的高未结合胆红素血症，如同族免疫性溶血病（母婴 Rh、ABO 血型不合）、G-6-PD 缺乏、感染、血肿、Crigler-Najjar 综合征等。但当血未结合胆红素大于 342μmol/L 时可影响肝排结合胆红素的功能，发生淤胆，当结合胆红素达 68.4μmol/L 时可引起青铜症，应禁用光疗。

三、光疗方法

光疗方法分单光治疗、双光治疗及毯式光纤黄疸治疗仪治疗 3 种。

（一）单光治疗

适用于预防性治疗。用20W或40W蓝光或绿光荧光屏光灯6~8只，呈弧形排列于上方，形成如地灯，灯管间距2.5cm，灯管距患儿35~40cm。患儿需裸体，每隔2~4h翻身一次，天冷可睡于暖箱内照光，但应去掉有机玻璃箱盖，以增加蓝光（绿光）照射强度。天热可置于开放暖箱内，周围环境温度维持在30℃左右。目前一般开放或闭式暖箱上方已配备有蓝光装置。

（二）双光治疗

适用于胆红素已达高胆红素血症诊断标准的治疗。常选用蓝光箱治疗，箱内上下均有6支荧光管，排列呈弧形，灯管间距2.5cm，上方距患儿35cm，下方距患儿25cm，患儿睡在箱中央有机玻璃板上。疗效优于单光治疗。

（三）毯式光纤黄疸治疗仪治疗

适用于母婴同室母乳喂养的早期新生儿或家庭治疗。治疗仪包括一个主机（体积24cm×10cm×21cm）和一个由一条4英尺（121.32cm）长的纤维光缆连接的光垫。光垫直接贴于婴儿的胸部或背部，其外包裹衣被，不妨碍喂奶、输液和护理。光垫虽直接与皮肤接触，但几乎不产生热，也不直接照射面部，不良反应很小。缺点是照射面积较小。

四、光疗照射时间

分为连续照射和间歇照射两种。间歇照射方法各异，有的照6~12h停2~4h，有时照8h停16h，有时照12h停12h，间歇照射与连续照射效果并无差别，但前者可减少不良反应，临床一般选用间歇照射。疗程一般2~3d，发病早、程度重、病因未消除者需适当延长，待胆红素降至220.5μmol/L以下可停止光疗。

五、光疗注意事项

（1）充分暴露小儿皮肤，使之有较大接触面积。一般需裸体，用黑布遮住双眼，防止损伤视网膜；用尿布遮盖生殖器，防止损伤生殖器功能，尿布只垫在肛门至耻骨上方，不宜过厚；小儿洗浴后不要扑粉，以免影响疗效。

（2）光疗时不显性失水增加，每日液体入量应增加25%，并应监测尿量。

（3）光疗时加速核黄素破坏，应适当补充之，每日3次，每次5mg，光疗结束后改为每日1次，连服3d。

（4）光疗时需细心护理，因患儿裸体光疗箱要求温度在30℃左右，湿度在50%，夏季防止过热，冬季注意保暖，每2~4h测体温及箱温一次，以便随时调整。

（5）光疗的作用部位在皮肤的浅层组织，光疗可降低皮肤黄疸的可见度，不代表血胆红素相应下降，需每12~24h监测血胆红素一次。

（6）灯管使用后其照射强度会减退，蓝色荧光灯照射强度的衰减比白色荧光灯快，20W比40W衰减更快，使用2000h后，能量减弱45%，因此，每次照射后要做记录，超过2000h应更换灯管，也可用蓝光辐射计测功率<200μW/cm2时必须换管，以免影响疗效。

（7）密切观察全身情况，有无呕吐、发绀、皮疹及大便性状，并详记生命体征。

（8）光疗时哭闹不安者，可给予苯巴比妥，防止皮肤擦伤。

第八节　超短波治疗

一、超短波概述

超短波是以超高频交流电作用人体，以达治疗目的。同时，由于超短波波长短、频率高、电流很容易通过电递质，故治疗时电极不直接接触皮肤。

超短波的电流曲线一般为连续式，电流振荡是连续的；另外还有脉冲式超短波电流，是在连续超短波电流基础上加以低频脉冲调制和放大，形成一种间断的一般为矩形的超短波电流。连续式超短波产生的热能要比脉冲式的大得多。许多学者认为脉冲式超短波对人体的作用主要基于脉冲群的振荡效应。治疗时一般无热感。

二、机　制

超短波能改善电场内组织的血液循环、增强组织代谢、促进炎症渗出物和水肿的吸收。采用不同剂量的高频电流可治疗慢性炎症、亚急性炎症或急性炎症（化脓性炎症、病毒性炎症、结核性炎症）。它可使局部小血管持久扩张，加速血液循环，从而改善营养物质对组织的供给，增加白细胞和抗体对组织的供给，网状内皮系统活性增高、吞噬细胞的数量与吞噬能力增强，均有利于组织免疫力的增强。在超短波作用下，血管通透性改善，有利于炎症产物、细菌毒素和代谢废物的消除排泄以及水肿的消散，也可减轻由于水肿引起的张力性疼痛。超短波可抑制感觉神经的传导，干扰阻断痛觉冲动的传导，从而达到缓解疼痛的效果。超短波作用时，炎症组织中的 Ca^{2+} 浓度增高，K^+ 浓度降低，伤口分泌物的 pH 增高，有利于炎症的吸收，减弱对组织的刺激。超短波对细菌的生长繁殖有抑制作用。超短波可使纤维素渗出增多，肉芽生长加速，有利于炎症的局限和伤口溃疡的修复愈合。因此在炎症早期应用无热量的连续超短波或脉冲超短波治疗，可以镇痛、消肿、促使炎症局限吸收；炎症已有化脓倾向时，超短波可促使炎症局限、吸收，化脓成熟，坏死组织脱落；在炎症后期则可加速炎症残余浸润吸收，伤口肉芽生长，加速愈合。

三、治疗技术和方法

超短波电疗一律采用电容电极的电容场法。

（一）电极种类

1. 板极

板极为金属电极外包以橡胶的板状电极，依面积大小分为大、中、小号，小功率治疗仪为圆形板极，大功率治疗仪为长方形或圆形板极。治疗时在板极与皮肤间置毡垫或棉垫。

2. 玻璃电极

（1）圆形玻璃电极：为金属电极外包玻璃罩，罩内有空气间隙，分为大、中、小号。

（2）体腔电极：罩内为圆柱状金属电极，用于阴道者为阴道电极，用于直肠则为直肠电极。

（二）电极的选择

1. 电极种类

（1）小而浅的部位，如眼、耳、鼻、喉及皮表，可选用圆形板极。

（2）较深的病灶，可选用玻璃电极。

（3）较平坦的胸、背、腰等部位，可选用长方形板极。

（4）急性炎症、感染、伤口、溃疡等宜选有支架以空气为间隙的电极。

2. 电极大小

除浅表的治疗外，电极应比病灶面积大，以电极的直径与病灶截面最大径线之比为 1.2：1 为宜，使电力线作用深且均匀。

（三）治疗剂量、时间和疗程

急性病变宜无热量，短时间；慢性期宜微热量，15～20min。用于急性肾衰竭、尿闭，可用温热量 20～30min，每日 1～2 次，恶性肿瘤的高热治疗用热量，每次 40～60min，每周 1 次。

（四）操作

超短波的操作程序基本同短波电疗法，治疗剂量的大小可以通过电极的空气间隙距离或衬垫的厚度或仪器输出档做调节，但无论哪种剂量，仪器的调出必须处于谐振状态。

四、超短波治疗肺炎

肺炎是肺部气体交换单位的炎症，主要因细菌感染引起，也可因病毒、真菌、寄生虫及其他病原体引起。肺炎通常急性起病，表现为发热、咳嗽、咳痰、胸痛，严重的有呼吸困难、缺氧、休克、少尿甚至肾衰竭等。

治疗肺炎最有效的物理疗法是采用无热量超短波治疗，从而有机地将多种生物效应叠加，起到增效作用，进而促进肺炎的康复，其治疗作用如下。

（1）超短波对病原菌具有抑制与杀灭作用。

（2）减少炎症递质的释放。其抗炎机制可能与激活炎症性递质的灭活系统，促使组胺、血管升压素、激肽等的分解或抑制其合成有关。

（3）改善局部循环，提高局部药物浓度。超短波能促进肺部组织的血液循环和淋巴回流，加速组织的修复过程，提高局部组织的药物浓度。

（4）改善通气，减轻症状。由于局部血液循环和淋巴回流的改善，炎症性水肿迅速消退，增加支气管和肺泡的通畅度。改善低氧环境，增强肺部的防御功能，肺部炎症迅速消除，啰音消失，渗出物吸收，病程缩短。

（5）提高机体免疫力。超短波还能加强局部组织的代谢过程，利用神经体液因素，使血管扩张，血流加速，增加网状内皮细胞吞噬功能，提高体内抗体补体的能力，并使血氧含量 pH 等指标发生显著变化，调整机体的免疫功能。

超短波通过以上作用，缩短了肺炎的疗程，减少了抗生素的应用，且无痛苦，无不良反应，治疗时间短，患儿容易配合。主要治疗方法为：在患儿热退后加用短波及超短波疗法（对病灶延迟收缩的肺炎患儿）。可用短波电缆盘患区胸背对置法。温热量，或超短波，无热量，每次 15~20min，每日 1~2 次。

同时还可以采取以下物理疗法，如超声波。患侧胸部前后对置，微热量，每次 10~15min，每日 1~2 次。或紫外线联合应用。

紫外线在病灶相应部位，分前、后、侧面三区，每区 200~300cm^2，每日照射一区，自 4~6 个 MED 开始，重复照射增加 1~2 个 MED，共照射 6~12 次为一疗程。对促进肺炎吸收、减轻症状、缩短病程起重要作用。

微波疗法（厘米波或分米波）。圆形辐射器，距离 10cm，40~60W，每次 10~12min，每日 1 次。对炎症吸收不良的迁延期患儿还可采用红外线或石蜡疗法、中小波、空气阴离子吸入疗法。同时综合应用呼吸体操。

良好的生活习惯也可以有效防治肺炎。

（秦　涛）

第三章 儿童血液净化

第一节 儿童血液净化发展概述

国内儿科开展连续性血液净化技术（Continuous blood purification，CBP）较晚，随着血液净化设备的不断发展、完善和临床实践经验的积累，血液净化疗法才得以在儿科 ICU 临床应用。近 20 年来，血液净化治疗的疾病谱也不断拓宽，已经扩展到了先天遗传代谢病、神经系统疾病、自身免疫性疾病、脓毒症、多脏器功能衰竭、急性中毒等各个领域，成为儿科危重症治疗中不可或缺的一部分。

儿科 ICU 的患儿，大多病情危重，很多出现多器官功能衰竭综合征（Multiple organ dysfunction syndrome，MODS），血流动力学不稳定，循环衰竭和少尿、无尿，出现心力衰竭、血压下降甚至休克。重症患儿又需要从静脉输入各种药物，包括抗生素、营养支持、血液制品和原发病治疗用药等，而无尿、少尿的患儿却要限制入液量，这给临床治疗带来了困难。CBP 可以通过持续、缓慢地滤出人体内水分和溶质（模拟肾小球滤过），同时又根据机体情况补充置换液（模拟肾小管重吸收），这样就能够允许较大量液体输入体内，同时保持机体内环境平衡。另外，CBP 机器可在床旁进行抢救治疗，并有精密的液体平衡控制系统及安全报警系统，是儿科危重病救治中的重要支持措施之一，在当今医学领域具有非常重要的地位。

本书在编写过程中，总结儿童血液净化操作经验，吸收前沿理念，强调操作的科学性、规范性和实用性，以及减少儿童血液净化的相关并发症，保证医疗护理质量安全。

一、儿童 ICU 血液净化的适应证

随着 CBP 技术的发展，儿童 ICU 血液净化同成人领域一样，应用范围已从肾脏疾病扩大到多种危重疾病的救治。CBP 用于非肾脏疾病方面主要是为了清除炎性介质，在调节内环境平衡的同时，保持血流动力学的平稳，持续、稳定控制氮质血症，调节水、电解质、酸碱平衡，清除体内各种代谢产物、毒物等致病物质；有利于气体交换，缩短辅助呼吸支持时间，保证营养和支持治疗。

二、儿科 ICU 血液净化的应用范围与时机

（一）血液净化的治疗范围

（1）急性肾功能衰竭。

（2）高血溶性心衰、肺水肿、脑水肿：CBP 可有效清除多余的水分，迅速减轻病情。

（3）各种原因所致的高钾血症危及生命，而常规手段难以奏效者。

（4）药物或毒物中毒：对中毒较重者，尤其伴有肾功能或肝功能衰竭者更适合 CBP。

（5）全身炎症反应综合征（SIRS）及多脏器功能障碍综合征：已证实持续存在高浓度

促炎介质及抗炎介质与病死率相关。有效清除炎症介质可能阻断病程进展，提高治愈率。

（6）其他：如乳酸酸中毒、先天性代谢障碍等。

（二）儿科 ICU CBP 治疗的时机

（1）少尿〔尿量<1ml/（kg·h）〕或无尿〔尿量<0.5ml/（kg·h）〕，尤其有尿毒症脑病或肺水肿、心衰者。

（2）严重的代谢性酸中毒（PH<7.1）。

（3）氮质血症（血 Cr>530μmol/L，BUN>25mmol/L，或 BUN 每天增加的幅度>9mmol/L）。

（4）高热（体温高于 39.5°C）。

（5）高钾血症（血钾浓度>6.5mmol/L）。

（6）严重的钠失衡（血钠>160mmol/L 或<115mmol/L）。

第二节　血液净化治疗原理

一、弥散

溶质依靠浓度梯度从高浓度一侧向低浓度一侧转运，这种现象称为弥散。其动力来源于溶质分子或微粒本身的布朗运动。在两种溶液之间有半透膜相隔时，溶质通过半透膜由高浓度侧向低浓度侧溶液进行转运则为透析。血液透析时，透析膜的一侧是血液，另一侧是透析液。血液中的代谢产物如尿素、肌酐、胍类、小分子物质及部分中分子物质、酸根和过多的电解质等废物可经透析膜弥散到透析液中；而透析液中的碳酸氢根或醋酸盐、葡萄糖、电解质等机体所需要的物质可以经过透析膜弥散入血，从而达到清除体内代谢废物，纠正水、电解质紊乱和酸碱失衡的治疗目的。血液净化时影响溶质转运的因素很多，包括以下几个方面。

（1）溶质浓度梯度：在溶质弥散转运时，溶质浓度梯度是维持弥散进行的动力。尿毒症患者血液中的毒素浓度较高，而透析液中不含这些毒素溶质，因而透析膜的两侧形成了浓度梯度，这些毒素向透析液侧弥散转运。需要补充血液中缺乏的电解质或碱基时，也可以通过增高透析液侧溶质的浓度，形成浓度梯度，通过弥散，转运到血液中。提高血液流速和透析液流量，有利于保持最大的浓度梯度差，从而提高溶质的弥散转运量。此外，血液透析过程中的心肺再循环和血管通路再循环也可影响膜两侧溶质浓度梯度。

（2）透析膜物理特性：膜阻抗是影响溶质弥散转运速度的决定性因素，而膜阻抗取决于透析膜的物理特性，如膜厚度、弥散系数、膜孔径大小、血液和透析液流经途径的几何形状等。如果透析膜较厚、膜孔数量少、膜孔径小，则膜对溶质跨膜转运的阻抗就高。因此，改变膜材料、选用高通透性膜（壁薄、膜孔大）或改变透析器的形状都可以提高膜通透性。另外，透析膜表面积越大，弥散清除率越高。空心纤维透析器膜的表面积为 0.5~2.5cm^2，在透析时变化不大，是理想的几何形状。

（3）溶质分子特性：大分子溶质阻抗大、弥散慢；小分子溶质阻抗小、弥散快。分子量为 100D 的溶质弥散率是分子量为 200D 的弥散率的 2 倍。因此小分子物质主要是通过弥散清除。另外，溶质分子体积接近或超过膜孔大小，溶质仅部分或完全不能通过半透膜。铜仿膜空心纤维透析器对尿素的清除率达 130~180ml/min。中分子物质弥散速率低，而分子量超过 35000D 以上的物质不能通过一般材料的透析膜。溶质分子与透析膜所带的正、负电荷的绝对值及其亲水性均可影响其弥散清除量。

（4）血流量和透析液流量：增加血流量和透析液流量可维持透析膜两侧溶质浓度梯度差，降低滞留液体层厚度，减少膜阻力有利于溶质转运。一般情况下，透析液流速为血流速的两倍时最有利于溶质清除。透析液流速为 500ml/min，血流量为 200~300ml/min 时，其尿素清除率与血流量呈线性关系；当血流量>300mL/min 时，两者线性关系消失，逐渐达到平衡。但在使用高效透析器时，在高血流量（>300ml/min）和高透析液流量（>500ml/min）的情况下，其弥散清除率仍与血流量或透析液流量成正比，从而提高了透析效率。虽然增加透析液流速后溶质清除可增加，但会导致成本增加。

（5）血浆蛋白：血液除红细胞和白细胞等有形成分外，还有不能通过半透膜的白蛋白、球蛋白等。蛋白质分子带有负电荷，通过半透膜吸引与其带有相反电荷的离子，使其通过半透膜到同一侧来，而且蛋白质还能拖住与它带有相反的电荷，使其不能通过半透膜到达对侧。这样，由于不能通过半透膜的蛋白质直接影响离子移动，结果造成某些离子在半透膜两侧分布不均匀，这种现象称为 Donnan 膜平衡原理。在实际工作中，也可不考虑电荷对蛋白质的影响，而看做由弥散作用引起的单纯平衡关系。

另外，透析液温度、血液黏稠度等均能影响弥散清除量。

二、对流

对流是指溶质随着水（溶剂）的跨膜移动同时被带出膜外，借助于透析器膜内血液的跨膜压（正压）及透析器膜外设定的相反方向的压力（负），将体内的水分通过跨膜拉出，与此同时血液内的毒素也被带出来。溶质随着溶剂（水）的跨膜移动而移动，跨膜的动力是膜两侧的水压差。对流时物质移动主要由分子大小、膜孔大小来决定。对流溶质转运速度要比弥散快得多，不受溶质浓度梯度差的影响。对流清除量与膜的物理性质有关。在对流过程中，透析膜起着筛网作用，并且随着两侧压力差的增高，尿毒症患者的大、中分子毒素对流清除率显著提高。

三、超滤

（1）渗透超滤：渗透作用是指依靠膜两侧的渗透压差，使水由渗透压低的一侧向渗透压高的一侧移动。溶液渗透压取决于溶质分子或离子数目，体液内起渗透作用的溶质主要是电解质。血浆和组织间液的渗透压 90%~95% 来源于单价离子 Na^+、Cl^- 和 HCO_3^-，剩余的 5%~10% 由其他离子、葡萄糖、氨基酸、尿素以及蛋白质等构成。血浆蛋白质所产生的渗透压极小，仅占血浆总渗透压的 1/200，与血浆晶体渗透压相比微不足道，但由于其不能通过毛细血管壁，因此对于维持血管内外液体的交换和血容量具有十分重要的作用。通常血浆渗透压为 280~310mmol/L，在此范围内称等渗，低于此范围称低渗，高于此范围称高渗。血液透析渗透脱水作用很小。

（2）水压梯度超滤：超滤是血液透析清除体内过多水分的主要途径。通过人为地加大膜一侧液体压力，使膜两侧存在压力差，加速水分子从加压侧向不加压侧作跨膜移动称为水压梯度超滤。超滤的主要动力是透析膜两侧液体的不同压力。超滤水量与跨膜压成正比，故临床上常在透析过程中用血泵增加膜内血压，同时增加透析液的负压，以促进水的清除。现代血液透析机均采用容量控制系统进行超滤。影响超滤的因素有：跨膜压、超滤系数、血流量、血细胞比容、血浆胶体渗透压、透析液渗透压等。

四、吸附

吸附是指溶质分子通过正负电荷的相互作用或范德华力与膜表面的亲水基团结合。吸附作用与溶质和膜间的亲和力以及膜吸附能力、亲水性有关。膜吸附蛋白质后使弥散清除率降低，而且影响膜的通透性能和复用。同时血中某些异常升高的蛋白质、毒物、药物等被选择性吸附到透析膜表面，从而被血液中清除。

第三节　儿童血液净化常用治疗模式

一、血液透析

血液透析（hemodialysis HD）采用弥散、超滤和对流原理清除血液中有害物质和过多水分，是常见的肾脏替代治疗方法之一，也可用于治疗药物和毒物中毒等。

（一）适应证

（1）终末期肾病：透析指征：eGFR<15ml/（min·1.73m²）。当有下列情况时，可酌情提前开始透析治疗：顽固的细胞外液超负荷；高钾血症；代谢性酸中毒；高磷血症；高钙或低钙血症；贫血；神经系统异常（如神经性脑病；不能解释的日常生活障碍或生活质量下降；胸膜炎或心包炎；顽固性高血压；生长发育迟缓；体重明显下降和营养不良，消化系统症状（恶心、呕吐等）。

（2）急性肾损伤。

（3）药物或毒物中毒。

（4）严重水、钠潴留或有充血性心力衰竭、肺水肿和脑水肿。

（5）高钾血症。

（6）难以纠正的酸中毒。

（7）代谢紊乱。

（二）禁忌证

无绝对禁忌证，但下列情况应慎用：

（1）严重感染如败血症等。

（2）严重低血压、休克及严重心功能不全。

（3）严重高血压及脑血管病或恶性肿瘤。

（4）严重出血或重度贫血。

（5）未控制的严重糖尿病。

（6）不合作或患儿家属不同意者。

二、血液滤过

血液滤过（hemofiltration HF）是模拟正常人肾小球的滤过肾小管重吸收原理，以对流的方式清除血液内中小分子物质及水分的一种血液净化技术。与血液透析相比，血液滤过具有中分子物质清除率高，对血流动力学影响小等优点。

（一）适应证

适合急、慢性肾衰竭者，特别是伴以下情况者：

（1）常规透析易发生低血压。

（2）顽固性高血压。

（3）常规透析不能控制的体液过多和心力衰竭。

（4）严重继发性甲状旁腺功能亢进。

（5）尿毒症神经病变。

（6）心血管功能不稳定，多脏器衰竭及病情危重患儿。

（二）禁忌证

HF 无绝对禁忌证，但出现如下情况时应慎用：

（1）药物难以纠正的严重休克或低血压。

（2）严重心肌病变导致的心力衰竭。

（3）严重心律失常。

（4）意识障碍不能配合血液净化治疗。

三、血液透析滤过

血液透析滤过（hemodiafiltration HDF）是血液透析和血液滤过的结合，具有两种治疗模式的优点，可通过弥散和对流两种机制清除溶质，在单位时间内比单独的血液透析和血液滤过清除更多的中小分子物质。

（1）适应证　与血液滤过相似。

（2）禁忌证　同血液滤过。

四、血浆置换

血浆置换（piasma exchange，PE）是一种用来清除血液中大分子物质的血液净化疗法。其基本过程是将患者血液经血泵引出，经过血浆分离器，分离血浆和细胞成分，去除致病血浆或选择性地去除血浆中的某些致病因子，然后将细胞成分、净化后血浆及所需补充的置换液输回体内。血浆置换包括单纯血浆置换，双重血浆置换（double filtration plasmapheresis DFPP）。单纯血浆置换是利用离心或膜分离技术分离并丢弃体内含有高浓度致病因子的血浆，同时补充同等体积的新鲜冰冻血浆或新鲜冰冻血浆加少量白蛋白溶液。双重血浆置换是使血浆分离器分离出来的血浆再通过膜孔径更小的血浆成分分离器，将患者血浆中相对分子质量远远大于白蛋白的致病因子，如免疫球蛋白、免疫复合物、脂蛋白等丢弃，将含有大量白蛋白的血浆成分回输体内，它可以利用不同孔径的血浆成分分离器来控制血浆蛋白的除去范围。DFPP 能迅速清除患者血浆中的免疫复合物、抗体、抗原等致病因子，调节免疫系统，清除封闭性抗体，恢复细胞免疫功能及网状内皮细胞吞噬功能，使病情得到缓解。

（一）适应证

（1）肾脏疾病 抗肾小球基底膜病（肺出血-肾炎综合征）、急进性肾小球肾炎、溶血尿毒综合征、难治性局灶节段性肾小球硬化症、系统性小血管炎、重症狼疮性肾炎、重症紫癜性肾炎等。

（2）风湿免疫性疾病 系统性红斑狼疮（尤其是狼疮性脑病）、难治性类风湿性关节炎、皮肌炎或多发性肌炎、系统性硬化症、抗磷脂抗体综合征等。

（3）免疫性神经系统疾病 格林巴利综合征、重症肌无力、急性传播性脑脊髓炎、急性炎症性脱髓鞘性多发性神经病、多发性硬化病、慢性炎症性脱髓鞘性多发性神经病、肌萎缩性脊髓侧索硬化症、儿童自身免疫性神经精神障碍等。

（4）消化系统疾病 急性肝衰竭、肝性脑病、胆汁瘀积性肝病、高甘油三酯血症、高胆红素血症等。

（5）血液系统疾病 血栓性血小板减少性紫癜、多瘤、高 r-球蛋白血症、冷球蛋白血症、高黏滞综合征（巨球蛋白血症）、自身免疫性血性贫血、新生儿溶血性疾病、白血病、淋巴瘤、自身免疫性血友病甲、单纯红细胞再生障碍性贫血等。

（6）自身免疫性皮肤疾病 大疱性皮肤病、天疱疮、类天疱疮、中毒性表皮坏死松解症、坏疽性脓皮病等。

（7）代谢性疾病 纯合子型家族性高胆固醇血症等。

（8）器官移植 器官移植前去除抗体（ABO 血型不兼容移植、免疫高致敏受者移植等）、器官移植后排斥反应。

（9）其他疾病 药物中毒或药物过量、与蛋白结合等毒物中毒、淀粉样变、银屑病、重症脓毒症、烧伤休克复苏、多脏器衰竭、浸润性突眼等甲状腺疾病等。

（二）禁忌证

无绝对禁忌证，相对禁忌证包括：

（1）对血浆、人血白蛋白、肝素等有严重过敏史。

（2）药物难以纠正等全身循环衰竭。

（3）颅内出血或中毒脑水肿伴有脑疝。

（4）存在意识障碍而不能很好配合的患儿。

五、血液灌流

血液灌流（hemoperfusion HP）是借助体外循环，将患儿血液引入装有固态吸附剂的灌流器中，通过吸附作用清除血液中内源性或外源性或致病物质，然后将净化的血液重新返回患儿体内。HP 是最早应用于临床的一种血液净化方式之一，主要用于治疗重症药物、毒物中毒及改善尿毒症症状。

（一）适应证

（1）急性药物和毒物中毒。

（2）尿毒症。

（3）肝性脑病。

（4）败血症。

（5）风湿、免疫性疾病。

（6）海洛因成瘾。

（7）肺间质疾病和急性肺损伤。

（8）其他用于重症胰腺炎、牛皮癣、精神分裂症、银屑病、重症痤疮、湿疹、天疱疹、甲状腺危象、肾移植排斥反应、辅助癌症化疗等方面辅助治疗。

（二）禁忌证

除对灌流器及相关材料过敏者外，目前尚无绝对禁忌证。

六、血浆（免疫）吸附

（一）血浆吸附（immrnoadsorption IA）

是血液引出后首先进入血浆分离器将血液的有形成分（血细胞、血小板）和血浆分开，有形成分输回患者体内，血浆再进入吸附器进行吸附清除其中某些特定的物质，吸附后血浆回输至患者体内。血浆吸附根据吸附剂的特性主要分为两大类，一类是分子筛吸附，即利用分子筛原理通过吸附剂携带的电荷和孔隙，非特异性地吸附在电荷和分子大小与之相对应的物质，如活性炭、树脂、碳化树脂和阳离子型吸附剂等；另一类是免疫吸附，即利用高度特异性的抗原-抗体反应或有特定物理化学亲和力的物质（配基）结合在吸附材料（载体）上，用于清除血浆或全血中特定物质（配体）的治疗方法，如蛋白 A 吸附、胆红素吸附等。其不同于一般非特异的血液灌流。免疫吸附不需要任何置换液，无发生血源传播性疾病的危险。血浆吸附的优点是清除效率高，凝血风险降低；但不足是需要血浆分离器，成本较高。

（二）全血吸附

全血吸附是将患者的血液引出体外，不需要分离血浆，直接经过血液吸附柱（血液灌流器），通过吸附的方法来清除体内内源性或外源性毒物，最后将净化后的血液回输患者体内的一种血液净化方法。此方法优点是相容性好，不需要血浆分离器，成本较低；但不足是清除效率相对低，凝血风险增加。

（三）适应证

（1）肾脏和风湿免疫系统疾病 系统性红斑狼疮和狼疮性肾炎、重症过敏性紫癜、抗肾小球基底膜病、Wegener 肉芽肿、新月体肾炎、局灶节段性肾小球硬化、溶血性尿毒症综合征、免疫性肝病、脂蛋白肾病、冷球蛋白血症、严重的幼年特发性关节炎、单克隆丙种球蛋白血症、抗磷脂抗体综合征等。

（2）神经系统疾病 重症肌无力、GuiUain-Barre 综合征等。

（3）血液系统疾病 特发性血小板减少性紫癜、血栓性血小板减少性紫癜、血友病等。

（4）血脂代谢紊乱 严重的家族性高胆固醇血症、高三酰甘油血症等。

（5）肝衰竭重症肝炎、严重肝衰竭尤其是合并高胆红素血症患者等。

（6）器官移植排斥 肾移植和肝移植排斥反应、群体反应抗体（PRA）升高、移植后超敏反应等。

（7）重症药物或毒物的中毒化学药物或毒物、生物毒素，对于高脂溶性而且易与蛋白结合的药物或毒物，可选择血浆灌注吸附，或与血液透析联合治疗效果更佳。

（8）其他疾病 扩张性心肌病、银屑病、甲状腺功能亢进等。

（四）禁忌证

无绝对禁忌证，相对禁忌证包括：

（1）对血浆分离器、吸附器的膜或管道有过敏史。

（2）严重活动性出血或 DIC，药物难以纠正的全身循环衰竭。

（3）非稳定期的心、脑梗死，颅内出血或重度脑水肿伴有脑疝。

七、单纯超滤

单纯超滤（isolated ultrafiltration IUF）是利用对流转运机制，采用容量控制或压力控制，通过透析器或血滤器的半透膜内外差，等渗地从全血中去除水分的一种治疗方法。在单纯超滤治疗过程中，不需要实用透析液和置换液，无离子交换，患儿体循环中晶体渗透压无变化。而胶体渗透压随水分清除而升高，又利用组织间隙液体回流入血，患儿耐受好。

（一）适应证

（1）各种原因所致的严重水肿，内科药物治疗效果不佳时。

（2）充血性心力衰竭。

（3）急性肺水肿。

（二）禁忌证

（1）绝对禁忌证

①严重低血压。

②致命性心律失常。

（2）相对禁忌证 存在血栓栓塞疾病高度风险的患儿。

八、连续性肾脏替代治疗

连续性肾脏替代治疗（continuous renal replacement therapy，CRRT）即连续血液净化（continuous blood purification，CBP），是指一组体外血液净化治疗技术，是所有连续、缓慢清除水分和溶质治疗方式的总称，其主要原理为弥散、对流以及吸附。经过三十年的发展，CBP 已经由原来的局限于替代肾功能受损，发展到非肾脏疾病的救治，更被重症医学界认为近年来的重要发展，成为各种危重病救治包括严重脓毒症、中毒、严重结缔组织病等最重要等支持措施之一，并与人工肝技术、体外膜肺技术合为多器官功能不全支持系统（Multiple Organ Support system，MOST）。

（1）缓慢连续超滤（slow continuous uhrafiltration，SCUF）将血液引入滤器或透析器后，单纯依赖增加透析膜跨膜压力差清除水分，控制容量；基本原理为对流方式，不补充置换液和透析液，对溶质的清除不理想。主要用于清除过多液体如心脏病术后。

（2）连续性静-静脉血液透析（continuous venavenous hemodialysis，CVVHD）通过弥散清除过量小分子物质，平衡电解质、酸/碱和过量液体。主要用于高分解代谢需要清除小分子溶质。

（3）连续性高通量透析（continuous high flux dialysis，CHFD）采用人工合成高通量膜，弥补 CVVHD 对中分子物质的清除不足，是对流及弥散最优化结合，可清除大、中、小分子物质，相当于不需要置换液的 CVVHDF；适合于高分解代谢伴全身炎症综合征，伴急性肾功能损伤。

（4）连续性静-静脉血液滤过（continuous venovenous hemofiltration，CVVH）通过对流原理，主要清除体内中分子物质，尤其是炎症介质。主要用于严重全身炎症反应综合征如脓毒症。

（5）连续性静-静脉血液透析滤过（continuous venovenous hemodiamtratin，CVVHDF）是 CVVH 与 CVVHD 的有机结合，以对流联合弥散方式弥补对小分子清除，并促进中分子清除，可有效清除小、中、大分子物质。主要用于严重全身炎症反应综合征如脓毒症、严重复合伤、心肺复苏后等。

（6）连续性高容量血液滤过（high volume hemofiltration，HVHF）在 CVVH 基础上发展起来，通过增加置换液输入量 $50 \sim 100 \mathrm{ml}/$（kg·h），提高对大、中分子溶质的清除，该置换剂量被认为是"ICU 的脓毒症剂量"。主要用于脓毒症治疗。

（7）连续性血浆滤过吸附（continuous plasmafiltration adsorption，CPFA）先应用血浆滤过器连续分离血浆，滤过血浆通过吸附器进行吸附（树脂）后返回体内；CPFA 能选择性去除内毒素、炎症介质和活化补体，对 LPS 和 TNF-a 等大分子清除率高。主要用于治疗脓毒症

第四节　儿童血管通路的建立与维护

一、临时血管通路

（一）中心静脉置管术

主要有单腔、双腔和三腔导管，目前双腔导管最常用，导管植入的部位有颈内静脉、股静脉和锁骨下静脉。

1. 适应证
（1）有透析指征的急性肾损伤（急性肾衰竭）。
（2）急性药物或毒物中毒需要进行血液净化治疗的患儿。
（3）有可逆因素的慢性肾衰竭基础上的急性加重。
（4）内瘘成熟前需要透析的患儿。
（5）内瘘栓塞或感染时需临时通路过渡。
（6）腹膜透析、肾移植患儿因病情需要临时血液透析。
（7）其他原因需临时血液净化治疗。

2. 禁忌证
无绝对禁忌证，相对禁忌证为：
（1）广泛腔静脉系统血栓形成。
（2）穿刺局部有感染。
（3）凝血功能障碍。
（4）患儿不合作。

3. 术前评估

（1）是否有可以供置管用的中心静脉：颈内静脉、股静脉及锁骨下静脉。

（2）根据条件选择患儿的体位和穿刺部位。

（3）必要时可采用超声定位或超声引导穿刺。

（4）操作可在手术室或治疗室内进行。

（5）操作应由经过培训的专业医生或护士完成。

4. 器材及药物

（1）导管穿刺包：含穿刺针、导丝、扩张器、肝素帽、导管。导管分单腔、双腔、三腔导管三种。①单腔导管血流从单一管腔出入可行单针透析，目前已很少用；中心静脉较细的小年龄儿或血管条件不好的患儿，可以将单腔导管作为引出血液通路，另外找周围静脉做回路。②双（三）腔导管"死腔"减少，再循环减少，导管相对较粗，穿刺难度增加。目前主要使用的是双腔导管。因为三腔导管感染机会增加，不推荐常规使用。

（2）注射器、无菌纱布、透气敷料等。

（3）缝皮针、缝线、小尖刀片。

（4）2%利多卡因 5ml、肝素 100mg 和生理盐水 200ml。

5. 操作方法

以常用的钢丝导引置入法（Seldinger 技术）为例。

（1）根据穿刺部位采取不同体位，儿童应适当固定体位。

（2）穿刺部位皮肤消毒，戴无菌手套，铺无菌孔巾。

（3）0.5%~1%利多卡因局部浸润麻醉。

（4）20~40mg/dl 浓度的肝素盐水预冲穿刺针、双腔导管并冲洗导丝，注射器抽取少量肝素盐水。

（5）采用穿刺针或套管针静脉穿刺，穿入静脉后有静脉血液抽出。

（6）固定穿刺针并插入导引钢丝；如用套管针者，先将套管针拔出，将套管留置在中心静脉内，沿套管插入导引钢丝，并拔出套管针。注意插入引导钢丝困难时，不可强行插入。

（7）应用扩张器沿导引钢丝扩张皮肤、皮下组织至深静脉。

（8）沿导丝插入导管：导丝末端于导管末端露出后再将导管插入中心静脉。

（9）抽出导引钢丝。

（10）分别检查导管各腔血流是否通畅。

（11）用肝素生理盐水充满导管各腔，并盖好肝素帽。

（12）将导管固定翼缝合固定到皮肤上。

（13）局部行无菌包扎。

6. 拔管指征和方法

（1）导管拔除指征

①导管有严重感染，不能控制。

②导管失去功能，如血流量低。

③导管内有血栓形成并不能抽出血液。

④导管周围出血不止，压迫也不能止血。

（2）导管拔出方法

①导管局部消毒。

②术者戴无菌手套。

③无菌剪刀，将固定导管的缝合线剪开。

④拔管时，患儿应取卧位。

⑤拔除导管。

⑥局部压迫止血。

⑦局部包扎，穿刺点伤口较大时用透明胶贴封闭。

（二）经皮颈内静脉置管术

1. 适用范围

见中心静脉临时导管置管术，但有明显充血性心力衰竭、呼吸困难、颈部肿物及颈部明显肥短的患儿不选用经皮颈内静脉置管术。

2. 优缺点

（1）优点

①颈部易于保护，不易感染，使用时间相对较长。

②颈内静脉压力较低，容易压迫止血。

③血栓形成和血管狭窄发生的机会少。

（2）缺点

①穿刺时对体位要求较高。

②不够美观，影响头部活动。

③穿刺技术要求高，可能误穿动脉、胸导管或胸腔。

3. 穿刺部位

因右颈内静脉与无名静脉和上腔静脉几乎成一直线且右侧胸膜顶低于左侧，右侧无胸导管，故首选右颈内静脉插管。根据穿刺点的不同分前、中、后三种路径；以中路最为常用。

（1）前路法

①定位胸锁乳突肌前缘向内推开颈总动脉，胸锁乳突肌前缘中点与甲状软骨上缘水平线交点，触及颈总动脉，旁开 0. 5~1. 0cm 为穿刺点，最好有超声引导。

②进针针干与皮肤冠状面呈 30°~45°角，针尖指向同侧乳头，胸锁乳突肌中段后面进入颈内静脉。此路径位置高，颈内静脉深，合并气胸机会少，但易误入颈总动脉。

（2）中路法

①定位以胸锁乳突肌的锁骨头、胸骨头和锁骨形成的三角区的顶端作为穿刺点，颈总动脉前外侧。

②进针锁骨内侧端上缘切迹作为骨性标志，颈内静脉正好经此而下行与锁骨下静脉汇合。穿刺时左拇指按压此切迹。在其上方 2~5cm 进针。针干与皮肤呈 30°~45°，针尖略偏外。此路径颈内静脉较浅，穿刺成功机会大。

（3）后路法

①定位胸锁乳突肌外侧缘中、下 V3 交点作为进针点。

②进针针干呈水平位，在胸锁乳突肌的深部，指向胸骨柄上窝。

4. 操作方法

如有条件可在超声引导下操作。

（1）器材准备，20~40mg/dl 肝素生理盐水冲洗穿刺针、扩皮器及双腔管。

（2）体位以右颈内静脉穿刺为例，患儿去枕平卧，头转向左侧，肩背部垫一薄枕，取头低位 10°~15°。

（3）穿刺点选择中路法进针部位。

（4）常规消毒，戴无菌手套，铺无菌洞巾，用 0.5%~1%利多卡因作穿刺点局麻。

（5）用含一定量生理盐水注射器连接穿刺针，穿刺针与皮肤冠状面呈 30°~45°，针尖指向同侧乳头，进针过程中边进边回抽。有突破感后如见暗红色回血，说明针尖已进入静脉内。

（6）进针深度一般 1~4cm，置管长度为身高/10-（1~2）cm。

（7）保持穿刺针固定，由导丝口送入导丝。

（8）沿导丝将扩皮器送入皮下扩皮，如皮肤或皮下组织较紧，可以小尖刀侧切小口。

（9）拔出扩皮器，将已预冲肝素生理盐水的导管沿导丝插入颈内静脉，导管进入后即拔出导丝，关闭静脉夹。

（10）分别回抽导管动静脉两端观察回血是否顺畅，再于两端分别注入肝素生理盐水 2~5ml，冲净残血，肝素帽封管。

（11）建议用皮针与缝线将导管颈部的硅胶翼与皮肤缝合，固定导管，再以辅料覆盖包扎。

（12）建议置管后摄胸部 X 线片，导管位置在第 5~7 胸椎间。

5. 注意事项

（1）颈内静脉穿刺较股静脉穿刺并发症相对要多，术前应向患儿及家长充分说明并签知情同意书。

（2）如患儿曾行同侧静脉插管，可能会存在颈内静脉狭窄或移位，可行血管超声定位。

（3）颈内静脉穿刺对体位要求较高，正确的体位是穿刺成功的前提，但心衰较重难以平卧的患儿建议做股静脉置管。

（4）穿刺针穿入血管后如见暗红色血液，说明进入静脉的可能性大，如推注压力小，则静脉的可能性更大，但心衰患儿静脉压较高，而低氧血症患儿动脉血颜色较暗，需要注意鉴别。

（5）当需要穿刺左侧颈内静脉时，因该侧颈内静脉与锁骨下静脉汇合成左头臂静脉后形成一定角度，注意扩皮器进入不要太深，以免损伤血管。

（6）避免同一部位反复穿刺，可变换不同部位，以减少组织和血管的损伤。

（7）如穿刺针误入动脉或难以确定是否为静脉，则应拔出穿刺针充分压迫，一般穿入动脉需压迫 20min 左右，确认无出血后再继续穿刺，但建议改换其他部位。

6. 并发症及处理

（1）穿刺部位出血或血肿，局部压迫即可。

（2）误穿动脉常见于颈动脉及锁骨下动脉。处理：立即拔出穿刺针，指压 20min，否则易发生血肿。

（3）气胸及血气胸较锁骨下静脉穿刺少见，大多发生经锁骨下或锁骨下凹切迹穿刺患儿。操作中防止穿刺点过低，避免扩皮器进入太深，发生后可按一般气胸处理。临床表现有：

①一般发生局限气胸，患儿可无症状，自行闭合。

②呼吸困难，同侧呼吸应减低，胸片确诊。

（4）空气栓塞少见，但可致命。临床表现：突发呼吸困难、缺氧。发生后立即左侧头低位；经皮行右心房或右心室穿刺抽气；呼吸循环支持，高浓度吸氧。

（5）感染：远较股静脉导管感染率低，但长期留置可增加感染的机会。临床出现不能解释的寒战、发热，尤其是透析过程中；局部压痛和炎症反应；白细胞数增高，血培养确诊。处理：严格无菌操作；确诊后即应拔除导管，并作细菌培养，应用抗生素治疗。

（6）心律失常：多为窦性心动过速或房颤，且为一过性；存在严重心脏疾病的患儿，有时可引起致命的室性心律失常。对于有严重心脏疾病的患儿，应避免颈内静脉或锁骨下静脉插管；操作可在心电监护下进行。

（7）窒息

①原因：穿刺过程中损伤颈内静脉后压迫不准确，或者误刺动脉后继续操作造成大出血压迫气管。

②临床表现：皮下血肿进行性或急骤增大，短时间内压迫气管，造成窒息甚至死亡。

③处理：对持续性增大的血肿切开皮肤减压并压迫或缝合出血点，如患儿已出现严重的窒息症状，应及时做气管插管，必要时立即行气管切开。避免当日透析，如确实需要，应采用无肝素透析。

（8）导丝断裂或导丝留在血管内，请血管介入科或血管外科协助解决。

（三）经皮股静脉置管术

1. 适用范围

（1）操作较容易，所以适合新开展经皮中心静脉置管技术的单位或术者。

（2）卧床及全身情况较差者。

（3）锁骨下静脉、上腔静脉血栓形成或颈内、锁骨下静脉插管有困难的患儿。

（4）无需长期留置导管或即插即用。

（5）插管后需紧急透析者。

2. 优缺点

（1）优点

①操作简单、安全。

②适用于需紧急抢救、神志不清、不能主动配合及不能搬动的患儿。

（2）缺点

①邻近外阴、肛门，易污染，感染率较高，保留时间短。

②易误穿入股动脉。

③导管易折，且不易固定。

④下肢肢体活动相对受限。

3. 操作方法

（1）双腔管，导管长度小年龄儿 10~15cm，大年龄儿 15~20cm。

（2）腹股沟穿刺处常规备皮。

（3）体位患儿仰卧位，屈膝、大腿外旋外展 45°，特殊患儿如心衰，不能平卧可采用半坐位。完全坐位或前倾位则不宜行股静脉置管。

（4）穿刺点选择腹股沟韧带下 1~3cm，股动脉内侧 0.5~1cm 处。

（5）其余操作步骤同颈内静脉穿刺操作方法。

4. 注意事项

（1）股静脉穿刺为有创性的治疗措施，术前应向患儿及家长说明手术的必要性及可能出现的并发症等，征得同意并签字后方可进行。

（2）如患儿血管条件差，术前触摸不到股动脉，应做血管超声检查。如有条件可在超声引导下操作。

（3）预冲导管时应注意避免混入气泡。

（4）如定位欠清晰或术者不熟练，穿刺前可予 5ml 注射器探查血管。

（5）穿刺针穿入血管后如见暗红色血液，说明进入静脉的可能性大，如再推注压力小，则静脉的可能性更大。

（6）如穿刺针误入动脉或难以确定是否静脉，则应拔出穿刺针充分压迫。

（7）导丝进入过程中如遇阻力切勿强行推进，转动方向后再进。如仍有阻力，则需退出穿刺针和导丝，重新选择穿刺部位。

（8）扩皮器扩皮时动作应轻柔，避免将导丝压折。

（9）插导管前注意留在体外的导丝长度应长于导管，沿导丝插管时应及时打开静脉夹使导丝露出。

（10）需要较长的导管，一般股静脉临时导管的长度至少应为 10cm。

（11）由于股静脉影响患儿活动，易感染，不宜长时间使用。

5. 并发症

穿刺部位出血或血肿（包括腹膜后），局部血肿压迫处理即可，腹膜后大血肿需要外科处理。其余同颈内静脉置管术。

（四）经皮锁骨下静脉置管术

由于该方法并发症严重，一般不推荐应用。

1. 优缺点

（1）优点：①不易感染，可保持较长时间；②活动不受限，易于固定，不外露，患儿耐受性好；③血流量较高。

（2）缺点：①穿刺技术难度较高；②并发症严重。

2. 操作方法

（1）锁骨下径路

①体位：上肢垂于体侧并略外展，头低足高 15°，肩后垫小枕，使锁肋间隙张开，头转向对侧。

②穿刺点定位锁骨中、外1/3交界处，锁骨下 1.0cm。

③皮肤消毒，按胸部手术要求消毒，皮肤上至发际，下及全胸与上臂，铺洞巾。

④穿刺：先用 0.5%~1%利多卡因作穿刺点局麻；右手持连接注射器之穿刺针，保持针尖向内偏向头端直指锁骨胸骨端的后上缘进针；针干与皮肤表面呈 25°~30°，进针 3~5cm。余步骤同前所述。

（2）锁骨上径路

①体位：肩部垫小枕，头转向对侧，暴露锁骨上窝。

②穿刺点定位胸锁乳头肌锁骨头外侧缘，锁骨上约 1.0cm。

③穿刺针干与锁骨或矢状切面呈 45°角，在冠状面针干呈水平或略前偏 15°，朝向胸锁关节进针 1~2cm。余同前。

3. 注意事项

（1）尽量保持穿刺针与胸壁呈水平位，贴近锁骨后缘。

（2）锁骨下静脉走行弯曲，扩张器扩皮时进入血管不宜过深，一般以 1~3cm 为宜，以免损伤血管。

（3）锁骨下静脉与颈内静脉成角较大，甚至接近直线，因而导丝容易进入头部颈内静脉。此时患者可能感觉到同侧颈部或耳部不适，此种情况下应退出导丝 5~10cm，再轻柔地重新插入。

（4）如有条件，可用超声引导插管，以增加成功率，减少并发症。

4. 并发症及处理

（1）血气胸是锁骨下静脉穿刺较常见的并发症，发生率与术者的技术熟练程度有关。穿刺时尽量避免刺破胸膜，一旦出现该并发症应立即拔出导管，对严重病例应行胸腔引流。

（2）上腔静脉或右心房穿孔、纵隔出血、心脏压塞：主要与解剖变异、导管质地较硬、不光滑及扩张器进入过深有关。

（3）心律失常见颈内静脉插管。

（4）胸导管损伤：胸导管汇入左锁骨下静脉与颈内静脉连接处，在左锁骨下静脉插管时偶可引起乳糜胸或淋巴瘘，有时可见乳状液体从穿刺部位漏出。

（5）锁骨下静脉狭窄：属于远期并发症，发生率高且临床意义大。

二、中心静脉长期导管置管术

（一）适应证

（1）肢体血管条件差，尤其体重低于 10kg，无法建立自体动静脉内瘘且不能行腹膜透析的患儿。

（2）心功能较差不能耐受动静脉内瘘分流的患儿。

（3）部分腹膜透析患儿，因各种原因需暂停腹透，或短期可以行肾移植用血液透析过渡，可选择长期导管作为血管通路。

（4）病情较重，或合并有其他系统的严重疾患，预期生命有限的患儿。

（5）受医疗条件限制，缺少经验丰富的外科医师行内瘘手术。

（二）禁忌证

无绝对禁忌证，相对禁忌证如下：

（1）手术置管部位的皮肤或软组织存在破损、感染、血肿、肿瘤。

（2）患儿不能配合，不能平卧。

（3）患儿有严重出血倾向。

（4）患儿存在颈内静脉解剖变异或严重狭窄，甚至缺如。

（5）既往在预定插管血管有血栓形成史、外伤史或血管外科手术史。

（三）置管部位

（1）首选右侧颈内静脉。

（2）其他部位如左侧颈内静脉、颈外静脉等。

（四）器材及药物

（1）静脉穿刺包，包括穿刺针、注射器、导丝、隧道针、留置导管、扩张器、撕脱鞘、手术刀。

（2）静脉切开包。

其他同中心静脉临时导管置管术。

（五）操作步骤

（1）操作一般在手术室进行，有条件时可在超声引导下穿刺，或在放射介入科进行，在 X 线下调整导管位置。

（2）以右侧颈内静脉插管为例，患儿仰卧位，头略偏向左，以胸锁乳突肌的锁骨头、胸骨头和锁骨形成的三角区的顶端作为穿刺点，颈总动脉前外侧。

（3）术者戴帽子、口罩、穿刺区局部消毒，戴无菌手套，铺无菌巾单。

（4）用 0.5%~1%利多卡因局麻后，以此麻醉注射器试穿。针尖指向同侧乳头方向，与皮肤成 30°~45°角进针，注意进针过程中保持注射器内轻度负压，如成功进入静脉，记住方向、角度及进针深度后拔出试穿针。

（5）以穿刺针沿麻醉针穿刺方向进针，保持注射器适当负压，当有突破感后，回抽血流通畅，推注压力不大，血液颜色暗红，可判定穿刺针进入静脉中。

（6）由穿刺针导丝孔送入导丝后，拔出穿刺针。

（7）于体表标记好长期导管的出口位置，使导管的涤纶套在出口 1~2cm 处，并使导管尖端位于右侧胸骨旁的第 3、4 肋间。

（8）用 0.5%~1%利多卡因局麻后，于做好标记的长期导管出口处皮肤切 2cm 左右的小口，沿切口向上，分离皮下组织，形成皮下隧道至导丝出口处，并于导丝出口处做一 2cm 切口。

（9）用隧道针将长期导管的末端从皮肤出口处沿皮下隧道引出至导丝处，调整长期管 cuff 的位置于离出口 1~2cm 处的皮下。

（10）沿导丝送入扩张器扩张皮肤及皮下组织后，沿导丝置入带芯的撕脱鞘。

（11）拔出导丝及撕脱鞘芯，同时立即以指腹堵住撕脱鞘口以避免血液流出或空气进入血管。

（12）沿撕脱鞘腔置入长期导管，向两侧撕开撕脱鞘至长期导管全部进入，注意避免导管打折。

（13）注射器分别于留置导管的动静脉端反复抽吸、推注，确定两端血流通畅。

（14）X线下检查留置导管的末端位置，正常应位于上腔静脉接近右心房的开口处。

（15）肝素生理盐水封管，关闭夹子，拧上肝素帽。

（16）缝合切口，缝合固定留置导管于皮肤上，无菌敷料包扎。

（六）注意事项

中心静脉长期置管基本注意事项与临时性静脉置管相同，需要特殊注意的是：

（1）如有条件应在超声引导下穿刺置管或在放射介入科进行操作。

（2）选择左侧颈内静脉置管时应注意该侧头臂静脉角度大，撕脱鞘不要全部进入体内，以免损伤静脉壁。

（3）皮肤切口应足够大，包括皮肤全层和皮下组织，以减少鞘管针通过皮肤及皮下组织的阻力，避免鞘管针通过坚韧的皮肤时引起鞘管口开裂。

（4）沿撕脱鞘放置导管时注意动作要快，以免空气进入血管内造成空气栓塞。

（5）应注意避免导管在皮下打折、扭转，确保管腔通畅。

（七）并发症及处理

见临时中心静脉插管。

三、自体动静脉内瘘成形术

（一）定义及概述

自体动静脉内瘘成形术是通过外科手术，吻合患儿的外周动脉和浅表静脉，使得动脉血液流至浅表静脉，使静脉扩张、肥厚、动脉化达到血液透析所需的血流量要求，并便于血管穿刺，从而建立血液透析体外循环。

（二）适应证和禁忌证

1. 适应证

自体动静脉内瘘成形术适用于慢性肾衰竭需要长时间血液透析治疗的患儿。

2. 绝对禁忌证

血管条件差，四肢近端大静脉或中心静脉存在严重狭窄、血栓或因邻近病变影响静脉回流。

3. 相对禁忌证

（1）预期患儿存活时间短于3个月。

（2）心血管状态不稳，心力衰竭未控制或低血压患儿。

（3）手术部位存在感染。

（4）同侧锁骨下静脉安装心脏起搏器导管。

（三）术者资质和手术环境

1. 术者资质

经过相关专科培训、达到熟练操作的医生才可独立实施手术。

2. 手术环境

手术需在符合卫生管理部门要求的手术室中进行。

（四）术前评估

1. 血管条件

预期选择的静脉直径应接近 2.5mm，选择的动脉直径接近 2.0mm，但在小儿因条件所限不能强求。

2. 手术部位

（1）原则先上肢，后下肢；先非惯用侧，后惯用侧；先远心端后近心端。

（2）选用的血管前臂腕部桡动脉-头静脉内瘘最常用；其次为腕部尺动脉-贵要静脉内瘘、前臂静脉转位内瘘（主要是贵要静脉-桡动脉）、肘部内瘘（头静脉、贵要静脉或肘正中静脉-肱动脉或其分支的桡动脉或尺动脉）、下肢内瘘（大隐静脉-足背动脉、大隐静脉-腔前或胫后动脉）、鼻咽窝内瘘等。

3. 血管吻合方式

主要包括三种：动、静脉端端吻合、端侧吻合和侧侧吻合，首选动、静脉端侧吻合。

4. 术前准备

（1）评估患儿心、肺、肝功能，凝血功能及循环血流动力学状态，纠正严重贫血及低血压。

（2）术肢前臂行 Allen 试验，若阳性提示掌弓血流代偿情况良好。若阴性行多普勒超声探查了解血管有无狭窄、血栓、闭塞、解剖变异等。观察静脉充盈情况，有无穿刺瘢痕、静脉炎及闭塞；了解头静脉与桡动脉的距离。

（3）教育患儿保护好术侧前臂静脉，勿磕碰，避免测血压、静脉穿刺。

（五）操作步骤（以头静脉-桡动脉端侧吻合为例）

（1）患儿取仰卧位，手术侧上肢外旋外展，平放于手术操作台上。用手术画线笔或甲紫棉签标记动静脉血管走行。

（2）常规碘伏消毒、铺巾。

（3）1%利多卡因局部浸润麻醉，也可以采取臂丛麻醉。不配合的小儿可加用基础麻醉或全麻。

（4）在桡动脉和头静脉之间纵行切开皮肤 3～4cm，充分暴露桡动脉及头静脉，便于分离血管。

（5）血管钳分离皮下组织，寻找并游离头静脉，结扎并切断近心端分支，分支血管靠近头静脉主干的残端留取不宜过短，以免结扎时引起头静脉狭窄。

（6）头静脉游离长度为 2～3cm，以能搭到桡动脉处为宜。术者示指触及桡动脉搏动，游离皮下组织，血管钳分离腕掌侧韧带，用弯血管钳前端挑出动脉鞘，打开动脉鞘，小心分离与之伴行的静脉，游离桡动脉 1.0～1.5cm 并结扎分支。

（7）用血管钳挑起已游离好的头静脉并确保头静脉无扭曲，近心端夹血管夹，远心端结扎。在远心端斜行剪断头静脉，斜面应与动脉走行平行。5ml 注射器接无创针头（可用 18号套管针外鞘），10～100U/ml 肝素生理盐水注入头静脉管腔冲洗残余血液，如头静脉细小，可作液性扩张。

（8）端侧吻合两端夹血管夹，避免过度牵拉，以免引起血管痉挛。用手术刀尖（11号尖刀）刺破桡动脉，眼科剪沿该破口剪开桡动脉约2mm的纵向切口，肝素生理盐水冲洗血管腔。用7-0PDS或强生单丝微乔可吸收缝合线穿过桡动脉切口近心端（从外侧壁进针内侧壁穿出），再从头静脉断端钝角处（近心端）穿出（从静脉内侧壁进外侧壁穿出），打结固定近心端。锐角处（远心端）穿过另一根缝合线作为静脉牵引线。助手提拉牵引线，充分暴露桡动脉侧切口下侧壁。用刚打完结的一根缝合线做连续外翻缝合，也可以做普通的连续缝合。缝合至吻合口远心端后，用原来的牵引线从动脉切口远心端穿出打结固定。然后用其中一段与助手的牵引线打结固定，另一端继续向近心端连续缝合动静脉，缝至近心端后与原来的缝合线残端打结固定。若静脉管腔较细，为避免吻合口狭窄，上壁可采用间8缝合。剪断所有缝线残端，缝合完毕。缝合过程中应间断用3号针头注入肝素生理盐水冲洗，湿润血管腔并有助于清晰显露血管壁边缘。在缝合最后一针前，再次用低浓度的肝素生理盐水冲洗血管腔，血管腔充盈后缝合最后一针，然后与标记线打结。助手将桡动脉控制皮筋提起，阻断桡动脉血流。

（9）开放血流。缝合完毕后，摆正血管吻合口的位置，先松开静脉夹，然后松开动脉夹。此时观察血管吻合口有无漏血以及血流通畅情况。如有少量漏血，用湿纱布块轻轻压迫后即可止血。如漏血较多，要找准漏血点，用单针缝合。开放血流后，一般情况下，在静脉段均能摸到较为明显的血管震颤并可见血管搏动。

（10）缝合皮肤、轻压包扎，一般不需放置引流。

（六）术后处置

（1）抗凝药使用。如患儿存在高凝状态或血压较低，且术后无渗血，可给予全身抗凝，如应用抗血小板制剂等，也可皮下注射低分子肝素，但要注意个体化。

（2）术后渗血。如渗血较少可轻压止血，压迫时注意保持血管震颤的存在；如有较多渗血需要打开伤口，寻找出血点并结扎止血。

（3）功能检查。术后静脉能触及震颤，听到血管杂音。术后早期应多次检查，以便早期发现血栓形成，及时处理。

（4）适当抬高内瘘手术侧肢体，可减轻肢体水肿。

（5）每3日换药1次，10~14天拆线。皮内缝合无需拆线。注意包扎敷料时不加压力。

（6）注意身体姿势及袖口松紧，避免内瘘侧肢体受压。

（7）术后避免在内瘘侧肢体输液、输血及抽血化验。

（8）手术侧禁止测量血压，术后2周内手术侧上肢禁止缠止血带。

（9）术后24h术侧手部可适当做握拳及腕关节运动，以促进血液循环，防止血栓形成。

（七）内瘘的成熟与使用

（1）促使内瘘尽快"成熟"。在术后1周且伤口无感染、无渗血、愈合良好的情况下，每天用术侧手捏握皮球或橡皮圈数次，每次3~5min；术后2周可在上臂捆扎止血带或血压表袖套，术侧手做握拳或握球锻炼，每次1~2min，每天可重复10~20次。

（2）内瘘成熟至少需要4周，最好等待8~12周后再开始穿刺。若术后8周静脉还没有充分扩张，血流量<10ml/（kg·min），透析血流量不足（除外穿刺技术因素），则为内瘘成

熟不良或发育不全。术后 3 个月尚未成熟，则认为内瘘手术失败，需考虑制作新的内瘘。

（3）穿刺血管的选择。动静脉内瘘初次穿刺时，首先要观察内瘘血管走行，以触摸来感受所穿刺血管管壁的厚薄、弹性、深浅及瘘管是否通畅。通畅的内瘘触诊时有较明显的震颤及搏动，听诊时能听到动脉分流产生的粗糙吹风样血管杂音。

（4）穿刺顺序与方法内瘘的使用要有计划，一般从内瘘远心端到近心端进行阶梯式或纽扣式穿刺，然后再回到远心端，如此反复。不要轻易在吻合口附近穿刺和定点穿刺。

（5）穿刺针选择在动静脉内瘘使用的最初阶段，建议使用小号（17G）穿刺针，并采用较低的血流量［3~5ml/（kg·min）］，以降低对内瘘的刺激与损伤。使用 3~5 次后，可选用较粗的穿刺针（16G），并在患儿耐受的情况下，尽量提高血流量［5~8ml/（kg·min）］

（八）并发症与处理

1. 通路狭窄与血栓

（1）病因：手术操作不恰当、内瘘使用不当。高凝状态、低血压、压迫时间过长、低温等是常见诱因。

（2）预防与处理：血栓形成 24h 内，可采用局部血管内注射尿激酶等进行药物溶栓，也可在 X 线下将导管插入血栓部位灌注溶栓剂。此外，瘘管血栓形成后也可采用取栓术治疗。

2. 感染

（1）病因：瘘管附近部位皮肤等感染，以及长期透析患儿伴有的免疫功能缺陷。

（2）预防及处理：①感染部位应禁止穿刺，手臂制动。②在病原微生物监测的基础上使用抗生素，初始经验治疗推荐采用广谱的万古霉素联合应用一种头孢类或青霉素类药物，并根据药敏结果调整抗生素的应用；初次自体内瘘感染治疗时间至少 6 周。③极少数情况下瘘管感染需要立即进行外科手术，切除瘘管可以用自体静脉移植吻合，也可以在缺损部位的近端进行再次吻合。

3. 血管狭窄

（1）病因：血管狭窄易发生在瘘口，与手术操作不当或局部增生有关。

（2）预防及处理：有条件可行经皮血管内成形术和（或）放置支架，也可再次手术重建内瘘。

4. 血管瘤、静脉瘤样扩张或假性动脉瘤

（1）病因：血管比较表浅、穿刺方法不当或内瘘血流量较大。

（2）预防及处理

①禁止在任何类型的动脉瘤上穿刺，其表面较薄弱，易于发生破溃及感染。

②静脉流出道的动脉瘤可采取血管成形术。

③切除血管瘤，重新吻合血管，重建内瘘。

④用 PTFE 血管做旁路搭桥手术；避免在瘘管穿刺部位放支架。

5. 心力衰竭

吻合口径大或近心部位的内瘘，在合并贫血、高血压及其他器质性心脏病或慢性心功能不全等基础疾病时，容易发生心力衰竭。一般上臂动静脉内瘘吻合口直径应控制在 2~3mm，同时应积极治疗基础疾病。前臂内瘘发生比较少见，一旦发生，可采用内瘘包扎压迫，必要时采取外科术缩小瘘口。反复心衰者必须闭合内瘘，改用长期留置导管，腹透的方式治疗。

6. 肿胀手综合征

由于回流静脉被阻断或者动脉血流动力的影响，造成肢体远端静脉回流障碍所致。如果血管吻合后静脉流出道梗阻，动脉血流通过侧支循环流经手部静脉或尺侧静脉（贵要静脉）或深静脉，严重影响手部静脉的回流，可出现较严重的肿胀手。早期可以通过抬高术侧肢体、握拳增加回流，减轻水肿，较长时间或严重的肿胀必须结扎内瘘，更换部位，重新制作内瘘。

7. 窃血综合征

侧吻合或端侧吻合特别是伴有血管结构异常的患儿，易于发生血管通路相关性的窃血综合征，导致肢体末端缺血在手术后数小时到数月出现。轻度缺血时患儿感觉肢体发凉，测量相应部位皮肤温度下降，可随时间推移逐渐交转，一般对症治疗即可。如果上述治疗不见好转，患儿感到手部疼痛及麻木，检查时发现手背水肿或发绀，部分出现手指末端的坏死等病变加重表现，则应当进行外科处理。治疗方式与窃血综合征发生的原因有关，动脉吻合口近心端的狭窄应给予血管成形术。高流量引起的窃血综合征需要减少瘘管的流量，传统的吻合口后静脉段结扎并不理想，减小吻合口直径或在远端重新吻合对减少血流量更为有效。

四、导管维护中的注意事项

（1）以 1000U/ml 的肝素封管溶液，4% 的柠檬酸或抗微生物封管溶液来对血液透析中心血管通路装置封管。使用重组的组织纤溶酶原激活剂每周进行一次血液透析导管的封管，可作为降低导管相关的血流感染的策略。

（2）使用 10ml 的注射器或专门设计以产生较低的注射压力（即 10ml 直径的注射器筒）的注射器来评估血管通路装置（VAD）的功能，注意是否存在任何阻力。

①在初次冲洗过程中，慢慢地抽吸血管通路装置，抽回血，确定与全血一致的颜色和稠度，是评估导管功能的一个重要部分。

②冲洗 VAD 的注射器不能随意选择型号。如果遇到阻力和/或不能抽出回血，则应注意是否存在其他问题（例如，导管是否夹闭、导管是否折住或是否需要去除敷料等）来确定造成阻碍的外部原因。内部原因可能需要诊断测试，包括但不是限于使用胸片以确定尖端位置和机械原因（例如，夹断综合征），彩色多普勒超声，通过无阻力和有回血检测确定通畅性后，应该使用与所给药剂量相适宜的注射器。

（3）皮肤消毒是穿刺部位护理程序的一部分：

①皮肤消毒首选洗必泰含量>0.5% 的酒精溶液。

②如果患者禁忌使用酒精洗必泰溶液，也可以使用碘酒碘伏（聚维酮碘）或 70% 的乙醇。

③在贴敷料前皮肤抗菌剂需要充分干燥；酒精洗必泰溶液，至少 30s；碘伏，至少 1.5~2min。

④对于早产儿和小于 2 个月年龄的幼儿，应谨慎使用洗必泰，因为存在皮肤刺激和化学烧伤的风险。

⑤对于皮肤完整性受损的小儿患者，用无菌的0.9%氯化钠（USP）和灭菌注射用水去除已经干燥的碘伏。

（4）在连接每个血管通路装置前，应积极涂擦消毒无针接头，并充分待干。

①可接受的消毒试剂包括70%异丙醇，碘伏（即聚维酮-碘），或洗必泰含量>0.5%的酒精溶液。

②涂擦消毒和待干的时长取决于无针接头的设计和消毒剂的属性。关于70%的异丙醇，有报道提出涂擦时间范围为5~60s，有效杀菌时间为消毒液尚未蒸发和完全待干时。

③即使是对具有抗菌性能（如银涂料）的无针接头进行消毒，也应充分涂擦消毒。

（5）应根据敷料的类型来决定中心血管通路装置敷料变更的频率。

①透明的半透膜敷料（TSM）应该每5~7天更换1次；纱布敷料应该每2天更换1次。没有研究表明TSM敷料优于纱布敷料；注意透明的半透膜敷料之下放置纱布敷料应被视为是纱布敷料，应每2天更换一次。

②如果导管脱出部位发生渗液，应选择纱布敷料。如果纱布用于支持植入式输液港部位的无损伤针的针翼，并且不遮挡穿刺部位，不被认为是纱布敷料。

③固定敷料以减少松动/移位的风险，因为移位引起的更频繁的敷料变更往往带来更高的感染风险；因破裂引起的2次以上的更换敷料会引起超过3倍的感染风险。

④如果穿刺部位出现渗液、疼痛或者感染的其他症状以及敷料失去完整性或移位，应尽快更换敷料，以便更仔细地进行评估、清洗和消毒。

第五节　液体配置

一、透析液溶质浓度

（1）钠浓度　常为138~140mmol/L，应根据血压情况选择。顽固高血压时可选用低钠透析液，但应注意肌肉抽搐、透析失衡综合征及透析中低血压或高血压发生危险；反复透析中低血压可选用透析液钠浓度由高到低的可调钠透析液。

（2）钾浓度　为2.0~3.0mmol/L，常设定为2.0mmol/L。对慢性透析患儿，根据患儿血钾水平、存在心律失常等并发症或并发症、输血治疗、透析模式（如每日透析者可适当选择较高钾浓度透析液）情况，选择合适钾浓度透析液。过低钾浓度透析液可引起血钾下降过快，并导致心律失常甚至心脏骤停。

（3）钙浓度　常用透析液钙浓度为1.25~1.75mmol/L。透析液钙浓度过高易引起高钙血症，并导致机体发生严重异位钙化等并发症，因此当前应用最多的是钙浓度1.25mmol/L的透析液。当存在高钙血症、难以控制的继发性甲旁亢时，选用低钙透析液，但建议联合应用活性维生素D和磷结合剂治疗，血iPTH水平过低时也应选用相对低浓度钙的透析液；当透析中反复出现低钙抽搐、血钙较低、血管反应性差导致反复透析低血压时，可短期选用高钙透析液，但此时应密切监测血钙、血磷、血iPTH水平，并定期评估组织器官的钙化情况，防止出现严重骨盐代谢异常。

（4）透析液温度　为35.0℃~37.0℃，常设定为37.0℃。透析中常不对透析液温度进行调整。但反复发作透析低血压且与血管反应性有关，可适当调低透析液温度。

二、置换液配方

（一）置换液的组成

（1）无菌、无致热源置换液内毒素<0. 03EU/ml、细菌数<0. 1CFU/ml。

（2）置换液的成分应与细胞外液一致。尽量做到个体化治疗，做到可调钠、钙。常用的置换液配方（mmol/L）：钠135~145，钾2. 0~3. 0，钙1. 25~1. 75，镁0. 5~0. 75，氯103~110，碳酸氢盐30~34。

（3）置换液补充量后稀释置换法约为15~25L，前稀释置换法约为30~50L。为防止跨膜压报警，置换量的设定需根据血流速度进行调整。

（二）置换液的配置方式有两种

（1）联机法（on-line）目前新型血液透析滤过机具有在线式置换液配制输入系统，可完全自动生成置换液。

（2）用静脉输液制剂制作不具备在线生成置换液的设备时可按前述置换液成分配制，并根据患儿具体情况进行调整。但应注意配药操作时的严格无菌。

置换液配方举例（3L袋）：A液：生理盐水2250ml

5%葡萄糖725ml

10%葡萄糖酸钙30ml

25%硫酸镁2. 4ml

10%氯化钾4. 5ml

B液：5%碳酸氢钠187. 5ml

注：置换液中碳酸氢钠（B液部分）不能直接加入A液，以免发生离子沉淀，而应与A液用同一通道同步输入。

请将配好的置换液送到化验室化验离子浓度和pH值，看是否符合患儿的需求，根据患儿不同情况调节离子浓度。

因小儿血液净化所需的置换液和透析液随着患儿病情的变化，根据其血气分析及实验室血生化检查结果进行动态调整，以此来稳定患儿机体内环境及调节酸碱平衡，因此需要现配现用，临床中均配置在3L的营养大袋中，但是营养大袋与血液净化滤器套件的连接口不匹配，容易造成导管连接松动、漏液而导致机器报警，从而非计划终止血液净化治疗或重新调整，我们采用已申请国家专利的改良型连接装置进行导管连接，可有效地降低意外终止血液净化的发生率。如下介绍：

准备一般用物，有：3个三通管、3个营养大袋、一把无菌剪刀

打开营养大袋的包装袋，将连接输液器的接口近段剪断，留0. 5cm的软管，以便于与三通管连接紧密，操作时请注意无菌操作。

连接三通后将配置透析液及置换液于营养大袋中备用。

三、抗凝剂的配制

（一）普通肝素

（1）血液透析、血液滤过或血液透析滤过一般首剂量30~70U/kg，追加剂量10~20U/

（kg·h），间歇性静脉注射或持续性静脉输注（常用）；血液透析结束前 30~60min 停止追加。应依据患者的凝血状态个体化调整剂量。

（2）血液灌流、血浆吸附或血浆置换一般首剂量 50~100U/kg，追加剂量 20~40U/（kg·h），间歇性静脉注射或持续性静脉输注（常用）；预期结束前 30 分钟停止追加。实施前给予 500U/dl 的肝素生理盐水预充、保留 20min 后，再给予生理盐水 500ml 冲洗，有助于增强抗凝效果。肝素剂量应依据患者的凝血状态个体化调整。

（3）持续性肾脏替代治疗（CRRT）采用前稀释的患儿，一般首剂量 50~100U/kg，追加剂量 5~10 U/（kg·h），静脉注射或持续性静脉输注（常用）；治疗结束前 30~60 分钟停止追加。抗凝药物的剂量依据患者的凝血状态个体化调整；治疗时间越长，病情越危重，给予的追加剂量应逐渐减少。

（二）低分子肝素

首剂一般给予 50~100U/kg 静脉注射。血液透析、血液灌流、血浆吸附或血浆置换的患者给予 5~10U/（kg·h）追加，治疗结束前 30min 停止追加；CRRT 全程追加 5~10U/（kg·h），控制抗 Xa 活性在 300~500U/L 可达到理想抗凝效果且无出血风险。长时间行 CRRT 治疗患者可随治疗时间延长减少追加剂量。有条件的单位应监测血浆抗凝血因子 Xa 活性，根据测定结果调整剂量。

（三）枸橼酸钠

用于血液透析、血液滤过、血液透析滤过或 CRRT 患儿，枸橼酸浓度为 4%~46.7%，临床应用局部枸橼酸抗凝时，需要考虑患者实际血流量，并应依据游离钙离子的检测相应调整枸橼酸钠（或枸橼酸置换液）和钙剂的输入速度。血流量对抗凝效果影响较大（假设枸橼酸钠输入速度为 25.8mmol/h，血流量为 200ml/min 时，体外循环血液中枸橼酸根浓度可达 2.15mmol/L；当血流量降至 150ml/min 时，枸橼酸根浓度可增至 2.87mmol/L；当血流量降至 l00ml/min 时，枸橼酸根浓度可增至 4.3mmol/L）。不同患者枸橼酸钠的代谢速度存在较大差异，这可能与患儿体重、肌肉群、肝肾功能状况有关，Mehta 提出根据体重决定枸橼酸根输入速度 [0.007mmol/（kg·min）]。Bunchman 报道儿童采用枸橼酸钠抗凝时输入速度应为 0.005mmol/（kg·min）。补钙速度一般在 2~3.1mmol/h，控制滤器后的游离钙离子浓度 0.25~0.35mmol/L，体内游离钙离子浓度 1.0~35mmol/L。如果要加大抗凝效果，最好通过加大枸橼酸根的输入速度，而不是通过降低血流量，增加体外循环血液中枸橼酸根浓度来实现。

（四）阿加曲班

阿加曲班在儿童血液净化中的应用并不成熟，国外早期报道建议参照成人给予 2mg/（kg·min）持续性滤器前输注。近期研究提示 0.75~1.0μg/（kg·min）持续性滤器前输注即可使 APTT 稳定延长 1.5~3 倍，并且出血风险最小。血液净化治疗结束前 20~30min 停止输注。应依据患者血浆部分活化凝血酶原时间的监测来调整剂量。

（五）无抗凝剂

血液透析、血液滤过、血液透析滤过或 CRRT 患者，血液净化实施前给予 500U/dl 的肝素生理盐水预充、保留 20min 后，再给予生理盐水 500ml 冲洗；血液净化治疗过程每 30~60min，给予 50~100ml 生理盐水冲洗管路和滤器。冲回路的生理盐水用量不能太小，特别是使用的滤器面积较大时，生理盐水太少不能将滤器中血凝块冲掉，而生理盐水用量太大也不宜，因过大相应设定的净超滤率也要增加，加重滤器中血液浓缩程度，反而促进凝血。

第六节 参数调试与过程监护

（一）参数调试

血泵流速根据血流动力学状况而定，儿童血容量少，导管内径细，血流缓慢，血流量太小既影响治疗效果又容易导致滤器和滤壶凝血，由于儿科 CBP 的血流缓慢，血泵流速相对较缓慢，对 CBP 治疗设备要求较高，一般临床上可采用 Baxter BM25 或 GAMBRO Pnsma 等适用各年龄组 CBP 治疗机器，其中 BM25 更换儿科专用转子后血泵流速可低至 5ml/min。一般血流量新生儿 10~20ml/min，婴幼儿 20~400ml/min，儿童<20kg：50~75ml/min，>20kg：75~100ml/min。置换液流量 CVVH 及 CVVHDF 时>35ml/（kg·h），HVHF 置换液流量 50~100ml/（kg·h）。透析液流量：15~20ml/（min·m²）BSA。超滤速度：新生儿、婴幼儿 8~10ml/（min·m²）BSA，儿童 10~15ml/（min·m²）BSA。体外容量：新生儿<30ml，婴幼儿<50ml，儿童<100ml。

置换液流速一般为血泵流速的 20%~30%，太快可导致跨膜压太高，治疗无法进行。B 组置换液如果另开静脉通路输入则应同步进行。

超滤液总量及超滤速度据患儿水钠潴留程度和血流动力学情况而定。超滤液总量可按公式计算：

超滤液总量=全天晶体需要量-尿量+目标负平衡+外输碳酸氢钠量（B 组置换液采用另外静脉同路同步输入碳酸氢钠）

儿童血容量少，超滤应持续、缓慢进行，超滤率太快可导致血压波动和血压下降。通常患儿 CVVH 置换液量为 1L/（kg·d），预计尿素氮、肌酐通常可下降 1/2~2/3。置换液前稀释法具有增加超滤率、减少血液凝固机会和肝素用量、增加溶质的清除、增加血滤器的使用时间等优点，故儿科更多采用。

（二）过程监护

1. 生命体征的监护

血液净化所救治的患儿病情危重、并发症多，危情变化快且迅速，在治疗中要求护士有高度的责任心和较高的业务水平，为患儿提供安全、高效的 CBP 治疗。持续监测患儿的血压、心率、呼吸、血氧饱和度、心电图、滤过液量、中心静脉压等，及早发现血流动力不稳定的情况。密切观察患儿神志、意识的变化，当显示的参数发生变化时（如患儿出现心率加快、血压下降可能是超滤速度过快导致的低血容量状态），应立即评估患儿病情并及时报告医生，对治疗方案加以调整。在 CBP 的治疗中体温的监测不能忽视，在 CBP 用于非肾脏疾病，主要是为了清除炎症介质，而这些患儿大多有体温升高的表现，CBP 治疗中由于大量置换液的输入以及体外循环丢失热摄造成的低温，有助于降低患者体温，有利于患者的康复。但对体温不升或体温正常的患者常有寒战或畏寒主诉，应注意调节室内温度保持在 22℃~24℃，调节机器的加温档，如果使用简易 CBP 装置时可将置换液加温后输入，并为患者保暖。

2. 体外循环的护理监测

①保证设备安全，必须有专人专管，定期检查、测试、调校，确保其处于备用状态。机器外部保持清洁，尽量避免等渗盐水、葡萄糖液、碳酸氢钠滴在机器表面，渗入机器内部使机器受损，各种传感器均为精密电子产品，影响机器的精密度。

②评估患儿病情，准确设定各种参数虽然血液净化机器不断更新，功能不断完善和安全，护士操作监测更简便，但护士必须熟练掌握机器性能、参数、报警信息。治疗前评估患儿病情，根据医嘱，准确设定各种参数，体外循环建立后详细记录、再次核对机器参数。每隔 1h 认真观察并记录机器显示的各种液体及压力参数。机器出现报警现象时，根据提示查找原因，迅速处理报警，保障机器正常运转，防止凝血，保证体外循环的连续运转及治疗顺利进行。

3. 血液生化指标的监测

确保体液及电解质平衡，定时抽取标本做电解质化验；严密监测患者的血生化、血气分析等指标，同时仔细观察患儿有无电解质紊乱的临床症状。随时调整置换液的配方，确保所有输入的液体按正确的、与置换液相匹配的速度输入。

4. 预防感染

体外循环的建立本身可成为细菌的感染源，管路、滤器的连接，测压管与压力传感器的连接及取样口等均是细菌入侵的部位，置换液的不断更换，都是引起感染的重要途径，在处理这些接口时均应严格按照无菌操作规程进行。感染又是留置双腔导管的主要并发症，可发生在出口部位，引起脓毒血症，应加强留置导管的护理。由于血液净化治疗时，使用导管的时间长，需更换凝血的滤器管路时，常常使导管处于开放状态，大大增加了感染的危险，所以在血液净化暂时中断时须进行冲封管护理。严格无菌操作是预防感染的关键措施。

5. 凝血状态的监测

血液净化过程中凝血状态的监测主要是为了评估患儿血液净化过程中体外循环是否达到充分抗凝、患儿体内凝血状态受到抗凝剂影响的程度以及是否易于出血，因此，不仅要监测体外循环管路中的凝血状态，而且还要监测患儿全身的凝血状态。

从血液净化管路静脉端采集的样本，由于血液刚刚流过体外循环管路，因此各项凝血指标的检测可反映体外循环的凝血状态。血液净化过程中凝血状态的监测，需要同时采集血液净化管路动、静脉端血样进行凝血指标的检测，两者结合才能全面地判断血液净化过程中的凝血状态。

不同抗凝剂的检测指标：

（1）以肝素作为抗凝剂时，推荐采用活化凝血时间（ACT）进行监测，也可采用部分凝血活酶时间（APTT）进行监测。理想的状态应为血液净化过程中，从血液净化管路静脉端采集的样本的 ACT 或 APTT 维持于治疗前的 1.5~2.0 倍，治疗结束后从血液净化管路动脉端采集的样本的 ACT/APTT 基本恢复治疗前水平。

（2）以低分子肝素作为抗凝剂时，可采用抗凝血因子 Xa 活性进行监测。建议无出血倾向的患者抗凝血因子 Xa 活性维持在 300~500U/L，伴有出血倾向的血液净化患儿维持在 200~400U/L。但抗凝血因子 Xa 活性不能即时检测，临床指导作用有限。

（3）以枸橼酸钠作为抗凝剂时，应监测滤器后和患者体内游离钙离子浓度，也可监测活化凝血时间（ACT）或部分凝血活酶时间（APTT），从血液净化管路静脉端采集的样本的 ACT 或 APTT 维持于治疗前的 1. 5~2. 0 倍，而治疗结束后从血液净化管路动脉端采集的样本的 ACT 或 APTT 应与治疗前无明显变化。

（4）以阿加曲班作为抗凝剂时，可采用部分凝血活酶时间（APTT）进行监测。从血液净化管路静脉端采集的样本的 APTT 维持于治疗前的 1. 5~2. 0 倍，而治疗结束后从血液净化管路动脉端采集的样本的 APTT 应与治疗前无明显变化。

6. 心理护理

由于患儿年龄差距大，语言发育不完善，不能及时有效地表达自己的意愿，有时不能很好地配合血液净化治疗，需要做好评估及相应的对策。如对患儿进行昏迷评估及疼痛评估，应实施合理有效的镇静镇痛措施，并且给予心理护理，包括皮肤接触、音乐疗法、玩具诱导分散注意力、冷热疗法等；加强对患儿心理安慰，避免各种不良因素对患儿的影响，同时要做好生活护理，预防压疮的发生。

7. 营养支持

维持患儿足够的营养，合理进食可以加强胃肠道黏膜屏障功能，改善重症患儿的免疫机能，减少感染的发生率，才会最终降低合并症的发生率和死亡率。

第七节　血液净化设备的日常维护

一、血液净化机器的消毒

每次完成患儿治疗后或根据要求在患儿血液净化期间，都应进行下列清洁程序（根据机器说明书选用相应的化学清洗剂，以下以 Prismaflex 为例）：①利用温和清洁剂清除机器表面溢出物。②用 90%乙醇溶液、70%异丙醇溶液或 0. 1%次氯酸钠（漂白水）对机器表面进行消毒。更高浓度的漂白水可能会造成机器损坏或变色。③显示屏：触屏清洁也可在控制单元执行治疗期间进行。在 Prismaflex 机中从"系统工具"画面按"清洁屏幕"软键，10s 后机器将显示空白屏幕。清洁触屏的化学品推荐异丙醇（70%）和用清水以 1∶50 的比率稀释的次氯酸钠溶液（活性氯含量 50000~60000mg/L）/漂白水。④必要时清洁漏血探测器的管路通道内的液体或其他碎片。操作过程中动作轻柔，以扩损坏，使用无尘布及异丙醇清洁探测器内部。清洁后应彻底干燥。⑤特别禁止使用卤化芳香类、脂肪烃类溶剂和酮溶剂。⑥不可使用次氯酸钠（漂白水）清洁泵曲柄。次氯酸钠（漂白水）可能损坏泵曲柄。

二、血液净化机器的维护保养

（一）日常工作中需要工程师维修机器的情况

若开机即出现压力、平衡等报警，多系机器本身的参数漂移，需找工程师处理。血液从压力接头隔膜（输入或过滤器）漏出后，必须对机器进行隔离并将其标记为"不能使用"。由该设备的生物医学工作人员和（或）授权维修技术员对其进行其他检查。只有授权维修技术员可以进入维修模式。如护士操作中不慎进入维修模式，应关机然后开机，并进入工作模式。

（二）预防性技术检修

预防性技术检修应在每操作额定小时（如 Prismaflex 是 6000h）后或每年进行一次。这些时间间隔可在维修模式下由授权维修技术员更改。只有授权维修技术员才可以执行预防性维护程序。当出现建议"已到期执行预防性维护"报警信号时，需要更换压力接头密封锥体。操作员可忽略该报警，直到方便时再进行维护。该建议性报警只能在维修模式下清除。

预防性维护期间应更换下列部件（不同的公司产品有所不同，以下以 Prismaflex 为例）：压力接头密封锥体（6000h 或 12 个月）；自动复位系统（ARPS）过滤器和泵管（6000h 或 12 个月）；血泵转子（只在操作 20000h 后）。

预防性维护期间，授权维修技术员应在维修模式下，检查下列项目的正常运转及（或）校准情况：泵、秤、复位压力、回输压力传感器、指示灯及报警声音、气泡探测器、注射器泵、回输管夹、漏血探测器、压力接头复位、内部系统、安装/卸装功能、通信系统。

预防性维护期间，授权维修技术员还应清洁包括泵转子在内的机器内外表面上的任何灰尘、碎片及（或）已干燥液体、对所有泵进行转子闭塞测试，检查血泵是否正常运转、完整无缺，检查秤的导电衬垫是否妥善安装、完整无缺以及为秤轴承涂抹适当数量的润滑油。

第八节　报警信息识别与处理

血液净化治疗中所发生的报警被划分为四种类型：

一、WARNING-警告性报警

该报警发生时，可能影响到病人的危险程度最高，需要操作者及时处理，CRRT 机显示红色灯亮（例如，静脉管路中发现空气或静脉压力高时）。

二、MALFUNCTION-故障性报警

属于安全系统故障，病人安全性不能得到保障时，例如自检错误、软件错误、硬件错误。一些故障性报警时不能由操作者清除的，应停止治疗，联系工程技术人员，CRRT 机显示红色灯亮。

三、CAUTION-警示性报警

需要操作者采取适当的措施使治疗得以继续时会出现此类警报。此时，血泵和抗凝剂泵仍然正常工作，CRRT 机显示黄色灯亮（例如当透析液或置换液用尽或废液袋装满时）。

四、ADVISORY-建议性警报

一种操作者应该知道的状况出现，而病人当前没有危险发生。部分报警可以自动解除，CRRT 机显示黄色灯亮。例如，治疗当中自检发生时。此时，病人治疗正常进行。与前几级警报不同的是，建议性报警时按压 OVERRIDE（忽略键）该报警将一直保持忽略状态。

所有报警都具备相应的优先级别，警告性报警优先级最高，建议性警报优先级最低。

（一）预冲自检

预冲自检未通过的主要原因：排气室监控管路与回输压力传感器连接有泄漏，重新连接。按"重新测试"。

连接时的注意要点：排气室监测管路连接头水平位插入回输压力传感器连接口，轻转固定钮，再次推入排气室监控管路连接头，用固定钮固定。

（二）无法检测输入压力

如输入压（动脉压）选择范围为正值，该报警一定会出现，只能按"忽略"键。继续治疗，并在该次治疗过程中任何报警后均会跟出无法检测输入压力的报警，且每次需按"忽略"键继续治疗。

（三）确认正值输入压力

使用中心静脉导管进行 CRRT 治疗应选择负值输入压力范围，故请按"取消"键。

（四）输入压力升高

输入压（动脉压）负值变小或上升到正值，应检查导管/血路管的连结处有否松动或脱开；生理盐水做血泵前冲洗时必须增加生理盐水输出时的阻力，避免输入压突然升高。

（五）输入压力负值过大

（1）导管位置偏移、动脉血路管扭折等，应予调整。

（2）患儿咳嗽、体位改变等，一过性。

（3）血流速过高，调整与导管相匹配的血流速。

（3）导管或血路管凝血，必要时更换导管或耗材。

（六）输入压力极端负值，原因

（1）患儿翻身或移动可能引起。

（2）导管动脉采血端被夹闭。

（3）导管位置偏移、动脉血路管扭折受压等导致血泵前供血障碍。

（4）患儿咳嗽或吸痰致引血不畅导管功能不良。

（5）导管动脉端侧孔与血管壁相贴。

（6）导管动脉端血栓形成。

（7）血路管动脉泵前段血栓形成。

处理：快速调高血流速；设定的血流速超过导管的设计流速。排除以上诸多因素仍无法解决输入压力极端负值报警，应检查输入压力感应器。

（七）输入压力极端正值

血路管在输入压力接头和血泵之间扭结或夹闭。

（八）输入中断，原因

（1）血流速过低。

（2）动脉血路管与导管脱开。

（3）输入压力接头安装不到位或传感器卡座内有碎片。

（4）生理盐水做泵前冲洗时流量全开放，致输入压突然上升。

处理：按"忽略"按钮忽略该报警 60s。严密监控！

（九）血液流路中无流量，原因

（1）血流速过低、动脉血路管与导管脱开。

（2）血泵与滤器压力接头之间的管路扭折。

（3）生理盐水做泵前冲洗时流量全开放，致输入压突然上升、滤器压下降。

（十）血液流动停止

按"停止"键，机器的五个泵头全部停转达 60s。

按"继续"键，恢复正常运转。

（十一）无法检测回输压力

（1）血流速过低。

（2）排气室监测管路与回输压力监测端口连接松动泄漏。处理：按"停止"键，取下排气室监测管路与回输压力监测端口重新连接，连接时注意排气室监测管路水平位推入后再旋转固定钮。

（3）回输压力监测保护帽进水。处理：按停止键，取下排气室监测管路，用 2 个血管钳（双保险）夹住排气室的下段管路，卸下连接静脉压力端口的保护帽，用空针筒往保护帽里注入空气，排除水分，重新连接排气室监测管路与回输压力监测端口，松开血管钳，按"继续"键开始治疗。

（4）回输管路与导管分离。

（十二）回输压力正值过大或极端正值，原因

（1）患儿翻身或移动可能致回输管路扭曲、受压。

（2）导管在静脉内位置偏移、导管静脉端凝血。

（3）患儿咳嗽或正在吸痰。

（4）血流速设定流量超过导管设计流量。

处理：如果压力在 8s 之内恢复正常则报警自动清除。

（十三）配套时间已到

本配套使用时间达 72h 或处理液体达 780kg 后必须更换配套。

（十四）病人液体丢失或增加

原因：秤上悬挂的液袋晃动，或者连接液袋的导管夹闭或扭折；更换液袋的时候尽量保持液袋平稳；正常运转时秤上尽量不要触碰或晃动。

处理：正确的更换液袋操作步骤。

选择"更换液袋"

（1）先拉出"秤"。

（2）夹闭液袋管夹和液路连接管夹。

（3）分离液袋和液路管的连接。

（4）更换液袋并连接液袋和液路管。

（5）打开液袋管夹和液路连接管夹。

（6）"秤"复位，注意尽量减少晃动。

（7）按"继续"治疗。

（十五）错误的重量报警

尝试矫正报警次数已超过设定的 3h 内 10 次的限制！

原因：在未拉开秤的情况下，对废液袋进行放水或者未排除造成病人液体过多增加或者丢失的这个报警。

处理：正确执行更换液袋操作，保持秤的稳定。

按"停止"键并更换配套或结束治疗。

（十六）血液中有气泡

（1）按"释放管路夹"，出现"调节排气室"后，按下该键，然后按向上键把回输压力调整到负值以下，之后再次按"释放管路夹"，听到管路夹释放后，按"继续"键开始治疗。

（2）如碰到大量气泡，可在系统工具里选择"调节排气室"，把静脉壶液面调节上去。

（3）或者先把血泵停止，然后把静脉壶保护帽的地方断开，用 20ml 的针筒抽空气，进行排气。

（十七）检测到漏血

原因：滤器破膜、废液管路中有气泡等。

警告：如果废液管路重新定位或移除/重新插入漏血探测器内，探测器必须在报警清除后，通过按"系统工具"屏幕上的"重调 BLD"而重新设置。

处理：按"忽略"按钮忽略该报警 60s，严密监控！

按"停止"键更换配套。

（十八）空气探测器

空气探测器报警按"重新测试"后仍不能排除，则结束治疗，待维修矫正后才能使用。

手动回血不提供空气监测，需目视回输管路中有没有空气。

第九节　常见并发症的处理

一、血液净化中低血压

是指治疗中平均动脉压下降 30mmHg，或患儿出现恶心、呕吐、腹痛或心率增快等低血压表现。其处理程序如下。

（一）紧急处理

对有症状的治疗中低血压应立即采取措施处理。

（1）采取头低位。

（2）减少或停止超滤。

（3）补充生理盐水 100ml，或高渗葡萄糖或白蛋白溶液等。

（4）上述处理后，如血压好转，则逐步恢复超滤，期间仍应密切监测血压变化；如血压无好转，应再次予以补充生理盐水等扩容治疗，减慢血流速度，并立即寻找原因，对可纠正诱因进行干预。

（5）降低脱水速度，减少脱水总量。脱水速度<0. 2ml/（kg·min），每日脱水量<体重的 3%~5%。

（6）使用血管性药物。

（二）积极寻找治疗中低血压原因，为紧急处理及以后预防提供依据

常见原因有：

（1）有效血容量减少：包括超滤速度过快、设定的干体重过低、透析机超滤故障或透析液钠浓度偏低等。

（2）血管收缩功能障碍：包括透析液温度较高、透前应用降压药物、透析中进食、中重度贫血、自主神经功能障碍（如糖尿病神经病变患者）及采用醋酸盐透析者。

（3）心脏因素：如心脏舒张功能障碍、心律失常（如房颤）、心脏缺血、心脏压塞、心肌梗死等。

（4）其他少见原因：如出血、溶血、空气栓塞、透析器反应、脓毒血症等。

（三）预防

（1）建议应用带超滤控制系统的血透机。

（2）对于容量相关因素导致的低血压患儿，限制小儿体外循环的血容量小于 8ml/kg，限制透析间期钠盐和水的摄入量，控制透析间期体重增长不超过 5%；重新评估干体重；适当延长每次透析时间（如每次透析延长 30min）等，预冲管路时使用血制品，如血浆、红细胞等；初始引血流速控制在 3~5ml（kg·min）。

（3）与血管功能障碍有关的低血压患儿，应调整降压药物的剂量和给药时间，如改为透析后用药；避免透析中进食；采用低温透析或可调钠透析液；避免应用醋酸盐透析，采用碳酸氢盐透析液进行透析。

（4）心脏因素导致的应积极治疗原发病及可能的诱因。

（5）有条件时可应用容量监测装置对患儿进行治疗中血容量监测，避免超滤速度过快。

（6）如透析中低血压反复出现，而上述方法无效，可考虑改变透析方式，如采用单纯超滤、序贯透析和血液滤过，或改为腹膜透析。

（7）血管活性药物的使用。

二、失衡综合征

是指发生于治疗中或治疗后早期，以脑电图异常及全身和神经系统症状为特征的一组病症，轻者可表现为头痛、恶心、呕吐及躁动，重者出现抽搐、意识障碍，甚至昏迷。

（一）病因

发病机制是由于血液透析快速清除溶质，导致患儿血液溶质浓度快速下降，血浆渗透压下降，血液和脑组织液渗透压差增大，水向脑组织转移，从而引起颅内压增高、颅内 pH 改变。失衡综合征可以发生在任何一次治疗过程中，但多见于首次治疗、透前血肌酐和血尿素很高、快速清除毒素（如高效透析）等情况。

（二）治疗

（1）轻者仅需减慢血流速度，以减少溶质清除，减轻血浆渗透压和 pH 过度变化。对伴肌肉痉挛者可同时输注高张盐水或高渗葡萄糖，并予相应对症处理。如经上述处理仍无缓解，则提前终止治疗。

（2）重者（出现抽搐、意识障碍和昏迷）建议立即终止治疗，并作出鉴别诊断，排除脑血管意外，同时予输注甘露醇。之后根据治疗反应予其他相应处理。失衡综合征引起的昏迷一般于24h内好转。

（三）预防

针对高危人群采取预防措施，是避免发生透析失衡综合征的关键。

（1）首次治疗患儿避免短时间内快速清除大量溶质。首次透析血清尿素氮下降控制在30%~40%以内。建议采用低效透析方法，包括减慢血流速度、缩短每次透析时间（每次透析时间控制在1.5~2小时内）、应用面积小的透析器等。

（2）维持性透析患儿采用可调钠透析，可降低失衡综合征的发生率。另外，规律和充分透析，增加透析频率、缩短每次透析时间等对预防有益。

三、恶心和呕吐

（一）积极寻找原因

常见原因有低血压、失衡综合征、滤器反应、糖尿病导致的胃痉挛、透析液受污染或电解质成分异常（如高钠、高钙）等。

（二）处理

（1）对低血压导致者采取紧急处理措施（见低血压节）。

（2）在针对病因处理基础上采取对症处理，如应用止吐剂。

（3）加强对患儿的观察及护理，避免发生误吸事件，尤其是神志不清者。

（三）预防

针对诱因采取相应预防措施是避免出现恶心呕吐的关键，如采取措施避免治疗中低血压发生。

四、头痛

（一）积极寻找原因

常见原因有失衡综合征、严重高血压和脑血管意外等。

（二）治疗

（1）明确病因，针对病因进行干预。

（2）如无脑血管意外等颅内器质性病变，可应用对乙酰氨基酚等止痛对症治疗。

（三）预防

针对诱因采取适当措施是预防关键。包括应用低钠透析，避免透析中高血压发生，规律透析等。

五、皮肤瘙痒

是血液净化中患儿常见不适症状，有时严重影响患儿生活质量。治疗会促发或加重症状。

（一）寻找可能原因

尿毒症患儿皮肤瘙痒发病机制尚不完全清楚，与尿毒症本身、治疗及钙磷代谢紊乱等有关。其中治疗过程中发生的皮肤瘙痒需要考虑与过滤器反应等变态反应有关。一些药物或肝病也可诱发皮肤瘙痒。

（二）治疗

可采取适当的对症处理措施，包括应用抗组胺药物、外用含镇痛剂的皮肤润滑油等。

（三）预防

针对可能的原因采取相应的预防手段。包括控制患儿血清钙、磷和 iPTH 于适当水平，避免应用一些可能会引起瘙痒的药物，使用生物相容性好的过滤器和管路，避免应用对皮肤刺激大的清洁剂，应用一些保湿护肤品以保持皮肤湿度，衣服尽量选用全棉制品等。

六、肌肉痉挛

多出现在每次治疗的中后期。一旦出现应首先寻找诱因，然后根据原因采取处理措施，并在以后的透析中采取措施，预防再次发作。

（一）寻找诱因是处理的关键

治疗中低血压、低血容量、超滤速度过快及应用低钠透析液治疗等导致肌肉血流灌注降低是引起透析中肌肉痉挛最常见的原因；血电解质紊乱和酸碱失衡也可引起肌肉痉挛，如低镁血症、低钙血症、低钾血症等。

（二）治疗

根据诱发原因酌情采取措施，可快速输注生理盐水（0.9%氯化钠溶液 100ml，可酌情重复）、高渗葡萄糖溶液，对痉挛肌肉进行外力挤压按摩也有一定疗效。

（三）预防

针对可能的诱发因素，采取措施。

（1）防止低血压发生及治疗间期体重增长过多，每次治疗间期体重增长不超过干体重的 5%。

（2）适当提高透析液钠浓度，采用高钠透析或可调钠透析。但应注意患者血压及治疗间期体重增长。

（3）积极纠正低镁血症、低钙血症和低钾血症等电解质紊乱。

（4）鼓励患儿加强肌肉锻炼。

七、高血压

（一）积极寻找原因

肾素-血管紧张素-醛固酮系统活性增加、交感神经活性增高；失衡综合征；高钙透析液；低钾或无钾透析液；透析中降压药的清除。

（二）防治原则

寻找病因，预防为主。如预防失衡综合征的发生；选择合适的透析液钙、钾离子浓度；限制水钠摄入，正确评价干体重；合理应用降压药；精神过度紧张患儿可给予镇静剂；改变血液净化方式。

八、透析器反应

既往又名"首次使用综合征"，但也见于透析器复用患儿。临床分为两类：A 型反应（过敏反应型）和 B 型反应。其防治程序分别如下。

（一）A 型反应主要

发病机制为快速的变态反应，常于透析开始后 5min 内发生，少数迟至透析开始后 30min。发病率不到 5 次每 10000 透析例次。依据反应轻重可表现为皮肤瘙痒、荨麻疹、咳嗽、喷嚏、流清涕、腹痛、腹泻，甚至呼吸困难、休克、死亡等。一旦考虑 A 型透析器反应，应立即采取处理措施，并寻找原因，采取预防措施，避免以后再次发生。

1. 紧急处理

（1）立即停止透析，夹闭血路管，丢弃管路和透析器中血液。

（2）予抗组胺药、激素或肾上腺素药物治疗。

（3）如出现呼吸循环障碍，立即予心脏呼吸支持治疗。

2. 明确病因

主要是患儿对与血液接触的体外循环管路、透析膜等物质发生变态反应所致，可能的致病因素包括透析膜材料、管路和透析器的消毒剂（如环氧乙烷）、透析器复用的消毒液、透析液受污染、肝素过敏等。另外，有过敏病史及高嗜酸细胞血症、血管紧张素转换酶抑制剂（ACEI）应用者，也易出现 A 型反应。

3. 预防措施

依据可能的诱因，采取相应措施。

（1）透析前充分冲洗透析器和管路。

（2）选用蒸汽或 γ 射线消毒透析器和管路。

（3）进行透析器复用。

（4）对于高危人群可于透前应用抗组胺药物，并停用 ACEI。

（二）B 型反应

常于透析开始后 20~60min 出现，发病率为 3~5 次每 100 透析例次。其发作程度常较轻，多表现为胸痛和背痛。其诊疗过程如下。

（1）明确病因：透析中出现胸痛和背痛，首先应排除心脏等器质性疾病，如心绞痛、心包炎等。如排除后考虑 B 型透析器反应，则应寻找可能的诱因。B 型反应多认为是补体激活所致，与应用新的透析器及生物相容性差的透析器有关。

（2）处理：B 型透析器反应多较轻，予鼻导管吸氧及对症处理即可，常不需终止透析。

（3）预防：采用透析器复用及选择生物相容性好的透析器可预防部分 B 型透析器反应。

九、心律失常

多数无症状。其诊疗程序如下：

（1）明确心律失常类型。

（2）找到并纠正诱发因素。

常见的诱发因素有血电解质紊乱如高钾血症或低钾血症、低钙血症等，酸碱失衡如酸中毒、心脏器质性疾病等。

（3）合理应用抗心律失常药物及电复律对有症状或一些特殊类型心律失常如频发室性心律失常，需要应用抗心律失常药物，但应用时需考虑肾衰竭导致的药物蓄积。建议在有经验的心脏科医生指导下应用。

（4）严重者需安装起搏器。对于重度心动过缓及潜在致命性心律失常者可安装起搏器。

十、溶血

表现为胸痛、胸部压迫感、呼吸急促、腹痛、发热、畏寒等。一旦发生应立即寻找原因，并采取措施予以处置。

（一）明确病因

（1）血路管相关因素：如狭窄或梗阻等引起对红细胞的机械性损伤。

（2）透析液相关因素：如透析液钠过低，透析液温度过高，透析液受消毒剂、氯胺、漂白粉、铜、锌、甲醛、氟化物、过氧化氢、硝酸盐等污染。

（3）治疗中错误输血。

（二）处理

一旦发现溶血，应立即予以处理。

（1）重者应终止透析，夹闭血路管，丢弃管路中血液。

（2）及时纠正贫血，必要时可输新鲜全血，将 Hb 提高至许可范围。

（3）严密监测血钾，避免发生高钾血症。

（三）预防

（1）透析中严密监测血路管压力，一旦压力出现异常，应仔细寻找原因，并及时处理。

（2）避免采用过低钠浓度透析及高温透析。

（3）严格监测已配置的液体，严格消毒操作，避免污染。

十一、空气栓塞

一旦发现应紧急处理，立即抢救。其处理程序如下：

（一）紧急抢救

（1）立即夹闭静脉血路管，停止血泵。

（2）采取左侧卧位，并使头和胸部低、脚高位。

（3）心肺支持，包括吸纯氧，采用面罩或气管插管。

（4）如空气量较多，有条件者可予右心房或右心室穿刺抽气。

（二）明确病因

与任何可能导致空气进入管腔部位的连接松开、脱落有关，如动脉穿刺针脱落、管路接口松开或脱落等，另有部分与管路或过滤器破损开裂等有关。

（三）预防

空气栓塞一旦发生，死亡率极高。严格遵守血液净化操作规章操作，避免发生空气栓塞。

（1）上机前严格检查管路和过滤器有无破损。

（2）做好内瘘针或深静脉插管的固定，各管路之间、管路与透析器之间的连接。

（3）治疗过程中密切观察内瘘针或插管、管路连接等有无松动或脱落。

（4）在做血液灌流时用空气回血，其余模式均避免空气回血。

（5）注意血液净化机空气报警装置的维护。

十二、发热

相关发热可出现在治疗中，表现为治疗开始后 1~2h 内出现；也可出现在治疗结束后。一旦血液净化患儿出现发热，应首先分析与血液净化有无关系。如由血液净化引起，则应分析原因，并采取相应的防治措施。

（一）原因

（1）多由致热源进入血液引起，如管路和过滤器等复用不规范、液体受污染等。

（2）治疗时无菌操作不严，可引起病原体进入血液或原有感染因透析而扩散，引起发热。

（3）其他少见原因如急性溶血、高温透析等也可出现发热。

（二）处理

（1）对于出现高热患儿，首先予对症处理，包括物理降温、口服退热药等，并适当调低液体温度。

（2）考虑细菌感染时作血培养，并予抗生素治疗。通常由致热源引起者 24h 内好转，如无好转应考虑是感染引起，应继续寻找病原体证据和抗生素治疗。

（3）考虑非感染引起者，可以应用小剂量糖皮质激素治疗。

（三）预防

（1）在操作、管路和过滤器复用中应严格规范操作，避免因操作引起致热源污染。

（2）治疗前应充分冲洗管路和过滤器。

十三、过滤器破膜

（一）紧急处理

（1）一旦发现应立即夹闭管路的动脉端和静脉端，弃体外循环中血液。

（2）更换新的过滤器和管路进行治疗。

（3）严密监测患儿生命体征、症状和体征情况，一旦出现发热、溶血等表现，应采取相应处理措施。

（二）寻找原因

（1）过滤器质量问题。

（2）过滤器储存不当，如冬天储存在温度过低的环境中。

（3）治疗中因凝血或大量超滤等导致跨膜压过高。

（三）预防

（1）治疗前应仔细检查过滤器。

（2）治疗中严密监测跨膜压，避免出现过高跨膜压。

（3）血液净化机漏血报警等装置应定期检测，避免发生故障。

十四、体外循环凝血

（一）原因

寻找体外循环发生凝血的原因是预防以后再次发生及调整抗凝剂用量的重要依据。凝血发生常与不用抗凝剂或抗凝剂用量不足等有关。另外如下因素易促发凝血，包括：

（1）血流速度过慢。

（2）外周血 Hb 过高。

（3）超滤率过高。

（4）治疗中输血、血制品或脂肪乳剂。

（5）治疗通路再循环过大。

（6）使用了管路中补液壶（引起血液暴露于空气、壶内产生血液泡沫或血液发生踹流）。

（二）处理

（1）轻度凝血：常可通过追加抗凝剂用量，调高血流速度来解决。在治疗中仍应严密检测患儿体外循环凝血变化情况，一旦凝血程度加重，应立即回血，更换过滤器和管路。

（2）重度凝血：常需立即回血。如凝血重而不能回血，则建议直接丢弃体外循环管路和透析器，不主张强行回血，以免凝血块进入体内发生栓塞事件。

（三）预防

（1）治疗前全面评估患儿凝血状态、合理选择和应用抗凝剂是预防关键。

（2）加强治疗中凝血状况的监测，并早期采取措施进行防治。包括：压力参数改变（动脉压力和静脉压力快速升高、静脉压力快速降低）、管路和透析器血液颜色变暗、过滤器见小黑线、管路（动脉壶或静脉壶内）小凝血块出现等。

（3）避免治疗中输注血液、血制品和脂肪乳等，特别是输注凝血因子。

（4）定期监测血管通路血流量，避免治疗中再循环过大。

（5）避免治疗时血流速度过低，如需调低血流速度，且时间较长，应加大抗凝剂用量。

（王莉华）

第四章　儿科常用诊疗操作技术

第一节　小儿头皮静脉穿刺术

小儿头皮静脉十分丰富、呈网状分布，且位置表浅、无瓣膜，穿刺时正、逆方向均可进针，具有易固定、静脉输液不影响患儿肢体活动、便于保暖与护理等优点。因此新生儿、婴幼儿静脉输液、输血多采用头皮静脉。头皮静脉穿刺术有一般头皮静脉针穿刺术和头皮静脉留置针穿刺术。

一、一般头皮静脉针穿刺术

（一）适应证

适用于 3 岁以下婴幼儿具有下列情况者：

（1）水、电解质、酸碱平衡紊乱或失调，需要静脉输液纠正者。

（2）需要静脉途径给药、补充营养物质者。

（3）各种原因造成的血容量减少、微循环障碍，需要补充血容量，改善微循环者。

（4）需要静脉输血或静脉抽血者。

（二）物品准备

一次性输液器及 4~5 号头皮针、一次性 5 mL 注射器、药液或生理盐水、70%酒精、无菌棉签、胶布、小枕、一次性备皮刀、肥皂等。

（三）操作方法

1. 摆体位、选静脉

患儿取仰卧或侧卧位，头垫小枕，助手站于患儿脚端固定其躯干、肢体及头部。选择显露、较直的头皮静脉，一般多选用额浅静脉、颞浅静脉、眶上静脉、枕静脉和耳后静脉，其中额浅静脉和颞浅静脉具有直、细小、不滑动、易固定、暴露明显、不外渗等特点，是头皮静脉输液的最佳位置。同时应鉴别头皮静脉与动脉，防止高渗溶液和刺激性药液注入动脉，引起动脉供血区的组织损伤、坏死。

2. 皮肤准备与消毒

用一次性备皮刀剃去穿刺部位的头发；用 70%酒精消毒皮肤，消毒范围直径为 5 cm 以上，待干。

3. 进针穿刺

排尽输液器及头皮针内空气；用左手拇指和示指绷紧皮肤，固定静脉两端；右手持头皮针针柄，沿静脉方向、与皮肤呈 5°~15°角直接刺入皮肤、皮下，进入静脉，然后调整针头方向、与静脉平行轻轻推进，见回血后再推进少许，松开输液调节器，观察无异常，用胶布固定。若穿刺进针后无回血，可用注射器轻轻抽吸，如因血管细小或充盈不全无回血，推注少许液体，局部无隆起、周围组织不变白、推注畅通，证实穿刺成功，然后用胶布固定。

4. 拔针

输液、输血、注射药液、抽血毕，将干棉签置于穿刺点上方，迅速拔出针头，按压穿刺点，防止出血。

（四）注意事项

（1）穿刺时，自然光或灯光光线要充足。

（2）对静脉暴露不明显的小儿，可采用按摩、热敷等方法使静脉得以暴露。

（3）头皮针型号的大小应根据治疗需要和血管的粗细而定。

（4）穿刺时，如果进入动脉，则回血呈鲜红色，推注药液阻力大，局部血管呈树状突起，颜色苍白，患儿疼痛、尖叫，应立即拔针并压迫。

（5）对危重症患儿穿刺时，应密切观察面色、呼吸等情况，以免穿刺过程中出现病情变化。

（6）因头皮静脉回缩能力较差，拔针后应按压局部数分钟，按压的范围应包括皮肤穿刺点和针头进入血管的位置，以免出血形成皮下血肿。

二、头皮静脉留置针穿刺术

静脉留置针又称套管针，由钢质针芯、柔软的外套管和塑料针座等组成。留置针外套管由特殊生物材料制成，柔软光滑，可随血管弯曲，不易刺破血管壁，不影响活动；而且刺激性小，留置时间长，减少了一般静脉针多次穿刺造成的静脉损伤，可减轻患儿的痛苦，是静脉输液针理想的换代产品。

（一）适应证

需要间歇性、连续性或每天输液的患儿；需要按时、多次静脉注射无刺激性药物的患儿。其一般留置时间为 2~4 d，长者可达 1 周。

（二）物品准备

一次性静脉留置针、无菌透明敷贴、一次性输液器及头皮针、一次性 5~10 mL 注射器、药液或生理盐水、70%酒精、无菌棉签、胶布、小枕、一次性备皮刀、肥皂等。

（三）操作方法

1. 摆体位、选血管

同一般头皮静脉针穿刺术。

2. 皮肤准备与消毒

同一般头皮静脉针穿刺术，但消毒范围的直径为 8 cm 以上。

3. 准备静脉留置针

打开静脉留置针外包装，戴无菌手套，拔去护针帽，检查外套管、延长管外观，旋转360°松动外套管。连接头皮针和输液器，头皮针插入留置针之肝素帽，并排气。

4. 穿刺进针

左手绷紧皮肤，固定血管；右手持针翼、沿静脉方向、与皮肤呈 15°~30°角直刺血管；见回血后，放平针翼、降低角度（5°~15°），再平行进针 0.3~0.5 cm，确保套管进入血管。

5. 送套管

将针芯退出 0.5 cm，右手持针柄固定，左手持套管软座将套管全部送入静脉。

6. 撤出针芯、固定

打开调速器，观察滴速；拔出针芯，用无菌透明敷贴作封闭式固定，以便于观察穿刺点和保持穿刺部位相对无菌；固定延长管；调整输液速度。

7. 封管

输液完毕，用注射器抽吸生理盐水 5~10 mL 或稀释的肝素液 2~5 mL 经头皮针注入封管，待封管液剩余 0.5~1 mL 时，一边推注一边拔针，确保留置管内全部是封管液，防止药液刺激局部血管及回血引起留置管堵塞。

8. 再次输注药液

再次输注药液时，常规消毒肝素帽，将头皮针刺入肝素帽，先用注射器推注 5~10 mL 生理盐水冲管，再连接输液器输液或注射药物，完毕封管同上。

9. 拔管输液毕

揭去敷贴，拔针，按压针眼数分钟。

（四）注意事项

（1）应尽量选用最短、最小型号，能满足输液要求的留置针。

（2）穿刺前，必须转动针芯、松动外套管，防止套管和针芯黏合，影响送管或拔出针芯。

（3）严格无菌操作，穿刺点应选择在消毒范围的 1/2~2/3 处。

（4）进针速度不能太快，从导管观察回血。

（5）针芯拔出后，后座已完全封闭，无须加肝素帽封闭。切勿再从导管后座插入头皮针进行输液。

（6）尽可能不从留置针套管中抽血；必要时，抽血后必须用生理盐水 10 mL 冲管。

（7）密切观察穿刺部位有无出血、红肿与疼痛，如有异常反应及时拔管。

（8）留置导管期间，每天应进行正压封管 1~2 次。

（9）稀释的肝素封管液是 1 mL 生理盐水中含 10~100 U 肝素，即一支肝素（1.25 万 U）稀释于 125~1 250 mL 的等渗盐水中。

第二节　气管插管术

一、适应证

（1）窒息、心肺复苏。

（2）各种先天或后天性上呼吸道梗阻，呼吸道分泌物严重壅塞，需要立即建立可控制的人工气道者。如严重喉水肿，哮喘持续状态时气道闭塞，误吸（奶汁、胃内容物反流、新生儿出生时胎粪吸入等）、气管外血肿、脓肿及肿瘤压迫气管致气道梗阻等。

（3）任何原因引起的呼吸衰竭，需要进行人工通气治疗者。

（4）为施行控制性过度通气如脑水肿时。

（5）保护气道，防止误吸如昏迷、破伤风者。

（6）新生儿出生时 Apgar 评分 4 分以下或严重新生儿呼吸暂停。

二、禁忌证

（1）颈椎损伤，颅底骨折。

（2）颌面、鼻咽部、上呼吸道畸形或损伤。

（3）口咽部灼烧伤，吞食腐蚀性物质。

但作为抢救生命的呼吸支持措施，上述禁忌证有时仅为相对禁忌证。

三、插管前准备

1. 器械及物品

（1）喉镜、插管钳、气管插管、接头。

（2）手控复苏器、简易气囊、氧气瓶。

（3）口、鼻腔吸痰管和气管内吸痰管、"工"形胶布、负压吸引器。

（4）时间或条件允许时应首先置胃管排空胃内容物并建立静脉通道，连接心电监护仪。

（5）对烦躁影响操作的患儿可酌情给予镇静剂或肌肉松弛剂。

四、插管途径

（一）经口插管

操作简单、快捷、可一个人完成，缺点是插管后导管不易固定，活动度大，易脱管，影响口腔护理，抽搐或清醒患儿咬管可引起气道梗阻。

（二）经鼻插管

操作较复杂，需时稍长，常需助手配合，操作中可造成鼻中隔或鼻黏膜损伤出血，长期保留插管可引起鼻黏膜压迫坏死，外鼻孔皮肤糜烂。其优点是插管易固定，不易脱管，导管活动度小，因而对喉部及气管黏膜损伤小，不影响口腔护理。

选用上述哪种途径主要取决于患儿当时的病情（紧急时多经口插管）及操作者技术熟练程度，在实际工作中应用经口插管者较多。

五、气管插管操作步骤

（一）经口插管

（1）患儿取仰卧位，肩部垫高使头后仰，助手位于手术者对侧，用双手掌固定头部，双前臂压住患儿肩关节部。

（2）先用复苏器口罩加压给纯氧，改善患儿全身氧合状态。

（3）术者左手持喉镜，右手拇指、示指拨开上下唇，从右口角将喉镜插入，将舌推向左侧，通过舌及硬腭间沿中线向前插入，向上垂提起喉镜（切不可将上齿或齿龈作为支点，以免致使门齿脱落或齿龈损伤出血），前后轻滑镜片，找到乳白色会厌后，若口咽部较多分泌物应迅速吸净，然后挑起会厌（直喉镜可直接挑起会厌，弯喉镜可使其前端压迫会厌上陷窝而使会厌挑起），同时术者左小指或助手轻压环状软骨，此时声门暴露，如声带开放即可插入导管，如果声带紧闭，助手可按压胸骨下段或胸廓，产生有力的人工呼气，使声带张开，术者右手持导管（导管自然弯曲向上，斜口向左）从左口角沿喉镜边插入气管，使导管尖端过声门 1~2 cm（新生儿）或 2~5 cm（婴幼儿及儿童）。婴儿上气道最小直径处是在环状软骨环，而不在声门，故插管若不能顺利通过声带下方，切不可粗暴用力，此时应换小一型号的插管，重新操作。全部操作过程须注意无菌。

（4）插管完全后护士迅速行气管内吸痰一次（5秒内），助手立即将复苏器或简易气囊接好，进行加压纯氧人工呼吸。放好牙垫，胶布固定。

（二）经鼻插管

（1）固定体位（操作同前），清理鼻腔分泌物，用 0.5% 麻黄素和丁卡因鼻腔喷入，可减少鼻黏膜出血，减轻刺激并使插管顺利通过鼻腔。

（2）术者先将前端涂有润滑剂（如液体石蜡或生理盐水）的插管经一侧鼻孔左右轻轻旋转的同时徐徐插入，经过二个狭窄后有落空感时即达咽喉部。

（3）用喉镜暴露声门（操作同前）。

（4）右手持弯钳或止血钳，从喉镜右侧进入咽喉部夹住导管尖端，将其插入气管内，同时助手持导管外端直接向鼻内推送达所需深度。

六、插管所处位置的判断 加压纯氧人工呼吸

给氧后发绀缓解，双侧胸廓活动度一致，双腋下听诊呼吸音对称为成功的标志。

如果发绀不缓解，腹部进气声明显强于两肺呼吸音或双肺听不到呼吸音，胸廓不起伏而腹部逐渐膨隆，患儿仍能发音，则提示导管误入食管，须重新插管；若一侧胸廓活动度及呼吸音明显强于另一侧，则可能导管插入过深，已进入一侧主支气管内，此时宜缓慢向外撤管，直到两侧胸廓活动度及呼吸音对称。由于右主支气管较粗直，且与气管夹角大，故插管过深时导管易插入右主支气管，偶也可入左主支气管。必要时可行床边拍胸片，观察插管位置。

七、插管中可能出现的危象及处理

（一）缺氧

呼吸衰竭患儿原已处于缺氧状态，因插管刺激，患儿挣扎加重缺氧，甚至引起心跳抑制。如果患儿出现严重发绀、心率减慢，应暂停操作，用复苏器加压给氧，待发绀缓解、心率趋于正常时再行插管。

（二）心动过缓

插管操作可刺激咽喉部迷走神经感受器，反射性地引起心动过缓，甚至心搏骤停，故可预先用丁卡因喷于咽部，或给予镇静剂，或阿托品皮下注射或静脉注射，阿托品用量为 0.01 ~0.02 mg/kg。

（三）呕吐及误吸

插管前未置胃管者，喉镜刺激或心脏按压均可引起呕吐，尤其近期进食或加压给氧引起胃内充气膨胀时，故只要情况允许，插管前均应置胃管排空胃内容物。

（四）插管误入食管

操作者切记一定要直视插管插入声门。

八、插管术后事项

（1）导管的固定

确定插管成功后，加牙垫，用"工"型胶布固定，长条端胶布贴在唇鼻间皮肤；短条端胶布将导管和牙垫环形贴牢，下颌处皮肤用同样方法加固（经口插管），或将长条端胶布沿鼻翼延伸至面颊粘贴，短条端环形粘牢导管，记录插管型号和深度。

（2）确定插管深度

有条件最好插管后即行床边拍胸片，观察插管位置，插管顶端应在气管隆嵴上 1~2 cm，或第 2~3 胸椎水平。

（3）约束四肢，头肩部用沙袋固定，尽可能保持头及上胸部抬高 15°~20°。

（4）根据病情接呼吸机行机械通气或气囊人工给氧。

第三节　腰椎穿刺术

一、适应证

（1）诊断及观察疗效检查脑脊液性质、压力，鉴别各种脑炎、脑膜炎等中枢神经系统疾病。

（2）治疗椎管鞘内注射药物（如脑膜白血病）。

二、操作方法

（1）患儿侧卧，膝髋屈曲，双手抱头，充分低头弯腰。应由助手协助患儿，以取得最大程度的脊椎弯曲，充分暴露检查部位的椎间隙。

（2）术者位于患儿背后，用食指、中指摸好两侧髂骨嵴，此连线中点为第 3、第 4 腰椎棘突之间，在此处穿刺即可。小婴儿脊髓相对较长，穿刺点可选择第 4、第 5 腰椎间隙。

（3）常规消毒，用拇指固定第 3 腰椎棘突，沿棘突下方用 1% 普鲁卡因局麻，边进针边推药，深至韧带，用消毒纱布压迫。右手持腰穿针，左手拇指固定住第 3 腰椎棘突，沿其下方穿刺，进皮稍快。进入棘突间隙后，针头稍向头侧倾斜，当有突破感时停止进针，拔出针芯，可见脑脊液流出。接 2~3 mL 脑脊液分别送检常规、生化或培养。如检测颅压可事先准备好测压管测量压力。如操作过程脑脊液流通不畅，可以转动针尾，助手压迫颈静脉，穿刺针亦可略调深浅。重新插上针芯，无菌纱布紧压穿刺处，拔针后胶布固定，让患儿去枕平卧 4~6 小时。

三、注意事项

（1）当患儿有颅内压增高、视盘水肿，若病情需要，应先用脱水剂，降颅压后再穿刺，并且放脑脊液时应用部分针芯堵在针口上，以减慢滴出速度，以防发生脑疝。

（2）由于患儿年龄和胖瘦的不同，达到脊髓腔的深度也不同，对瘦小者穿刺时缓慢进针，以免进入过深引起出血。

（3）新生儿可用普通注射针头进行腰穿，较用常规腰穿针容易。

（4）术后患儿至少平卧4~6小时。有颅内高压的患儿，腰穿后平卧时间可适当延长。

（5）穿刺部位皮肤有化脓性感染者，禁忌穿刺，以免引起感染。

（6）穿刺应在硬板床上进行。

（7）穿刺时如发现患儿呼吸、脉搏、面色突然异常，应停止操作并进行抢救。

第四节　骨髓穿刺术

一、适应证

（1）凡需要了解骨髓细胞和造血功能，用以诊断血液病如白血病、再生障碍性贫血、血小板减少性紫癜等疾病，均应行此检查术。

（2）寻找寄生虫病病原体，如黑热病、慢性疾病等。

（3）细菌感染性疾病，血培养阴性时亦可取骨髓液进行细菌培养。

（4）进行骨髓内输血、输液及输注骨髓液。

二、物品准备

无菌骨髓穿刺包（弯盘、骨髓穿刺针、洞巾、镊子、纱布）、无菌手套、一次性5 mL及10 mL注射器、载玻片、推片、2%利多卡因或1%普鲁卡因、甲紫（龙胆紫）、培养瓶、常规无菌治疗盘用品一套。

三、操作方法

（1）选择穿刺部位：18个月以下婴幼儿一般选择胫骨前内侧面，年长儿选择髂前上棘，较大儿童可选择胸骨。

（2）摆体位：胫骨穿刺者取仰卧位，两腿分开，穿刺侧小腿上段的下面垫一小沙袋，助手用两手分别固定其膝部和踝部，并用前臂约束其另一腿；髂前上棘穿刺者取仰卧位，暴露髂前上棘，助手固定；胸骨穿刺者取仰卧位，背上部稍垫高，胸骨暴露，两臂约束于身旁，助手固定。

（3）标注穿刺点：胫骨穿刺时，选择胫骨前内侧面的胫骨粗隆与胫骨内踝间为穿刺点，相当于胫骨粗隆水平下1 cm处；髂前上棘穿刺点位于髂前上棘后1~2 cm骨面最宽之嵴缘处；胸骨穿刺点为胸正中线与第2、第3肋骨间隙交叉之胸骨体或胸骨柄处。检查选定穿刺点后，用蘸甲紫的棉签标注。

（4）局部消毒与麻醉：常规消毒穿刺部位皮肤，戴无菌手套，铺无菌洞巾，用2%利多卡因或1%普鲁卡因作局部皮肤、皮下及骨膜浸润麻醉。

（5）穿刺进针：操作者先将穿刺针的刺入长度固定于1.5 cm（胸骨穿刺约1.0 cm）处，以左手拇指、示指固定穿刺部位皮肤，右手心垫一纱布持穿刺针垂直于骨面（胸骨穿刺时，针头指向患儿头部，与胸骨成45°~60°角）刺入皮肤、皮下，然后施适当压力并左右旋转推针前进，当阻力感突然消失、穿刺针固定于骨中不能摆动时，示进入骨髓腔。

（6）抽吸骨髓液：拔出针芯，接上干燥的5 mL或10 mL注射器，用适当压力抽吸，患儿会感到尖锐性疼痛，随即便有红色的骨髓液进入注射器，抽吸0.2~0.5 mL滴于玻片上，由助手立即作骨髓涂片；如作骨髓培养时，则再抽取1~2 mL注入培养瓶中。

（7）抽吸完毕，插入针芯，左手取无菌纱布置于针孔处，右手拔除穿刺针，覆盖无菌纱布并按压1~2 min，胶布加压固定。

四、注意事项

（1）穿刺前应做出、凝血时间检查，有出血倾向的患儿操作时应特别慎重，血友病等凝血因子缺乏性疾病的患儿禁止作骨髓检查。

（2）胸骨穿刺一般用于髂前上棘等穿刺失败者，且用力不可过猛，以免穿透胸骨内侧骨板，引起心脏、血管损伤。

（3）穿刺针及注射器必须干燥，以免引起溶血。

（4）抽吸骨髓液量不可过多，以免混入血液而冲淡骨髓液，影响细胞形态学检查结果；如须作培养时，则应在骨髓涂片后，再接上注射器抽取骨髓液1~2 mL，送骨髓培养。

（5）如果穿刺针固定于骨中后抽不出骨髓液，则可能是针腔被皮肤或皮下组织堵塞或干抽，应重新插上针芯，稍做旋转或再进入少许或退出少许，再拔出针芯抽吸。

（6）术中，应严格无菌操作，以免引起骨髓内感染；术后嘱患儿卧床休息30 min，并观察有无出血。

第五节　腹腔穿刺术

一、适应证

（1）疑有腹腔积液或已确定有腹腔积液，需要确定腹腔积液存在或判断其性质，明确诊断者。

（2）大量腹腔积液导致呼吸困难、腹部胀痛难忍，需要穿刺放液，减轻压迫症状者。

（3）结核性腹膜炎等需要定期抽液、注药，配合治疗者。

二、物品准备

常规治疗盘（弯盘、碘伏、无菌棉签、胶布）、无菌腹腔穿刺包（腹穿针、血管钳、纱布、大棉球、洞巾、7号针头、试管或标本瓶）、无菌手套、2%利多卡因或1%普鲁卡因、5 mL及20 mL一次性注射器、无菌玻璃接头橡皮管、多头腹带、皮尺、容器等。

三、操作方法

（1）操作前先让患儿排尿，以免穿刺时刺破膀胱。

（2）摆体位：让患儿取坐位或半卧位，并由助手协助固定。

（3）选择穿刺点：常选择脐与髂前上棘连线中、外 1/3 交界处为穿刺点，此处不易损伤腹壁动脉；或选择脐与耻骨联合连线中点偏左或偏右 1~2 cm 处为穿刺点，此处无重要器官，并且易愈合；少量积液，尤其是有包裹性分隔时，应在 B 超指导下定位。

（4）局部消毒与麻醉：用碘伏常规消毒皮肤，戴手套，铺无菌洞巾；用 2% 利多卡因或 1% 普鲁卡因自皮肤逐层麻醉至腹膜壁层。

（5）穿刺进针：左手固定穿刺部位皮肤，右手持腹穿针自麻醉处垂直刺入并缓慢向前推进，待针尖抵抗感消失，示已进入腹膜腔。

（6）抽取腹腔积液：诊断性穿刺时，用注射器直接抽吸 50~100 mL 腹腔积液，注入标本瓶中送检；需要大量放液时，连接无菌玻璃橡皮管，由助手用无菌血管钳固定穿刺针头，放开血管钳，将腹腔积液引流于容量器内，并边引流、边将已备好的多头腹带自上而下逐层扎紧。

（7）放液完毕，拔出穿刺针，覆盖无菌纱布，压迫数分钟，胶布固定；让患儿卧床休息；记录、送检。

四、注意事项

（1）有肝性脑病先兆、结核性腹膜炎粘连包裹、包虫病的患儿禁止穿刺，避免引起肝性脑病，刺破脏器，引起包虫病扩散。

（2）在穿刺过程中，随时观察患儿的一般情况，如出现头晕、心悸、恶心、呼吸急促、面色苍白、脉搏增快等表现，应立即停止穿刺、放液。

（3）对腹腔积液较多者穿刺时，穿刺针通过皮肤达皮下后，应在另一手协助下，稍向周围移动一下穿刺针头，而后再向腹腔刺入，避免自皮肤到壁层腹膜的针眼在一条直线上，防止漏液。

（4）放液不可过快、过多，腹腔积液流出速度用输液夹子调整，一般每次放液量不超过 20~30 mL/kg，以防放液过多引起电解质紊乱、大量蛋白质丢失。

（5）放腹腔积液时，若流出不畅，可将穿刺针稍做移动，或稍变换体位。

（6）大量放液后用多头腹带束紧腹部，以防腹压骤降，引起血管扩张、血压下降、休克。

（7）放液前后均应测量腹围、脉搏、血压，检查腹部体征，观察穿刺点有无漏液及病情变化。

第六节　胸腔穿刺术

一、胸腔穿刺抽液

（一）适应证

（1）在发现胸膜腔积液后为了明确诊断应做胸腔穿刺，留取胸腔积液做常规、生化、涂片、培养等检测。

（2）胸膜腔积液量大或伴有液气胸，临床上出现呼吸困难、心脏及纵隔移位等压迫症状时，则必须进行胸膜腔穿刺抽液来缓解临床症状。

（3）胸膜腔穿刺为治疗化脓性胸膜腔积液（脓胸）的重要手段。需要每天或隔天定期抽脓，冲洗及向胸膜腔内注入抗生素和激素等药物。

（二）操作方法

（1）患儿取坐位，患侧前臂举至头顶部，年长儿可倒骑坐在靠背椅上，胸部紧贴椅背上缘；婴幼儿则可以让助手坐在椅子上抱着患儿，两者胸部对胸部，患儿稍前弓，暴露背部并使之突出；重症者可取半卧位或仰卧位，由助手帮助其将两上臂枕于头下。

（2）术者立于患侧，对背部进行叩诊，寻找叩诊实音明显又偏低处作为穿刺部位，穿刺点一般选择在肩胛角线第 7～8 肋间，如穿刺点在腋前线则为第 5 肋间、腋中中线为第 6 肋间、腋后线为第 7 肋间，摸好下一肋骨的上缘（此处无血管、神经走行），用甲紫棉棒在皮肤上做好标志，若为包裹性积液则必须由 X 线或超声定位来选择穿刺点。

（3）常规消毒皮肤，铺孔巾，用 1% 普鲁卡因局部麻醉皮内、皮下、肋间肌直至胸膜，边进针边给药，直至回抽有液体为止，用无菌纱布压迫针眼部位，撤麻醉针。

（4）左手食指、中指将准备进针的肋骨上缘处皮肤绷紧，右手拿穿刺针，针的尾部连接一橡皮管并用止血钳夹住，将穿刺针由肋骨上缘穿刺点垂直刺入，参考注射麻醉药时的深度（约 2 cm），若感到阻力突然消失则表示已到达胸膜腔，将橡皮管尾端再接一注射器，放开止血钳抽吸液体，当注射器抽满液体后，应先用止血钳夹住橡皮管，然后移去注射器，将注射器内的液体注入准备送化验的消毒器皿及弯盘内，如此反复抽吸，并记录抽出的液体量。如将穿刺针尾部接一个三通管，三通管的一端接注射器，一端接橡皮管，则可不必使用止血钳，操作更为方便。

（5）胸腔穿刺抽液结束后，应迅速拔除穿刺针，用无菌纱布压迫针眼部位并用胶布固定。

（6）患儿如抽液不畅，可用生理盐水反复冲洗，最后注药。须做胸腔积液培养者，应用培养管接取胸腔积液，瓶及瓶塞均应用酒精灯消毒后再送检。

（7）重复胸膜腔穿刺抽液时要有 X 线检查做指导或用 B 超定位，观察液量多少，确定穿刺部位。

（三）注意事项

（1）穿刺前应向患儿及家属说明穿刺目的，以消除其顾虑，打开穿刺包后应检查器具是否完备适用。

（2）穿刺过程中应不断观察患儿的反应，如面色苍白、出汗、昏厥，或出现连续性咳嗽、咳泡沫痰，或抽液含新鲜血液应立即停止抽液，进行对症处理。

（3）一次抽液不可过多、过快，以免引起纵隔突然移位。诊断性抽液 1~2 mL/kg 即可，一般为 10~15 mL/（kg·次），不得超过 20 mL/（kg·次）。疑为化脓性感染时，助手用无菌培养管取标本，然后送细菌培养及药敏试验。检查瘤细胞时，至少需 50 mL 液体，并立即送检，以免细胞自溶。

（4）需进行药物治疗时．可在抽液完毕后将药物经穿刺针注入。

（5）穿刺与抽液时应注意无菌操作并防止空气进入胸腔。

（6）应避免在第九肋间隙以下穿刺，以免穿透膈肌损伤腹腔脏器。

二、胸腔穿刺抽气

（一）适应证

（1）液气胸患儿，穿刺抽液后仍有压迫症状，气体不能排除者。

（2）张力性气胸、金黄色葡萄球菌肺炎等导致的自发性气胸，临床上突然出现喘憋、烦躁、发绀及肺部叩诊为鼓音或过清音，并经 X 线检查证实为气胸后，应立即行胸膜腔穿刺抽气以缓解临床症状。

（二）操作方法

（1）患儿取半卧位或卧位，一般选择患侧锁骨中线上第 2 肋间为穿刺点，选好后用甲紫棉棒做好标志。

（2）具体操作方法见"胸膜腔穿刺抽液"。

（3）穿刺抽气时尽量抽空气体，若边抽边长，疑为张力性、开放性气胸，需要持续排气时，则应采取胸腔闭式引流。

（三）注意事项

（1）穿刺前必须再次进行胸部叩诊，明确健侧与患侧，并与胸部 X 线片核对。

（2）在穿刺抽液、抽气的过程中，应避免穿刺针移动，可由助手用止血钳紧贴胸壁夹住针头固定，以免损伤肺组织。

（3）操作过程中，如患儿出现面色苍白、大汗、剧烈咳嗽、咳泡沫痰、胸痛、呼吸困难或抽出血性液体时必须立即停止操作，查找原因，并及时采取相应的措施。

（4）在穿刺时，应将穿刺针处皮肤拉紧，并与皮下针眼错开，待拔针后，表皮组织则自然将针眼盖上，以防形成瘘管。在操作过程中应保证与胸膜腔相通的各接头不脱落，注意三通的方向不能接错，以防止空气进入胸腔。

第七节　洗胃术

一、适应证

（1）解毒：消除胃内毒物或刺激物，避免或尽量减少毒物吸收。

（2）减轻胃黏膜水肿，通过胃灌洗将胃内潴留食物洗出。

（3）为某些手术或检查做准备。

（4）反复呕吐者，可洗胃止吐。

二、禁忌证

强酸、强碱中毒者禁止洗胃，以免引起食管和胃损伤加重或穿孔。

三、操作方法

有口服催吐洗胃法和胃管洗胃法两种。

（一）口服催吐洗胃法

适用于神志清醒、合作的误服中毒者。

（1）选择洗胃溶液常用洗胃液有生理盐水、温开水、2%碳酸氢钠液、1∶5 000高锰酸钾液等。中毒物质不明者，选用温开水或生理盐水；毒物性质明确者，选择有拮抗作用的洗胃液，如有机磷农药（敌百虫除外）中毒者用2%碳酸氢钠液等。

（2）口服洗胃液引吐让患儿取坐位，用治疗巾围于胸前，盛水桶置患儿座位前。嘱患儿迅速自饮大量洗胃液，即可自发呕吐；不易自吐者，用压舌板刺激其舌根部或咽后壁引发呕吐。如此反复进行，直至洗出的灌洗液清澈、无味为止。

（二）胃管洗胃法

（1）选择胃管根据年龄选择不同型号的胃管，婴幼儿可用无菌吸痰管。确定插入胃管的长度并做标记（约从鼻根到剑突的距离）。

（2）插胃管用石蜡油或其他润滑剂涂胃管的前端10~20 cm，一手持纱布托住胃管，另一手持镊子夹住或戴无菌手套捏住胃管前端，经患儿一侧鼻孔轻轻插入并徐徐推进，约插入10 cm左右、遇到阻力、患儿恶心时，即达鼻咽部，此时请患儿做吞咽动作，并迅速插入至标定长度。若插入时患儿呛咳、青紫、屏气等，应立即拔出导管，待好转后再插，以防误入气管。

（3）确定插管成功用注射器回抽抽出胃内容物，或将胃管末端放入盛有清水的小杯中，患儿呼气时无气泡逸出，即表示胃管在胃内。然后用胶布固定。

（4）抽吸胃内容物并灌洗证实胃管在胃内后，先用注射器吸尽胃内容物。然后缓缓注入一定量的洗胃液（一般不超过胃容量），再用注射器将其全部抽出，如此反复灌洗，直至洗出液清澈、无味为止。

（5）拔出胃管灌洗完毕，夹住或反折捏住胃管，迅速拔出胃管。

四、注意事项

（1）强酸、强碱等腐蚀性毒物中毒者禁止洗胃，以免加重胃黏膜损伤，但可给予物理性对抗剂，如牛乳、豆浆、蛋清等，保护胃黏膜。

（2）中毒较重或昏迷的患儿，应取左侧卧位，以防吸入及减少毒物进入十二指肠。

（3）插管动作应轻巧，以免损伤咽喉与食管。插管过程中患儿出现咳嗽、呼吸困难、青紫等情况，表示插管误入气管，应立即拔出重插。

（4）急性中毒毒物不明者，第一次吸出胃液应保留，以便送检。

（5）操作过程中，应密切观察患儿的面色、脉搏、呼吸、血压，如患儿出现腹痛、吸出血性液体或出现休克征象等，应立即停止洗胃，并采取相应措施。

（6）每次灌洗应严格掌握灌注的量，一般不超过小儿的胃容量，以防胃扩张、胃内压升高，加速毒物的吸收。

（7）拔管后，应清洗患儿口腔、擦洗面部、更换衣服等。计算并记录灌洗液总量。

（姚刘艳）

第五章 儿科疾病的常见症状

第一节 发 热

发热即指体温异常升高。正常体温小儿的肛温波动于 36.9~37.5℃ 之间，舌下温度比肛温低 0.3~0.5℃，腋下温度为 36~37℃，个体的正常体温略有差异，一天内波动<1℃。发热，指肛温>37.8℃，腋下温度>37.4℃，当肛温、腋下、舌下温度不一致时以肛温为准。因腋下、舌下温度影响因素较多，而肛温能真实反映体内温度。根据体温高低，将发热分为（均以腋下温度为标准）：低热≤38℃，中度发热 38.1~39℃，高热 39.1~41℃，超高热>41℃。发热持续 1 周左右为急性发热，发热病程>2 周为长期发热。本节重点讨论急性发热。

发热是小儿最常见的临床症状之一，可由多种疾病引起。小儿急性发热的病因主要为感染性疾病，常见病毒感染和细菌感染。大多数小儿急性发热，为自限性病毒感染引起，预后良好，但部分为严重感染，可导致死亡。

一、病因

（一）感染性疾病

病毒、细菌、支原体、立克次体、螺旋体、真菌、原虫等病原引起的全身或局灶性感染，如败血症、颅内感染、泌尿系感染、肺炎、胃肠炎等。感染性疾病仍是发展中国家儿童时期患病率高、死亡率高的主要原因。

（二）非感染性疾病

（1）变态反应及风湿性疾病：血清病、输液反应、风湿热、系统性红斑狼疮、川崎病、类风湿关节炎等。

（2）环境温度过高或散热障碍：高温天气、衣着过厚或烈日下户外运动过度所致中暑、暑热症、先天性外胚层发育不良、家族性无汗无痛症、鱼鳞病等。

（3）急性中毒：阿托品、阿司匹林、苯丙胺、咖啡因等。

（4）代谢性疾病：甲状腺功能亢进。

（5）其他：颅脑外伤后体温调节异常、慢性间脑综合征、感染后低热综合征等。

二、发病机制及病理生理

正常人在体温调节中枢调控下，机体产热、散热呈动态平衡，以保持体温在相对恒定的范围内。在炎症感染过程中，外源性致热源刺激机体单核巨噬细胞产生和释放内源性致热源（EP）包括白细胞介素（IL-1、IL-6）、肿瘤坏死因子（TNF2）干扰素（INF）及成纤维生长因子等。EP 刺激，丘脑前区产生前列腺素（PGE），后者作用于下丘脑的体温感受器，调高体温调定点，使机体产热增加，散热减少而发热。发热是机体的防御性反应，体温升高在一定范围内对机体有利，发热在一定范围可促进 T 细胞生成，增加 B 细胞产生特异抗体，增强巨噬细胞功能；发热还可直接抑制病原菌，减少其对机体损害。而另一方面发热增加了机体的消耗，体温每升高 1℃，基础代谢率增加 13%，心脏负荷增加；发热可致颅内压增高，体温每升高 1℃，颅内血流量增加 8%，发热时消化功能减退，出现食欲缺乏、腹胀、便秘，高热时可致烦躁、头痛、惊厥、重者昏迷、呕吐、脑水肿。超高热可使细胞膜受损、胞质内线粒体溶解、变性，加上细菌内毒素作用引起横纹肌溶解、肝肾损害、凝血障碍、循环衰竭等。

三、诊断

发热是多种疾病的表现，诊断主要依靠病史的采集和详细全面的体格检查及对某疾病的高度认知性。

（一）病史

重视流行病学资料：注意年龄、流行季节、传染病接触史、预防接种史、感染史。小儿感染热性疾病中，大多数为病毒感染（占 60%），而病毒感染常呈自限性过程，患儿一般情况良好，病毒性肠炎、脑膜炎则病情严重，细菌感染大多严重，为小儿危重症的主要原因。

1. 发病年龄

不同年龄感染性疾病的发生率不同，年龄越小，发生严重的细菌感染的危险性越大，新生儿、婴儿感染性疾病中以细菌感染发生率高，且感染后易全身扩散，新生儿急性发热 12%~32% 系严重感染所致，血培养有助病原诊断。<2 岁婴幼儿发热性疾病中严重的细菌感染发生率为 3%~5%，主要为肺炎链球菌（占 60%~70%），流感嗜血杆菌（2%~11%）。其他如金黄色葡萄球菌、沙门菌等，另外泌尿系感染也常见。

2. 传染病史

对发热患儿应询问周围有无传染病发病及与感染源接触史，有助传染病诊断，如：粟粒性结核患儿有开放性肺结核患儿密切接触史。冬春季节，伴皮疹，警惕麻疹、流脑，近年来发生的各种新病毒感染如严重急性呼吸综合征（SARS），禽流感、肠道病毒 EV71 型感染（手足口病）、甲型流感 H1N1 感染，均有强传染性，且部分患儿可发生严重后果，流行疫区生活史、传染源及其接触史很重要，须高度警惕。

（二）机体免疫状态

机体免疫状态低下如：营养不良、患慢性消耗性疾病、免疫缺陷病、长期服用免疫抑制剂、化疗后骨髓抑制、移植后患儿易发生细菌感染、发生严重感染和机会性条件致病菌感染如真菌感染、卡氏肺孢子菌感染等的危险风险大。

（三）病原体毒力

细菌感染性疾病中军团菌性肺炎、耐药金黄色葡萄球菌、产超广谱 β-内酰胺酶革兰阴性耐药菌感染往往病情较重；而变异的新型病毒如冠状病毒（引起 SARS）、禽流感病毒、肠病毒 EV71 型（肠炎、手足口病）、汉坦病毒（引起流行性出血热），可致多器官功能损害，病情凶险。

（四）发热时机体的状况

发热的高低与病情轻重不一定相关，如高热惊厥，患儿常一般情况良好，预后好，但脓毒症时，即使体温不很高，但一般情况差，中毒症状重，预后严重。有经验的临床医师常用中毒症状或中毒面容来形容病情危重，指一般状况差、面色苍白或青灰、反应迟钝、精神萎靡，以上现象提示病情笃重，且严重细菌感染可能性大。对所有发热患儿应测量和记录体温、心率、呼吸频率、毛细血管充盈时间，还要注意观察皮肤和肢端颜色、行为反应状况及有无脱水表现。

（五）发热的热型

根据发热特点分为以下几种。

1. 稽留热（continuous fever）

体温恒定在 39~40℃ 以上达数天或数周，24h 内体温波动范围不超过 1℃。常见于大叶性肺炎、斑疹伤寒、伤寒高热期。

2. 弛张热（remittent fever）

体温常在 39℃ 以上，波动幅度大，24h 体温波动超过 2℃，且都在发热水平。常见于败血症、风湿热、重症肺结核及化脓性炎症等。

3. 间歇热（intermittent fever）

体温骤升达高峰后持续数小时又迅速降至正常水平，无热期可持续一天至数天，发热期与无热期反复交替出现，见于急性肾盂肾炎、痢疾等。

4. 波状热（undulant fever）

体温逐渐上升达 39℃ 以上，数天后又逐渐下降至正常水平，持续数天后又逐渐升高如此反复多次，常见于布鲁菌病。

将以上评估结果比作交通信号灯，则低危是绿灯，中危是黄灯，而高危是红灯。临床可依此对患儿做出相应检查和处理。

5. 回归热（recurrent fever）

体温急剧上升至 39℃ 或更高，持续数天后又骤然下降至正常水平，高热期与无热期各持续若干天后，规律性交替一次，见于回归热、霍奇金病、鼠咬热等。

6. 不规则热（irregular fever）

体温曲线无一定规律，见于结核、风湿热、渗出性胸膜炎等。

因不同的发热性疾病常具有相应的热型，病程中热型特点有助于临床诊断，但由于抗生素广泛或早期应用、退热剂及糖皮质激素的应用的影响，热型可变得不典型或不规则，应注意不能过分强调热型的诊断意义。

（六）症状体征

不同的症状、体征常提示疾病的定位，小儿急性发热中，急性上呼吸道感染是最常见的疾病，占儿科急诊首位，而绝大多数为病毒性感染，表现发热、流涕、咳嗽、咽部充血、精神好，外周血白细胞总数和中性粒细胞及 CRP 均不增高。咳嗽、肺部啰音提示肺炎；呕吐、腹泻提示胃肠炎。发热伴面色苍白，要注意有无出血、贫血；发热时前胸、腋下出血点、瘀斑，要警惕流脑或 DIC；黏膜、甲床瘀点伴心脏杂音或有心脏病史者杂音发生变化时，要警惕心内膜炎。有骨关节疼痛者：注意化脓性关节炎、化脓性骨髓炎、风湿热、Still 病、白血病、肿瘤。淋巴结肿大：要考虑淋巴结炎、川崎病、Still 病、传染性单核细胞增多症、白血病、淋巴瘤等。发热伴抽搐：要考虑热性惊厥、中毒性痢疾、颅内感染等。值得注意的是在采集病史和体格检查后，约 20% 的发热儿童没有明显感染定位灶，而其中少数为隐匿感染包括隐匿性菌血症、隐匿性肺炎、隐匿性泌尿系感染和极少数为早期细菌性脑膜炎。

四、与危重症相关的情况

（一）发热伴有呼吸障碍

肺炎是儿童多发病常见病，也是发展中国家 5 岁以下儿童死亡主要原因之一，占该年龄小儿死亡总人数的 19%，肺炎的主要病原菌为细菌、病毒、肺炎支原体、肺炎衣原体等，重症感染多为细菌性感染主要为肺炎链球菌、流感嗜血杆菌、也有金黄色葡萄球菌及革兰阴性菌等。临床最早表现为呼吸障碍包括呼吸急促和呼吸困难，呼吸急促指新生儿>60 次/min，<1 岁者>50 次/min，>1 岁者>40 次/min；呼吸困难指呼吸费力、呼吸辅助肌也参与呼吸活动，并有呼吸频率、深度与节律改变，表现为鼻翼扇动、三凹征、点头呼吸、呼吸伴呻吟、喘息、呼气延长等。当发热出现发绀、肺部体征、呼吸障碍时，或<2 岁患儿虽无肺部体征只要血氧饱和度<95%，均提示有肺部病变，胸片可了解肺部病变，血气分析有助于呼吸功能判断。

（二）发热伴循环障碍

皮肤苍白、湿冷、花纹、毛细血管充盈时间延长、脉搏细弱、尿量减少、血压下降均提示循环障碍，要警惕心功能不全、休克存在，伴腹泻者多为低血容量休克，伴细菌感染者则为感染性休克。

（三）严重脓毒症

脓毒症是感染引起的全身炎症反应综合征（SIRS），当脓毒症并发休克或急性呼吸窘迫综合征（ARDS）或不少于两个以上其他脏器功能障碍即为严重脓毒症。严重脓毒症病原以细菌为主，其中葡萄球菌最多，其次为肺炎链球菌和铜绿假单胞菌，而致死率最高的是肺炎链球菌。临床以菌血症、呼吸道感染多见，其次为泌尿系感染、腹腔感染、创伤、皮肤感染。所有感染中致死率最高的是心内膜炎和中枢神经系统感染。凡有中性粒细胞减少、血小板减少，应用免疫抑制剂、化疗药物、动静脉置管等感染高危因素的患儿，一旦发热应警惕脓毒血症，血液肿瘤患儿发生脓毒血症时死亡率>60%。

（四）严重中枢神经系统感染

常有发热、抽搐、昏迷，最常见的中枢神经系统感染为化脓性脑膜炎、病毒性脑膜炎、结核性脑膜炎，均表现为前囟饱满、颈项强直、意识障碍、抽搐或癫痫持续状态。化脓性脑膜炎：新生儿以金黄色葡萄球菌为主要致病菌，<3 个月婴儿以大肠埃希菌为主要致病菌，婴幼儿以肺炎球菌、流感嗜血杆菌、脑膜球菌为主；年长儿主要为脑膜炎双球菌和肺炎链球菌感染。病毒性脑膜炎以柯萨奇病毒和埃可病毒感染最常见，夏秋季多见，乙型脑炎夏季多见，腮腺炎病毒脑膜炎冬春季多见，而单纯疱疹脑膜炎无明显季节性。结核性脑膜炎多发生于<3 岁未接种卡介苗婴幼儿，在结核感染后 1 年内发生。另外中毒型痢疾脑型急性起病、

高热、剧烈头痛、反复呕吐、呼吸不规则等。嗜睡、谵妄、抽搐、昏迷，抽搐易发生呼吸衰竭。

（五）感染性心肌炎

是感染性疾病引起的心肌局限或弥漫性炎性病变，为全身疾病的一部分，心肌炎最常见的病因是腺病毒，柯萨奇病毒 A 和 B、埃可病毒和巨细胞病毒、艾滋病病毒（HIV）也可引起心肌炎，典型心肌炎表现有呼吸道感染症状，发热、咽痛、腹泻、皮疹、心前区不适，严重的腹痛、肌痛。重症者或新生儿病情凶险可在数小时至 2 天内暴发心力衰竭、心源性休克表现烦躁不安、呼吸困难、面色苍白、末梢青紫、皮肤湿冷、多汗、脉细数、血压下降、心音低钝、心动过速、奔马律、心律失常等可致死亡。

（六）泌尿系感染

泌尿系是小儿常见的感染部位，尤其<7 岁儿童多见，严重的泌尿系感染可引起严重脓毒症而危及生命，泌尿系感染大多数由单一细菌感染，混合感染少见，病原菌主要是大肠埃希菌占 60%～80%，其次为变形杆菌、克雷白杆菌、铜绿假单胞菌、也有 G+球菌如肠球菌、葡萄球菌等，新生儿 B 族链球菌占一定比例，免疫功能低下者，可发生真菌感染。此外，沙眼衣原体、腺病毒也可引起感染。年长儿常有典型尿道刺激症状；小年龄儿常缺乏典型泌尿系统症状，只表现发热、呕吐、黄疸、嗜睡或易激惹；多数小儿尤其<2 岁婴幼儿，发热是唯一症状，而尿检有菌尿改变。泌尿系感染所致的发热未能及时治疗，可致严重脓毒症。Hoberman 等报道在有发热的泌尿系感染婴幼儿中，经 99 锝二巯丁二酸肾扫描证实约 60%～65%为肾盂肾炎。泌尿系感染小儿原发性膀胱输尿管反流率达 30%～40%，值得临床注意，凡泌尿系感染者应在专科医师指导下，进一步影像学检查：超声检查、静脉肾盂造影（IVP）、排泄性肾盂造影（VCUG）和放射性核素显影等。

（七）人禽流感病毒感染

在我国发病甲型禽流感病毒（H5N1 亚型）感染是鸟类的流行病，可引起人类致病，其病死率高。由鸟禽直接传播给人是人感染 H5N1 的主要形式，WHO 指出 12 岁以下儿童最易禽流感感染。人禽流感，其潜伏期一般 2～5d，最长达 15d，感染后病毒在呼吸道主要是下呼吸道复制，可播散至血液、脑脊液。临床特点：急性起病，早期表现为其他流感症状，常见结膜炎和持续高热，热程 1～7d，可有呼吸道症状和消化道症状。50%患儿有肺实变体征，典型者常迅速发展为呼吸窘迫综合征（ARDS）为特征的重症肺炎，值得注意的是儿童感染后，常肺部体征不明显，甚至疾病进入典型重症肺炎阶段，临床也会仅表现为上呼吸道感染症状而缺乏肺炎体征。少数患儿病情迅速发展，呈进行性肺炎、ARDS、肺出血、胸腔积液、心力衰竭、肾衰竭等多脏器功能衰竭死亡率达 30%−70%。有以下情况者预后不佳，白细胞减少，淋巴细胞减少，血小板轻度减少和转氨酶、肌酸、磷酸激酶升高，低蛋白血症和弥散性血管内凝血（DIC）。

（八）手足口病

由柯萨奇 A16（也可由 A5、A10 等型）及肠道埃可病毒 71 型（EV71）引起流行，近年来在亚太地区及我国流行的手足口病部分由 EV71 感染所致，病情凶险，除手足口病变外易引起严重并发症，以脑损害多见，可引起脑膜炎、脑干脑炎、脑脊髓炎，引起神经源性肺水肿表现为急性呼吸困难、发绀、进行性低氧血症、X 线胸片示双肺弥漫渗出改变，引起神经源性心脏损害、出现心律失常、心脏受损功能减退、循环衰竭、死亡率高。临床：①可见有手足口病表现，急性起病，手足掌、膝关节、臀部有斑丘疹或疱疹、口腔黏膜疱疹，同时伴肌阵挛、脑炎、心力衰竭、肺水肿；②生活于手足口病疫区，无手足口病表现，即皮肤、手足掌及口腔未见疱疹、皮疹，但发热伴肌阵挛或并发脑炎、急性弛缓性麻痹、心力衰竭、肺水肿，应及早诊断早治疗。对手足口病伴发热患儿应密切观察病情变化，若出现惊跳、肌阵挛或肌麻痹、呼吸改变，可能迅速病情恶化危及生命，应及时送医院抢救。

五、实验室指标

（1）依患儿危重程度选择有关实验室检查。

低危：①常规查尿常规以排除尿道感染；②不必常规作血化验或 X 线胸片。

中危：①尿常规；②全血象、CRP；③血培养；④胸片 [T >39℃ 和/或 WBC >20×10^9/L 时]；⑤脑脊液检查（<1 岁）。

高危：①全血象；②尿常规；③血培养；④胸片；⑤脑脊液；⑥血电解质；⑦血气分析。

（2）外周血白细胞总数、中性粒细胞比例和绝对值升高，若同时测血清 C-反应蛋白（CRP）升高，多提示细菌感染，当 WBC > （15~20）×10^9/L。提示严重细菌感染。

（3）CRP 在正常人血中微量，当细菌感染引发炎症或组织损伤后 2h 即升高，24~48h 达高峰，临床上常作为区别细菌感染和病毒感染的指标。CRP >20mg/L 提示细菌感染。CRP 升高幅度与细菌感染程度正相关，临床上 CRP 100mg/L 提示脓毒症严重感染。CRP <5 不考虑细菌感染。在血液病、肿瘤、自身免疫性疾病也可增高。

（4）血降钙素原（PCT）：PCT 被公认为鉴别细菌感染和病毒感染的可靠指标，其敏感性和特异性均较 CRP 高，健康人血清水平极低，当细菌感染时，PCT 即升高，升高程度与细菌感染严重程度呈正相关，而病毒感染时 PCT 不升高或仅轻度升高。PCT >0.5mg/L 提示细菌感染，局部或慢性感染只有轻度升高，全身性细菌感染才大幅度升高，PCT 也是细菌感染早期诊断指标和评价细菌感染严重程度的指标。

（5）尿常规：发热但无局灶性感染的<2 岁小儿，应常规进行尿常规检查，尿沉渣每高倍视野白细胞>5/HP 提示细菌感染。

（6）脑脊液检查：发热但无局灶性感染的小婴儿，常规脑脊液检查，脑脊液白细胞数增加提示细菌感染。

发热婴儿低危标准：临床标准，既往体健，无并发症，无中毒症状，经检查无局灶感染。实验室标准：WBC （5~15）×10^9/L，杆状核<1.5×10^{9}或中性杆状核/中性粒细胞<0.2，尿沉渣革兰染色阴性，或尿 WBC <5/HPF，腹泻患儿大便 WBC <5/HPF，脑脊液 WBC <8/mm^3，革兰染色阴性。

严重细菌感染筛查标准：①外周血白细胞总数>15×10^9/L；②尿沉渣白细胞>10/HP；③脑脊液白细胞>8×10^6/L，革兰染色阳性；④X 线胸片有浸润。

六、发热的处理

发热如不及时治疗，极易引起高热惊厥，将给小儿身体带来一定损害，一般当体温（腋温）>38.5℃时予退热剂治疗，WHO 建议当小儿腋温>38℃应采用安全有效的解热药治疗。

（一）物理降温

物理降温包括降低环境温度、温水浴、冷盐水灌肠、冰枕、冰帽和冰毯等。新生儿及小婴儿退热主要采取物理降温如解开衣被、置22~24℃室内或温水浴降温为主。物理降温时按热以冷降，冷以温降的原则，即高热伴四肢热、无寒战者予冷水浴、冰敷等降温，而发热伴四肢冰冷、畏寒、寒战者予30~35℃温水或30%~50%的温乙醇擦浴，至皮肤发红转温。

（二）药物降温

物理降温无效时，可用药物降温，儿童解热药应选用疗效明确、可靠安全、不良反应少的药物，常用对乙酰氨基酚、布洛芬、阿司匹林等。

1. 对乙酰氨基酚

对乙酰氨基酚又名扑热息痛，为非那昔丁的代谢产物。是WHO推荐作为儿童急性呼吸道感染所致发热的首选药。剂量每次10~15mg/kg，4~6h可重复使用，每日不超过5次，疗程不超过5d，<3岁1次最大量<250mg。服药30~60min血浓度达高峰，不良反应少，但肝肾功能不全或大量使用者可出现血小板减少、黄疸、氮质血症。

2. 布洛芬

布洛芬是环氧化酶抑制剂，是FDA唯一推荐用于临床的非甾体抗炎药。推荐剂量为每次5~10mg/kg。每6~8h 1次，每日不超过4次。该药口服吸收完全，服药后1~2h血浓度达高峰，半衰期1~2h，心功能不全者慎用，有尿潴留、水肿、肾功能不全者可发生急性肾衰竭。

3. 阿司匹林

阿司匹林是应用最广泛的解热镇痛抗炎药，因不良反应比对乙酰氨基酚大得多，故WHO不推荐3岁以下婴幼儿呼吸道感染时应用，目前不作常规解热药用，主要限用于风湿热、川崎病等。剂量每次5~10mg/kg，发热时服1次，每日3~4次。不良反应：用量大时可引起消化道出血，某些情况下可引起瑞氏综合征（如患流感、水痘时）、过敏者哮喘、皮疹。

4. 阿司匹林赖氨酸盐

阿司匹林赖氨酸盐为阿司匹林和赖氨酸复方制剂，用于肌肉、静脉注射。特点：比阿司匹林起效快、作用强，剂量每次10~25mg/kg，不良反应少。

5. 萘普生

解热镇痛抗炎药，解热作用为阿司匹林的22倍。剂量每次5~10mg/kg，每日2次。口服2~4h血浓度达高峰，半衰期13~14h，适用于贫血、胃肠疾病或其他原因不能耐受阿司匹林、布洛芬的患儿。

6. 类固醇抗炎退热药

类固醇抗炎退热药又称肾上腺糖皮质激素，通过非特异性抗炎、抗毒作用，抑制白细胞致热源生成及释放，并降低下丘脑体温调节中枢对致热源的敏感性而起退热作用，并减轻临床不适症状。但因为：①激素可抑制免疫系统，降低机体抵抗力，诱发和加重感染，如结核、水痘、带状疱疹等。②在病因未明前使用激素可掩盖病情，延误诊断治疗，如急性白血病患儿骨髓细胞学检查前使用激素，可使骨髓细胞形态不典型而造成误诊。③激素退热易产生依赖性。故除对超高热、脓毒症、脑膜炎、无菌性脑炎或自身免疫性疾病可使用糖皮质激素外，对病毒感染应慎用，严重变态反应和全身真菌感染禁用。必须指出的是糖皮质激素不应作为普通退热药使用，因对机体是有害的。

7. 冬眠疗法

超高热、脓毒症、严重中枢神经系统感染伴有脑水肿时，可用冬眠疗法，氯丙嗪+异丙嗪首次按 0.5~1mg/kg，首次静脉滴入半小时后，脉率、呼吸均平稳，可用等量肌注 1 次，待患儿沉睡后，加冰袋降温，对躁动的患儿可加镇静剂，注意补足液体，维持血压稳定。一般 2~4h 体温下降至 35~36℃ （肛温），一般每 2~4h 重复给冬眠合剂 1 次。

退热剂不能预防热性惊厥，不应以预防惊厥为目的使用退热剂。通常不宜几种退热剂联合使用或交替使用，只在首次用退热剂无反应时，考虑交替用二种退热剂。没有感染指征或单纯病毒感染不应常规使用抗菌药物。急性重症感染或脓毒症时，宜早期选用强力有效抗菌药物，尽早静脉输注给药，使用强力有效抗菌药物后才能使用激素，且在停用抗菌药前先停激素。

第二节　剧烈啼哭

剧烈啼哭是婴幼儿对来自体内或体外不良刺激引起不适的一种本能反应，2 岁以下小儿，一般不能用语言表达或语言表达能力尚不成熟，而是用啼哭这种形式来表达。一般分为：生理性啼哭和病理性啼哭。如果只为达到某种要求的啼哭，称之为生理性啼哭；疼痛是机体不适，由疼痛或其他因素引起的啼哭，处理不及时，有可能产生严重的后果，这种啼哭称之为病理性啼哭。临床上因啼哭而来诊的婴幼儿，特别是长时间或阵发性剧烈啼哭者，一定要仔细检查，找出病因，及时处理。

一、啼哭的特点

（一）时间

婴幼儿缺乏语言表达能力，多数是以啼哭来表达某种要求，故婴幼儿啼哭多是生理性的。这种啼哭的特点是：啼哭的时间多较短暂，当要求得到或以玩具分散注意力时，啼哭即停止，活动如常。不同的生理要求有不同的啼哭时间，如在进食 4h 或午夜的啼哭多为饥饿所致。每于进食时啼哭或一会儿吸乳一会儿啼哭，则可能是鼻塞或口腔炎影响吸乳所致；或可能乳头过短，奶嘴过小不能吸到足够的奶量。若进食后抽出奶头或奶嘴即啼哭，则可能为进食不足或奶嘴过大吸入过多的空气所致。患有某些疾病时，常因无力吸乳而啼哭，如先天性心脏病、肺部疾患或严重贫血等。排便时啼哭要注意肠炎、肛裂、脱肛、尿道口炎、尿道畸形等。疾病所致的啼哭，因致哭原因不能马上去除，常为持续性啼哭或反复发作。

（二）声调

生理性啼哭在声调上较为平和一致。但在 2 岁以上的幼儿，有时为达到要挟的目的会将声调忽然提高，出现哭声时高时低的特点，这种声调提高的时间不长，要求得到满足即中止；未能满足时，也不会长时间高声啼哭。高调尖叫声或哭声发直的啼哭多为脑部疾病所致，如颅内出血、胆红素脑病、脑膜炎等，称为脑性啼哭或脑性尖叫。哭声嘶哑多为喉部疾病所致，如喉炎、喉头水肿或白喉。哭声嘶哑而低调者，见于声带损伤或甲状腺功能低下患儿。哭声细小提示先天性肌弛缓综合征或疾病严重衰弱无力。猫叫样哭声提示染色体异常。

（三）强弱

突然啼哭，哭声洪亮，往往是受惊吓或被刺痛等强烈刺激引起；伴有烦躁不安、面色苍白者，多为腹痛引起，如肠套叠、嵌顿疝或肠痉挛等。哭声细弱，或为低钾，或病情严重。哭声由强变弱，全身软弱无力，呈困倦无力状者，多为病情严重的表现。哭声嘶哑，多为发音器官疾病。

二、生理性啼哭的常见原因

（一）饥饿性啼哭

在餐前发生，哭声响亮，抱起婴儿时头转向母体一侧，做吸吮的动作，喂乳后仍哭，应注意是否奶头过大、过小、过短致吸吮困难；或因母乳分泌过多或过少，不能及时咽下或咽下过少。

（二）外界环境刺激

外界环境刺激包括尿布湿了，衣服过多、过少、粗糙不平，硬物或不洁性刺激，过强的声、光刺激，情绪变化、口渴、睡眠不足、体位不当，饮食改变如断奶、食物过冷过热、喂乳不当咽气过多、见到生人、大便前肠蠕动加剧及不良习惯（喜抱或昼眠夜哭）等。

（三）要挟性啼哭

哭声洪亮或时大时小，可伴有自暴行为，不予理睬，自行止哭。

（四）生理性夜啼

生理性夜啼多见于4个月内的婴儿，表现为昼眠夜哭，即白天睡得很多，夜晚则很兴奋，喜抱和逗其玩耍，熄灯或大人睡觉时即啼哭不止，为习惯问题，6个月后多有缓解。婴儿躯体不适时，饥饿、过冷过热、被服过重、噪音刺激等，或睡眠环境改变，也可出现夜啼。睡眠时被惊吓，特别是被反复惊吓，则会形成条件反射而夜啼。

三、肠道疾病引起的啼哭

任何疾病都是引起病理性啼哭的常见原因，处理不及时往往会带来严重的后果。

（一）肠套叠

肠套叠是婴幼儿病例性啼哭最常见且特征性的疾病。患儿表现为突然阵发性剧烈啼哭，多伴有面色苍白、屈腿，每次发作约数分钟，发作后可入睡或玩耍如常。以后反复发作，发作次数越多，持续时间越长，间歇时间越短，则示病情越重应积极治疗。病程中有呕吐，初期为内容物，继之为胆汁，甚至粪质。发病后数小时可有血便（开始可有正常大便）。腹部以扪及腊肠状包块为特征，但如套至结肠肝曲亦可扪不到包块。对可疑病例做肛查、腹部B超、空气灌肠进行X检查，以便确定诊断。后者对肠套叠具有确诊价值。但如肠套叠已超过24h，不宜做灌肠检查，以免发生肠穿孔。

（二）婴幼儿阵发性腹痛

婴幼儿阵发性腹痛为功能性疾病。多见于 4 个月内的小婴儿，起病常在出生后 1~2 周，多在喂乳时或傍晚发生，表现为阵发性啼哭，烦躁不安，严重者可产生阵发而规律的剧哭，持续数分钟至数十分钟后转而安静入睡。发作时肠鸣音亢进，但无腹部包块，亦无血便及面色苍白，排气或排便后可缓解。需与肠套叠鉴别。原因可能与更换饮食或进食糖类过多致肠积气有关。

（三）嵌顿疝

嵌顿疝为婴幼儿啼哭的常见原因。突然发作为其特征，过去多有同样发作史。检查腹股沟有疝囊突出可明确诊断。

（四）肠道感染

常因腹痛引起婴幼儿啼哭。多伴有典型的消化道症状，如腹泻、呕吐、发热。查体肠鸣音亢进。排便后腹痛可暂时缓解。

（五）肠道寄生虫

学爬后的婴幼儿，特别是生活在农村者，常感染肠道寄生虫，以蛔虫、蛲虫多见。蛔虫引起的腹痛可呈发作性，不甚剧烈（胆道蛔虫排除），患儿哭闹时体态不定，腹软喜按，肠鸣音亢进，常反复发作，有排蛔虫史或大便检查发现蛔虫卵可明确诊断。蛲虫所致啼哭常发生在睡眠时，蛲虫从肛门爬出引起肛周瘙痒，哭时可在肛门周围发现蛲虫。驱虫后阵发性啼哭可缓解。

（六）其他肠道疾病

其他肠道疾病包括各种机械性肠梗阻、腹腔脏器穿孔、腹膜炎等。机械性肠梗阻常伴有呕吐，呕吐物为梗阻部位以上的胃肠内容物，有时可见肠型，扪及包块，肠鸣音早期亢进，有气过水声。腹膜炎者可有腹膜刺激征，但在婴幼儿常不典型。

四、神经系统疾病引起的啼哭

神经系统疾病如颅内出血、颅内感染、颅内占位性疾病等均可引起颅内压增高，引起啼哭，往往为高调尖叫性啼哭，伴有呕吐，常为喷射性呕吐。婴儿癫痫亦可以啼哭为先导，继而抽搐。周围神经炎如维生素 B1 缺乏症，多在夜间啼哭，声音嘶哑，腱反射异常。此外，还有以下几种具有特征性啼哭的神经系统疾病。

（一）新生儿破伤风

啼哭具有特征性，且是最早出现的症状。因为咀嚼肌痉挛不能吸乳，患儿啼哭，但哭不成声，同时有找乳头的动作，喂奶患儿又拒食，继续啼哭不止，表现出想吃又不能吃的症状。因此，新生儿破伤风的主诉往往是长时间啼哭、拒乳。患儿拒抱或转换体位时哭喊加剧，并伴有发热、牙关紧闭、苦笑面容。

（二）脊髓灰质炎

由脊髓灰质炎病毒引起，主要侵犯中枢神经系统，以脊髓前角运动神经细胞受损明显。在瘫痪前期有感觉过敏的表现，患儿拒抱，一碰即哭，烦躁不安，同时伴发热、出汗等。

五、其他疾病引起的啼哭

任何引起疼痛的疾病均可导致患儿啼哭，仔细查体可找到炎症或损伤部位，常见的有以下几种疾病。

（一）口腔疾病

患儿口腔疾病时，常因吸乳疼痛而啼哭。患儿可同时有拒食、流涎。检查口腔可见黏膜有溃疡或糜烂，患有鹅口疮时口腔黏膜有不易擦去的白色膜状物。

（二）中耳炎

婴幼儿耳咽管短且呈水平位，上呼吸道感染时很容易蔓延到中耳。典型的中耳炎有耳流脓，不典型者可无耳流脓的症状。婴幼儿啼哭伴发热而又无明确病因时，应想到中耳炎的可能，及时检查耳鼓膜。

（三）低钙血症

低钙血症的小儿神经肌肉兴奋性高，早期可出现兴奋、烦躁、啼哭、易激动、惊跳、睡眠不安。注意询问户外活动情况，有无鱼肝油添加史，有无长期腹泻史，查体有无佝偻病体征，化验血清钙<2mmol/L，和（或）钙剂治疗有效可明确诊断。

（四）病理性夜啼

最常见为活动性佝偻病，患儿可伴有多汗、枕秃、前囟过大或闭合延迟等，患蛲虫病时，雌虫常在夜间爬出肛门产卵，肛门瘙痒引起婴幼儿夜啼。严重维生素 B_1 缺乏，可出现脑型脚气病的症状，患儿烦躁不安，并有夜啼，同时伴有前囟饱满、头后仰等症状。湿疹、荨麻疹可因痒感引起患儿啼哭。

六、诊断

首先应根据婴幼儿啼哭的时间、声调、强弱和伴随症状等，区别是生理性啼哭，还有病理性啼哭。生理性啼哭一般时间不长，声调、强弱较平和一致，不伴有其他症状。如啼哭时间过长、声调尖叫，可能有中枢神经系统疾病，应注意是否伴有呕吐、发热、精神异常，检查囟门有无饱满隆起等。伴有症状对诊断很重要。如面色好，食欲和大小便正常，无呕吐，多为生理性啼哭。如面色苍白、便秘、呕吐者，应注意是否有肠梗阻。阵发性啼哭应注意肠套叠的可能。肠套叠的发展是以小时计算的，延误诊断，轻则失去非手术复位的机会，重则会发生肠穿孔，因此，对任何一个长时间啼哭或阵发性啼哭者，都应排除肠套叠的可能。对于夜啼的婴幼儿，还应注意有无活动性佝偻病。

第三节　发　绀

发绀是指血液中还原血红蛋白增多使皮肤和黏膜呈青紫色改变的一种表现，也称为发绀。这种改变常发生在皮肤较薄、色素较少和毛细血管较丰富的部位，如口唇、指（趾）、甲床等。

一、发病机制

发绀是由于血液中还原血红蛋白的绝对量增加所致。当毛细血管内的还原血红蛋白超过 50g/L 时皮肤和黏膜可出现发绀。但临床上发绀并不总是表示缺氧，缺氧也不一定都有发绀。若患儿血红蛋白大于 180g/L 时，即使在机体的氧含量正常不至于缺氧的情况下，如果存在有 50g/L 以上的还原血红蛋白亦可出现发绀。而严重贫血（Hb <60g/L）时，即使所有的 Hb 都氧合了，但是 Hb 总量仍不足以为正常代谢运输足够的氧，即使不发绀也会缺氧。临床上，在血红蛋白浓度正常的患儿如 SaO_2 <85%（相当于 22.5g/L 的血红蛋白未饱和）时，发绀却已经很明显。近年来也有临床观察资料显示：在轻度发绀的患儿中，有 60% 的患儿其 SaO_2 >85%。故而，在临床上所见发绀并不能完全确切反映动脉血氧下降的情况。

二、病因与分类

根据引起发绀的原因可将其做如下分类。

（一）血液中还原血红蛋白增加（真性发绀）

1. 中心性发绀

此类发绀的特点表现为全身性，除四肢及颜面外也可累及躯干和黏膜的皮肤。受累部位的皮肤是温暖的。发绀的原因多由心、肺疾病引起呼吸功能衰竭、通气与换气功能障碍、肺氧合作用不足，导致 SaO_2 降低所致。一般可分为以下几种：

（1）肺性发绀：即由于呼吸功能不全、肺氧合作用不足所致。常见于各种严重的呼吸系统疾病。常见病因有：①呼吸道梗阻：如新生儿后鼻孔闭锁、胎粪吸入、先天性喉、气管畸形、急性喉炎、惊厥性喉痉挛、气道异物、血管环或肿物压迫气管、溺水及变态反应时支气管痉挛等；②肺部及胸腔疾病：以重症肺炎最常见，其他疾病如新生儿呼吸窘迫综合征、支气管肺发育不良、毛细支气管炎、肺水肿、肺气肿、肺不张、胸腔较大量积液、气胸及膈疝等；③神经、肌肉疾病：中枢性呼吸抑制可引起呼吸暂停而致发绀，如早产儿中枢发育不成熟、新生儿围生期缺氧、低血糖、重症脑炎、脑膜炎、肺水肿、颅内压增高及镇静剂（如苯巴比妥）过量等。呼吸肌麻痹时也可致发绀，如感染性多发性神经根炎、重症肌无力及有机磷中毒等。

（2）心性发绀：由于异常通道分流，使部分静脉血未通过肺进行氧合作用而人体循环动脉，如分流量超过心排出量的 1/3，即可出现发绀。常见于右向左分流的发绀型先天性心脏病，如法洛四联症、大动脉转位、肺动脉狭窄、左心发育不良综合征、单心房、单心室、动脉总干、完全性肺静脉连接异常、持续胎儿循环及动静脉瘘等。只有下肢发绀时，应考虑主动脉缩窄位于动脉导管前。此类疾病吸入 100% 氧后发绀不能缓解。心脏阳性体征、X 线检查及彩色多普勒超声心动图检查有助于诊断。

（3）大气氧分压低：如高原病、密闭缺氧等。

2. 周围性发绀

此类发绀常由于周围循环血流障碍所致。其特点表现为发绀多为肢体的末端与下垂部位。这些部位的皮肤发冷，但若给予按摩或加温，发绀可减退。此特点可作为与中心性发绀的鉴别点。此型发绀可分为以下几种。

（1）瘀血性周围性发绀：常见于引起体循环瘀血、周围血流缓慢的疾病，如右心衰竭、渗出性心包炎、缩窄性心包炎、心包填塞、血栓性静脉炎、上腔静脉阻塞综合征、下腔静脉曲张等。

（2）缺血性周围性发绀：常见于引起心排出量减少的疾病和局部血流障碍性疾病，如严重休克、暴露于寒冷中和血栓闭塞性脉管炎、雷诺病（Raynaud 病）、肢端发绀症、冷球蛋白血症等。

（3）混合性发绀：中心性发绀与周围性发绀同时存在。可见于心力衰竭等。

（二）血液中存在异常血红蛋白衍生物（变性血红蛋白血症）

血红蛋白分子由珠蛋白及血红素组成，血红素包括原卟啉及铁元素，正常铁元素是二价铁（Fe^{2+}），具有携氧功能；变性血红蛋白血症时，三价铁（Fe^{3+}）的还原血红蛋白增多，失去携氧能力，称为高铁血红蛋白血症。

1. 高铁血红蛋白血症

由于各种化学物质或药物中毒引起血红蛋白分子中二价铁被三价铁所取代，失去结合氧的能力。当血中高铁血红蛋白量达到 30g/L。时可出现发绀。常见于苯胺、硝基苯、伯氨喹、亚硝酸盐、磺胺类、非那西丁及苯胺染料等中毒所致发绀，其特点是突然出现发绀，抽出的静脉血呈深棕色，虽给予氧疗但发绀不能改善，只有给予静脉注射亚甲蓝或大量维生素C，发绀方可消退，用分光镜检查可证实血中高铁血红蛋白血症。由于大量进食含亚硝酸盐的变质蔬菜而引起的中毒性高铁蛋白血症，也可出现发绀，称"肠源性青紫症"。

2. 先天性高铁血红蛋白血症

自幼即有发绀，而无心、肺疾病及引起异常血红蛋白的其他原因，有家族史，身体一般状况较好。①遗传性 NADH 细胞色素 b，还原酶缺乏症：此酶在正常时能将高铁血红蛋白转变为正常血红蛋白，该酶先天缺乏时血中高铁血红蛋白增多，可高达50%，属常染色体隐性遗传疾病，发绀可于出生后即发生，也可迟至青少年时才出现。②血红蛋白 M 病：是常染色体显性遗传疾病。属异常血红蛋白病，是构成血红蛋白的珠蛋白结构异常所致，这种异常 HbM 不能将高铁血红蛋白还原为正常血红蛋白而引起发绀。

3. 硫化血红蛋白血症

此症为后天获得性。服用某些含硫药物或化学品后，使血液中硫化血红蛋白达到 5g/L（0.5g/dL）即可发生发绀。凡引起高铁血红蛋白血症的药物或化学成分几乎都能引起本病。但一般认为本病患儿须同时有便秘或服用含硫药物在肠内形成大量硫化氢为先决条件。发绀的特点是持续时间长，可达数月以上，血液呈蓝褐色，分光镜检查可证明有硫化血红蛋白的存在。与高铁血红蛋白血症不同，硫化血红蛋白呈蓝褐色。高铁血红蛋白血症用维生素C及亚甲蓝治疗有效，而硫化血红蛋白无效。

三、伴随症状

（一）发绀伴呼吸困难

常见于重症心、肺疾病及急性呼吸道梗阻、大量气胸等，而高铁血红蛋白血症虽有明显发绀，但一般无呼吸困难。

（二）发绀伴杵状指（趾）

提示病程较长，主要见于发绀型先天性心脏病及某些慢性肺部疾病。

（三）发绀伴意识障碍或衰竭

主要见于某些药物或化学药物中毒、休克、急性肺部感染或急性心功能衰竭等。

第四节　呼吸困难

呼吸困难（dyspnea）指患者主观上感觉到缺氧和呼吸费力，客观上表现为辅助呼吸肌参与呼吸运动，出现呼吸增快，或呼吸节律、深度及呼气/吸气相之比发生改变。

一、发生机制

正常呼吸维持是一个复杂的生理过程，包括呼吸中枢的控制，神经、化学感受器的反射调节，胸廓的正常结构及运动，呼吸道畅通及足够通气，血循环正常，使吸入肺泡的氧气能与血液中的二氧化碳进行有效的交换等。在病理因素作用下，以上任何一环节发生障碍，均可引起机体缺氧和/或二氧化碳潴留而致呼吸困难。机体通过辅助呼吸肌参与呼吸运动及呼吸频率、深度等的改变进行代偿，有时仍可维持血气正常；当代偿不全时，即可导致血 PaO_2 降低和/或 $PaCO_2$ 升高，严重者出现低氧血症（Ⅰ型呼吸衰竭）和/或高碳酸血症（Ⅱ型呼吸衰竭）。

二、病因及分类

临床上根据病因和发生部位不同，呼吸困难可归纳为肺源性、心源性、中毒性、神经精神性和血源性呼吸困难。

（一）肺源性呼吸困难

呼吸系统疾病时，通气、换气功能障碍导致机体缺氧和/或二氧化碳潴留所致。临床上又可细分为三种类型。

1. 吸气性呼吸困难

炎症、水肿、痉挛、异物或肿瘤等因素使上呼吸道（喉部、气管、支气管等）狭窄和阻塞所致。表现为吸气显著费力，吸气相延长，严重者由于呼吸肌极度用力，胸腔负压增加而出现三凹征。喉部炎性水肿导致狭窄时，可伴有犬吠样咳嗽；喉软骨发育不全梗阻时，可出现高调吸气性喉鸣；鼻腔或咽部梗阻时则可出现张口呼吸及鼾声。此外，较小婴儿常不会张口呼吸，也可引起吸气性呼吸困难。

2. 呼气性呼吸困难

主要由于肺泡弹性减弱和/或细小支气管等下呼吸道炎症、水肿和痉挛所致。常见于喘息型支气管炎、支气管哮喘和弥漫性毛细支气管炎等疾病。表现为呼气费力和缓慢，呼吸时间延长，可伴有呼吸音降低和呼气哮鸣音。

3. 混合性呼吸困难

主要由于肺或胸腔病变使肺泡面积减少，换气功能障碍所致；见于重症肺炎、重症肺结核、严重肺不张、弥漫性肺间质性疾病、大量胸腔积液、气胸和广泛性胸膜增厚等疾病，表现为吸气和呼气均费力，呼吸频率增快，深度变浅，可伴有异常呼吸音和湿性啰音。

（二）心源性呼吸困难

主要见于各种严重心血管疾病，如先天性心脏病、心肌炎和心力衰竭等引起，表现为混合性呼吸困难。

左心衰竭所致的呼吸困难较为严重，其发生原因和机制为：①肺瘀血，气体弥散能力下降。②肺泡弹性减退，肺活量减少。③肺泡张力增高及肺循环压力增高，对呼吸中枢具有反射性刺激作用。

急性左心衰患儿可出现夜间阵发性呼吸困难和心源性哮喘，其发生原因和机制是：①睡眠时迷走神经兴奋性增高，冠状动脉收缩，心肌供血减少，心功能降低；②小支气管收缩，肺通气量减少；③卧位时肺活量减少，下半身静脉回心血量增加，使肺瘀血加重；④睡眠时呼吸中枢敏感性降低，对肺瘀血引起的轻度缺氧反应迟钝，只有当瘀血加重，缺氧明显时刺激呼吸中枢引起应答反应。

右心衰竭所致的呼吸困难相对较轻，主要体循环瘀血所致；其发生机制是：①右心房和上腔静脉压升高，刺激压力感受器反射性地兴奋呼吸中枢；②血氧含量降低，无氧酵解增强，酸性代谢产物（乳酸、丙酮酸等）增加，刺激呼吸中枢；③胸腹腔积液、瘀血性肝脏肿大，使呼吸运动受限。儿科临床上主要见于某些先天性心脏病和重症肺炎并发右心衰者。

此外，各种原因所致的急性或慢性心包积液也可引起呼吸困难，主要机制是大量心包渗出液填塞心包或心包纤维性增厚、钙化并发生缩窄，使心脏舒张受限，体循环瘀血所致。

（三）中毒性呼吸困难

由代谢性酸中毒、某些中枢性抑制药（巴比妥类和吗啡类等）、某些化学毒物（一氧化碳、亚硝酸盐、苯胺类等）引起。水杨酸盐和氨茶碱中毒也可兴奋呼吸中枢引起呼吸深快。各种原因（重症感染并休克、心肺复苏后、慢性肾炎并尿毒症、糖尿病酮症酸中毒、有机酸血症等）所致代谢性酸中毒时，酸性代谢产物堆积，动脉血 H^+ 浓度增高，刺激颈动脉窦和主动脉体化学感受器，或脑脊液中 H^+ 浓度增高，直接刺激呼吸中枢，使肺通气量增大，出现呼吸困难（深大呼吸）。巴比妥类、吗啡类等中枢性抑制药中毒时，可抑制呼吸中枢引起的呼吸困难。一氧化碳、亚硝酸盐和苯胺类等可与血红蛋白结合，分别形成碳氧血红蛋白和高铁血红蛋白，使之失去携氧能力，导致组织细胞缺氧，出现呼吸困难。氰化物等化学毒物氰化物可抑制细胞色素氧化酶的活性，影响细胞呼吸作用（细胞内窒息），导致组织缺氧，出现呼吸困难。

（四）神经精神性呼吸困难

神经性呼吸困难主要由于各种原因所致颅内压增高和/或供血减少刺激/损害呼吸中枢所致，如脑炎、脑膜炎、中毒性脑病、颅内出血、缺氧缺血性脑病等均可引起呼吸中枢过度兴奋，最终导致脑水肿、颅内压增高及脑疝引起呼吸困难，严重者出现呼吸衰竭；急性感染性多发性神经根炎、脊髓灰质炎、急性脊髓炎、重症肌无力危象、严重低钾血症、有机磷中毒，肉毒中毒所致末梢神经和/或呼吸肌麻痹而引起的呼吸困难，也属神经性呼吸困难范畴（严格地说，应该是神经肌肉性呼吸困难）。精神性呼吸困难主要由于过度通气诱发呼吸性碱中毒（如过度换气综合征）所致。

（五）血源性呼吸困难

严重贫血患者，红细胞数量减少，血氧含量下降，不能满足机体组织对氧的需求，刺激呼吸中枢，代偿性引起呼吸困难；若存在贫血性心功能不全时，呼吸困难更加明显。大出血或休克时，由于缺氧和血压下降，刺激呼吸中枢，呼吸加快。

三、诊断与鉴别诊断

正常小儿呼吸频率：新生儿为 40 次/min，婴幼儿为 30 次/min，儿童为 20 次/min 左右。发现患儿存在呼吸困难时，应正确判断呼吸困难的程度，并积极寻找呼吸困难的原因，并对其进行正确分类。

（一）呼吸困难的程度

临床上，将呼吸困难程度分为轻、中、重三度，即：①轻度：患儿仅表现为呼吸增快或节律略有不整，哭闹或活动后可出现轻度青紫，睡眠不受影响；②中度：患儿烦躁不安，呼吸急促，可有节律不整，鼻翼扇动，点头呼吸，明显三凹征（吸气时胸骨上窝、锁骨上窝和肋间隙凹陷），活动受限，影响睡眠，安静时口周青紫，吸氧后有所缓解；③重度：上述呼吸困难症状明显加重，患儿极度烦躁或处于抑制状态，可出现张口呼吸、端坐呼吸、呻吟喘息，且有呼吸深度和节律改变（呼吸浅表或深浅不一、呼吸暂停等），口周及四肢末梢青紫严重，吸氧不能使青紫缓解。明确呼吸困难的严重程度，对临床治疗具有重要指导意义。

（二）呼吸困难的病因

临床上，明确呼吸困难的病因并正确分类（肺源性、心源性、中毒性、神经精神性和血源性呼吸困难）在疾病诊断、鉴别诊断和治疗方面具有极其重要意义。

1. 肺源性呼吸困难

主要由上呼吸道疾病、下呼吸道疾病、胸腔及胸廓疾病等引起。

（1）上呼吸道疾病：鼻后孔闭锁、鼻炎、鼻甲肥厚、Pierre-Robin 综合征（小下颌和舌后坠）、巨舌症、先天性喉喘鸣（喉软骨软化病）、喉蹼、喉囊肿、扁桃体炎（极度肥大）、咽后壁脓肿、会咽炎、急性喉-气管炎、声门下狭窄、气管软化、气管异物气管外部受压（颈部、纵隔肿瘤或血管畸形）等。

（2）下呼吸道疾病：各种肺炎、湿肺、肺透明膜病、胎粪吸入综合征、支气管肺发育不良、支气管扩张、肺水肿、肺出血、肺不张、肺大疱、肺囊肿、隔离肺、肺脓肿、肺栓塞、急性呼吸困难综合征、膈疝、朗格罕组织细胞增生症、特发性肺含铁血黄素沉着症、肺泡蛋白沉积症和肺部肿瘤等。

（3）胸腔及胸廓疾病：各种病因所致胸腔积液、气胸、液气胸、纵隔积气、胸廓畸形，或腹压增高（腹腔积液、腹胀或腹部肿物）使膈肌运动受限等。

不同年龄小儿，其引起不同类型肺源性呼吸困难的病因有所不同。

2. 心源性呼吸困难

呼吸困难是心力衰竭的常见症状，可见于各种心血管病如先天性心脏病、风湿性心脏病、病毒性心肌炎、心肌病、心内膜弹力纤维增生症并发心力衰竭时；青紫性心脏病（法洛四联症、重度肺动脉狭窄，肺动脉高压、肺动静脉瘘等）缺氧发作、心律失常（阵发性室上性心动过速等）、急性或慢性心包积液时，可出现呼吸困难。此外，急性肾炎严重循环充血、严重贫血患儿并心力衰竭时，也可出现呼吸困难。

左心衰竭所致的呼吸困难较为严重，其临床特点为：①基础疾病存在，如风湿性心脏病等。②活动时呼吸困难出现或加重，休息时减轻或消失；卧位时明显，坐位或立位时减轻，故患儿病情较重时，往往被迫采取半坐位或端坐位（端坐呼吸）。③两肺底或全肺可闻及湿性啰音。④心影异常，肺野充血或肺水肿。⑤应用强心剂、利尿剂和血管扩张剂改善左心功能后，呼吸困难好转。

急性左心衰时，患者夜间出现阵发性呼吸困难，表现为睡眠中突感胸闷气急而清醒，惊恐不安，被迫坐起。轻者数分钟内症状逐渐减轻或消失；重者端坐呼吸，面色青紫，大汗淋漓，出现哮鸣音，咳粉红色泡沫痰，两肺底湿啰音，心率增快，可有奔马律（心源性哮喘）。

右心衰竭所致的呼吸困难相对较轻，主要由体循环瘀血所致。其临床特点是：①基础疾病所致，如重症肺炎和某些先天性心脏病等。②静脉压升高表现，包括颈静脉怒张、瘀血性肝脏肿大和下肢水肿等。③心率、呼吸增快，口周青紫。④应用强心剂和利尿剂后，呼吸困难好转。

临床上，呼吸困难患儿有时伴有哮喘，其病因可以是肺源性，也可以是心源性。两者的鉴别非常重要，因为其治疗方法完全不同。肺源性与心源性哮喘的鉴别见表4-1。

表4-1　肺源性和心源性哮喘的鉴别

肺源性	心源性
既往有哮喘病史、过敏病史	既往有心脏病史
任何时候，冬、春、秋季多发	常在夜间睡眠时出现，阵发性，端坐呼吸
双肺哮鸣音，呼气延长，可有其他干、湿啰音	双肺底可闻及较多湿啰音
正常	心脏扩大，心动过速，奔马律，器质性心脏杂音
肺野透亮度增加，肺气肿	肺瘀血表现、心脏扩大

3. 中毒性呼吸困难

严重代谢性酸中毒，巴比妥类及吗啡类等中枢性抑制药和有机磷中毒时，均可出现呼吸困难。代谢性酸中毒呼吸困难的特点是：①基础疾病（糖尿病酮症和尿毒症等）存在；②呼吸深长而规则，可伴有鼾音，即所谓酸中毒深大呼吸（Kussmaul 呼吸）。中枢性抑制药引起呼吸困难的特点是：①药物中毒史；②呼吸缓慢、深度变浅，伴有呼吸节律改变，即所谓 Cheyne-Stokes 呼吸（潮式呼吸）或 Biots 呼吸（间停呼吸）。此外，一氧化碳中毒所致碳氧血红蛋白血症，亚硝酸盐、苯胺类、磺胺和非那西丁所致高铁血红蛋白血症，苦杏仁等含氰苷果仁中毒、氰化物中毒所致组织细胞缺氧（细胞内窒息症）等也可引起呼吸困难。

4. 神经精神性呼吸困难

该症多见于重症颅脑疾患（脑出血、脑炎、脑膜炎、脑脓肿、脑外伤及脑肿瘤等），表现为呼吸深慢，并由呼吸节律改变，如双吸气（抽泣样呼吸）、呼吸突然停止（呼吸遏止）

等中枢性呼吸衰竭症状，同时伴昏迷、反复惊厥或青紫等。少部分患儿可出现呼吸中枢过度兴奋表现如呼吸急促、深大，严重者发生呼吸性碱中毒。肋间肌麻痹患儿除有辅助呼吸肌参与呼吸运动出现三凹征外，尚有呼吸急促、浅表及矛盾呼吸运动，即吸气时胸廓下陷而腹部隆起；呼气时则相反。呼吸肌麻痹患儿在呼吸困难的同时，常伴有肢体弛缓性瘫痪或吞咽困难（舌咽肌麻痹）。膈肌麻痹时腹式呼吸消失，X线透视下无横膈运动。精神性（心因性）呼吸困难主要见于过度换气综合征患者，多见于女性青少年，自觉憋气、头晕、乏力、焦虑，呼吸困难突然发生，为叹息样呼吸，有时伴手足抽搐。

5. 血源性呼吸困难

该症主要见于严重贫血、大出血和休克患者。患儿因红细胞数量减少，血氧含量下降，刺激呼吸中枢，反射性引起呼吸困难；若存在贫血性心功能不全时，临床上呼吸困难更加明显，表现为呼吸浅和心率快同时出现。大出血和休克时，由于有效血容量下降，血压下降和组织缺氧，反射性刺激呼吸中枢引起呼吸加快。

（姚刘艳）

第六章　泌尿系统疾病

第一节　急性肾小球肾炎

急性肾小球肾炎，简称急性肾炎，是一组病因不同，起病急，以血尿、少尿、蛋白尿、水肿及高血压为特点的肾小球疾病。也有人概括称其为急性肾炎综合征。病程多在 6 个月至 1 年以内。儿童绝大多数是急性链球菌感染后肾炎。

【病因与发病机制】

本病的病因为 A 组 β 溶血性链球菌感染所致的机体免疫反应。感染灶以呼吸道和皮肤为主，呼吸道感染者常与 1、3、4、6、12、25、49 型链球菌感染有关，其引起急性肾炎的侵袭率约为 5%；皮肤感染的则以 2、49、55、57、66 型为主，其侵袭率可达 25%。其发病机制尚不十分清楚，目前认为主要是以链球菌的"肾炎菌株协同蛋白"作为抗原，刺激机体产生相应抗体，形成循环抗原抗体复合物沉积于肾小球，引起一系列免疫损伤和炎症；同时细胞免疫的参与，以及近年来提出的抗原直接种植于肾小球基底膜形成原位复合物而致病的学说，也能对肾小球肾炎的发病机制进行一定的阐明。

【临床表现】

起病急骤，大多数在前驱感染（常为 A 组 β 溶血性链球菌感染）后 1~3 周出现症状。其临床表现如下。

一、水肿

90%的急性肾炎患者可出现不同程度的水肿，常自眼睑部开始，渐及全身，为非凹陷性，严重者可出现腹水和胸腔积液。

二、尿改变

尿的改变是急性肾小球肾炎必不可少的临床表现，主要表现如下。

（一）尿量减少

尿量的减少并不少见，多数为少尿（每天尿量少于 400mL），个别为无尿（每天尿量为 100mL），但持续时间较短，一般为 1~2 d，若持续 3d 以上，则表示病情严重。

（二）血尿

所有病例均有镜下血尿，50%~70%的患儿可出现肉眼血尿，尿呈洗肉水样，尿液呈酸性时因红细胞破坏可呈棕褐色或酱油色，血尿严重时可出现排尿不适，甚至排尿困难。肉眼血尿持续 2 周后即转为镜下血尿。

（三）蛋白尿

几乎所有的患者都有程度不等的蛋白尿，多为+~+++，个别患者也可表现为微量蛋白或大量蛋白（尿蛋白量大于每天 0.1g/kg）。

（四）其他

尿沉渣中还可出现白细胞、上皮细胞和管型等。

三、高血压

一般在病程的早期发生，常在 16~20/10.7~14.7kPa（120~150/80~110mmHg），个别更高。其发生为水钠潴留、血容量扩大所致。高血压持续的时间较短，往往在患病数天后，随着尿量的增加而下降。

四、非典型病例的表现

非典型病例的表现，有以下几种类型。

（一）亚临床型肾炎

有链球菌感染史，无水肿、高血压及肉眼血尿等临床表现，仅尿常规检查发现镜下血尿，甚至尿常规检查也正常，只是血中 C_3 补体出现急性期明显降低、6~8 周恢复正常的典型规律性改变；肾活检可见典型的毛细血管内增生及特征性的驼峰病变。

（二）肾外症状性肾炎

此类肾炎的特点是全身症状明显而尿的改变不明显。患者有典型的链球菌感染史，临床表现为水肿、高血压，甚至出现循环充血、肺水肿、高血压脑病等；而尿常规检查正常，或仅出现短暂的轻度改变；C_3 补体呈典型规律性改变。

（三）急性肾炎

部分患儿也可出现蛋白尿显著，水肿明显，甚至部分患儿还可出现血浆蛋白下降及高脂血症，与肾病综合征相似。本型经过一段时间的观察后，往往可与肾病综合征相鉴别。必要时可做肾活检确诊。

五、急性期的并发症

部分病例在急性期可发生较严重的并发症。

（一）高血压脑病

即血压急剧升高所伴发的中枢神经系统症状。多发生于急性肾炎起病后 1~2 周内，表现为剧烈头痛、烦躁不安、频繁呕吐，随后出现视力障碍、嗜睡或烦躁，若不及时治疗，则发生惊厥、昏迷等，严重者可在发作期死亡。

（二）严重循环充血

过去称充血性心力衰竭。为水钠潴留、高血容量以致循环负荷过重所致。多发生于急性肾炎起病后 1~2 周，起病急骤，以左心衰竭为主要表现，兼有右心功能不全。表现为气促、肺底湿啰音、肺水肿、肝大、心率快、奔马律等。严重循环充血是导致急性肾炎患者死亡最常见的并发症。

（三）急性肾衰竭

在少尿期也有相当多的患者出现程度不一的氮质血症，但真正进展为急性肾功能衰竭的病例仅为少数。临床表现为少尿或无尿、血尿素氮、肌酐升高、高血钾、代谢性酸中毒等。而利尿一旦出现，上述改变即恢复正常。

【实验室检查】

一、尿常规检查

尿蛋白多为+~+++，镜检可见大量红细胞，尿中红细胞多为严重变形红细胞，此外，还可见红细胞管型，这是急性肾炎的重要特征；同时，也可见少量白细胞或（和）颗粒管型及肾小管上皮细胞。尿常规一般在4~8周内恢复正常，残余镜下血尿（或12h爱迪计数）或少量蛋白尿可持续半年或更长。

二、血常规检查

血红蛋白及红细胞计数常有轻度降低。

三、血生化及其他检查

（一）肾功能检查

大多数血清尿素氮（BUN）和肌酐（Cr）增高，血清 β_2 微球蛋白增高。

（二）链球菌感染的细菌学和血清学检查

发病后自咽部或皮肤感染灶可培养出链球菌，其阳性率约为30%；链球菌感染的血清学指标以抗链球菌溶血素O抗体（ASO）最为常用，ASO的阳性率为50%~80%，在感染后2~3周出现，3~5周滴度达高峰，后渐下降，一半患者在半年内恢复正常，75%患者1年时转阴，个别持续较久；特效抗生素的使用、高脂血症等可影响ASO的阳性率。另外，脓疱病引起的急性肾炎也可出现ASO的滴度不增高。抗脱氧核糖核酸酶B（anti-DNAse B）及抗透明质酸酶（anti-HAse）滴度也是检测链球菌感染的重要指标，在由脓疱病引起的急性肾炎中有较高的阳性率。

（三）红细胞沉降率（ESR）增高

2~3个月内可恢复正常。

（四）血清蛋白测定

血清蛋白电泳常有 γ 球蛋白增高，α_2 球蛋白略增高，$\alpha1$ 球蛋白正常，β 球蛋白减少。

（五）血清补体测定

病程早期总补体（CH50）及 C_3 明显下降，大多数病后6~8周恢复正常。

（六）其他检查

部分病例急性期可测得循环免疫复合物（CIC）及冷球蛋白血症。

【诊断】

结合病史、体征及实验室检查诊断一般不难。诊断要点如下。

（1）急性起病，有水肿、少尿、血尿和高血压。

（2）发病前常有呼吸道或皮肤感染史，此前驱症状至肾炎发病常有1~3周无症状的间歇期。

（3）尿检查有红细胞，轻度至中度蛋白尿。

（4）血清学检查提示有链球菌感染，如抗 O 滴度升高等，或细菌学检查培养出链球菌。感染早期曾应用特效抗生素（如青霉素）治疗者，可影响血清学和细菌学检查的阳性率。

（5）血清总补体和 C_3 补体明显下降，其规律为急性期明显降低，之后逐渐恢复，6~8 周时恢复正常。

（6）要注意的是对非典型病例特殊表现的诊断，如亚临床型的诊断主要根据流行病学史、链球菌感染的血清学证据、血补体的动态变化和肾活检的组织学诊断等；肾外症状性肾炎主要根据症状、链球菌感染的血清学和细菌学证据、C_3 补体的典型规律性变化并结合反复、仔细的尿检查而确诊。

【治疗】

无特异治疗。主要治疗原则为对症处理，清除残留感染病灶，纠正生化异常，防治急性期并发症，保护肾功能，以待自然恢复。

一、一般治疗

（一）卧床休息

卧床休息直至肉眼血尿消失，水肿消退，血压恢复正常。无并发症者，一般需 2~3 周。

（二）饮食调理

急性期宜限制盐、水、蛋白质摄入，对有水肿、高血压者应免盐或低盐饮食，血压正常后可恢复正常饮食。

（三）记录出入水量

记录 24h 出入水量至尿量正常、水肿消退。

（四）测血压

每天 1~2 次，至血压正常后改为每周 2~3 次。

（五）应用抗生素

当有链球菌感染灶时应给予抗生素治疗 1 个疗程（7~10d）。首选青霉素（penicillins，PG），PG 过敏者可选用大环内酯类抗生素。

（六）维生素等治疗

路丁 C、潘生丁、复合维生素 B、维生素 B_6 等。

二、对症治疗

（一）利尿

用于水肿、少尿、明显高血压及有严重循环充血表现及高血压脑病者。

1. 氢氯噻嗪

每天 2mg/kg，分 2~3 次口服。

2. 呋塞米

每天 2~5mg/kg，分 2~3 次口服；或每次 1~2mg/kg，肌内注射或静脉注射，每天

1~2 次。

(二) 降压

收缩压<18.7kPa (140mmHg)，舒张压<15.1kPa (113mmHg)，无自觉症状者，可暂时观察，卧床休息，低盐饮食，予以利尿剂。如血压超过上述水平或青少年舒张压>13.8kPa (103mmHg)，12 岁以下儿童>12.0 kPa (90mmHg)，应给予降压药。

1. 硝苯地平

每次 0.1~0.2mg/kg，每 6h 或 8h 口服。

2. 卡托普利

每次 0.5~2mg/kg，口服，每天 2~3 次。每天不超过 1mg/kg。

3. 利血平

每次 0.07mg/kg，肌内注射，每天 2~3 次。

4. 肼屈嗪

用法：每次 0.1~0.15mg/kg，肌内注射，每 4h 或 6h l 次。

三、并发症的处理

(一) 严重循环充血

这种并发症是因水钠潴留、高血容量所致，与真正的心肌收缩力不足、泵衰竭者发病机制完全不同，故治疗的重点应放在纠正水钠潴留、恢复正常血容量上。因此治疗上主要应通过限盐、控制液体输入量、利尿等措施改善循环。其中利尿剂的使用，可在短期内改善症状。目前多不主张应用洋地黄等加强心肌收缩力的药物。必要时可加用硝普钠或酚妥拉明等血管活性药物，使外周血管扩张，减轻肺水肿。酚妥拉明的剂量为每次 0.1~0.5mg/kg，每次总量不超过 10mg，加入 10~20mL 5%葡萄糖液缓慢静脉滴注。硝普钠的作用迅速，但维持时间短，停用 3~5min 后作用消失，故应用静脉滴注维持，小儿可用 5~20mg 溶于 5%葡萄糖液 100mL 中静脉滴注，开始可按每分钟 1μg/kg 速度滴注 20~30min，无效则逐渐增加速度，最大速度每分钟<8μg/kg，使用本药时，药物需新鲜配制 (稀释24h无效)，注意滴速和输液瓶的避光 (针筒及药瓶需用铝箔纸包住避光)。

(二) 高血压脑病

1. 镇静、利尿

对抽搐者可应用镇静剂，首选安定，每次 0.3mg/kg 总量不超过 10mg，静脉注射。利尿剂有协同降压作用，可参照上述的药物剂量使用。

2. 降压

选用强有效的降压药，常用硝普钠或肌内注射利血平。

3. 脱水

高血压脑病的患儿，多伴有脑水肿，可使用甘露醇等脱水。

【转归】

本症急性期预后好。绝大多数患儿 2~4 周内肉眼血尿消失、水肿消失、血压恢复正常；

少数迁延 1~3 年，但其中多数仍可恢复，仅极少数患儿进入慢性肾炎。近年来，本病住院患者死亡率已降至 0.2%，死亡原因主要为肾衰竭。

第二节　急进性肾小球肾炎

急进性肾小球肾炎，简称急进性肾炎，为一综合征，是指临床上急性进展的肾小球肾炎，是一组在几周或几个月病情迅速发展至终末期肾功能衰竭的临床综合征。病理特征是广泛肾小球有新月体形成，故又名新月体性肾小球肾炎，预后极差。

【病因与发病机制】

急进性肾炎可产生于多种疾病。一般分 3 类：感染性疾病、继发于全身性疾病、原发性急进性肾炎。急进性肾炎的病因不明，可能与碳氢化合物、感染、自身免疫等因素有关。其发病机制亦不清楚，目前认为主要是免疫性损害和凝血障碍两方面引起，而免疫损害是关键，凝血障碍是病变持续发展和肾功能进行性减退的重要原因。

【临床要点】

一、临床表现

（1）以年长者较多见，男多于女。多数患者有前驱感染或疲乏、无力、发热、关节痛等症状，半数患者有上呼吸道前驱感染，起病酷似急性肾炎。

（2）病情进展急剧，主要表现为进行性肾功能衰竭，持续性少尿或无尿为本病特征。可伴有全身水肿，出现各种水、电解质紊乱。

二、实验室检查

（一）尿常规检查

蛋白尿多呈中度或重度，常见肉眼血尿，尿沉渣可见大量红细胞、白细胞及各种管型。持续性血尿常伴有尿密度恒定、尿 FDP 持续增高。

（二）血常规检查

血红蛋白及红细胞数进行性下降，呈中至重度贫血。血小板减少。

（三）肾功能检查

肌酐清除率明显下降；血肌酐和尿素氮进行性增高。

（四）血清补体

C_3、CH50 下降血清免疫复合物阳性或抗基底膜抗体阳性。

（五）血纤维蛋白等检查

血纤维蛋白原增高；凝血时间延长；血 FDP 增高。

（六）电解质测定

少尿期可为低钠、高钾、高镁、低氯、低钙和高磷等。

【诊断】

（1）起病与急性肾炎相似，肉眼血尿，高度水肿，重度高血压，大量蛋白尿，重度贫血及出血倾向，红细胞沉降率明显增快。

（2）少尿或无尿，伴相应氮质血症。

（3）病情进展迅速，多在发病3个月以内肾功能急剧恶化；病死率高，病程多短于半年。

（4）既往无肾脏疾患。

（5）超声波检查，肾脏大小正常或轻度肿大。

（6）对诊断有困难者应早期做肾活检明确诊断。病理改变，50%以上肾小球有新月体形成。

根据前4项可临床诊断。

【治疗】

一、保护残余肾功能

针对急性肾功能不全时病理生理改变及其并发症及时采取对症综合治疗。

二、激素、免疫抑制剂和抗凝剂治疗

（一）三联疗法（抗凝剂+激素+免疫抑制剂）

（1）抗凝剂肝素（heparin）每天100～125U/kg，每6～8h 1次，静脉滴注维持凝血时间2倍为准，疗程5～10d。然后改用华法林，首次每天2～20mg，维持量每天2～8mg，维持凝血时间1倍为准。

（2）泼尼松：每天1～1.5mg/kg口服。

（3）免疫抑制剂：环磷酰胺每天2～3mg/kg。硫唑嘌呤每天1.0mg/kg。

（二）四联疗法（三联+血小板凝集抑制剂）

（1）三联同前。

（2）血小板凝集抑制剂潘生丁每天5～10mg/kg静脉注射、静脉滴注或肌内注射，也可口服使用。

三、大剂量甲泼尼龙冲击疗法

甲泼尼龙每天15～30mg/kg（最高每天为1000mg）溶于5%葡萄糖液100～200mL内，1～2h静脉滴注，每天或隔天1次，3d为1个疗程，可连用3个疗程，以后改泼尼松隔天口服维持。

四、透析和肾移植

近年多主张早期透析，可挽救患儿生命。透析指征：①循环充血伴有心功能不全、肺水肿或高血压危象。②BUN>28.5mmol/L（80mg/dl）。③血钾>6mmol/L。④严重酸中毒。对肾功能不能恢复者，待病情稳定后进行肾移植。

五、血浆置换疗法

能有效清除血中免疫复合物，早期应用可缓解病情。

第三节　慢性肾小球肾炎

慢性肾小球肾炎是指各种原发性或继发性肾炎病程超过 1 年，伴有不同程度的肾功能不全和（或）持续性高血压、预后较差的肾小球肾炎。其病理类型复杂，常见有膜性增殖性肾炎、局灶节段性肾小球硬化、膜性肾病等。此病在儿科少见，为慢性肾功能不全最常见的原因。

【临床表现】

慢性肾小球肾炎起病缓慢，病情轻重不一，临床一般可分为普通型、肾病型、高血压型、急性发作型。

一、共同表现

（1）水肿

均有不同程度的水肿。轻者仅见于颜面部、眼睑及组织松弛部位，重者则全身普遍水肿。

（2）高血压

部分患者有不同程度的高血压。血压升高为持续性或间歇性，以舒张压中度以上升高为特点。

（3）持续性中等量的蛋白尿及（或）尿沉渣异常，尿量改变，夜尿增多，尿比重偏低或固定在 1.010 左右。

（4）中重度贫血

乏力，生长发育迟缓，易合并感染、低蛋白血症或心功能不全。

（5）不同程度的肾功能不全、电解质紊乱

二、分型

凡具备上述各临床表现均可诊断为慢性肾小球肾炎。

（一）普通型

无突出特点者。

（二）高血压型

高血压明显且持续升高者。

（三）肾病型

突出具备肾病综合征特点者。

（四）急性发作型

感染劳累后短期急性尿改变加重和急剧肾功能恶化，经过一段时期后，恢复至原来的状态者。

三、实验室检查

（一）尿常规

尿蛋白为+～++++，有红细胞及各类管型，尿比重低且固定。

（二）血常规

呈正色素、正细胞性贫血。

（三）肾功能检查

肾小球滤过率下降，内生肌酐清除率、酚红排泄试验均降低；尿素氮及肌酐升高，尿浓缩功能减退。

（四）其他

部分患者尿FDP升高，血清补体下降，红细胞沉降率增快，肾病型可显示低蛋白血症、高胆固醇血症。

【诊断】

肾小球肾炎病程超过1年，尿变化包括不同程度的蛋白尿、血尿和管型尿，伴有不同程度的肾功能不全和（或）高血压者，临床诊断为慢性肾炎。尚需排除引起小儿慢性肾功能不全的其他疾病，如泌尿系先天发育异常或畸形、慢性肾盂肾炎、溶血尿毒综合征、肾结核、遗传性肾病等。

【治疗】

目前尚无特异治疗，治疗原则为：去除已知病因，预防诱发因素，对症治疗和中西医结合的综合治疗。有条件的最好根据肾组织病理检查结果制定其具体治疗方案。

一、一般措施

加强护理，根据病情合理安排生活制度。

二、调整饮食

适当限制蛋白的摄入，以减轻氮质血症。蛋白质以每天1g/kg为宜，供给优质的动物蛋白如牛奶、鸡蛋、鸡、鱼等。根据水肿及高血压的程度，调整水和盐的摄入。

三、防治感染

清除体内慢性病灶。

四、慎重用药

必须严格掌握各种用药的剂量及间隔时间，勿用肾毒性药物。

五、激素及免疫抑制剂

尚无肯定疗效。常规剂量的激素和免疫抑制剂治疗无效。但大剂量的激素可加重高血压和肾功能不全，应慎用。有报道用：①甲泼尼松冲击疗法；②长程大剂量泼尼松治疗，每天1.5～2mg/kg，晨服，持续5～23个月以后减量至0.4～1mg/kg，隔天顿服，间断加用免疫抑制剂或潘生丁，抗凝治疗，经3～9年的长程持续治疗，使部分患儿症状减轻、病情进展缓慢，以延长生命。

六、透析治疗

病情发展至尿毒症时，可以进行透析治疗，等待肾移植。

第四节　乙型肝炎病毒相关肾炎

乙型肝炎病毒相关肾炎简称乙肝相关肾炎，是与乙型肝炎病毒（HBV）感染有关的肾小球肾炎，也是乙肝病毒感染后的一种主要的肝外脏器病变。自 1971 年 Combes 等报道第 1 例乙肝相关性肾炎以来，乙肝肝炎和肾小球肾炎关系引起国内外学者的重视。据报道，乙肝病毒感染后，肾炎的发生率占肾小球肾炎的 10%~65%。

【病因与发病机制】

乙肝患者或乙肝病毒携带者并发肾脏损害的原因，尚未完全清楚。经免疫病理证实与沉积于肾小球的乙肝病毒免疫复合物造成的免疫损伤有关。HBV 肾炎在发病机制上的联系尚未完全清楚，可能有几种方式致病。

一、免疫复合物沉积于肾小球造成免疫损伤

（一）循环免疫复合物

患者感染 HBV 后，血清中出现抗 HBe、抗 HBc、抗 HBs 等抗体，就有可能在血循环中形成免疫复合物，沉积于肾小球毛细血管襻，激活补体造成免疫损伤，在不少患者的血清中可检出 HBV 循环免疫复合物（CIC）。

（二）原位免疫复合物

目前许多学者认为肾小球局部损伤与 HBeAg 和抗 HBe 所形成的原位ⅠC关系密切。

二、自身免疫

有学者认为 HBV 膜性肾炎的发生可能与抗内源性肾小球抗原的自身抗体有关。

三、病毒直接感染肾脏细胞

四、免疫缺陷及遗传因素

【病理】

乙肝相关性肾炎的肾脏病理类型较多，最常见表现为膜性肾小球肾炎，其他可为膜增生肾小球肾炎、系膜增生性肾小球肾炎、局灶节段性系膜增生或局灶节段硬化性肾小球肾炎及 IgA 肾病。

【临床表现】

起病年龄多在 2~12 岁，平均 6 岁，男孩居多。临床表现多样性，以多种方式起病，主要表现为肾病综合征或蛋白尿，常伴镜下血尿，少数有肉眼血尿、高血压或肾功能不全。病者可因并存肝炎而有肝炎表现。血清 HBsAg、抗 HBc 几乎均阳性。可有低补体血症和冷球蛋白血症。

【诊断】

应具备如下 3 条：①肯定有免疫复合物肾炎存在；②乙肝病毒抗原血症；③在肾组织中证实乙肝病毒或其抗原的沉积（如能发现 HBV-DNA 或 HBeAg 提示乙肝病毒在肾组织中复制）。

鉴于我国目前儿科未广泛开展肾活检组织电镜及免疫荧光检查，如按上述条件确实有一定的难度，目前多根据其临床特点，提出本病拟诊。拟诊依据如下：①具有血尿、蛋白尿等肾炎或肾病的尿液改变；②血清 HBsAg 多次检测阳性；③临床表现与一般肾炎不同，具有不典型、多样性、多变性等特点，造成分型困难；④除少数急性病例外，大多起病隐匿，病程迁延，对皮质激素不敏感；⑤一般无肝炎症状，但血清 GPT 多数升高；⑥排除急性链球菌感染后肾炎；⑦排除单纯性肾病；⑧排除其他继发性肾炎，如过敏性紫癜肾炎、红斑狼疮性肾炎等。

我国是乙肝病毒流行区，且肾小球肾炎也是常见病，常规在肾小球肾炎的患者做 HBsAg 检查是必要的。

【治疗】

目前对乙肝相关性肾炎无特殊疗法，治疗上与一般肾炎相同。目前认为应用糖皮质激素和（或）免疫抑制剂治疗的弊大于利。抗病毒药物可能为一种新的治疗手段。

一、重组人类 α-干扰素

开始剂量 500 万 U，皮下注射，每天 1 次，如有不良反应可将剂量减半，疗程 4 个月。因疗效不确定，且价格昂贵，故不宜常规应用。

二、阿糖腺苷-A 及胸腺提取物（胸腺刺激素，thymostimulin，TP-1）

阿糖腺苷-A 剂量为每天 5~15mg/kg 静脉滴注，疗程 2 周，然后用 TP-1 每天 2mg/kg，肌内注射，用 6 个月。

此外，综合疗法对 HBV 肾炎的治疗很重要，增加营养，适当地休息与活动，预防感染，对症治疗。中药活血化瘀、益气补肾对调节机体功能有益。

第五节　IgA 肾病

IgA 肾病又称 IgA 系膜肾病，是指肾小球系膜区有广泛、显著的 IgA 颗粒沉着的肾小球疾患，此为一免疫病理诊断。1968 年首先由 Berger 和 Hinglais 报道，故又名 Berger 病。此分为原发性与继发性两种，继发性者可继发于多种疾病，常见的有过敏性紫癜、系统性红斑狼疮、肝炎、急性链球菌感染后肾小球肾炎的消散期等。此处主要叙述原发性 IgA 肾病。

【病因与发病机制】

病因不明。多数学者认为本病是由于含有 IgA 的循环免疫复合物在肾内沉积而致病。因为在肾小球内可查到 IgA 和 C_3 等的沉着，同时在血中有 IgA 免疫复合物存在。这可能是在微生物或其他抗原作用下，黏膜内浆细胞分泌较多的 IgA 所致。由于黏膜屏障不良，且机体免疫清除能力低下，故免疫复合物易于进入血流，且为系膜所摄取并被吞噬，而沉积于系膜区。

【病理】

光镜下以系膜增殖为主要改变，肾小球的病变有以下 3 种类型：①轻微病变，系膜基质有轻度增生，不伴细胞增殖，见于 1%~15% 肾组织检查的病例。②局灶性节段性肾小球肾炎，系膜细胞和基质增殖呈灶性分布，部分肾小球有新月体及球囊粘连。病程长者可见灶性硬化，见于 50%~80% 的检查病例。③弥漫性系膜增殖和基质增生，常伴新月体形成，此类较少见。后两种类型常伴不同程度的肾小管和间质变化。

免疫病理以系膜区 IgA 呈颗粒状沉积为本病特征，可伴 IgG 和 C_3 沉积，但以 IgA 沉积为主。或 IgA 荧光强度大于其他。

镜下还可见到系膜区有电子致密物沉积。部分病例可见肾小球基膜变薄、断裂及上皮细胞足突融合。

【临床表现】

本病可见于不同年龄，但以青少年为多见。起病隐匿，多数以血尿和（或）蛋白尿为首发表现，无症状性血尿和（或）蛋白尿是 IgA 肾病最常见的临床表现。其典型的临床表现为发病前或同时有呼吸道或消化道感染，多数为病毒感染，少数为细菌感染，2~3d 后出现血尿和（或）蛋白尿。一般无水肿及高血压。除感染外，还可在剧烈运动、发热、疫苗注射、拔牙、扁桃体摘除或外伤后发生。肉眼血尿一般在 3~7d 内消失，但其后可多次发作，发作间歇期尿检可正常或有持续镜下血尿。虽有肉眼血尿，但一般情况良好，无水肿，血压一般正常。少数患者可诉肌痛、关节痛或腰痛及一过性排尿困难。

除上述表现外，IgA 肾病还可有以下几种表现。一种是以急性肾炎综合征起病，占本病的 4%~10%，即除血尿外还有水肿、高血压。每天尿蛋白量一般少于 1g，水肿高血压恢复后遗留有持续的镜下血尿。第二种是以肾病综合征起病，占本病的 0.6%~6.0%，但在病程发展中有肾病综合征表现者则有 10%~30%。更少见的是以急进性肾炎或急性肾功能衰竭、恶性高血压、低钾性肾病，以及慢性肾功能不全或高血压起病者。

实验室检查无特异性，21%~75% 可查到血清 IgA 增高，50% 可查到循环免疫复合物。

【诊断】

IgA 肾病可根据以下几方面进行诊断。①临床表现为感染或劳累后迅速出现肉眼或镜下血尿，不伴水肿和高血压，并有多次类似发作，尿检查有红细胞管型。②检验发现部分患者可有血 IgA 增高，或有免疫复合物。皮肤活检可在表皮真皮交界处和（或）小血管壁上有 IgA 沉着，并常伴有 C_3。③排除其他原因所致的血尿，特别要注意与遗传性肾炎、家族性良性再发性血尿及慢性肾炎的急性发作等鉴别。④确诊 IgA 肾病需做肾活检，免疫荧光检查可见系膜区有显著的 IgA 沉着，并排除其他类似疾病如紫癜性肾炎、狼疮性肾炎和肝病时的肾脏改变。

【预后】

过去认为本病预后良好，但随着观察时间的延长，发现有少数患者病情可进展至肾功能不全。目前认为，下列几种因素提示预后不良：起病年龄大、高血压、每天尿蛋白超过 1g、肾功能不全、病理改变呈重度弥漫增殖性改变、有新月体形成并伴肾小管改变等。

【治疗】

无特殊治疗。有效地控制高血压和防治感染肯定是必要的。有学者建议，每天用苯妥英钠 5~6mg/kg 分 3 次服用，可降低血中的 IgA 水平，但对血压和肾功能及组织学改变却没有影响，亦不能改变病情的进展。另有学者用达那唑每天 200mg/kg 口服，认为可使尿蛋白减少。对有重度蛋白尿的肾病综合征表现者，或病情重、进展快，或组织学有弥漫性改变伴新月体形成的患者，则主张用激素治疗。或与抗凝剂、免疫抑制剂联合应用。对表现为急进性肾炎伴有肾病综合征表现者，可用甲泼尼松冲击治疗，亦可与环磷酰胺联合应用。还有报道用血浆置换治疗本病的，其疗效还有待于进一步评价。

第六节　溶血尿毒综合征

溶血尿毒综合征（hemolytic uremic syndrome，HUS）是以微血管损伤性溶血性贫血、急性肾功能不全及血小板减少为特征的临床综合征。本病以婴幼儿多见，是小儿时期尤其是婴幼儿时期急性肾功能衰竭的主要原因之一。预后差，病死率高。降低病死率的关键是早期诊断，早期治疗。

【病因】

本症病因不明，可能与细菌、病毒、某些药物、遗传、免疫等因素有关。一般先有细菌或病毒感染病史，有时有小规模流行，故与感染的关系甚为密切，认为是微生物或毒素损害了肾脏的内皮细胞所致。亦有人认为本病是由于异常的免疫反应所致。

【临床表现】

一、前驱期

常见上呼吸道和胃肠道症状，表现为发热、咳嗽、流涕、腹泻、恶心、呕吐、腹痛等，一般持续 1～10d。

二、急性期

（1）急性溶血及出血前驱症状之后，短期内血红蛋白明显下降，并可出现溶血危象，表现为面色苍白、无力、黄疸等。消化道出血明显，有呕血、便血，皮肤出现瘀点或瘀斑。

（2）急性肾衰竭尿少甚至尿闭，水肿、高血压、心力衰竭、酸中毒、高血钾、氮质血症、尿毒症等。

（3）神经系统表现精神萎靡、烦躁、嗜睡，重者抽搐、昏迷。

三、晚期表现

轻症病例急性期持续 1～2 周，在 1～2 个月内缓解。重症病例如治疗不当，可在急性期死亡。部分患儿于急性期后仍有持续尿异常，反复高血压、肾功能逐渐减退，逐渐发展为终末期肾功能不全。

【实验室检查】

一、血常规

血红蛋白降低，网织红细胞增高。血小板减少，常在 $50 \times 10^9/L$ 以下，末梢血涂片可见红细胞形态异常，呈盔甲形、贝壳形、芒刺形，可见微小形红细胞、红细胞碎片等。

二、凝血功能检查

凝血时间延长，血浆纤维蛋白原降低，第Ⅱ、Ⅶ、Ⅸ因子降低。

三、尿常规

尿液中有蛋白、红细胞、白细胞及管型。

四、肾功能

尿素氮、血肌酐、血钾增高，二氧化碳结合力下降。

五、其他

尿纤维蛋白原降解产物（FDP）升高、Coombs 试验阳性。

【诊断】

在胃肠道或上呼吸道症状后突然出现苍白、尿少、出血症状时应考虑本病。实验室检查有微血管损害性溶血性贫血证据，肾功能不全、血小板减少等即可确诊。须注意与急性肾小球肾炎、过敏性紫癜性肾炎、血栓性血小板减少性紫癜（TTP）及其他原因引起的肾功能不全相鉴别。

【治疗】

主要为对症治疗，重点为急性肾功能不全的处理及透析疗法的应用，同时，针对溶血、出血及各系统症状采取综合治疗。

一、腹膜透析

无尿超过 24h，尿素氮迅速增高、血钾>7mmol/L 者，应进行腹膜透析治疗。

二、输血

血红蛋白低于 60g/L 时应予输血，常用浓缩红细胞，若用全血，血量以 2.5~5mL/kg 为宜，速度宜慢。不能输血小板悬液，因其有引起小血管内微血栓形成的危险。

三、前列环素的应用

有学者试用前列环素治疗 HUS，可使尿量增加、尿素氮下降、血小板回升、FDP 降低。开始剂量每分钟 2.5ng/kg，1 周内可增至每分钟 30~40ng/kg，用输液泵作静脉滴注。副作用有呕吐、嗜睡，剂量过大时可发生低血压和心动过缓。此法仍处于临床试验阶段。

第七节 肾病综合征

肾病综合征，简称肾综，是由多种病因引起肾小球基底膜通透性增高，导致大量血浆蛋白从尿液丢失，临床上以大量蛋白尿、低蛋白血症、高度水肿及高胆固醇血症（三高一低）为特征的一组综合征。其中以大量蛋白尿和低蛋白血症尤为重要。多发生于学龄前。它分为原发性肾病综合征（包括单纯性肾病综合征和肾炎性肾病综合征）、继发性肾病综合征和先天性肾病综合征 3 种。

【临床要点】

一、分类及临床表现

（一）单纯性肾病综合征

主要表现为大量蛋白尿、高度水肿、高脂血症及低蛋白血症，无血尿及高血压表现。

（二）肾炎性肾病综合征

除"三高一低"外，尚有血尿（尿检查红细胞超过 10 个/高倍视野，分散在 2 周内的 3 次以上离心尿检查），高血压（反复出现高血压，学龄儿童超过 130/90mmHg，学龄前儿童超过 120/80mmHg，并排除用类固醇皮质激素所致），氮质血症［血浆非蛋白氮（NPN）超过 50mg/dl，或尿素氮（BUN）超过 10.7mmol/L，即 30mg/dl］，补体持续或反复降低。

此外，本型患者多数对肾上腺皮质激素（以下简称激素）治疗无效应，尿纤维蛋白降解产物（FDP）升高及非选择性蛋白尿等。

（三）先天性肾病综合征

指生后 1 年内出现大量蛋白尿、低蛋白血症、水肿、高胆固醇血症四大特征的肾病综合征，多数为常染色体隐性遗传。主要为先天性肾病芬兰型，少数为弥漫性肾小球系膜硬化症等，多数在出生后 6 个月起病，芬兰型患儿还伴有胎盘大、有特殊外貌、生长发育迟缓等，预后不良。弥漫性肾小球系膜硬化者呈进行性肾功能衰竭。本病分为以下 3 种类型。①芬兰型先天性肾病综合征：其母常有妊娠中毒症，早产，胎盘大，多数有宫内窒息。出生后可有苍白及呼吸困难。生后 3 个月内至新生儿期出现水肿、蛋白尿及低蛋白血症等肾病综合征的典型表现，可有氨基酸尿及糖尿。预后极差，对激素及免疫抑制剂无反应，肾移植是唯一的治疗方法。②肾小球弥漫性系膜硬化症：病因不明，常有家族史，胎盘正常，生后 3 个月至 1 岁发生水肿、蛋白尿。病理检查可见弥漫性系膜硬化和肾小管萎缩。无治疗方法，多于起病后 2 年内死于肾功能衰竭。③其他婴儿肾病综合征：其他先天性肾病综合征的病因多种多样，可继发于感染、中毒或先天性综合征，如小头畸形、甲-髌综合征等。常于出生 3 个月后发病。病理改变多样，可为微小病变、局灶性肾小球硬化及膜性肾病等。部分对激素敏感，多数耐药。有病因可查者，应对因治疗；对无原因可查者，有条件者应争取做肾移植。

（四）继发性肾病

指除具有肾病综合征的临床表现外，而有明确原因可查者，其病因繁多，但常见的有狼疮性肾病、紫癜性肾病、乙型肝炎相关性肾病等。

二、实验室检查

（一）尿常规

尿蛋白为+++～++++，24h 尿蛋白定量>0.1g/kg。单纯性肾病综合征为选择性蛋白尿、选择指数（SPI）>0.2。可见透明管型或颗粒管型，部分肾炎性肾病综合征患者可见红细胞。

（二）肾功能

一般正常，少尿期尿素氮轻度升高。

（三）血清胆固醇

常增高，大于 6.5mmoL/L（250mg/dl）。

（四）蛋白电泳

α_2-球蛋白明显增高，γ-球蛋白降低。

（五）血浆总蛋白

降低，白/球蛋白倒置。

（六）其他

红细胞沉降率增快，血清补体一般正常。尿 FDP 在部分肾炎可大于 1.25mg/L（1.25μg/mL）。

三、肾活检

肾活检对于明确肾病综合征的病理类型，判断预后及指导治疗有重要的意义。肾组织病理检查常规包括：免疫荧光检查（IgG、IgA、IgM、C_3、Fib）；光镜（HE、PAS、PASM、Masson 染色等）；透视电镜检查。儿童肾病综合征常见的病理类型有：

（一）轻微肾小球病变

此型占儿童肾病综合征的77%，分为2种情形：①微小病变型（minimal change disease，MCD），此型肾病的病理特点是，免疫荧光阴性，光镜无明显异常或仅见有肾小管上皮细胞肿胀，即类脂性肾病，主要病变为于电镜下可见广泛上皮细胞足突融合。②肾小球疾病的起始轻微阶段或恢复好转阶段。此型病变与微小病变相似，免疫荧光可见肾小球不同部分出现强弱不等的免疫球蛋白和补体沉积。电镜下可见有少量的电子致密物。本病是小儿原发性肾病综合征最常见的病理类型，起病年龄大多为 10 个月~10 岁，表现为典型的肾病综合征、高选择性蛋白尿，对激素诱导治疗反应大多敏感，绝大多数表现为单纯性肾病综合征。少数可有镜下血尿，但肉眼血尿罕见。约有 1/4 的患者，在患病初期可有肾功能损害，可能是由于血容量不足所致，随着尿量增多，肾功能即恢复正常。约9%的病例出现高血压，血清补体一般正常，对激素敏感，但易复发，预后良好。

（二）局灶性节段性肾小球硬化

本型亦较常见，其发病仅次于微小病变型。男性较多见。受累的肾单位多位于皮质。临床上多表现为肾炎型，或为肾病综合征的四大特征。但有程度不等的持续性或反复性血尿，少数仅表现为无症状蛋白尿。13%~100%伴有高血压，但多较迟发。5%~64%的患者出现肾功能减退或肾功能衰竭。水肿为中等度，尿蛋白为低度至中度选择性，早期则有 12%~50%显示高度选择性。尿 FDP 明显增高，常大于 1.25μg/mL，部分 C_3 降低。本型患儿对肾上腺皮质激素敏感性差，一般认为对激素的敏感性为 20%~30%。对激素敏感者，易频繁复发或晚期耐药。

（三）膜性肾小球肾炎

所谓膜性是指毛细血管壁特征性地弥漫性增厚，是基膜物质增厚的结果。本型在临床上多表现为肾炎性肾病综合征，占儿童原发性肾病综合征的 2.3%～10%，年龄多在 7 岁以上，女性较多见。25%～50% 以肾病综合征四大症状起病，其余可以急性肾炎、无症状蛋白尿和（或）血尿起病，但 80% 的病例在病程中会出现肾病综合征的表现。个别病例呈急进性肾炎的临床经过。全部病例都有血尿，大部分有肉眼血尿。早期有高血压，1/3 的患者出现肾功能不全。重度水肿少见，蛋白尿多为低选择性，尿 FDP 明显增高，常大于 1.25μg/mL，血清蛋白降低和胆固醇增高的程度不如微小病变显著。持续性血清 C_3 降低，有的病例一开始就有持续性 C_3 降低，有的病例在病情进展后出现持续性 C_3 降低，始终未出现 C_3 降低者甚少。故此型又称低补体性肾炎，约有半数患者出现贫血。本型的临床特点是年龄较大，常在 7 岁以上，女性较多见，都有血尿、高血压和持续 C_3 降低，半数患者有贫血，本型对激素耐药，预后差。

（四）膜增殖性肾小球肾炎

以肾小球系膜细胞和基质重度增生，系膜插入内皮下以致肾小球毛细血管滤过膜增厚为特征的一种肾小球肾炎。免疫荧光可见有不同种类和程度的免疫复合物、补体和纤维蛋白原在肾小球系膜区及血管襻沉积。本病可分为 3 型。Ⅰ 型：肾小球弥漫性肿胀，系膜细胞明显增生、基质增多，通过副系膜区插入内皮下，而出现肾小球滤过膜"双轨征"。Ⅱ 型：最主要的病变是电镜下可见肾小球基底膜的致密层被大量电子致密物沉积，故本型又称致密物沉积病。Ⅲ 型：与 Ⅰ 型相似，但肾小球基底膜可出现钉突样改变。MPGN 较少见，临床表现多为肾炎型肾病，对激素敏感性差。

（五）膜性肾病

主要病变为肾小球基底膜增厚、钉突样改变，增厚的基底膜虫蚀样改变等。本型可发生于任何年龄，但儿科病例较少见，本型特点除肾病综合征的临床表现外，多有早期血尿，但高血压、氮质血症少见，血清 C_3 正常，对激素多数耐药，但预后较好。我国大部分膜性肾病与乙型肝炎病毒血症有关。有学者建议，如果患儿血中乙型肝炎病毒标志物阳性，患儿有肾炎改变，肾活检为膜性病变，就可诊断为乙型肝炎相关性肾炎，而不必做肾组织中乙肝抗原标志物的检测。

（六）系膜增殖性肾炎

本型是难治性肾病综合征中最常见的一种类型，占小儿原发性肾病综合征的 2.7%～10%，7 岁以上多见，一般男多于女。其免疫荧光可见有不同种类、不同程度的免疫荧光在肾小球系膜区或血管襻沉积。光镜下可见肾小球系膜细胞弥漫性增生，系膜基质增多。电镜下可见有系膜细胞增生，系膜基质增多，系膜区有电子致密物沉积，肾小球上皮细胞足突融合。根据免疫荧光沉积的种类，免疫病理学分类可有：①IgA 肾病（IgA nephropathy），以 IgA 在系膜区沉积为主的系膜增生性肾炎。②IgM 肾病（IgM nephropathy），以 IgM 在系膜区沉积为主的系膜增生性肾炎。本病仅次于微小病变，是儿童原发性肾病综合征常见的病理类型之一。临床表现多样，大部分表现为肾病综合征的症状，可表现为单纯型肾病综合征，也可表现为肾炎型肾病综合征；少部分表现为单纯性血尿和（或）蛋白尿。表现为肾病综合征者，多数有血尿，多为镜下血尿。蛋白尿多属非选择性，约半数出现高血压。本型多数对激素耐药，其耐药与否，与系膜细胞增生的程度有关，中度增生者，约半数对激素敏感，但敏感者亦往往频繁复发。本型的预后不一，有的预后良好，有的发生肾功能衰竭，这也与系膜细胞增生程度有关。对激素的敏感性，为50%~70%。

（七）毛细血管内增生性肾小球肾炎

以毛细血管内皮细胞和系膜细胞大量增生，以致毛细血管腔变窄，中性粒细胞在系膜区浸润为主要病变。本病多见于急性链球菌感染后性肾小球肾炎，或由此继发的肾病综合征。偶见于原发性肾病综合征。

【并发症】

一、感染

（一）细菌感染

以呼吸道感染、皮肤感染、原发性腹膜炎及泌尿系感染最为常见。病原菌以大肠杆菌居多。注意早期发现并予以积极治疗。

（二）病毒感染

如麻疹、水痘、带状疱疹等。一旦发现病毒感染，立即停用肾上腺皮质激素或减至生理剂量。接触者激素减量，并给予丙种球蛋白注射。

二、电解质紊乱

常见的有低钠血症、低钾血症、低钙血症等。

三、其他

可能发生血栓、低血容量性休克、蛋白质营养不良等。

【诊断】

一、肾病综合征的诊断标准

（一）大量蛋白尿

尿蛋白为+++~++++，持续2周以上，24h尿蛋白定量大于0.1g/kg。

（二）低蛋白血症

血浆白蛋白低于30g/L。

（三）高胆固醇血症

胆固醇大于5.7mmol/L（220mg/dl）。

（四）水肿

可轻可重，大量蛋白尿及低蛋白血症为必备条件。

二、肾炎性肾病综合征的诊断标准

在具有肾病综合征的四大特征基础上，具有下列四项之一或多项者可诊断为肾炎性肾病综合征。

（一）血尿

尿红细胞超过 10 个/HP（指分散在 2 周内进行的 3 次以上离心检查）。

（二）持续或反复出现高血压

学龄前儿童超过 16.0/10.6kPa（120/80mmHg），学龄儿童超过 17.33/12.0kPa（130/90mmHg），并排除因肾上腺皮质激素所致。

（三）持续性氮质血症

尿素氮（BUN）超过 10.7mmol/L（30mg/dl），并排除因血容量不足所致者。

（四）血清补体

血清总补体量（CH50）或 C_3 持续或反复降低。

【治疗】

治疗目的是消除蛋白尿，加强全身支持治疗，积极防治并发症。

一、一般治疗

（一）生活制度

水肿明显时卧床休息，尽量保持正常的生活和学习制度。

（二）饮食

水肿及高血压时应低盐饮食（每天氯化钠为 0.5~1g），应供给足量的钙剂及维生素 D。高蛋白饮食后尿蛋白显著增多。目前主张，肾病患者应食用低蛋白饮食，蛋白质（最好是优质蛋白）限制在每天 0.4~0.6g/kg，总热量为每天 146.5kJ/kg，如有可能，在能补充必需氨基酸（特别是酮氨基酸及羟氨基酸）的情况下，最好采用极低蛋白饮食，即每天 0.2g/kg 蛋白。磷限制在每天 600~700mg，以防止慢性肾功能衰竭患者甲状旁腺功能亢进和钙磷代谢紊乱，从而发生间质性肾炎和肾纤维化。

二、防治感染

加强预防，避免到人多的公共场所，防止交叉感染。免疫接种应在停药 6 个月后进行。合并感染时予以特效且肾毒性低的抗生素治疗。

三、利尿

严重水肿及尿少时，可用氢氯噻嗪，每天 1~2mg/kg，分 3 次口服，或螺内酯每天 2mg/kg，分 3 次口服。可同时辅以血浆（10mL/kg）或无盐蛋白（0.5~1g/kg）。在并发有肾前性急性肾功能衰竭的患者，输入白蛋白是其有效的治疗方法之一，但在无上述并发症的单纯性肾病综合征患者输入白蛋白，则可使缓解所需要的时间延长、BUN 水平增高、复发率明显增加，并有部分患者转为肾炎性肾病综合征，故单纯性肾病综合征不宜输注白蛋白。

四、激素治疗

（一）疗程

（1）短疗程总疗程 8~12 周。优点是副作用小；缺点是复发率高，虽有少数长期缓解者，但多数复发，故目前已很少应用。

（2）中长疗程总疗程6个月为中疗程，9~12个月为长疗程。优点是复发较少，有些对激素耐药者，延长治疗期仍有可能获得缓解。缺点是可能产生副作用。

（二）初发病例的治疗

在开始应用激素前最好先观察1~2周，以便于确定病情，判断预后；如水肿明显，应先行利尿，因激素治疗的初期可使水肿加重；治疗潜在的感染，特别是结核病、尿路感染等；如在观察期间病情自然缓解者，则可不用激素。

（三）常规治疗方案

（1）始用阶段（诱导治疗）泼尼松每天2mg/kg，分次口服，连用4周；或用至尿蛋白转阴（1周内连续3次尿蛋白阴性）后巩固2~4周，即足量用药时间不少于4周，尿蛋白转阴时间不短于2周，才转入减量阶段。

（2）巩固阶段（维持治疗）本阶段的治疗原则是应用最小能维持疗效的药量，既能避免复发，又能减少激素的副作用，因此减量的速度要慢，维持的时间要长。具体实施方法有2种。①递减法：适用于激素敏感患儿。泼尼松隔天1~2mg/kg，早餐后顿服，共4周。以后每1~2周减少当时剂量的10%左右或5mg，一直减至隔天5~10mg，即用此量长期维持。但当减量至每天10~15mg时，最易复发，可能需要递减得更慢一些，可以每2~4周减量1次，并加强对病情的观察和尿液的复查。②隔天减量法：适用于激素依赖或对激素部分敏感的患儿。原用量的泼尼松改为每天早餐后顿服。每周减量1次，每天减少当时剂量的10%左右或5mg，直至移行至隔天用药（即隔天用2mg/kg），再往下按每1~2周减1次，每次减总量的10%左右或5mg，最后成为隔天5~10mg，即以此量维持。例如：诱导时用量为每天40mg，减量开始第1周单日为40mg，双日为35mg，第2周单日仍为40mg，双日为20mg。依此类推，直至单日为40mg，双日为0。然后，继续每1~2周逐渐减少单日用量直至维持量。

（四）激素治疗效应的评价

（1）激素治疗的效应指用泼尼松每天1.5~2mg/kg治疗8周后产生的效应。①完全效应（对激素敏感）：尿蛋白转阴，水肿消退。②部分效应（对激素部分敏感）：尿蛋白++或更多。③无效应（对激素不敏感或对激素耐药）：尿蛋白+++或更多。

（2）反复与复发。①反复：是指在治疗过程中，尿蛋白转阴后，在7d内至少连续3次出现尿蛋白≥++或定量>50mg/kg（24h尿蛋白）。②复发：是在完全缓解后又出现以前同样的变化。③多次反复或频繁复发：指在半年内复发2次，或在1年内复发3次或3次以上者。

（3）激素依赖对激素敏感，用药后缓解但减量或停药4周内又复发，恢复用量或再次用药仍然有效，并重复3次以上者（须排除感染等因素）。

（4）激素耐药激素足量治疗8周，尿蛋白仍大于+++者。

（5）激素治疗期间的注意事项激素治疗期间要密切观察有无严重的副作用，测量血压，警惕感染等。

五、免疫抑制剂

（一）环磷酰胺

口服剂量每天 2~2.5mg/kg，疗程 8~12 周。也可静脉冲击治疗，每天 8~15mg/kg 静脉滴注，2d 为 1 个疗程，间隔 15~30d，连用不超过 6 个疗程，副作用有白细胞减少、秃发、肝功能受损、出血性膀胱炎、性腺损伤不育等。

（二）苯丁酸氮芥

口服，每天 0.2mg/kg，疗程不超过 8 周，总量宜小于 10mg/kg。副作用有白细胞及血小板减少、对病毒感染的易感性增加，青春期前男孩也可能有性腺损伤。

（三）6-硫鸟嘌呤

剂量为每天 1.5~2.0mg/kg，疗程尚待摸索，副作用有白细胞、血小板减少。

（四）环孢素 A

每天 5~7mg/kg，疗程 3~6 个月。最好有血药浓度监测。副作用有肾前性氮质血症（用药初期）、肾小管间质损害（用药长时）、多毛、牙龈增生、低血镁、血碱性磷酸酶增高等。

（五）霉酚酸酯

每天 20~40mg/kg，分 2~3 次餐后服，1~3 个月后改为每天 10~20mg/kg，总疗程 6 个月。

六、辅助治疗

（一）抗血小板聚集及抗凝治疗

①藻酸双酯钠：每天 1~3mg/kg，静脉滴注，每分钟不超过 20 滴，10d 为 1 个疗程。②潘生丁：每天 5~10mg/kg，分 3 次服，疗程 6 个月。③复方丹参：1~4mL 静脉滴注，10d 为 1 个疗程。④肝素：每天 50~150U/kg，静脉滴注，5~10d 为 1 个疗程。⑤华法林：每天 2~8mg，分 2~3 次服。

（二）免疫刺激剂

左旋咪唑 2.5mg/kg，隔天口服，1~1.5 年。

（三）静脉免疫球蛋白

每天 400mg/kg，静脉注射，5d 为 1 个疗程。

（四）血管紧张素转换酶抑制剂

卡托普利，每天 1mg/kg，分 3 次服；依那普利，每天 5~20mg，顿服可分次服，并根据血压情况调节用量。

（五）肠道清除（肠道透析）

肠道清除疗法，其原理是通过腹泻和肠道半透膜作用移去或清除肾功能不全所产生的代谢产物。有研究表明，肾功能不全时每天肠道含尿素 70g、肌酐 2.5g、尿酸 2.5g、磷 2g，明显高于尿中每天的含量。通过口服透析液或灌肠方法，让患儿产生腹泻或通过肠道半透膜作用，从而达到清除代谢产物的目的。

1. 口服法

胃肠透析盐参考配方：氯化钾 0.3g、氯化钠 2.34g、氯化钙 0.147g、碳酸氢钠 1.68g、甘露醇 32.8g 加水至 1000mL，每次口服约 20mL/kg，每天 3 次于餐前 1h 服完，使患儿产生腹泻。此法可使临床症状缓解，血 BUN 下降，对调节水、电解质平衡也有帮助，但患儿不易接受及难以坚持。

2. 结肠透析

透析液参考配方：氯化钾 0.3g、氯化钠 2.34g、氯化钙 0.11g、碳酸氢钠 1.68g 加水100mL，总渗透压 311mmol/L，高血钾者可去除氯化钾。用量：<10 岁，500~1000mL；≥10岁，1000~1500mL。具体方法，先将一肛管插入距肛门 30~40cm 处（此管灌入透析液），然后另插入一导尿管距肛门约 6cm（此管流出透析液）。于 2~3h 完成透析。疾病极期时每天 2 次，恢复期每周 2~3 次。该疗法的主要并发症是肠炎，故应无菌操作，也可口服抗生素预防。

七、中药

（一）雷公藤总苷

每天 1mg/kg，分 2~3 次服。针对激素毒副作用予以滋阴降火药。激素减量过程中益气补肾等。

（二）滋阴降火方

知母、生地、玄参、泽泻各 9g，生甘草 4.5g。

（三）益气补肾方

黄芪 9~12g，炙甘草 4.5g，党参 9~12g，淫羊藿、锁阳、补骨脂各 9~12g。

（四）利尿消肿方

车前草、金钱草、玉米须各 15~30g。

八、循证医学对肾病综合征治疗的看法

（一）微小病变型肾小球肾炎的治疗

儿童微小病变型肾小球肾炎的治疗，建议对于儿童首发或复发微小病变型肾小球肾炎 A级推荐以下治疗方案：泼尼松每天 60mg/m²，共 4~6 周，之后改为每天 40mg/m²。对于儿童反复复发病例，A 级推荐在应用泼尼松治疗基础上，加用环磷酰胺或氮芥（量的选择应根据患者情况而定）；D 级推荐反复大剂量泼尼松或长期泼尼松每天疗法；有关左旋咪唑对微小病变型肾小球肾炎治疗的临床试验较少，仅 B 级推荐左旋咪唑在反复复发病例中应用。对于激素依赖性微小病变型肾小球肾炎，A 级推荐环孢素 A 每天 5mg/kg（维持时间视病情而定）；D 级推荐环磷酰胺每天 2mg/kg，并维持 12 周。对于激素抵抗的微小病变型肾病，临床治疗往往较困难，这些病例发展至终末肾功能衰竭的机会较大，有关这些病例治疗的临床试验样本均较小，且随访时间不长，D 级推荐如下治疗方案：诊断上应排除局灶节段性硬化型肾小球肾炎，环磷酰胺每天 2mg/kg 维持 12 周或环孢素 A 每天 6mg/kg（维持时间视病情而定）。

（二）　IgA 肾病的治疗

在选择治疗方案前，确定哪些病例需要治疗是十分重要的。如果每天蛋白尿在 3g 以下，应密切随访，否则须采取积极的药物治疗。根据试验结果，建议每天尿蛋白在 3g 以上、肌酐清除率在 70mL/min 以上且肾脏病理改变较轻微的病例，可用泼尼松治疗 4~6 个月，开始剂量每天 1mg/kg，8 周后改为每大 1mg/kg，之后逐步减量（A 级推荐）。不主张对 IgA 肾病使用环磷酰胺、潘生丁及华法林三联疗法（A 级推荐），也不主张使用环孢素 A（B 级推荐）。有关硫唑嘌呤在 IgA 肾病应用的资料较少，目前尚无明确结论。对于 IgA 肾病肾功能急剧恶化病例，目前也无明确的治疗意见。对血压高的病例，应积极控制血压，尽可能选用 ACEI 制剂（B 级推荐）。扁桃体经常发炎的病例，可考虑切除扁桃体（D 级推荐）。对病情较重的病例，有学者曾试用免疫球蛋白治疗，其疗效有待临床的进一步观察。

（三）　膜性肾病的治疗

试验结果显示，激素治疗对减少膜性肾病尿蛋白或保护肾功能均无益处，因此，不主张激素单独使用（A 级推荐），不主张在常规治疗中使用硫唑嘌呤（C 级推荐），但对高危病例 A 级推荐激素加环磷酰胺或氮芥，B 级推荐激素加环孢素 A 进行治疗，具体方案如下：环磷酰胺每天 1.5~2.5mg/kg，口服维持 6~12 个月，治疗开始的前 2 个月，合用泼尼松每天 1~2mg/kg，治疗有效后尽快逐步撤除激素，环磷酰胺治疗期间应保持白细胞在 4.5×10^9/L 以上，不主张环磷酰胺静脉冲击治疗；或甲泼尼龙 1g 静脉冲击，连续 3d，后改用口服，每天 0.4mg/kg 维持 27d，氮芥每天 0.2mg/kg 维持 28d，之后在 6 个月的时间内重复以上步骤共 3 次；或环孢素 A 每天 4~6mg/kg（分 2 次），维持 6~12 个月，并根据血药浓度（120~200ng/mL）调整剂量，治疗开始的前 2 个月，可合用泼尼松每天 1~2mg/kg，治疗有效后尽快逐步撤除激素。

（四）　膜增殖性肾小球肾炎（MPGN）的治疗

近年来发现继发性膜增殖性肾小球肾炎发病率有增多趋势，因此，在诊断原发性膜增殖性肾小球肾炎时应注意排除继发性的可能性。研究结果提示，免疫抑制剂的总体疗效不甚理想。因此，建议仅对大量尿蛋白（3g/d 以上）、存在小管间质病变（B 级推荐）或肾功能损害（C 级推荐）的病例进行积极药物治疗。对于儿童 MPGN 须治疗的病例可试用大剂量泼尼松或甲泼尼松每天 40mg/m² 治疗，且长期（6~12 个月）维持（A 级推荐）。

（五）　局灶性节段性肾小球硬化（FSGS）的治疗

目前对 FSGS 治疗的建议是：主张试用泼尼松每天 0.5~2.0mg/kg，如果治疗有效，3 个月后可将泼尼松减至每天 0.5mg/kg，如果激素治疗 6 个月仍无效，患者则为激素抵抗（D 级推荐）；对于激素治疗无效的病例，可考虑环孢素 A 每天 5mg/kg 以减少尿蛋白（B 级推荐），但环孢素 A 减量或停用后，复发率很高，对于这些病例可考虑长期环孢素 A 治疗以维持缓解（D 级推荐）；主张环磷酰胺或氮芥仅作二线药物在 FSGS 病例使用（D 级推荐）；对于肾移植术后发生 FSGS 的病例，可试用血浆置换或血浆蛋白免疫吸附疗法（D 级推荐）。

注意：在目前的原发性肾小球肾炎的治疗方案中，许多方案有待于进一步改善和提高，因此在选择治疗方案时，充分评价每个患者的实际病情是十分重要和明智的。

A 级推荐（建议为首选方案）：基于一个或多个一级临床试验的结果，该研究为大规模随机、双盲、对照、前瞻性、观察终点明确的研究。

B 级推荐（次选方案）：基于二级及以上临床试验的结果，即大规模随机、对照、前瞻性，但终点不明确的研究。

C 级推荐：基于三级及以上临床试验的结果，为病例对照，不完全随机，回顾性的研究。

D 级推荐：基于四级及以下临床试验，小样本，无对照，观察性的研究的结果及专家意见。

九、转归判定

（1）基本痊愈：持续完全缓解，并停止治疗 3 年以上。
（2）完全缓解：尿蛋白转阴，停药未达 3 年。
（3）部分缓解：尿蛋白持续+~++。
（4）未缓解：尿蛋白持续≥+++。
（5）肾功能减退。
（6）死亡。

第八节　难治性肾病综合征

难治性肾病综合征是指原发性肾病综合征出现以下 3 项之一者：①激素耐药，诱导治疗无效应或部分效应（包括初治有效，再治无效者）；②激素依赖，对激素敏感，用药后缓解，但减量或停药 2 周内即复发，恢复用药或再次用药仍有效，并重复 3 次以上；③勤复发或勤反复。复发是指激素治疗结束后，再次出现蛋白尿++或以上，并持续 2 周或以上者。反复是指治疗过程中尿蛋白定性转阴后又出现阳性++或以上，并持续 2 周或以上者。勤复发或勤反复，是指 6 个月内 2 次或以上的复发或反复；或 1 年内复发或反复 3 次或以上者。这在小儿肾病综合征中相当常见，此外，约有10%的病例虽经种种治疗，仍难奏效。

【影响肾病综合征复发或反复的因素】

一、合并感染

肾病综合征患者容易发生感染，且成为其复发甚至致死的主要原因，其容易感染的因素主要是免疫功能低下。肾病综合征患者不论是细胞免疫还是体液免疫都存在缺陷，如产生抗体的能力低下、T 细胞数减少等；其次是肾病综合征时有蛋白质营养不良、水肿致局部循环障碍、肾上腺皮质激素（以下简称激素）的应用等，均可进一步降低机体对感染的抵抗力。

感染最好发的部位是呼吸道，特别是上呼吸道感染，反复的上呼吸道感染往往是肾病综合征复发的最常见的原因。其次是泌尿道感染，每当肾病综合征复发时，都应注意尿中的白细胞数，必要时做中段尿培养，以排除泌尿道感染的可能。如有因感染所致复发者，有效的抗感染治疗，往往会使肾病综合征缓解。

原发性腹膜炎是肾病综合征患者发生的一种特殊感染，其致病菌最常见为肺炎双球菌。其次还有粪链球菌、克雷白菌、流感杆菌、肠球菌和厌氧菌等。腹膜炎绝大多数为原发性，即非腹腔内器官炎症蔓延或穿孔所致；个别可由于阑尾穿孔和激素所致胰腺炎引起的继发性腹膜炎。腹膜炎的症状为弥漫性腹痛、发热、外周血白细胞数增高。有的病例伴呕吐、腹泻或腹壁有蜂窝织炎。体检均可发现有不同程度的腹膜刺激征。有关肾病综合征合并腹膜炎的诊断标准，有作者提出，肾病综合征患者在有上述腹膜炎临床表现的基础上，具有下列条件之一即可确诊：①腹水培养阳性或腹水细菌抗原对流免疫电泳阳性；②血培养阳性；③腹水混浊或多形核白细胞>50 个/μl。腹膜炎一旦确诊，即应用青霉素与氨基苷类抗生素或头孢类抗生素联合治疗，有培养结果时，应根据培养结果调整抗生素。为防止腹膜炎的发生，应积极治疗呼吸道及其他部位的感染，尽量避免腹腔穿刺。

二、激素应用不当

激素应用于肾病综合征的治疗已有 40 余年，目前它仍是治疗本病的首选药物。应该说，如激素使用得当，大多数肾病综合征是可以治愈的。

激素治疗肾病综合征有以下几方面的作用。①免疫抑制作用，小剂量激素主要表现为抗炎作用，而大剂量激素则有免疫抑制作用，其免疫抑制作用主要作用为干扰巨噬细胞对抗原的处理、破坏免疫活性细胞、降低补体系统的活性等。由于肾病综合征的发病与免疫反应的关系密切，故可通过抑制免疫反应达到治疗目的。②利尿作用，激素通过抑制垂体后叶抗利尿激素，抑制醛固酮的分泌；增加肾血流量和肾小球滤过率，引起利尿。激素的利尿作用对于高度水肿患者消肿、减轻症状，有一定作用。③激素可降低肾小球基膜的通透性，因此可减少蛋白质的滤过。

激素应用不当，往往是造成肾病综合征复发或激素耐药的原因，不正规的激素应用，包括患者不能遵照医嘱用药（有文献报道约有 30%的患者不能完全按照医嘱用药）及医生的用药不当。属于医生用药不当的因素包括如下几个方面。

（一）疗程太短

正规的短程疗法是：①足量泼尼松，每天 2mg/kg，共用 4 周；②4 周内对激素呈完全效应（尿蛋白转阴，临床症状消失），这时均可改为每天疗法，即每天 2mg/kg，早晨顿服，继用 4 周；③如在每天顿服期间才显完全效应者，则自缓解之日起顺延 4 周，总疗程 8～12 周。此种短程疗法容易复发，故目前已少用。以上是正规的短程疗法，如不正规的短期应用激素，那复发更是必然的。

（二）减量太快

激素减量必须满足以下条件之一。①足量激素治疗需满 4 周，同时尿蛋白转阴需满 2 周，才能开始减量。如尿蛋白在第 1 周转阴，则足量激素总疗程为 4 周；如尿蛋白第 3 周转阴，则足量激素疗程应为 5 周，如此类推。此种减量的方法，亦适用于因感染而复发的患者，亦即控制感染、尿蛋白转阴 2 周后才能减量。②足量激素应用共 8 周，不论效应如何，也应逐渐减量以过渡到每天疗法。减量的幅度也不能太大，以每 2～4 周减 5～10mg 为宜，切忌在尿蛋白转阴后迅速骤减激素。

（三）泼尼松抑制肾上腺皮质功能

少数肾病综合征复发者，既无感染表现，又是正规的泼尼松治疗，这时可试用小剂量氢化可的松或相当剂量的地塞米松代替泼尼松，因为有一部分肾病综合征复发是由于泼尼松抑制肾上腺皮质的功能而致复发，形成泼尼松治疗-肾上腺皮质抑制-肾病综合征复发的恶性循环。氢化可的松的应用方法为，每天口服 15mg，即上午 7 时 10mg，下午 2 时 5mg，体重<

30kg 者剂量减半，共服用 6 个月。当感染或检出尿蛋白时，剂量加倍，等分每 6h 1 次，共服 3d，或至症状消失，恢复上述小剂量口服。

三、临床分类属肾炎性肾病综合征

肾炎性肾病综合征是难治性肾病综合征的常见原因，本型患者年龄较大，7 岁以上起病者重型多见。水肿较单纯型为轻，尿蛋白多为非选择性，低蛋白血症和高胆固醇血症也不如单纯型者显著。血清胆固醇多在 400mg/dl 以下，偶可正常。本型的特点是：肾病综合征的四大特征不如单纯型肾病综合征明显，但常伴有持续性或发作性血尿、高血压及氮质血症，或有持续性低补体。

（一）血尿

肾炎型肾病综合征患者 80% 以上出现血尿，多为镜下血尿，偶可出现肉眼血尿。

（二）高血压

13%~20% 患者在应用激素前已有血压持续升高。

（三）氮质血症

20%~40% 患者在循环血量正常时出现氮质血症或其他肾功能不全的表现。

（四）其他

尿中 FDP 增高，多在 1.25μg/mL 以上；红细胞沉降率增快，但多在 100mm/h 以下，部分病例可见血清补体 C_3 持续降低。

四、病理分类多属如下严重类型

（一）局灶性节段性肾小球硬化

有程度不等的持续性或反复性血尿，少数仅表现为无症状蛋白尿。13%~100% 伴有高血压，但多较迟发。不少患者出现肾功能减退或肾功能衰竭。水肿为中等度，尿蛋白为低度至中度选择性。尿 FDP 明显增高，常大于 1.25μg/mL，部分 C_3 降低。本型患儿有半数对激素耐药，对激素敏感者，易频繁复发或晚期耐药。

（二）系膜增生性肾小球肾炎

本型是难治性肾病综合征中最常见的一种类型，占小儿原发性肾病综合征的 2.7%~10%，7 岁以上多见，大部分表现为肾病综合征，少数表现为单纯性血尿和（或）蛋白尿，表现为肾病综合征者，多数有血尿，多为镜下血尿。蛋白尿多属非选择性，约半数出现高血压。本型多数对激素耐药，其耐药与否，与系膜细胞增生的程度有关。对激素敏感者，亦往往有频繁复发。

（三）膜增殖性肾小球肾炎

本型较少见，临床表现多为肾炎型肾病，对激素敏感性差。

（四）膜性肾小球肾炎

本型病例部分呈急进性肾炎的临床经过。全部病例都有血尿，大部分有肉眼血尿。早期有高血压，1/3 的患者出现肾功能不全。重度水肿少见，蛋白尿多为低选择性，尿 FDP 明显增高，常大于 $1.25\mu g/mL$，血清蛋白降低和胆固醇增高的程度不如微小病变型显著。持续性血清 C_3 降低，有的病例一开始就有持续性 C_3 降低，有的病例在病情进展后出现持续性 C_3 降低，始终未出现 C_3 降低者甚少。故此型又称低补体性肾炎，约有半数患者出现贫血。本型的临床特点是年龄较大，7 岁以上，女性较多见，都有血尿、高血压和持续 C_3 降低，半数患者有贫血，本型对激素耐药，预后差。

【预测复发的指征】

一、根据临床表现预测复发

根据激素治疗后 6 个月内的反应预测：

（1）治疗后最初 6 个月无复发或仅复发 1 次，则其后 18 个月内的复发次数不超过 3 次。

（2）治疗后最初 6 个月内复发超过 3 次，则其后 18 个月内复发次数可能超过 6 次。

（3）复发仅发生于间歇服药阶段，或治疗开始 4 周内达完全效应，则其后 18 个月内复发不超过 2 次。

（4）激素治疗后最初 6 个月复发次数≥2 次，或复发发生于足量用药阶段，或激素治疗 4~8 周后尿蛋白才转阴者，则其后 18 个月内将会频繁复发（复发次数≥3 次）。

二、根据肾上腺皮质功能状态预测复发

肾上腺皮质功能状态与肾病综合征对激素的反应关系密切，一般肾上腺皮质功能低下者，对激素的治疗反应较差，即使取得疗效，亦易复发。如用 2h ACTH 刺激试验，反应低下者常在 1 年内复发。近年来开展肾上腺皮质受体的研究，如患者缺乏此受体，其对激素治疗的反应亦差，有治疗反应者亦易复发。

三、根据免疫状态预测复发

一般认为，原发性肾病综合征患者，体液免疫和细胞免疫均有一定变化，但以细胞免疫的异常为显著。如患者经治疗后，淋巴细胞的比例仍为 T 细胞下降而 B 细胞相对增加，则复发的可能性较大。有研究表明，肾病综合征患儿的血清能抑制淋巴细胞转化，这种抑制作用在复发前 2 周内较为明显，如其抑制作用超过正常的 50%，常提示 2~4 周内将会复发。另有一组研究，对激素敏感性肾病综合征患儿在激素治疗前后，观察 E 花环细胞的动态变化，以了解患者的细胞免疫功能。一般认为，Ea 花环细胞（活性 T 淋巴细胞花环形成）与机体细胞免疫水平相平行，Es（稳定性 T 淋巴细胞花环形成）是代表外周激活的 T 细胞，Es 升高提示体内可能存在抗原的刺激。结果发现，肾病综合征发病时，Ea 降低，Es 增高，缓解时两者恢复正常。另用肾特异性抗原刺激的白细胞移动抑制试验（LMIT）来检测体内的免疫状态，观察有无对肾抗原致敏的淋巴细胞，LMIT 阳性提示有这种致敏淋巴细胞。结果发现，肾病综合征患者在激素治疗前 LMIT 阳性率达 71%，缓解后阳性率降至 11%，未转阴的病例中，有一半以上的病例在停药 1 年内复发，而 LMIT 转阴者则较少复发。因此，可通过 LMIT 的结果预测停药后是否复发。

【治疗】

肾病综合征的一般治疗，如饮食、利尿、抗感染，以及初发病例的激素治疗，主要为难治性肾病综合征的特殊治疗（包括激素及免疫抑制剂等应用）。

一、根据病理类型用药

难治性肾病综合征最好进行肾脏穿刺，根据病理类型，以判断预后，指导治疗。除根据本节中循证医学对肾病综合征治疗的结论用药外，下列资料可作为参考。

（一）微小病变型

本型肾病综合征绝大多数对激素敏感，本型治疗的目的是：①尽可能快地诱导缓解，以预防并发症的发生；②预防复发；③避免医源性副作用。据国际肾脏病学会（ISKDC）报道，本型患者经标准激素疗程治疗后，缓解率达93%，追踪10个月后，38%无复发，19%为不常复发，频繁复发者占42%。其复发率与治疗持续时间有关，因此为了防止复发，本型在初治时，即应使用激素的长疗程方案。本型难治，有以下几种表现形式：①早期激素治疗有效，能诱导缓解，但在缓解后的头6个月内，有2次或2次以上复发；②早期激素治疗有效，但以后变为无效；③亦有早期激素治疗无效，但在疗程完成后缓解者；④激素治疗8周始终无效；⑤激素治疗能缓解，但停药或减量即复发。

Claudio建议，开始用泼尼松每天$60mg/m^2$（最大$80mg/d$），直至尿蛋白消失后再用3d，然后改每天$40mg/m^2$，每天服，至少用12周。随后每月减$10mg/m^2$，每天早晨服。服用足量激素$8\sim12$周无效，可考虑为对激素耐药。

对于本型具有激素依赖者，首选环磷酰胺，剂量为每天$3mg/kg$，分次口服，疗程$\leqslant8$周。对频繁复发者，仍以激素为首选，足量用够8周，或加用环磷酰胺，剂量同前。激素维持$12\sim18$个月。对于初次复发的患者，可试用如下方案：复发的指征是在7d内有3d尿蛋白每小时超过$4mg/m^2$，这时可用泼尼松每天$60mg/m^2$（每天用量不超过80mg），分3次服用，直至尿蛋白消失连续3d。巩固阶段每天早晨顿服泼尼松$40mg/m2$，共用4周。

对于频繁复发型患者：①继续使用小剂量激素（每天$1mg/kg$）维持，同时加用环磷酰胺（CTX），每天$2mg/kg$，共用8周，总剂量以不超过$168mg/kg$为宜。或加用苯丁酸氮芥（CB），每天$0.15mg/kg$，共用8周，总剂量以不超过$8.4mg/kg$为宜，如仍有复发，则不再用烷化剂，而只用可以耐受的最小剂量激素。②在小剂量激素维持的基础上，加用环孢素A（CSA），特别适用于激素、环磷酰胺无效的病例，环孢素A每天$4\sim7mg/kg$，$6\sim12$个月或尿蛋白转阴2周后减量，疗程一般为$3\sim6$个月，亦有学者主张应用$6\sim12$个月后减量，每2个月减25%，直至最小维持量持续2年。在使用CSA期间，应避免使用影响CSA代谢的药物，如红霉素、新霉素等。③停用激素，使用对症疗法加上中药治疗，此适用于蛋白尿不太严重者。

少数本型患者，亦可有对激素抵抗，这时可用如下方案。①泼尼松（或甲泼尼）每天$2mg/kg$，合并应用CTX每天$2mg/kg$，共用12周；或泼尼松（或甲泼尼）每天$2mg/kg$，合并应用CSA每天$0.15mg/kg$，共用12周。②甲泼尼每天$15\sim30mg/kg$，加入10%葡萄糖液中静脉滴注冲击治疗，3次为1个疗程；以后以泼尼松每天$1\sim2mg/kg$维持，逐渐减量，以至停药。③更换激素类型，如对泼尼松耐药，可用地塞米松短期代替泼尼松，有可能使其对激素变为敏感。

（二）系膜增殖性肾炎

本型对激素约有50%为敏感，可按微小病变型的治疗方案，但疗程较长，常需超过1

年。对激素无效者或多次复发者，宜加用环磷酰胺。亦有学者主张用吲哚美辛治疗，可获得疗效。目前一般认为，对此型患者的治疗可采用以下方案。①对症处理与有效地控制高血压。②有肾病综合征表现者，应早期用泼尼松每天 2mg/kg，2 个月以后减量；如 4~6 个月无反应，则停用激素，如有效则以最小量维持。③如肾活检有毛细血管外肾小球肾炎或并发间质肾炎，则以大剂量甲泼尼松冲击治疗，然后以泼尼松和环磷酰胺口服维持。

（三）膜性肾小球肾炎

本型应否给予激素或加上细胞毒性药物治疗，多年来还存在争议，有认为本型可自然缓解，而主张不必治疗；但长期观察发现，10 年内有 30%~50% 的患者可进展到肾功能衰竭。目前的治疗建议是：先以支持疗法，如能缓解，则不需特殊治疗；如病情进展，则以激素治疗，如激素有效则足量激素治疗 8 周后，加用细胞毒药物，或一开始即以泼尼松与苯丁酸氮芥联合应用 6 个月。缓解后复发的患者可重复治疗。如有肾功能衰竭，则苯丁酸氮芥的剂量以不超过每天 0.1mg/kg 为宜。如肾功能急剧恶化者，可试用甲泼尼松大剂量冲击疗法。对大量蛋白尿患者，亦可试用吲哚美辛、CSA 等治疗，如对 CSA 亦无效，则只用对症治疗。

本型易发生肾静脉血栓形成，特别是用激素时，应给予血小板凝集抑制剂，如阿司匹林、潘生丁等。

（四）局灶性节段性肾小球硬化

此型预后较差。多数在起病 10 年内进展到肾功能衰竭。部分患者经激素治疗后可完全或部分缓解，故首先应用激素治疗，用泼尼松每天 60mg/m²（每天用量不超过 80mg），分 3 次服用。对激素有效者，减量和停药方法如微小病变型；激素无效者，可与细胞毒药物合用，疗程 6 个月。两种药物均无效的病例，可改用环孢素 A，每天 6mg/kg，如 3 个月无反应，则可判为无效可停用；如有效，则足量用 6 个月，以后每 2 个月减 25%，直至停药。

对激素依赖或频繁复发者，可用环磷酰胺或小剂量 CSA（每天 4~7mg/kg）联合泼尼松每天疗法（每天晨服泼尼松 1mg/kg），可有 25%~40% 达部分或完全缓解。

血小板凝集抑制剂可作为辅助治疗用药，如甲氯芬那酸、潘生丁等，可减少蛋白尿和稳定肾功能。

二、根据常规方案用药

在临床上，多数患者均未做肾脏活检，故难于准确定型。而更多的是如何根据治疗常规，正确使用激素、细胞毒药物、抗凝药物等。

（一）正规使用激素对难治性肾病综合征的防治

激素仍是目前治疗肾病综合征的首选药，如果正规使用激素，绝大多数肾病综合征患者还是有良好反应的。如果由于不正规使用激素而复发或频繁复发者，不能诊断为难治性肾病综合征。

所谓正规使用激素，一方面是在使用激素的同时，应控制感染，因感染未被控制，必然影响激素的疗效。另一方面也是更为重要的，是要正确掌握激素的用法和用量。

1. 诱导缓解期的应用

在控制感染的情况下，要用足量激素达到诱导缓解，即每天用泼尼松 1.5~2mg/kg，使尿蛋白转阴，转阴后还要继续用上述足量激素 2~4 周。在诱导缓解阶段，足量激素应用的时间不能少于 4 周，尿蛋白转阴后继续使用足量激素的时间不能短于 2~4 周，即在用药 4 周内获得完全缓解者，其足量激素的应用时间为 6~8 周。有文献报道，应用地塞米松冲击治疗，不管是对初治或复发病例，其疗效均优于常规的泼尼松疗法，其方法为每天用地塞米松 1.5~2mg/kg（最大 50mg）加入 10% 葡萄糖液 200~250mL 中静脉滴注，2~3h 内滴入，每天 1 次，3d 为 1 个疗程。必要时间歇 1 周后可再用 1 个疗程。间歇期每天用泼尼松 1.5~2mg/kg 维持。尿蛋白转阴后 2~3 周用每天泼尼松 1.5~2mg/kg 长期维持，以至停药。

如足量激素治疗 8 周无反应者，再用亦无效。则应逐渐减量过渡到每天用药，同时加用细胞毒药物。

2. 减量阶段的应用

普通的减量方法是足量治疗 4 周，尿蛋白转阴 2 周以上后开始减量，泼尼松改为每天 2mg/kg，早餐后顿服，应用 4 周，4 周后每 2~4 周减量 1 次，每次减去总量的 1/10 或 2.5~5mg，疗程 6 个月（中程疗法）或 9~12 个月（长程疗法）。

上述减量方法，有不少病例仍易复发，以下两种为缓慢减量的方案。①每天减量法：每 1~2 周单日减量 1 次，减去当时剂量的 1/10 或 2.5~5mg，而双日剂量不变，直至单日剂量减完，再按上述方法减双日的剂量。②周总量不变，每天减量法：即每 1~2 周单日减量 1 次，减去当时总量的 1/10 或 2.5~5mg，将单日减去的量加在双日的剂量中，直至单日减完，再减双日的剂量。如诱导缓解的日总量为 50mg，减量第 1 周为单日用 45mg，双日用 55mg，每 1~2 周加减 1 次，直至单日减至零，双日为 100mg 顿服，以后再每 1~2 周减去双日当时剂量的 1/10 或者 2.5~5mg。直至小剂量持续治疗。

（二）细胞毒药物的应用

免疫抑制剂常用的为环磷酰胺（CTX）和苯丁酸氮芥（CB），两者作用相似。此外，还有氮芥、6-硫鸟嘌呤（6-TG）及雷公藤总苷等，在难治性肾病综合征是常用的药物，配合激素使用，对频繁复发者可减少复发而使病情稳定。对耐药者经用环磷酰胺后，复发后再用激素，可使其中部分获得缓解。细胞毒药物的主要副作用为对性腺损害，此外，还可引起白细胞减少，故应用时应密切注意血常规改变，应每周复查血常规 1~2 次，当白细胞低于 4.0×10^9/L 时应及时停药，停药后多可恢复。

1. 环磷酰胺（CTX）

CTX 用于肾病综合征有如下好处：①对激素反应的肾病综合征，可减少复发；②对频繁复发的病例，较易取得完全缓解；③对激素耐受的病例，应用 CTX 后，可使其获得对激素的敏感性。CTX 多用于频繁复发型，可使其缓解期延长；亦可在常规激素治疗，尿蛋白转阴、泼尼松减量时加用环磷酰胺，每天用量为 2~3mg/kg，对于后种情况，以每天用量为 2mg/kg 为宜，分次服用，8~12 周为 1 个疗程，总量不超过 200~250mg/kg。同时使用泼尼松每天 1~2mg/kg，早晨顿服。有学者对难治性肾病综合征患者，在常规剂量环磷酰胺无效时，采用大剂量环磷酰胺冲击疗法与激素联合使用，取得较好效果，即以环磷酰胺每天 10~12mg/kg，有的用 25~30mg/kg（或 $0.6~1.0$g/m²）加入 10% 葡萄糖液 100mL 中，1~1.5h 内静脉滴注，连用 2d，间隔 3~4 周为 1 个疗程，每疗程剂量以不超过 30mg/kg 为宜，如超过 35mg/kg，则毒副作用明显增多，而疗效并不更优。一般可用 6~12 个疗程，但总剂量不宜超过 250mg/kg。使用 CTX 冲击疗法时，应注意水化，如无水化，即使 1 个疗程剂量不超过 30mg/kg，亦可发生 CTX 的毒副作用。水化的方法为治疗日给予每天 200mL/kg 的输液量（或 2000mL/m²），并适当补充钠盐（1/2 或 1/3 张含钠液）以免发生水中毒。保证尿量每小时多于 2mL/kg，尿比重小于 1.010。对耐药病例经环磷酰胺缓解后，如再复发，应用激素仍然有效。但对激素依赖型则效果不佳，应避免使用。副作用除上述外，还有秃发及出血性膀胱炎。由于 CTX 冲击疗法能减少肾病综合征的复发率、提高对激素耐药的敏感性、累积剂量相对较小、近期毒副作用不大，故为治疗难治性肾病综合征的一种很好的方法。

2. 苯丁酸氮芥

可用于频繁复发型和对激素及环磷酰胺耐药的病例，用量为每天 0.2mg/kg，共 6 周，总量不超过 10mg/kg。

3. 氮芥

用量为每天 0.1mg/kg，4d 为 1 个疗程，同时用泼尼松 1.5mg/kg，每天晨服，直至停用氮芥后 9d，2~4 周后可重复 1 个疗程，副作用有恶心、呕吐、局部感觉障碍，少数有白细胞减少。

4. 6-硫鸟嘌呤（6-TG）

6-TG 是嘌呤类抗代谢药，对肾病综合征的作用机制不明。其用量为每天 1.5~2mg/kg，分次口服，有学者认为 1.5mg/kg 疗效与 2mg/kg 无差异，但副作用则明显减少，故主张以每天 1.5mg/kg 为宜。疗程 1 年。副作用有恶心、呕吐、骨髓抑制，故使用时应密切注意血常规改变。

5. 雷公藤总苷（TⅡ）

雷公藤总苷是一种中草药，具有激素样作用，有抑制 T 细胞转化和形成自然花环细胞（EAC）的能力，还具有降低免疫球蛋白、红细胞沉降率、黏蛋白的作用，它能抑制抗体生成和具有多种激素样作用，因此可用于肾病综合征的治疗。TⅡ 每片 10mg，剂量和用法还很不统一，每天 0.1~1.6mg/kg，分次口服，一般疗程 2~3 个月，有的连用 5 个月，应从小量开始，注意其毒副作用，其毒副作用有以下几方面。①消化系统症状：食管烧灼感、胃部不适、口腔糜烂、口唇疱疹、恶心、呕吐、腹痛、腹泻、肝损害，严重时便血。②神经系统症状：头昏、乏力、失眠、视物模糊、四肢麻木，严重时晕厥、谵语、昏迷等。③循环系统症状：心悸、气促、心肌损害、心律不齐，严重时休克。④血液系统症状：鼻出血、皮肤出血、血小板减少、白细胞减少等。⑤皮肤黏膜：皮疹、皮肤瘙痒、痤疮、脱皮、脱发、色素沉着、结膜充血等。⑥其他：水肿、发热、男性乳房增大、继发感染等。

（三）环孢素 A（cyclosporine A，CSA）

CSA 是一种强效的免疫抑制剂，它不但对自身免疫病有良好的效果；近年发现，它对肾病综合征亦具有很好地减轻蛋白尿、改善血清蛋白的明显效果。它可用于各种病理类型的肾病综合征，可在激素诱导缓解后应用，也可与小量激素同时应用于诱导期。其初始剂量为 100~150mg/m²，或每天 5~7mg/kg，以后调整至血浆浓度谷值为 200~500ng/mL，疗程为 2~8 个月。长期应用 CSA，有可能发生多毛、震颤、牙龈增生、厌食、恶心等，严重时发生肾脏的毒性作用。但大多数的副作用在停药后可以恢复。

（四）抗凝剂的应用

肾病综合征患者较多呈现高凝状态，这是由于其凝血因子的改变，如纤维蛋白原，因子V、Ⅶ、Ⅸ、Ⅹ等均有所增高；血小板功能加强、血液黏稠度增高等因素造成。因此，肾病综合征患者应用抗凝治疗是必要的。常用的抗凝治疗包括以下几方面。

1. 肝素或尿激酶

肝素一般剂量为每次 100U/kg，每天 2~3 次肌内注射，但肝素应用需监测凝血时间和凝血酶原时间，否则可致出血。尿激酶每天 1000~2000U，静脉滴注，疗程 1~2 周。

2. 华法林或潘生丁

在肝素或尿激酶治疗后，继以华法林或潘生丁治疗，前者每天 0.04~0.4ng/kg，分次口服；后者每天 10mg/kg 口服，维持 6 个月至 1 年。

3. 丹参或复方丹参针剂或片剂

丹参有抗血小板聚集、抗凝血和激活纤溶功能，可口服或注射，副作用较少，可长期服用。

4. 阿司匹林

有较持久的抑制血小板黏附及凝集的作用，每天 0.05~0.1g，长期服用。

5. 烟酸

能减少血中胆固醇和甘油三酯含量，从而减少血液的黏稠度，每次 0.5~1mg/kg，每天 3 次，长期口服。

6. 右旋糖苷

低分子右旋糖苷有改善微循环、提高胶体渗透压、降低红细胞凝聚性等作用，毒副作用较少，每次 5~10mL/kg 静脉滴注，血液黏稠度高时，可以应用。

三、根据治疗情况用药

（一）复发或频繁复发的治疗

1. 反复的治疗

反复时首先应检查患儿有无感染，感染常为反复的重要诱因。若有感染应积极控制感染，暂不必增加泼尼松的用量。感染控制后，患儿尿蛋白仍不转阴，或无感染而反复，应在原有剂量的基础上增加泼尼松的用量（恢复到反复前的用量及用法），待尿蛋白转阴后再继续减量，但须将减量速度放慢及延长疗程。如反复在 2~3 周内未好转或尿蛋白增加，即应重新开始诱导治疗，可按上述常规治疗方案进行。

2. 复发的治疗

复发后再治疗应按常规治疗方案重新开始，减量阶段较初次治疗要慢，疗程要适当延长。当减至 1mg/kg 时不再减量。用此量维持 3~6 个月，在此后若尿蛋白稳定，才逐渐缓慢减量，直至小剂量维持治疗 2~3 年或根据病情再延长。

3. 频繁复发的治疗

①激素大剂量长期维持疗法：诱导治疗的泼尼松用法与初次发作常规治疗方案相同，采用每天减量法，当减量至每天泼尼松用量为始用量的一半时（即 1mg/kg）不再减量。用此量维持 3~6 个月，在此后若尿蛋白稳定，再继续逐渐缓慢减量，直至维持治疗 2~3 年或根据病情再延长。亦可采用上述的周总量不变，每天减量法使激素缓慢减量，至小量长期维持。②联合应用免疫抑制剂：在应用泼尼松治疗开始减量时，加用环磷酰胺每天 2.0~2.5mg/kg，持续用药 8~12 周。完成环磷酰胺治疗后，仍需按激素缓慢减量法以小剂量激素长期维持治疗。环磷酰胺联合治疗后仍复发或不宜应用环磷酰胺的患儿，可用苯丁酸氮芥。在泼尼松治疗尿蛋白转阴 1 周开始，加用苯丁酸氮芥每天 0.2mg/kg，总剂量不超过 10mg/kg。每晨顿服，持续 6 周，之后激素逐渐减量以过渡到小剂量激素长期维持。③对于特别棘手的频繁复发型患者，可试用如下方案：在小剂量激素维持的基础上，加用 CSA，特别适用于激素、环磷酰胺无效的病例，CSA 每天 4~7mg/kg，尿蛋白转阴 2 周后减量，疗程一般为 8 周。

（二）激素依赖的治疗

采用周总量不变，每天减量法：即每 1~2 周单日减量 1 次，减去当时总量的 1/10 或 2.5~5mg，将单日减去的量加在双日的剂量中，直至单日减完，再减双日的剂量（如前述）。经这种方案仍发生激素依赖者，可按上述方法联合应用免疫抑制剂治疗。

（三）激素耐药的治疗

（1）大剂量长疗程激素治疗：足量泼尼松 8 周无效者，再继续用原用量 4 周，第 13 周无论尿蛋白是否阴转，改为每天服用，缓慢减量以小剂量激素长期治疗方案（同频繁反复或复发的治疗），疗程长达数年。

（2）甲泼尼松冲击治疗：剂量及用法同前。然后逐渐缓慢减量，并坚持长期维持治疗。

（3）联合使用激素与免疫抑制剂。

（4）可用激素、免疫抑制剂、抗凝剂（肝素、华法林等）、血小板凝聚抑制剂（潘生丁、阿司匹林）及前列腺素合成抑制剂（吲哚美辛）等三联或四联治疗。如肝素每天 100~200U/kg 静脉滴注，4 周后改为华法林 1~2mg/kg，口服维持。

（姚刘艳）

第七章　血液系统疾病

第一节　营养性贫血

一、缺铁性贫血

缺铁性贫血是由于体内贮铁不足致使血红蛋白合成减少而引起的一种低色素小细胞性贫血，又称为营养性小细胞性贫血。这是小儿时期最常见的一种贫血，多见于6个月至2岁的婴幼儿。

（一）病因及发病机制

1. 铁在体内的代谢

铁是合成血红蛋白的重要原料，也是多种含铁酶（如细胞色素C、单胺氧化酶、琥珀酸脱氢酶等）中的重要物质。人体所需要的铁来源有两个：①衰老的红细胞破坏后所释放的铁，约80%被重新利用，20%贮存备用。②自食物中摄取：肉、鱼、蛋黄、肝、肾、豆类、绿叶菜等含铁较多。食物中的铁以二价铁形式从十二指肠及空肠上部被吸收，进入肠黏膜后被氧化成三价铁，一部分与细胞内的去铁蛋白结合成铁蛋白，另一部分通过肠黏膜细胞入血，与血浆中的转铁蛋白结合，随血循环运送到各贮铁组织，并与组织中的去铁蛋白结合成铁蛋白，作为贮存铁备用。通过还原酶的作用，铁自铁蛋白中释出，并经氧化酶作用氧化成为三价铁，再与转铁蛋白结合，转运至骨髓造血，在幼红细胞内与原卟啉结合形成血红素，后者再与珠蛋白结合形成血红蛋白。正常小儿每日铁的排泄量极微，不超过$15\mu g/kg$。小儿由于不断生长发育，铁的需要量较多，4个月至3岁每日约需由食物补充元素铁$0.8\sim1.5mg/kg$。各年龄小儿每日摄入元素铁总量不宜超过15mg。

（二）导致缺铁的原因

1. 先天贮铁不足

足月新生儿自母体贮存的铁及生后红细胞破坏释放的铁足够生后$3\sim4$个月造血之需，如因早产、双胎、胎儿失血（如胎儿向母体输血，或向另一孪生胎儿输血）以及母亲患严重缺铁性贫血均可使胎儿贮铁减少。出生后延迟结扎脐带，可使新生儿贮铁增多（约增加贮铁40mg）。

2. 食物中铁摄入量不足

为导致缺铁的主要原因。人乳、牛乳中含铁量均低（小于0.2mg/dL）。长期以乳类喂养、不及时添加含铁较多的辅食者，或较大小儿偏食者，易发生缺铁性贫血。

3. 铁自肠道吸收不良

食物中铁的吸收率受诸多因素影响，动物性食物中铁约10%～25%被吸收，人乳中铁

50%、牛乳中铁 10% 被吸收，植物性食物中铁吸收率仅约 1%。维生素 C、果糖、氨基酸等有助于铁的吸收。但食物中磷酸、草酸、鞣酸（如喝浓茶）等可减少铁的吸收。此外，长期腹泻、呕吐、胃酸过少等均可影响铁的吸收。

4. 生长发育过快

婴儿期生长快，早产儿速度更快，随体重增长血容量也增加较快，较易出现铁的不足。

5. 铁的丢失过多

如因对牛奶过敏引起小量肠出血（每天可失血约 0.7mL），或因肠息肉、膈疝、肛裂、钩虫病等发生慢性小量失血，均可使铁的丢失过多而导致缺铁（每失血 1mL 损失铁 0.5mg）。

6. 铁的利用障碍

如长期或反复感染可影响铁在体内的利用，不利于血红蛋白的合成。

（三）缺铁对各系统的影响

1. 血液

不是体内一有缺铁即很快出现贫血，而是要经过 3 个阶段：①铁减少期（ID）：体内贮铁虽减少，但供红细胞合成血红蛋白的铁尚未减少。②红细胞生成缺铁期（IDE）：此期红细胞生成所需铁已不足，但血红蛋白尚未减少。③缺铁性贫血期（IDA）：此期出现低色素小细胞性贫血。

2. 其他

肌红蛋白合成减少。由于多种含铁酶活力降低，影响生物氧化、组织呼吸、神经介质的分解与合成等，使细胞功能紊乱，引起皮肤黏膜损害、精神神经症状以及细胞免疫功能降低等。

（四）临床表现

1. 一般表现

起病缓慢。逐渐出现皮肤黏膜苍白，甲床苍白，疲乏无力，不爱活动，年长儿可诉头晕、耳鸣。易患感染性疾病。

2. 髓外造血表现

常见肝、脾、淋巴结轻度肿大。

（五）其他系统症状

食欲减退，易有呕吐、腹泻、消化功能不良，可有异嗜癖（如喜食泥土、墙皮等）。易发生口腔炎。常有烦躁不安或萎靡不振，精力不集中，智力多低于同龄儿。明显贫血时呼吸、心率加快，甚至引起贫血性心脏病。

（六）实验室检查

1. 血象

血红蛋白降低比红细胞减少明显，呈小细胞低色素性贫血，血涂片可见红细胞大小不等，以小细胞为主，中心浅染区扩大。网织红细胞、白细胞、血小板大致正常。

2. 骨髓象

幼红细胞增生活跃，以中、晚幼红细胞增生为主。各期红细胞均较小，胞质量少，染色偏蓝。其他系列细胞大致正常。

3. 铁代谢检查

（1）血清铁蛋白（SF）：缺铁的 ID 期即降低（小于 $12\mu g/L$），IDE、IDA 期更明显。

（2）红细胞游离原卟啉（FEP）：IDE 期增高（大于 $0.9\mu mol/L$ 或大于 $50\mu g/dL$）。

（3）血清铁（SI）、总铁结合力（TIBC）：IDA 时 SI 降低（小于 $9.0\sim10.7\mu mol/L$ 或小于 $50\sim60\ \mu g/dL$），TIBC 增高（大于 $62.7\mu mol/L$ 或大于 $350g/dL$）。

（4）骨髓可染铁：骨髓涂片用普鲁蓝染色镜检，细胞外铁颗粒减少，铁粒幼细胞减少（小于 15%）。

（七）诊断

根据临床表现、血象特点结合喂养史，一般可做出诊断。必要时可做骨髓检查。铁代谢的生化检查有确诊意义。铁剂治疗有效可证实诊断。异常血红蛋白病、地中海贫血、铁粒幼红细胞性贫血等也可表现为低色素小细胞性贫血，应注意鉴别。

（八）治疗

1. 一般治疗

加强护理，改善喂养，合理安排饮食，纠正不合理的饮食习惯。避免感染，治疗引起慢性失血的疾病。

2. 铁剂治疗

为特效疗法。口服铁剂宜选用二价铁盐，因其比三价铁易于吸收。常用铁剂有硫酸亚铁（含元素铁 20%）、富马酸亚铁（含元素铁 33%）、葡萄糖酸亚铁（含元素铁 11%）等。每日口服元素铁 $4\sim6mg/kg$，分 3 次于两餐之间口服。同时服用维生素 C 以促进铁的吸收。一般于服药 $3\sim4d$ 后网织红细胞上升，$7\sim10d$ 达高峰，其后血红蛋白上升，约 $3\sim4$ 周内贫血可望纠正，但仍需继续服药 2 个月左右，以补充贮存铁。

个别重症病例或由于伴有严重胃肠疾病不能口服或口服无效者可应用铁剂（如右旋糖酐铁、山梨醇枸橼酸铁复合物等）肌内注射。总剂量按 2.5mg 元素铁/kg 可增加血红蛋白 1g/kg 计算，另加 10mg/kg 以补足贮铁量。将总量分次深部肌注，首次量宜小，以后每次剂量不超过 5mg/kg，每 $1\sim3d$ 注射 1 次，于 $2\sim3$ 周内注射完。

3. 输血治疗

重症贫血并发心功能不全或重症感染者可予输血。

（九）预防

缺铁性贫血主要预防措施如下：

（1）做好喂养指导，提倡母乳喂养，及时添加富含铁的辅助食品，纠正偏食习惯。

（2）对早产儿、低体重儿可自生后 2 个月给予铁剂预防，约给元素铁 $0.8\sim1.5mg/kg$，也可食用铁强化奶粉。

（3）积极防治慢性胃肠病。

二、营养性巨幼细胞性贫血

营养性巨幼细胞性贫血又称营养性大细胞性贫血，主要是由于缺乏维生素 B_{12} 或（和）叶酸所致。多见于喂养不当的婴幼儿。

（一）病因及发病机制

1. 发病机制

维生素 B_{12} 和叶酸是 DNA 合成过程中的重要辅酶物质，缺乏时因 DNA 合成不足，使细胞核分裂时间延长（S 期和 G_1 期延长），细胞增殖速度减慢，而胞质中 RNA 的合成不受影响，红细胞中血红蛋白的合成也正常进行，因而各期红细胞变大，核染色质疏松呈巨幼样变，由于红细胞生成速度减慢，成熟红细胞寿命较短，因而导致贫血。粒细胞、巨核细胞也有类似改变。此外，维生素 B_{12} 缺乏尚可引起神经系统改变，可能与神经髓鞘中脂蛋白合成不足有关。

2. 维生素 B_{12}、叶酸缺乏的原因

（1）饮食中供给不足：动物性食物如肉、蛋、肝、肾中含维生素 B_{12} 较多；植物性食物如绿叶菜、水果、谷类中含叶酸较多，但加热后被破坏。各种乳类中含维生素 B_{12} 及叶酸均较少，羊乳中含叶酸更少。婴儿每日需要量维生素 B_{12} 为 $0.5 \sim 1$ μg，叶酸为 $0.1 \sim 0.2$ mg。长期母乳喂养不及时添加辅食容易发生维生素 B_{12} 缺乏；长期羊乳、奶粉喂养不加辅食易致叶酸缺乏。

（2）吸收障碍：见于慢性腹泻、脂肪下痢、小肠切除等胃肠疾病时。慢性肝病可影响维生素 B_{12}、叶酸在体内的贮存。

（3）需要量增加：生长发育过快的婴儿（尤其是早产儿），或患严重感染（如肺炎）时需要量增加，易致缺乏。

（二）临床表现

本病约 2/3 病例见于 6~12 个月，2 岁以上少见。急性感染常为发病诱因。临床表现特点如下。

1. 贫血及一般表现

面色蜡黄，虚胖，易倦，头发稀黄发干，肝脾可轻度肿大，重症可出现心脏扩大，甚至心功能不全。

2. 消化系统症状

常有厌食、恶心、呕吐、腹泻、舌炎、舌面光滑。

3. 神经系统症状

见于维生素 B_{12} 缺乏所致者。表现为表情呆滞、嗜睡、反应迟钝、少哭不笑、哭时无泪、少汗、智力体力发育落后，常有倒退现象，不能完成原来已会的动作。可出现唇、舌、肢体震颤，腱反射亢进，踝阵挛阳性。

（三）实验室检查

1. 血象

红细胞数减少比血红蛋白降低明显。红细胞大小不等，以大者为主，中央淡染区不明显。重症白细胞可减少，粒细胞胞体较大，核分叶过多（核右移），血小板亦可减少，体积变大。

2. 骨髓象

红系细胞增生活跃，以原红及早幼红细胞增多相对明显。各期幼红细胞均有巨幼变，表现如胞体变大，核染色质疏松，副染色质明显，显示细胞核发育落后于胞质。粒细胞系及巨核细胞系也可有巨幼变表现。

3. 生化检查

血清维生素 B_{12} 及叶酸测定低于正常含量（维生素 B_{12} 小于 100ng/L，叶酸小于 3μg/L）。

（四）诊断

根据贫血表现、血象特点，结合发病年龄、喂养史，一般不难做出诊断。进一步做骨髓检查有助于确诊。少数情况下须注意与脑发育不全（无贫血及上述血象、骨髓象改变，自生后不久即有智力低下）及少见的非营养性巨幼细胞性贫血相鉴别。

（五）治疗与预防

（1）加强营养和护理，防治感染。

（2）维生素 B_{12} 及叶酸的应用维生素 B_{12} 缺乏所致者应用维生素 B_{12} 肌注，每次 50～100μg，每周 2～3 次，连用 2～4 周，或至血象恢复正常为止。应用维生素 B_{12}3d 后可见精神好转，网织红细胞增加，6～7d 达高峰，约 2 周后降至正常。骨髓内巨幼红细胞于用药 6～72h 内即转为正常幼红细胞，精神神经症状恢复较慢。由于叶酸缺乏所致者给予叶酸口服每次 5mg，每日 3 次，连服数周。治疗后血象、骨髓象反应大致如上所述。维生素 C 能促进叶酸的利用，宜同时口服。须注意单纯由于缺乏维生素 B_{12} 所致者不宜加用叶酸，以免加重精神神经症状。重症贫血于恢复期应加用铁剂，以免发生铁的相对缺乏。

（3）输血的应用原则同缺铁性贫血。

（4）预防措施主要是强调改善乳母营养，婴儿及时添加辅食，避免单纯羊奶喂养，年长儿要注意食物均衡，防止偏食习惯。

三、营养性混合性贫血

营养性缺铁性贫血与营养性巨幼细胞性贫血同时存在时称为营养性混合性贫血，较常见于婴幼儿期。

（一）临床表现

具有两种贫血的混合表现，贫血程度一般较重。

（二）实验室检查

1. 血象

血红蛋白及红细胞近于平行降低，红细胞大小不等更明显，大者大于正常，小者小于正常，大红细胞中央浅染区扩大为本病红细胞典型表现。白细胞、血小板常减少。

2. 骨髓象

红细胞系具有两种贫血的表现，例如可见巨幼红细胞而胞质嗜碱性强，粒细胞、巨核细胞也可见巨幼细胞性贫血时的形态改变。

（三）治疗

需同时应用铁剂及维生素 BB_{12} 或叶酸治疗。

第二节　再生障碍性贫血

再生障碍性贫血（AA，简称再障），又称全血细胞减少症，是骨髓造血功能衰竭导致的一种全血减少综合征。在小儿时期比较多见。主要临床表现是贫血、出血和反复感染；三种血红细胞同时减少，无肝脾和淋巴结肿大。

一、病因及发病机制

（一）病因

本病分为原发性、继发性两类。再障的病因相当复杂，部分病例是由于化学、物理或生物因素对骨髓的毒性作用所引起，称为继发性再障。但在临床上约半数以上的病例因找不到明显的病因，称为原发性再障。能引起继发性再障的原因包括以下几个方面。

1. 药物及化学物质药物

引起的再障近几年逐渐增多，在发病因素中居首位。如抗癌药物、氯霉素、磺胺类药物、保泰松、阿司匹林等。

许多化学物质都有不同程度的骨髓抑制作用，如苯、二甲苯、杀虫剂、化肥、染料等。

2. 物理因素

各种放射线如 X 线、γ 射线或中子等均能引起骨髓细胞损害。骨髓抑制程度与接触的剂量与时间有关。

3. 生物因素

可由病毒、细菌、原虫等感染引起，病毒所致者尤为多见。如丙型肝炎病毒、乙型肝炎病毒等。近年来发现，人类矮小病毒可直接感染骨髓，引致再障。此外，CB 病毒、麻疹病毒等均可引起再障。

（二）发病机制

本病的发病机理比较复杂，至今尚未明了。近年来国内外主要围绕着造血干细胞受损、造血微环境缺陷及免疫因素 3 个方面进行了大量研究。

1. 干细胞受损

骨髓中多能干细胞是造血的原始细胞，自 60 年代 Pluznik 和 Bradley 在体外琼脂培养条件下，建立了人骨髓祖细胞的集落形成以来，得知造血祖细胞（GM-CFU）产率的正常值为 (164 ± 10.4) /2×10^9 细胞，正常人保持着较为恒定的数量和维持自身的增殖能力，且有一定的贮备能力，当骨髓受到一般性损害时尚不致发病，当骨髓受到严重损害时，则 GM-CFU 的产率明显下降，仅为正常值的 10% 或更低，还可有质的改变，导致染色体畸变，故当干细胞衰竭时骨髓移植有效。

2. 造血微环境缺陷

骨髓干细胞的增殖与分化需要一个完整无损的骨髓微环境，因血细胞的生成需要细胞周围供应造血原料，如骨髓的血窦受损，骨髓造血干细胞的增殖受抑制，导致再障，有学者认为再障患者自主神经兴奋性差，骨髓神经兴奋性亦差，致骨髓血流缓慢，小血管收缩，毛细动脉减少，造成造血微环境缺陷。

3. 免疫因素

近年来对这方面的研究最多，特别是关于 T 淋巴细胞的研究尤多，多数学者认为再障患者辅助性 T 细胞（Th）下降，抑制性 T 细胞（Tb）上升，Th/Ts 比值降低。体外培养再障患者骨髓干细胞产率降低时，加入抗胸腺细胞球蛋白（ATG）后干细胞产率增加，说明 T 细胞起了抑制作用。某学者等对 136 例再障患者的免疫功能进行了研究，认为 Ts 细胞不仅能抑制骨髓造血干细胞的增殖与分化还能抑制 B 细胞向浆细胞方向分化，从而产生全细胞（包括淋巴细胞在内）的严重减少和低丙种球蛋白血症。淋巴细胞绝对数越低，预后越差，除此之外，IgG-y 受体阳性细胞（Tr 细胞）是由抑制性 T 细胞、细胞毒性 T 细胞、抗体依赖性细胞毒 T 细胞等组成的细胞群体，因此 Tr 细胞增多可抑制造血干细胞，导致再障，但 Tr 细胞必须被患者体内某种可溶性因子激活后才能对造血干细胞的增殖与分化起抑制作用。血清抑制因子亦能起到抑制造血干细胞的作用。Ts 细胞还能使 γ-干扰素、白细胞介素 2（IL-2）也增加，这些均可以抑制造血干细胞的正常功能。此外，再障患者铁的利用率不佳，表现为血清铁增高，未饱和铁结合率下降，铁粒幼细胞阳性率增高；血浆红细胞生成素增高，红细胞内游离原卟啉和抗碱血红蛋白较高等异常。再障患者甲状腺功能降低。可见再障的发病机制是复杂的，大多数再障的发病往往是多种因素共同参与的结果，例如，造血抑制性增强时，常伴随造血刺激功能下降，T 细胞抑制造血干细胞与造血微环境缺陷可并存，细胞免疫与体液免疫缺陷可并存。

二、先天性再生障碍性贫血

先天性再生障碍性贫血又称范可尼综合征，是一种常染色体隐性遗传性疾病，除全血细胞减少外，还伴有多发性先天畸形。

（一）临床表现及诊断

有多发性畸形，如小头畸形、斜小眼球，约 3/4 的患者有骨骼畸形，以桡骨和拇指缺如或畸形最多见，其次为第一掌骨发育不全、尺骨畸形、并趾等，并常伴有体格矮小，皮肤片状棕色素沉着、外耳畸形、耳聋。部分患儿智力低下，男孩约 50% 伴生殖器发育不全。家族中有同样患者。

血象变化平均约 6~8 岁出现，男多于女，贫血为主要表现，红细胞为大细胞正色素性，伴有核细胞和血小板减少。骨髓变化与后天性再生障碍性贫血相似。骨髓显示脂肪增多，增生明显低下，仅见分散的生血岛。血红蛋白 F 增多，约 5%～15%。骨髓培养，显示红系与粒系祖细胞增生低下。

本病有多发性畸形，易与获得性再障区别。

约有 5%～10% 的患者最后发展为急性白血病，多为粒单型白血病。

（二）治疗

与一般再障相同。皮质激素与睾丸酮联合应用可使血象好转，但停药后易复发，必须长期应用小剂量维持。严重贫血时可输红细胞悬液。骨髓移植 5 年存活率约 50%。贫血缓解后，身长、体重、智力也明显好转。

三、获得性再生障碍性贫血

获得性再生障碍性贫血是小儿时期较多见的贫血之一，此类贫血可发生于任何年龄，但以儿童和青春期多见，无性别差异。获得性再障又分为原发性与继发性两类。

（一）临床表现及辅助检查

1. 临床表现

起病多缓慢。症状的轻重视病情发展的速度和贫血程度而异。常见面色苍白、气促、乏力。常出现皮下瘀点、瘀斑或鼻出血而引起注意，病情进展，出血症状逐渐加重，严重者出现便血和血尿。肝脾淋巴结一般不肿大。由于粒细胞减少而反复发生口腔黏膜溃疡、咽峡炎及坏死性口腔炎，甚至并发全身严重感染，应用抗生素也很难控制。起病急的病程短，进展快，出血与感染迅速加重，慢性病例可迁延数年，在缓解期贫血与出血可不明显。

2. 实验室检查

全血细胞减少，红细胞和血红蛋白一般成比例减少，因起病缓慢，不易引起注意，诊断时血红蛋白多已降至 30~70g/L，呈正细胞正色素性贫血。网织红细胞减低，严重者血涂片中找不到网织红细胞。个别慢性型病例可见网织红细胞轻度增高。红细胞寿命正常。

白细胞总数明显减少，多在（1.5~4.0）×10^9/L 之间，以粒细胞减少为主，淋巴细胞相对升高，血小板明显减少，血块收缩不良，出血时间延长。

骨髓标本中脂肪增多。增生低下，细胞总数明显减少。涂片中非造血细胞增多（组织嗜碱细胞、浆细胞），淋巴细胞百分比增高。部分患儿血红蛋白 F 轻度增高。血清铁增高，运铁蛋白饱和度增高，口服铁吸收减低，与贫血程度不成比例。

（二）诊断及分型

1. 再障的诊断标准

（1）全血细胞减少、网织红细胞绝对值减少。

（2）一般无脾肿大。

（3）骨体检查显示至少一部位增生减低或重度减低（如增生活跃，须有巨核细胞明显减少，骨髓小粒成分中应见非造血细胞增多，有条件者应作骨髓活检等检查）。

（4）能除外其他引起全血细胞减少的疾病，如阵发性睡眠性血红蛋白尿、骨髓增生异常综合征中的难治性贫血、急性造血功能停滞、骨髓纤维化、急性白血病、恶性组织细胞病等。

2. 再障的分型标准

（1）急性再生障碍性贫血（简称 AAA）：亦称重型再障星型（SAA-I）。

临床表现：发病急，贫血呈进行性加剧，常伴严重感染、内脏出血。

血象：除血红蛋白下降较快外，须具备以下 3 项中之 2 项：①网织红细胞小于 1%，绝对值小于 $15×10^9/L$。②白细胞明显减少，中性粒细胞绝对值小于 $0.5×10^9/L$。③血小板小于 $20×10^9/L$。

骨髓象：①多部位增生减低，三系造血细胞明显减少，非造血细胞增多，如增生活跃须有淋巴细胞增多。②骨髓小粒非造血细胞及脂肪细胞增多。

（2）慢性再生障碍性贫血（CAA），有以下特点。

临床：发病慢，贫血、感染、出血较轻。

血象：血红蛋白下降速度较慢，网织红细胞、白细胞、中性粒细胞及血小板值常较急性型为高。

骨髓象：①三系或两系减少，至少一个部位增生不良，如增生良好红系中常有晚幼红（炭核）比例增多，巨核细胞明显减少。②骨髓小粒脂肪细胞及非造血细胞增力口。

病程中如病情恶化，临床血象及骨髓象与急性再障相同，称重型再生障碍性贫血Ⅱ型（SAA-Ⅱ）。

（三）预后

因病因而异。高危病例预后较差，约有 50%～60% 于发病数月内死于感染。高危的指征是发病急，贫血进行性加剧，常伴有严重感染，内脏出血。血象：除血红蛋白下降较快外，必具备以下 3 项之 2 项，网织红细胞小于 1%，绝对值小于 $15×10^9/L$；白细胞明显减少，中性粒细胞绝对值小于 $0.5×10^9/L$；血小板小于 $20×10^9/L$。骨髓象：多部位增生减低，三系造血细胞明显减少，非造血细胞增多，脂肪细胞增多。

病情进展缓慢，粒细胞与血小板减少，不严重，骨髓受累较轻，对雄激素有反应者，预后较好。

（四）治疗

首先应去除病因，其治疗原则为：①支持疗法，包括输红细胞、血小板和白细胞维持血液功能，有感染时采用有效的抗生素。②采用雄激素与糖皮质激素等刺激骨髓造血功能的药物。③免疫抑制剂。④骨髓移植。⑤冻存胎肝输注法。

1. 支持疗法

大多数再障患者病程很长，应鼓励患者坚持治疗，避免诱发因素。要防止外伤引起出血。对于粒细胞低于 $0.5×10^9/L$ 的要严格隔离。有感染的患儿应根据血培养及鼻咽分泌物、痰或尿培养结果采用相应抗生素。无明显感染者不可滥用抗生素，以免发生菌群紊乱和真菌感染。

输血只适用于贫血较重（血红蛋白在 60g/L 以下）且有缺氧症状者，最好输浓缩的红细胞。出血严重可考虑输血小板。多次输血或小板易产生抗血小板抗体，使效果减低。

2. 雄激素

适用于慢性轻、中度贫血的患儿，对儿童疗效优于成人，雄激素有刺激红细胞生成的作用，可能是通过刺激肾脏产生更多的红细胞生成素，并可直接刺激骨髓干细胞使之对红细胞生成素敏感性增高。

常用丙酸睾丸酮 1~2mg/（kg·d），每日肌注 1 次，用药不应少于半年，半合成制剂常用康力龙，每次 1~2mg，每天 3 次口服；或大力补，每次 15mg，每天 3 次口服。后 2 种半合成制剂的男性化不良反应轻，但疗效稍差，肝损害较大。雄激素可加快骨髓成熟，使骨干和骨髓提前愈合，可使患者的身高受到影响。治疗有效者，先有网织红细胞增高，随之血红蛋白上升，继之白细胞增加，血小板上升最慢。

3. 肾上腺皮质激素

近年来多认为本病应用大剂量肾上腺皮质激素对刺激骨髓生血并无作用，而有引起免疫抑制、增加感染的危险性。小量应用可以减少软组织出血。故一般用于再障患儿有软组织出血时，泼尼松的剂量一般为每日 0.5mg/kg。对先天性再生低下性贫血患儿，则应首选肾上腺皮质激素治疗，泼尼松用量开始为每日 1~1.5mg/kg，分 4 次口服。如果有效，在用药后 1~2 周即可出现效果。如果用药 2 周后仍不见效，还可适当加大剂量至每日 2~2.5mg/L。如用药 1 个月仍无效，则可停用，但以后还可间断试用，因有的患者后期还可有效，有效病例在用药至血象接近正常时，即逐渐减至最小量，并隔日 1 次。约 80% 左右的患儿药量可减至 5~15mg，并隔日 1 次，少数患者还可完全停药。如果小量隔日一次不能维持，而需大量应用激素时，可考虑改用骨髓移植治疗。

4. 免疫抑制剂的应用

抗淋巴细胞球蛋白（ALG）及抗胸腺细胞球蛋白（ATG）为近年来治疗急性或严重型再障常用的药物之一。本制品最早应用于同种异体骨髓移植前作为预处理药物使用，1976 年有学者在应用 ALG 作为骨髓移植预处理治疗再障 27 例中，有 5 例骨髓虽未植活，但自身骨髓获得重建。以后陆续有一些单独应用 AIL 或 ATG 治疗严重再障的报告，其效果不完全一致。有报告统计 1976—1983 年治疗 400 例的结果有效率为 50% 右，完全缓解率 14%~32%，一年生存率为 16%。1986 年我国医学科学院血液病研究所报告用 ATG 治疗 23 例严重再障总有效率为 30.4%。ALG 的一般剂量为每日 20~40mg/kg，稀释于 250~500mL 生理盐水中加适量激素静脉静注，以每分钟 5~10 滴的速度滴入，10min 后如无反应，逐渐加快滴速，持续时间一般每日不短于 6h，一个疗程 5~7d。间隔 2 周以上，如病情需要再注射时，应注意有无变态反应。如对一种动物的 ALG 制剂产生变态反应，可改换另一种动物的制剂。近年来国外有用甲基泼尼松龙脉冲治疗代替 ALG 者。除了应用 ALG 或 ATG 外，同样道理也有应用环磷酰胺，长春新碱以及环孢霉素 A 治疗严重再障取得成功的报告。目前多数学者认为 ATG 应用为急性再障Ⅰ型（SAA-I）的首选治疗。

5. 大剂量丙种球蛋白（HDIG）

可清除侵入骨髓干细胞微环境中并造成干细胞抑制的病毒，并可与 r-IFN 等淋巴因子结合，以去除其对干细胞生长的抑制作用，剂量为 1g/（kg·d）静脉滴注，4 周 1 次，显效后适当延长间隔时间，共 6~10 次。

6. 造血干细胞移植

造血干细胞的缺乏是导致再障的一个重要原因，对这类患者进行造血干细胞移植是治疗的最佳选择，对于急重症的患者已成为最有效的方法。对于配型相合的骨髓移植，约有50%~80%的患儿得到长期缓解，但由于髓源不易解决，现胎肝移植，脐血干细胞移植开始临床应用，终将代替骨髓移植。

7. 其他治疗

（1）抗病毒治疗：常用无环鸟苷（ACV）15mg/（kg·d）静脉点滴，疗效10d。

（2）改善造血微环境：应用神经刺激剂或改善微循环的药物，对造血微环境可能有改善作用、如硝酸士的宁，每周连用5d，每天的剂量为1mg、2mg、3mg、3.4mg肌注，休息2d后重复使用。654-2，0.5~2mg/（kg·d）静脉滴注，于2~3h内滴完，并于每晚睡前服654-2等0.25~1mg/kg，1个月为一疗程，休息7d重复使用。

（3）中医药治疗：用中药水牛角、生地、赤芍、丹皮、太子参、麦冬、女贞子、党参为主疗加减，治疗效率可达52.2%。

第三节　溶血性贫血

由于红细胞破坏过多，寿命缩短，骨髓造血功能不足以代偿红细胞的耗损而形成的贫血称为溶血性贫血。小儿时期发生的溶血性贫血可分为先天性和后天获得性两大类，各有不同病因和病种，本节仅作一总述。

一、病因分类

（一）先天性溶血性贫血（由于红细胞内在缺陷所致）

1. 红细胞膜缺陷

（1）遗传性球形细胞增多症。

（2）遗传性椭圆形细胞增多症。

（3）其他如遗传性口形细胞增多症等。

2. 血红蛋白异常

（1）地中海贫血。

（2）其他血红蛋白病。

3. 红细胞酶的缺陷

（1）红细胞葡萄糖-6-磷酸脱氢酶（G-6-PD）缺陷，包括蚕豆病、药物性溶血性贫血、Ⅰ型遗传性非球形细胞性溶血性贫血等。

（2）丙酮酸激酶（PK）缺乏（Ⅱ型遗传性非球形细胞性溶血性贫血）。

（3）其他红细胞酶缺乏。

（二）获得性溶血性贫血（由于红细胞外在因素所致）

（1）同种免疫性溶血性贫血：如新生儿溶血症、血型不合溶血性贫血等。

（2）自身免疫性溶血性贫血（包括温抗体型、冷抗体型）。

（3）继发于感染（如败血症、疟疾）、化学物理因素、微血管病的非免疫性溶血性贫血。

二、诊断

一般可按以下步骤考虑诊断。

（一）初步确定存在溶血性贫血

1. 临床表现

主要特点是表现为不同程度的贫血和黄疸。急性溶血性贫血起病急，急重者可有发热、寒战、恶心、呕吐，腰背四肢疼痛、头痛、腹痛，急剧发展的面色苍白。贫血重者可发生休克或心力衰竭、肾衰竭。慢性溶血性贫血起病缓慢，逐渐出现贫血、黄疸，但可短期内加重，其他全身症状不明显。由于溶血场所的不同（血管内溶血，或是血管外溶血），临床表现有不同特点。

2. 实验室检查

（1）红细胞破坏增加的证据：①正细胞正色素性贫血。②血清未结合胆红素增高，乳酸脱氢酶活性增高，血浆游离血红蛋白增高，结合珠蛋白减少或消失。③尿血红蛋白阳性，尿胆原增加。④红细胞寿命缩短。

（2）红细胞代偿增加的证据：①外周血网织红细胞增高，出现嗜多色性点彩红细胞或有核红细胞。②骨髓红细胞系统增生旺盛。

（二）进一步明确溶血性贫血的病因

1. 先天遗传性溶血性贫血的诊断

（1）病史：可早至生后不久即发病，贫血、黄疸逐渐加重。有血管外溶血表现。多有家族史。

（2）体征：多有明显肝脾肿大，尤其是脾肿大。

（3）血象：血涂片镜检红细胞有形态改变，如球形红细胞增多（见于遗传性球形细胞增多症）、椭圆形红细胞增多（见于遗传性椭圆形细胞增多症）等。

（4）红细胞脆性试验、溶血试验。

（5）红细胞酶活性测定：目前已能做多种酶的筛选试验，如 G-6-PD、PK、P5'N（嘧啶 5'核苷激酶）等，可测出某种酶的缺陷。

（6）血红蛋白电泳：有助于诊断地中海贫血及异常血红蛋白病等。

（7）其他检查异常血红蛋白的试验：如异丙醇试验（检测不稳定血红蛋白）、变性珠蛋白小体生成率、血红蛋白结构分析等。

2. 后天获得性溶血性贫血的诊断

（1）病史：发病诱因（如感染、药物史、输血史等）有助于诊断。

（2）实验室检查：Coombs 试验阳性提示免疫性溶血性贫血（如自身免疫性溶血性贫血）。酸溶血试验（Ham 试验）、蔗糖溶血试验有助于阵发性睡眠性血红蛋白尿症的诊断。

三、治疗原则

（一）去除病因

例如 G-6-PD 缺乏症应避免应用氧化性药物、禁食蚕豆等。对自身免疫性溶血性贫血应积极控制感染。

（二）适当应用输血

输血为急性溶血性贫血及慢性溶血性贫血发生再障危象或溶血危象时的重要急救措施。但对自身免疫性溶血性贫血应慎用，应用不当可使溶血加重。

（三）肾上腺皮质激素的应用

适用于温抗体型自身免疫性溶血性贫血。

（四）脾切除

主要用于遗传性球形细胞增多症及其他类型溶血性贫血（如地中海贫血、自身免疫性溶血性贫血）有切脾适应证者，手术年龄一般应大于 4 岁。

第四节　　急性白血病

白血病是造血系统的恶性增生性疾病；其特点为造血组织中某一血细胞系统过度地增生、进入血流并浸润到各组织和器官，从而引起一系列临床表现。在我国，小儿的恶性肿瘤中以白血病的发病率最高。据调查，我国小于 10 岁小儿的白血病发生率为 3/100 000～4/100 000，男性发病率高于女性；任何年龄均可发病，新生儿亦不例外，但以学龄前期和学龄期小儿多见。小儿白血病中 90% 以上为急性白血病，慢性白血病仅占 3%、5%。

一、病因和发病机制

尚未完全明了，可能与下列因素有关。

（一）病毒因素

人类白血病的病毒病因研究已益受到重视。1986 年以来，发现属于 RNA 病毒的逆转录病毒（称人类 T 细胞白血病病毒，HTLV）可引起人类 T 淋巴细胞白血病。这种白血病曾见于日本南方的岛屿、美国和以色列，在这种白血病高发地区的正常人血清测得 HTLV 抗体，证明病毒确可引起人类白血病。

病毒引起白血病的发病机制未明，近年来实验研究提示可能与癌基因有关；人类和许多哺乳动物，以及禽类的染色体基因组中存在着癌基因，在正常情况下，其主要功能为控制细胞的生长和分化，而在某些致癌物质和病毒感染的作用下，癌基因可发生畸变，导致功能异常而引起细胞癌变，逆转录病毒的 RNA 中存在着病毒癌基因，它的结构与人类和许多哺乳动物的癌基因类似，这种病毒感染宿主的细胞后，病毒癌基因通过转导战断突变癌基因或使其畸变，激活了癌基因的癌变潜力，从而导致白血病的发生。癌基因学说为白血病的病因学研究开创了新的途径，但尚存在不少问题有待解决。

（二）物理和化学因素

电离辐射能引起白血病。小儿对电离辐射较为敏感，在曾经放射治疗胸腺肥大的小儿，白血病发生率较正常小儿高 10 倍；妊娠妇女照射腹部后，其新生儿的白血病发病率比未经照射者高 17.4 倍。电离辐射引起白血病的机制未明，可能因放射线激活隐藏体内的白血病病毒使癌基因畸变，或因抑制机体免疫功能而致发病。

苯及其衍生物、氯霉素、保泰松和细胞毒药物均可诱发急性白血病。化学物质与药物诱发白血病的机制未明，有可能是这些物质破坏了机体免疫功能，使免疫监视功能降低，从而导致白细胞发生癌变。

（三）体质因素

白血病不属遗传性疾病，但在家族中却可有多发性恶性肿瘤的情况。少数患儿可能患有其他遗传性疾病，如 21-三体综合征、先天性睾丸发育不全症、先天性再生障碍性贫血伴有多发畸形（Fanconi 贫血）、先天性远端毛细血管扩张性红斑症（Bloom 综合征）以及严重联合免疫缺陷病等，这些疾病患儿的白血病发病率比一般小儿明显增高。此外，同卵孪小儿中一个患急性白血病，另一个患白血病的概率为 20%，比双卵孪生儿的发病数高 12 倍。以上现象均提示白血病的发生与遗传素质有关。

二、分类和分型

急性白血病的分类或分型对于诊断、治疗和提示预后都有一定意义。根据增生的白细胞种类的不同，可分为急性淋巴细胞白血病（急淋）和急性非淋巴细胞白血病（急非淋）两大类，前者在小儿中的发病率较高。目前，常采用形态学（M）、免疫学（I）及细胞遗传学（C），即 MIC 综合分型，更有利于指导治疗和提示预后。

（一）急性淋巴细胞白血病（ALL）

1. FAB 分型

根据原淋巴细胞形态学的不同，分为 3 种类型。

（1）L^1 型：以小细胞为主，其平均直径为 6.6μm，核染色质均匀，核形规则，核仁很小，一个或无，胞质少，胞质空泡不明显。

（2）L^2 型：以大细胞为主，大小不一，其平均直径为 8.7μm，核染色质不均匀，核形不规则，核仁一个或数个，较大，胞质量中等，胞质空泡不定。

（3）L^3 型：以大细胞为主，细胞大小一致，核染色质细点状，均匀，核形规则，核仁一个或多个，胞质量中等，胞质空泡明显。上述 3 型中以 L^1 型多见，占 80% 以上，L_3 则最少，占 4% 以下。

2. 临床分型

分型标准尚无统一意见，根据全国小儿血液病会议提出的标准可分为 2 型。

（1）高危型急性淋巴细胞白血病（HR-ALL）：凡具备下述 1 项或多项与小儿急淋预后密切相关的危险因素者为 HR-ALL：①不足 12 个月的婴儿白血病。②诊断时已发生中枢神经系统白血病（CNSL）和/或睾丸白血病（TL）者。③染色体核型为 t（4；11）或 t（9；22）异常者。④少于 45 条染色体的低二倍体者。⑤诊断时外周血白细胞计数大于 $50×10^9$/L

者。⑥泼尼松试验不良效应者（泼尼松每日 $60mg/m^2$ 诱导 7d，第 8d 外周血白血病细胞大于 $1×10^9/L$）。⑦标危型急淋经诱导化疗 6 周不能扶完全缓解昔。

（2）标危型急性淋巴细胞 C 血病（SH–AIL）：不具备上述任何一项危险因素，或 B 系 ALL 有 t（12；21）染色体核型者。

（二）急性非淋巴细胞白血病（ANLL）

FAB 分型分为以下几类。

1. 原粒细胞白血病未分化型（M_1）

骨髓中原粒细胞不低于 90%，早幼粒细胞很少，中幼粒以下各阶段细胞极少见，可见 Auer 小体。

2. 原粒细胞白血病部分分化型（M_2）

骨髓中原粒和早幼粒细胞共占 50% 以上，可见多少不一的中幼粒、晚幼粒和成熟粒细胞，可见 Auer 小体；M_{2b} 型即以往命名的亚急性粒细胞白血病，骨髓中有较多的核、浆发育不平衡的中幼粒细胞。

3. 颗粒增多的早幼粒细胞白血病（M_3）

骨髓中颗粒增多的异常早幼粒细胞占 30% 以上，胞质多少不一，胞质中的颗粒形态分为粗大密集和细小密集两类，据此又可分为两型，即粗颗粒型（M_{3a}）和细颗粒型（M_{3b}）。

4. 粒–单核细胞白血病（M_4）

骨髓中幼稚的粒细胞和单核细胞同时增生，原始及幼稚粒细胞大于 20%；原始、幼稚单核和单核细胞不低于 20%；或原始、幼稚和成熟单核细胞大于 30%，原粒和早幼粒细胞大于 10%。除以上特点外，骨髓中异常嗜酸粒细胞增多。

5. 单核细胞白血病（M_5）

骨髓中以原始、幼稚单核细胞为主。可分为两型。

（1）未分化型，原始单核细胞为主，大于 80%。

（2）部分分化型，骨髓中原始及幼稚单核细胞大于 30%，原始单核细胞小于 80%。

6. 红白血病（M_6）

骨髓中有核红细胞大于 50%，以原始及早幼红细胞为主，且常有巨幼样变；原粒及早幼粒细胞大于 30%。外周血可见幼红及幼粒细胞；粒细胞中可见 Auer 小体。

7. 急性巨核细胞白血病（M_7）

骨髓中原始巨核细胞大于 30%；外周血有原始巨核细胞。

（三）特殊类型白血病

如多毛细胞白血病、浆细胞 C 血病、嗜酸粒细胞白血病等，在儿科均罕见。

三、临床表现

各型急性白血病的临床表现基本相同，主要表现如下。

（一）起病

大多较急。少数缓慢，早期症状有面色苍白、精神不振、乏力、食欲低下，鼻出血或齿龈出血等；少数患儿以发热和类似风湿热的骨关节痛为首发症状。

（二）发热

多数患儿起病时有发热，热型不定，可低热、不规则发热、持续高热或弛张热，一般不伴寒战。发热原因之一是白血病发热，多为低热且抗生素治疗无效；另一原因是感染，常见者为呼吸道炎症、齿龈炎、皮肤疖肿、肾盂肾炎、败血症等。

（三）贫血

出现较早，并随病情发展而加重，表现为苍白、虚弱无力、活动后气促等。贫血主要是由于骨髓造血干细胞受到抑制所致。

（四）出血

以皮肤和黏膜出血多见，表现为紫癜、瘀斑、齿龈出血，消化道出血和血尿。偶有颅内出血，为引起死亡的重要原因之一；出血的主要原因是由于骨髓被白血病细胞浸润，巨核细胞受抑制使血小板的生成减少。血小板还可有质的改变而致功能不足，从而加剧出血倾向。白血病细胞浸润肝脏，使肝功能受损，纤维蛋白原、凝血酶原和第 V 因子等生成不足，亦与出血的发生有关；感染和白血病细胞浸润使毛细血管受损，血管通透性增加，也可导致出血倾向。此外，当并发弥散性血管内凝血时，出血症状更加明显。在各类型白血病中，以 M3 型白血病的出血最为显著。

（五）白血病细胞浸润引起的症状和体征

1. 肝、脾、淋巴结肿大

肿大的肝、脾质软，表面光滑，可有压痛。全身浅表淋巴结轻度肿大，但多局限于颈部、颌下、腋下和腹股沟等处；有时因纵隔淋巴结肿大引起压迫症状而发生呛咳、呼吸困难和静脉回流受阻。

2. 骨和关节浸润

约 25% 患儿以四肢长骨、肩、膝、腕、踝等关节疼痛为首发症状，其中部分患儿呈游走性关节痛，局部红肿现象多不明显，并常伴有胸骨压痛。骨骼 X 射线检查可见骨质疏松、溶解，骨骺端出现密度减低横带和骨膜下新骨形成等征象。

3. 中枢神经系统浸润

白血病细胞侵犯脑实质和/或脑膜时即引起中枢神经系统白血病（CNSL）。由于近年联合化疗的进展，使患儿的寿命得以延长，但因多数化疗药物不能透过血脑屏障，故中枢神经系统便成为白血病细胞的"庇护所"，造成 CNSL 的发生率增高。浸润可发生于病程中任何时候，但多见于化疗后缓解期。它是导致急性白血病复发的主要原因。常见症状为颅内压增高，出现头痛、呕吐、嗜睡、视盘水肿等。浸润脑膜时，可出现脑膜刺激征。

4. 睾丸浸润

白血病细胞侵犯睾丸时即引起睾丸白血病（testic leukemia，TL），表现为局部肿大、触痛，阴囊皮肤可呈现红黑色。由于化疗药物不易进入睾丸，在病情完全缓解时，该处白血病细胞仍存在，常成为导致白血病复发的另一重要原因。

5. 绿色瘤

绿色瘤是急性粒细胞白血病的一种特殊类型，白血病细胞浸润眶骨、颅骨、胸骨、肋骨或肝、肾、肌肉等，在局部呈块状隆起而形成绿色瘤；此瘤切面呈绿色，暴露于空气中绿色迅速消退，这种绿色素的性质尚未明确，可能是光紫质或胆绿蛋白的衍生物。

6. 其他器官浸润

少数患儿有皮肤浸润，表现为丘疹、斑疹、结节或肿块；心脏浸润可引起心肌扩大，传导阻滞、心包积液和心力衰竭等；消化系统浸润可引起食欲不振、腹痛、腹泻，出血等；肾脏浸润可引起肾肿大、蛋白尿、血尿、管型尿等；齿龈和口腔黏膜浸润可引起局部肿胀和口腔溃疡，这在急性单核细胞白血病较为常见。

四、实验室检查

为确诊白血病和观察疗效的重要方法

（一）血象

红细胞及血红蛋白均减少，大多为正细胞正血色素性贫血。网织红细胞数大多较低，少数正常，偶在外周血中见到有核红细胞，白细胞数增高者约占 50% 以上，其余正常或减少，但在整个病程中白细胞数可有增、减变化。白细胞分类示原始细胞和幼稚细胞占多数。血小板减少。

（二）骨髓象

骨髓检查是确立诊断和评定疗效的重要依据；典型的骨髓象为该类型白血病的原始及幼稚细胞极度增生；幼红细胞和巨核细胞减少。但有少数患儿的骨髓表现为增生低下，其预后和治疗均有特殊之处。

（三）组织化学染色

1. 过氧化酶

在早幼阶段以后的粒细胞为阳性；幼稚及成熟单核细胞为弱阳性；淋巴细胞和浆细胞均为阴性。各类型分化较低的原始细胞均为阴性。

2. 酸性磷酸酶

原始粒细胞大多为阴性，早幼粒以后各阶段粒细胞为阳性；原始淋巴细胞弱阳性，T 细胞强阳性，B 细胞阴性；原始和幼稚单核细胞强阳性。

3. 碱性磷酸酶

成熟粒细胞中此酶的活性在急性粒细胞白血病时明显降低，积分极低或为 0；在急性淋巴细胞白血病时积分增加；在急性单核细胞白血病时积分大多正常。

4. 苏丹黑

此染色结果与过氧化酶染色的结果相似，原始及早幼粒细胞阳性；原淋巴细胞阴性；原单核细胞弱阳性。

5. 糖原

原始粒细胞为阴性，早幼粒细胞以后各阶段粒细胞为阳性；原始及幼稚淋巴细胞约半数为强阳性，余为阳性；原始及幼稚单核细胞多为阳性。

6. 非特异性酯酶（萘酚酯 NASDA）

这是单核细胞的标记酶，幼稚单核细胞强阳性，原始粒细胞和早幼粒细胞以下各阶段细胞均为阳性或弱阳性，原始淋巴细胞为阴性或弱阳性。

（四）溶菌酶检查

血清中的溶菌酶主要来源于破碎的单核细胞和中性粒细胞，测定血清与尿液中溶菌酶的含量可以协助鉴别白血病细胞类型。正常人血清含量为 4~20mg/L；尿液中不含此酶。在急性单核细胞白血病时，其血清及尿液的溶菌酶浓度明显增高；急性粒细胞白血病时中度增高；急性淋巴细胞白血病时则减少或正常。

五、诊断和鉴别诊断

典型病例根据临床表现、血象和骨髓象的改变即可做出诊断。发病早期症状不典型，特别是白细胞数正常或减少者，其血涂片不易找到幼稚白细胞时，可使诊断发生困难。须与以下疾病鉴别。

（一）再生障碍性贫血

本病血象呈全血细胞减少；肝、脾、淋巴结节肿大；骨髓有核细胞增生低下，无幼稚白细胞增生。

（二）传染性单核细胞增多症

本病肝、脾、淋巴结常肿大；白细胞数增高并出现异型淋巴细胞，易与急性淋巴细胞白血病混淆、但本病病程经过一般良好，血象多于 1 个月左右恢复正常；血清嗜异性凝集反血阳性；骨体无白血病改变。

（三）类白血病反应

类白血病反应为造血系统对感染，中毒和溶血等刺激因素的一种异常反应，以外周血出现幼稚白细胞或白细胞数增高为特征。当原发疾病被控制后，血象即恢复正常。此外，血小板数多正常，白细胞有中毒性改变，如中毒颗粒和空泡形成；中性粒细胞碱性磷酸酶积分显著增高等，可与白血病区别。

六、治疗

急性白血病的治疗主要是以化疗为主的综合疗法，其原则是要：①早期诊断、早期治疗。②应严格区分患儿的白血病类型，按照类型选用不同的化疗药物联合治疗。③药物剂量要足，治疗过程要间歇。④要长期治疗，交替使用多种药物，同时要早期防治中枢神经系统白血病和睾丸白血病，注意支持疗法。持续完全缓解 2.5~3.5 年者方可停止治疗。

（一）支持疗法

1. 防治感染

在化疗阶段，保护性环境隔离对防止外源性感染具有较好效果。用抗化素预防细菌性感染，可减少感染性并发症。并发细菌性感染时，应根据不同致病菌和药敏试验结果选用有效的抗生素治疗。长期化疗常并发真菌感染，可选用抗真菌药物如制霉菌素，两性霉素 B 或氟康唑等治疗；并发疱疹病毒感染者可用阿昔洛韦治疗；怀疑并发卡氏囊虫肺炎者，应及早采用复方新诺明治疗。

2. 输血和成分输血

明显贫血者可输给红细胞；因血小板减少而致出血者，可输浓缩血小板。有条件时可酌情静脉输注丙种球蛋白。

3. 集落刺激因子

化疗期间如骨髓抑制明显者，可给予 G-CSF、GM-CSF 等集落刺激因子。

4. 高尿酸血症的防治

在化疗早期，由于大量白血病细胞破坏分解而引起高尿酸血症，导致尿酸结石梗阻、少尿或急性肾衰竭，故应注意多喝水以利尿。为预防高尿酸血症，可口服别嘌呤醇。

5. 其他

在治疗过程中，要增加营养。有发热、出血时应卧床休息。要注意口腔卫生，防止感染和黏膜糜烂。并发弥散性血管内凝血时，可用肝素治疗。

（二）化学药物治疗

目的是杀灭白血病细胞，解除白血病细胞浸润引起的症状，使病情缓解以至治愈。急性白血病的化疗通常按下述次序分阶段进行。

1. 诱导治疗

诱导缓解治疗是患儿能否长期无病生存的关键，需联合数种化疗药物，最大限度地杀灭白血病细胞。从而尽快达到完全缓解、柔红霉素（DNR）和左旋门冬酰胺酶（L-ASP）是提高急性淋巴细胞白血病（ALL）完全缓解率和长期生存率的两个重要药物，故大多数 ALL诱导缓解方案均为包含这两种药物的联合化疗，如 VDLP 等。而阿糖胞苷（Ara-c）也是治疗急性非淋细胞白血病的重要药物之一。

2. 巩固治疗

强力的巩固治疗是在缓解状态下最大限度地杀灭微小残留白血病细胞（MRLC）的有力措施，可有效地防止早期复发，并使在尽可能少的 MRLC 状况下进行维持治疗。

3. 预防髓外白血病

由于大多数药物不能到达中枢神经系统、睾丸等部位，如果不积极预防髓外白血病，则CNSL 在 3 年化疗期间的发生率可高达 50% 左右。TL 的发生率在男孩可有 5%~30%。CNSL和 TL 会导致骨髓复发、治疗失败，因此有效的髓外白血病的预防是白血病特别是急性淋巴细胞白血病患儿获得长期生存的关键之一。通常首选大剂量氨甲蝶呤十四氢叶酸钙（HD-MTX+CF）方案，配合氨甲蝶呤（MTX）、Ara-c 和地塞米松三联药物鞘内注射治疗。ANLL选用三联药物鞘内注射。

4. 维持治疗和加强治疗

为了巩固疗效，达到长期缓解或治愈的目的，必须在上述疗程后进行维持治疗和加强治疗。

（三）造血干细胞移植

这是将正常的造血干细胞移植到患儿骨髓内使增殖和分化，以取代患儿原来的有缺陷的造血细胞，重建其造血和免疫功能，从而达到治疗的目的。造血干细胞取自骨髓者称骨髓移植，取自外周血或脐带血者分别称外周血造血干细胞移植和脐带血造血干细胞移植；造血干细胞移植法不仅提高患儿的长期生存率，而且还可能根治白血病。随着化疗效果的不断提高，目前造血干细胞移植多用于急性非淋巴细胞白血病和部分高危型急性淋巴细胞白血病患儿，一般在第1次化疗完全缓解后进行，其5年无病生存率约为50%~70%；标危型急性淋巴细胞白血病一般不采用此方法。

（四）常用化疗方法举例

1. 高危急性淋巴细胞白血病的化疗

（1）诱导治疗：例如VDI。P方案4周；长春新碱（VCR）1.5mg/m²（每次最大量不超过2mg）静脉注射，每周1次，共4次；柔红霉素（DNR）30mg/m²，快速静脉滴注，第8至第10d使用，共3次，左旋门冬酰胺酶（L-Asp）5 000~10 000U/m²，静脉滴注或肌肉注射，从第9d开始隔日1次，共8次；泼尼松（Pred）第1~28d使用，每日60mg/m²，分3次口服，第29d开始每2日减半量，1周内减停。

（2）巩固治疗：在诱导治疗28d达完全缓解时，宜在第29~32d开始巩固治疗。例如CAM方案：环磷酰胺（CTX）800~1 000mg/m²，于第1d快速静脉滴注（注意水化和保持尿碱性）；阿糖胞苷（Ara-c）1g/m²，第2~4d使用，每12h静脉滴注1次，共6次；6-MP每日50mg/m²，第1~7d使用，晚间1次口服。

（3）早期强化治疗：例如VDL Dex方案：VCR、DNR均于第1d，第8d各1次，剂量同前；L-Asp5 000~10 000U/m²，于第2d、第4d、第6d、第8d使用，共4次；DEX每日8mg/m²，第1~14d使用，第3周减停。休息1~2周，接依托泊苷（鬼臼乙叉貳，VP，16）+Ara-c方案：VP16 100mg/m²静脉滴注，然后继续滴注Ara-c 300mg/m²，于第1d，第4d，第7d使用，共3次。

（4）维持治疗：6-MP+MTX，6-MP每日为75mg/m²，夜间睡前顿服，共21次；MTX每次为20~30mg/m²，肌内注射或口服，每周1次，连用3周；接着VDex 1周（剂量同前）；如此重复序贯用药，遇强化治疗暂停。

（5）加强治疗：自维持治疗期起，每年第3、第9个月各用COADex方案1个疗程（CTX为600mg/m²，其余剂量和用法同前，其中O即VCR）；每年第6个月用VDLDex方案（用法同早期强化治疗）；每年第12个用替尼泊苷（Vm26）或VP16+Ara-cl个疗程（同早期强化治疗）。

（6）HDMTX+CF治疗和鞘内注射：未做颅脑放射治疗者，从维持治疗第2个月开始，每3个月1次HDMTX+CF，共8次，然后每3个月三联鞘内注射1次。已做颅脑放射治疗者，只能采用三联鞘注，每12周1次直至终止治疗。

总疗程自维持治疗算起，女孩为3年，男孩为3.5年。

2. 标危型急性淋巴细胞白血病化疗

基本同高危急性淋巴细胞白血病，但DNR在诱导治疗时减为2次；在髓外白血病预防中，一般不用放疗；加强治疗为每年强化1次，第1，第3年末选用VDLDex，第2年末选用 VP16+Ara-c；维持期 HDMTX+CF 共用 6 次，总疗程自维持治疗算起，女孩 2 年半，男孩 3 年。

3. 急性非淋巴细胞白血病的治疗

（1）诱导治疗：①DA 方案：DNR 每日 30~40mg/m^2，静脉滴注，每日 1 次，第 1~3d 使用；Ara-c 每日 150~200mg/m^{2}静脉滴注或肌肉注射，分 2 次（2h 一次），第 1~7d 使用。②DEA 方案：DNR 和 Ara-c 同上；VP16（或 Vm26）每日 100~150mg/m^2，静脉滴注，每日 1 次，第 5~7d 使用。

（2）缓解后治疗：①巩固治疗采用原有效的诱导方案 1~2 个疗程。②维持治疗常选用 DA、DAE、COAP、CAM 中 3 个有效方案作序贯治疗，第 1 年每月 1 个疗程，第 2 年每 6~8 周 1 个疗程，第 3 年每 8~12 周 1 个疗程，维持 3 年左右终止治疗。或选用 HDAra-c+DNR （或）VP16 方案：Ara-c 每 12h 静脉滴注 1 次，每次 2mg/m^2，第 4~6d 使用；DNR 每日 30mg/m^2，每日静脉滴注 1 次，第 1~2 天使用；当 DNR 累积量大于 360mg/m^2，改为 VPl6 每日 100mg/m^{2}静脉滴注，第 1d，第 3d 各用一次。疗程间歇 3~5 周，共 4~6 个疗程后终止治疗。

七、预后

近十年来由于化疗的不断改进，急性淋巴细胞白血病已不再被认为是致死性疾病，5 年无病生存率达 70%~80%；急性非淋巴细胞白血病的韧治完全缓解率亦已达 80%，5 年无病生存率 40%~60%。

（姚刘艳）

第八章　消化系统疾病

第一节　急性胃炎

急性胃炎是指由物理性、化学性或生物性有害因子引起的胃黏膜急性炎症性疾病。其病变可仅局限于胃底、胃体或胃窦，也可弥漫分布于全胃。病变深度大多局限于黏膜层，严重时则可累及黏膜下层或肌层，甚至达到浆膜层。常见的急性胃炎有药物及饮食性胃炎、应激性胃炎、腐蚀性胃炎、感染性胃炎、蛋白过敏性胃炎。

一、诊断

（一）症状

发病急骤，轻者仅有食欲缺乏、腹痛、恶心、呕吐，严重者出现呕吐、黑便、脱水、电解质及酸碱平衡紊乱。有感染者常伴有发热等全身中毒症状。

（二）体征

常见体征为上腹或脐周压痛，有时胀气明显时，肠鸣音亢进，上腹饱胀，恶心呕吐，呕吐严重时可致脱水、酸中毒；失血过多可致休克体征。

（三）检查

1. 胃镜检查

胃镜检查为胃炎最可靠的诊断手段。可见黏膜广泛充血、水肿、糜烂、出血，有时可见黏膜表面的黏液斑或反流的胆汁。幽门螺杆菌感染胃炎时，还可见胃黏膜微小结节形成。

2. X 线钡餐造影

多数胃炎病变在黏膜表层，钡餐造影难有阳性发现，气钡双重造影效果较好。

3. 幽门螺杆菌检测核素标记尿素呼吸试验

患儿口服一定量放射性核素^{13}C 标记的尿素，如果患儿消化道内含有幽门杆菌，则其产生的尿素酶可将尿素分解产生 CO_2，由肺呼出。通过测定呼出气体中^{13}C 含量即可判断胃内幽门螺杆菌的感染程度，其特异性和敏感度达 90% 以上。也可通过胃黏膜组织切片染色与培养、尿素酶试验、血清检测抗幽门螺杆菌抗体等方法检测。

（四）诊断要点

（1）有摄入细菌及其毒素污染的食物、服药、吞食腐蚀性化学物质、应激等明显的诱因。

（2）急性上腹痛、恶心、呕吐和食欲减退。严重者可有呕血、黑便、电解质紊乱与酸碱平衡失调。可有原发病的临床表现，如严重烧伤、败血症、休克等，或在全身严重疾病的基础上发生消化道出血。

（3）胃镜检查表现为胃黏膜的充血、水肿和糜烂。

（4）以出血为主要表现者，大便隐血试验阳性；呕吐物隐血试验也可为阳性，血常规检查红细胞和血红蛋白均可降低。

具有上述第1、2项可临床诊断为急性胃炎，如同时具有第3项则可确诊。

（五）鉴别诊断

1. 消化性溃疡

消化性溃疡也可有上腹痛、恶心、呕吐等症状，但消化性溃疡多有溃疡病的特殊症状，如腹上区的疼痛具有节律性、季节性、与进食有关等特点。一旦发生胃穿孔则会突然出现剧烈的上腹痛并迅速遍及全腹，体格检查时发现腹肌呈板状强直，全腹均有压痛及反跳痛。

2. 急性胰腺炎

有突然发作的腹上区剧烈疼痛，放射至背部及腰部，早期呕吐物为胃内容物，以后为胆汁，进食后呕吐剧烈。血清及尿淀粉酶常增高，有时腹腔内可抽出血性液体。

3. 急性胆囊炎

本病特点是右上腹持续性疼痛，阵发性加重，可放射至右肩背部，Murphy 征阳性，B超检查可协助诊断。

4. 急性阑尾炎

有发热，可有呕吐，早期腹痛可在腹上区或脐周，但发展为转移性右下腹痛，麦氏点压痛明显，有肌紧张。

二、治疗

避免服用一切刺激性食物和药物，去除病因，积极治疗原发病，抑制胃酸分泌，保护胃黏膜，及时纠正水、电解质和酸碱平衡的紊乱。

（一）一般治疗

急性胃炎多为继发性疾病，治疗时应去除发病诱因，停用诱发本病的药物或饮食，治疗原发病。注意卧床休息，保持安静，监测生命体征及有无呕血和黑便等并发症状。呕吐、腹痛症状剧烈时酌情禁食 1~2 餐，症状减轻后予以清淡、易消化的流食，多饮水，逐渐过渡到软食、正常饮食。呕吐、腹泻导致的水、电解质和酸碱平衡紊乱，一般用口服补液法，严重时可静脉补液。

（二）药物治疗

1. 抑酸药

用雷尼替丁（呋喃硝胺），每日 3~5 mg/kg，每 12 小时 1 次，或每晚 1 次口服；或将上述剂量分 2~3 次，用 5%~10% 葡萄糖溶液稀释后静脉滴注，肾功能不全者剂量减半，力求使胃内 pH 维持在 4 以上，药量应根据临床症状和胃内 pH 变化进行调整。或用西咪替丁每日 20~40 mg/kg，分 4 次于饭前 10~30 分钟口服。也可应用奥美拉唑（洛赛克）每日 0.7 mg/kg，清晨顿服。

2. 保护胃黏膜药物

硫糖铝每日 10~25 mg/kg，分 3 次于饭前 2 小时服用，疗程 4~8 周，肾功能不全者慎用。可同用蒙脱石粉 1~3 g，每日 3 次，饭前空腹服用。或用枸橼酸铋钾每日 6~8 mg/kg，分 2 次空腹服用，疗程 4~6 周，常与枸橼酸铋钾及可清除幽门螺杆菌的药物如氨苄西林和甲硝唑 3 种药物合用。本药临床虽使用安全，但大量铋剂的应用对肝、肾、中枢神经系统会造成损害，故应用时间不宜过长。

3. 抗生素

大多急性胃炎无须抗生素治疗，但若胃炎由细菌感染造成，需选用有效敏感的抗生素。

（三）其他治疗

1. 止吐

患儿呕吐严重时可服用止吐药物，以防造成电解质和酸碱平衡的紊乱。常用药物有多潘立酮可有效促进胃肠蠕动，缓解呕吐症状，常用剂量每次 0.2~0.3 mg/kg，每日 3 次，饭前半小时及睡前口服。年长儿也可口服甲氧氯普胺，但需严防发生抽搐等锥体外系反应。对呕吐频繁者还可肌内注射氯丙嗪每次 0.5~1 mg/kg。

2. 止痛

因肠痉挛严重腹痛者可应用解痉剂，常用有硫酸阿托品，剂量为每次 0.01 mg/kg，或溴丙胺太林（普鲁本辛），剂量为每次 0.5 mg/kg，用法均为皮下注射。

3. 缓解腹胀

患儿腹胀时可用松节油腹部热敷或应用药物，如多潘立酮每次 0.2~0.3 mg/kg，每日 3 次，饭前半小时及睡前口服；或新斯的明每次 0.04 mg/kg 肌内注射，症状不能缓解者还可采用肛管排气。若腹胀产生是由低血钾造成，应及时补钾，常用 10% 氯化钾，一般补钾量为 4~6 mmol/kg，口服补钾较安全，静脉输入时需注意输入速度宜慢，低于每小时 0.3 mmol/kg，浓度应 <0.3%，且应见尿后再补钾。

4. 止血

糜烂性胃炎患儿有胃出血时，应卧床休息，在抑制胃酸、保护胃黏膜的基础上积极止血，可采用插胃管冰水洗胃，或用生理盐水 100 mL 中加去甲肾上腺素 8 mg 口服，每次 5~10 mL，每 2 小时 1 次。出血量大、血压下降者，应加补液速度，必要时输血，同时将垂体加压素 10~20 U 加入 50 mL 葡萄糖液中 15 分钟内静脉滴注。病变反复出现，出血难以控制时应在 24~48 小时内进行急诊胃镜检查，必要时行外科手术治疗。

三、病情观察

注意腹痛、呕吐、有无出血，呕吐频繁者要禁食，保证液体及能量，注意药物的不良反应。

第二节　胃食管反流

胃食管反流病（GERD）是最常见的食管疾病，是因食管下端括约肌的功能缺陷，引起胃液或胆汁从胃反流入食管，是婴幼儿顽固性呕吐和生长发育迟缓的重要原因。病因与发病机制有：①食管下端括约肌抗反流屏障破坏食管下端环状肌有括约肌功能，因此能防止胃食管反流发生，其抗反流功能受神经及消化道激素的调节，如促胃液素、前列腺素等，当其抗反流因素受到破坏时，反流量增加，因此产生胃食管反流。②食管酸廓清延缓正常情况下，食管本身具有以下防御功能——食管下端括约肌能阻止反流作用；食管的蠕动向远端清除进入食管的反流液；吞咽含碳酸氢钠的唾液、中和酸度及清洗刺激物。当上述功能受到损伤时，使酸清除延缓。

一、诊断

（一）病史采集

1. 婴儿

婴儿胃食管反流症有四大症状，即吐奶、体重不增、出血和肺部症状，其中以吐奶最常见。正常情况下，食管下端括约肌保持一定的张力，形成一个高压带，将胃和食管分隔开来，阻止胃内容物反流入食管，而且食管的蠕动波还能将反流物推回胃中。刚出生不久的婴儿食管下端括约肌还未发育完善，张力较低，5~7周后才能建立起有效的抗反流屏障，并随年龄增长逐渐完善。此外，婴儿的食管下端括约肌到咽部的距离相对成人为短，卧位时间较长，哭闹时腹压升高。如果喂养不当，吞气过多，引起胃扩张，就容易发生胃食管反流。患儿出生后不久即出现反复呕吐，随年龄增大而加重，严重者甚至每次喂奶后均呕吐。呕吐多不费力，非喷射性，但也有部分为喷射性呕吐，平卧位和嗳气时更易出现。也有患儿不喂奶时也常呕吐。反复呕吐引起营养不良、体重不增或下降。由于胃食管反流，胃酸等腐蚀食管黏膜，还可造成食管炎，甚至引起食管黏膜血管破损、出血。此外，胃食管反流时，若胃内容物误入气管则可引起肺部反复感染。

（1）呕吐：新生儿及婴儿患者85%生后第1周即呕吐，逐渐成为食后呕吐，呈喷射状，吐出物为胃内容物，偶有呕血。

（2）生长发育落后：由于呕吐造成长期热量摄入不足而致营养不良、生长发育缓慢、消瘦。亦可因反流性食管炎引起痉挛与狭窄，少数患儿有贫血症状。

（3）其他：呕吐物或反流物如吸入肺部可致肺部感染，久之形成肺纤维化，产生原发性肺间质纤维化。个别患儿对酸性反流液高度敏感，可诱发支气管痉挛，引起哮喘发作。反流液刺激咽喉者，反射性喉痉挛，可造成窒息，甚至猝死。

2. 较大儿童

年长儿可诉胸骨后烧灼痛、嗳气、腹上区不适。胃灼热、反流、非心源性胸痛和吞咽困难及一些肺部症状是GERD的常见表现。一旦出现上述症状时应首先想到GERD的可能，但GERD有时可有完全不同的临床表现。患儿有食管症状可伴或不伴食管黏膜损害，有或未证实病理性酸反流的量；另一些患儿有食管黏膜损害但不一定伴有反流症状；还有患儿表现为各种各样食管外表现，可无或很少伴有食管症状，因而给 GERD 的诊断带来一定的困难。在较大儿童直至成人患者，胃灼热和反流是 GERD 的主要症状，这 2 个症状对于 GERD 有很高的特异性。

（1）胃灼热：胃灼热伴或不伴有胃内容物反流至口腔是最突出的症状。胃灼热典型者为胸骨后烧灼感，向咽喉或口放射，最常见于餐后，由于平躺、躯体弯曲过度或猛烈的抬举而发生，常因急剧进餐、吃柑橘、辛辣食品、高脂肪餐和饮酒而诱发。胃灼热的严重性与食管炎的严重度无关。在 Barrett′s 食管或有食管外表现的 GRED 患者，胃灼热可能很轻或缺如。

（2）反流：反流是指胃内容物反流入食管，且常反流入口，应与呕吐相区别。反流常伴有胃灼热，反流物为典型的酸性物，更为重要的是反流可引起食管外表现。

（3）吞咽困难：是 GERD 的常见症状，若患者尚能吞咽肉食（肉片、牛排）、带皮的蔬菜和硬面食品等，吞咽困难的存在将被怀疑。吞咽困难可为机械性梗阻或非机械性梗阻引起。机械性梗阻可能继发于与反流有关的狭窄、癌（如 Barrett′s 食管引起腺癌或鳞状上皮癌）或食管环；非机械性梗阻吞咽困难可继发于蠕动功能障碍含有低幅度收缩和传递不良，或继发于反流引起敏感性蠕动收缩和食管痉挛，糜烂性食管炎的存在和严重性也是重要的决定因素，糜烂性或溃疡性食管炎患者进硬食常有吞咽困难，给充分治疗后 GERD 可消失。

（4）非器质性上消化道症状表现：如消化不良、腹胀、嗳气或不消化，当缺乏胃灼热或酸反流主要症状时，上述症状对 GERD 无特异性，有些患者仅诉胃灼热。

（5）食管外表现。①哮喘：最为常见，抗反流治疗可改善哮喘症状。虽 1/3 哮喘患者有食管功能障碍而无食管症状，但询问有关反流和胃灼热史在哮喘患者是重要的。哮喘时存在 GERD 的线索包括缺乏变应原、哮喘开始在少年、哮喘前存在反流症状、夜间咳嗽、肥胖、哮喘发作前有胃灼热或激烈进食后胃灼热、对常用的哮喘治疗有对抗。②心绞痛样胸痛：又称为非心源性胸痛，是 GERD 的另一个突出表现。为位于胸骨下方烧灼样或压榨样痛，以下几点应考虑源于食管引起的胸痛：伴有食管症状，如胃灼热、吞咽困难或反流；疾病发生在餐后或仰卧位置；用抗酸剂疼痛减轻；疼痛持续几小时或几天而无心肺恶化。但值得注意的是不少冠心病和心源性胸痛患者常并存有食管症状，因此建议诊断食管源性胸痛时应首先排除心源性胸痛。③耳鼻喉疾病：有喉症状而缺乏典型食管症状或症状轻微的患者，内镜检查有低的食管炎检出率，少量的酸即可引起喉病理改变。牙糜烂是 GERD 最流行的口表现，牙糜烂和齿质丢失可引起颞下肌筋膜疼痛综合征，也可有口臭、口烧灼、舌过敏等表现。

3. 并发症

胃食管反流病的并发症包括食管炎、消化性食管狭窄、食管溃疡及 Barrett′s 食管化生。食管炎常可引起吞咽痛及大量出血；消化性食管狭窄可出现对固体食物的进行性吞咽困难；食管消化性溃疡可发生与胃或十二指肠溃疡同样的疼痛，但其部位常局限于剑突区或高位胸骨后区，这些溃疡愈合慢，易复发，在愈合后常遗留狭窄。

（二）体格检查

胃食管反流时由于酸性胃液反流，食管长期处于酸性环境中，可发生食管炎、食管溃疡、食管狭窄、反流物吸入气管可引起反复发作的支气管肺炎、肺不张，也可引起窒息、猝死综合征等。患儿常呕吐可出现体重不增、食管炎、食管糜烂或溃疡,表现为不安、激惹、拒食,重者呕血或便血,导致缺铁性贫血。反流物吸入后可有吸入症状,肺部并发症,呛咳、窒息、呼吸暂停、吸入肺炎,并伴精神运动发育迟缓。体格检查可见相应的体征。

(三)门诊资料分析

1. 食管测压

食管测压仅用于对可疑 GERD 的开始评价,不用于 GERD 的肯定诊断,反流食管炎往往伴有 LES 压力降低[正常 15~30 mmHg(2.0~4.0 kPa)],LES 松弛时间也较正常明显延长(正常 2~7 s),胃食管屏障压[正常 11~19 mmHg(1.5~2.5 kPa)]明显降低,因此 LES 低压可作为 GERD 严重度的评价指标。

2. 放射线检查

患者垂头仰卧位所做的 X 线钡餐检查可显示钡剂从胃反流至食管,也可采取腹部加压法。但 X 线照相的方法通常不能敏感地诊断胃食管反流病。吞钡后所做的 X 线检查很容易显示食管溃疡和消化性狭窄,但对因食管炎所致的出血患者则诊断价值不大。上消化道吞钡检查可提供食管蠕动情况,并可发现憩室、裂孔疝和肿瘤等病变;气钡双重对比检查,食管炎时可见黏膜粗糙、溃疡等病变。为了评价 GERD 及其并发症,临床用食管钡造影和放射性核素检查,钡检查对于评价有吞咽困难的 GERD,以及准确地诊断裂孔疝、食管狭窄、食管环等极有价值。放射线检查证实黏膜呈网状改变可提出存在 Barrett′s 食管。但与 pH 监测相比,钡检查对 GERD 诊断的敏感性低,居于这个原因吞钡检查用于评价 GERD 患者受到限制。

(四)进一步检查项目

1. 食管镜检查

可对伴或不伴有出血的食管炎做出准确的诊断。食管镜结合细胞刷洗和直视下活检对鉴别食管的良性消化性狭窄和癌肿是必需的。疑有 GERD 患者一般进行内镜评价,检查指征包括:

(1)患者症状不明朗或有警报症状如出血、体重下降、吞咽困难征象,目的为排除其他疾病或并发症。

(2)有长期症状的患者,目的为排除 Barrett's 食管的筛选。

(3)用于食管炎的诊断和其严重度的评估。

(4)治疗目的:直接内镜治疗和预防慢性化。如果发现糜烂性食管炎或 Barrett′s 食管,大部分 GERD 可通过内镜得到诊断,虽然糜烂性食管炎也可由感染或药物引起损伤所致。

内镜检查对于 GERD 的诊断缺乏可靠的敏感性,胃灼热患者内镜检查时仅 30%~40%证实有黏膜破坏,包括黏膜红斑、组织脆和柱状鳞状上皮结节损害等。内镜检查提示严重食管炎的存在可指导治疗,且有助于预报对治疗的反应、复发率和慢性化。内镜检查阴性患者食管黏膜活检病理改变有助于 GERD 的诊断。反流症状持续久的患者可通过内镜筛选 Barrett′s 食管,如果看不到 Barrett′s 食管化生,将来患者不再需要用内镜筛选;而内镜发现有 Barrett′s 食管者建议患者首选质子泵抑制剂治疗直至症状消失、食管糜烂或溃疡改变轻微。

2. 食管测压法

食管测压法是在下食管括约肌处测定压力，并显示其强度，可区分正常与闭锁功能不全的括约肌。

3. 24 h 食管 pH 监测

24 h 食管 pH 监测是当前一个广为应用的研究和临床工具，对食管暴露酸量的判定、对 GERD 的认识有很大提高，可提供胃食管反流病的直接证据，了解反流的病因和异常程度，有助于肯定 GERD 诊断。24 h pH 监测能很好的区别正常对照组和食管炎患者，pH 监测也有助于提高诊断有食管外表现存在的 GERD 患者。pH 监测受到各种限制，所有证实食管炎患者，25%患者 24 h pH 监测在正常范围内，正常对照组与有反流症状的患者也有很大的重叠。一般以 pH<4（正常食管 pH 为 5.0~7.0）至少持续 5~10 s 作为胃食管反流发生指标。现在国内多采用便携式食管 24 h 连续 pH 监测，监测期间一般规定 pH<4 持续 5 s 或 10 s 以上判定为有胃食管反流，一般采用 6 个参数：①总 pH<4 的时间百分率（%）（正常人为 1.2%~5%）；②直立位 pH<4 的时间百分率（%）；③卧位 pH<4 的时间百分率（%）；④反流次数；⑤pH<4 长于 5 min 的次数；⑥最长反流持续时间。有认为正常人 pH<4 长于 5 min 的次数大于 3 次，而反流发作长时间大于 9 min 即为病理性反流。24 h pH 监测表明，每天站立位有反流者食管炎较轻，夜间卧位有反流者食管炎较重，而白天、夜间均有反流者食管炎最重。反流和症状之间的相互关系对于决定症状由反流引起是有帮助的。相互关系是通过统计学处理得出的。此相互关系可能决定于总酸暴露时间，严格的反流和症状间隔时间是不明了了，多数作者认为出现间隔时间为 2~5 min。反流和症状之间相互关系特别用于评价患者有不能解释的胸痛。

4. 双探针 pH 监测法

将一个探针（Probe）置于食管下端括约肌上 5 cm 处，另一个探针置于近端食管或咽下部，此种方法有助于评价 GERD 患者的食管外表现。有各种各样耳鼻喉症状的患者食管近端 pH 监测常有异常，如喉痛、声嘶表现反流性喉炎或酸后喉炎患者，双探针 pH 监测也用于检查大多数有发作性喉痉挛的反流异常者，有些患者有反流性咽炎而远端食管总酸暴露时间正常，在评价哮喘或慢性咳嗽患者近端食管 pH 监测的重要性很少建立，研究仍有矛盾的结果。

5. Bernstein 试验

与症状性胃食管反流的存在密切相关，灌酸可使症状迅速出现，但可被灌注盐水所缓解。

6. 食管活检

显示鳞状黏膜层变薄，基底细胞增生，这些组织学变化可见于内镜下肉眼见不到食管炎的患者。

内镜或 X 线检查的结果如何，活检或 Bernstein 试验的阳性结果与反流所致的食管炎症状具有密切关系。内镜下活检还是能连续观察 Barrett 化生柱状黏膜改变的唯一方法。

7. 试验治疗

试验治疗在 GERD 评价上是有吸引力的。英国胃肠学会资料显示其敏感性 81%，特异性85%。尤其是对 pH 监测（−）或内镜（−）的患者若用试验治疗症状改善时也可考虑 GERD 的诊断。应当指出，单纯试验治疗也可能造成误诊，如消化性溃疡、卓−艾综合征用强酸抑制剂治疗症状也明显减轻。目前临床上普遍认为用质子泵抑制剂（PPI）试验诊断反流病准确性高，实用于临床。最近美国胃肠学会推荐凡有典型 GERD 症状的患者，在行内镜检查之前，应接受 PPI 治疗。另一些专家推荐在大多数病例中，将 PPI 试验放在 24 h 食管内 pH 监测之前进行，或者用其作为替代试验。

二、诊断对策

（一）诊断

早期诊断对减少胃食管反流并发症，降低病死率有重要临床价值。详尽细致的病史有利于诊断。食管钡餐造影 X 线检查、内镜、食管测压、24 h pH 监测及 Bernstein 灌酸试验有助于明确诊断和揭示可能发生的并发症（如 Barrett 食管）。较少应用的检查还有，①B 超检查：其优点是无损伤性，并能做长时间连续动态观察。②放射性核素扫描（^{99m}Tc）：此项检查是诊断胃食管反流的敏感方法之一，可以了解胃排空、食管廓清等情况，以及胃食管反流的发生与呼吸道症状间的关系。

（二）临床类型

胃食管反流病可有典型表现（如上述）和食管外表现，其食管外表现尤应重视胃食管反流病常可伴有呼吸系统症状与疾病（如哮喘、咳嗽和纤维化），耳鼻喉科症状和体征，其他食管外症状和体征（如非心源性胸痛、牙腐蚀、鼻窦炎和睡眠呼吸暂停）等。

1. 呼吸系统表现

GERD 的食管外表现，以呼吸系统为最多见。由于反流的轻重、持续时间长短、反流物的刺激性及个人致反流因素等具体情况不同，可有不同的表现。

（1）夜间阵咳及支气管炎：为反流物进入气道直接刺激所致。轻者，患者常于夜间或熟睡中突然出现阵咳或呛咳，需立即坐起。若长期反流、持续刺激，则可引起支气管炎，咳嗽增重，但以夜间为主。如引致气管炎的其他病因因素不明显，或抗菌治疗效果不好，要想到有 GERD 的可能。

（2）反复发作性肺炎及肺间质纤维化：反流较重、反复吸入，可导致反复发作的肺炎。患者可有反复发作的咳嗽、咳痰、气喘，尤以夜间为著，有的伴有夜间阵发性呛咳。有的患者可有胸闷、胸痛、发热等症状。胸部 X 线检查，可提示炎症征象。虽经正规抗生素治疗，症状及 X 线表现常无明显改善，或易于复发。极少数患者可并发肺脓肿或肺不张。长期、反复吸入刺激，个别患者可进一步发展为肺间质纤维化。

（3）支气管哮喘：有学者证实，高酸反流物进入气道，可引起支气管痉挛。食管滴酸试验阳性者，也能引起支气管痉挛，食管酸刺激传入神经感觉机制触发呼吸道反应，因此在食管少量酸即可引起支气管痉挛。咽喉部存在着对酸超敏感的丰富的化学感受器，受反流酸刺激，亦能引起支气管痉挛，出现哮喘。GERD 所的致哮喘，多于夜间发作，无季节性，常伴反流症状，亦可伴咳嗽、呛咳、声嘶，咽喉酸辣等症状。但约 1/3 的患者可无反流症状或不明显。解痉剂的应用常难奏效，甚至加重。此夜间哮喘须与心源性哮喘相鉴别。反过来，支气管哮喘也易诱发 GERD，这是因为：①支气管痉挛时，肺充气过度，使膈肌下降，致

LES 功能减低，抗反流作用减弱；②哮喘发作时，胸内负压增大，腹内压增高，胸膜压差增长，更利于胃食管反流；③支气管扩张剂的应用，可降低 LES 张力。如原有 GERD 者，支气管哮喘可使其加重。

（4）夜间睡眠呼吸暂停：反流性食管炎可能是夜间睡眠呼吸暂停的原因之一。反流物吸入的主要机制是膈肌和腹部呼吸肌的突发收缩，胃压突然增高，使胃内容物通过食管进入气管引起。呼吸暂停发生在睡眠时，少数发生在白天饭后 1 h。

2. 非心源性胸痛

反流性食管炎或 GERD 是非心源性胸痛的主要原因。非心源性胸痛 80% 的患者是由胃食管反流引起。患者除了胸骨后、剑下疼痛的典型症状外，还可向胸骨两侧、上胸、后背放射，甚至有的放射至颈部、耳部，个别还有表现为牙痛。易与心绞痛、胸膜炎、肺炎、肋软骨炎等相混。GERD 所致胸痛也可间歇发作，有的呈剧烈刺痛，酷似心绞痛。

3. 慢性咽喉炎

慢性咽喉炎为反流物刺激咽喉所致的化学性炎症。患者常有咽喉部不适，疼痛、咳嗽、喉部异物感或堵塞感，亦可有声音嘶哑。咽部检查可见充血、肿胀、淋巴滤泡增生，偶尔可见溃疡形成。喉部检查可见喉部、声带水肿，偶见溃疡或声带结节形成，病变常限于声带后 1/3 和舌状软骨间区域。咽喉炎是夜间食管喉反流的结果。喉咽与胃液接触引起水肿和炎症。

4. 口腔表现

反流物刺激，可有唇舌烧灼感，个别患者出现口腔溃疡。有的患者可有口酸、口苦、口臭及味觉损害等。有的患者唾液分泌增多，可能是酸刺激食管，反射引起的酸清除的保护性反应。与此相关，干燥综合征时，由于唾液分泌减少，对食管酸的中和清除能力减低，易诱发或加重反流物对黏膜的损害。

5. 婴儿食管外表现

婴儿食管短，LES 尚未发育好，张力低下，且以流食为主，又多采取卧位，因而较易出现胃食管反流，也更易累及食管邻近器官，食管外表现更为突出。由于小儿不能主诉，如警惕性不高，易被忽略或误诊。常见表现为呼吸道症状，如夜间阵咳、哮喘、肺炎等。由于反流的痛苦，食管炎及食管外并发症的折磨，患儿亦可表现为哭闹、睡眠不好、拒食等。久之，可出现缺铁性贫血、营养不良及发育障碍。偶尔，患儿可出现间歇性斜颈或姿势怪异（Sandifer 综合征）。

（三）鉴别诊断

1. 婴儿溢奶

婴儿在吃完奶后，变动体位或刚躺下，就会马上吐奶，这种情况为溢奶，是一种生理现象。是因为婴儿的胃成水平状，一变动体位，使胃无法保持水平位置，就会发生溢奶现象。待婴儿长到 6 个月以后，会自然好转。

2. 幽门痉挛

婴儿不论躺着或抱着，每次吃奶以后 10 min 左右就会呕吐，这种现象大多由于幽门痉挛引起。幽门痉挛使乳汁不能顺利地流入十二指肠，就会出现呕吐。

3. 先天性幽门肥厚性狭窄

婴儿每次吃完奶，马上就呕吐，而且不论是改变体位，改变饮食，还是使用药物都不能使其症状得到缓解。体格检查在婴儿胃上中部偏右处，摸到像红枣大小的硬块，则可能是先天性幽门肥厚性狭窄，必须手术治疗。

4. 其他

GERD 所致非心源性胸痛易与心绞痛、胸膜炎、肺炎、肋软骨炎等相混。食管源性心绞痛样胸痛，多与体位有关，仰卧、弯腰易发生，坐起站立可缓解；冷饮或刺激性饮料食物亦可诱发等可资鉴别。

三、治疗

（一）治疗原则

首选非手术疗法包括饮食控制、体位疗法和药物疗法，新生儿、婴儿胃食管反流经内科治疗绝大部分数月后可明显改善。若经上述治疗 6 个月后仍有吐奶或其他症状，可考虑手术治疗。

（二）治疗计划

应根据婴儿胃食管反流的不同程度采取相应措施，无并发症者的治疗包括：

1. 饮食控制

饮食宜少量多次，选择质地柔软而营养丰富的食物，避免吃过热或过冷的食物。由于胃食管反流与胃的充盈度关系较大，因此，食品应稠厚，以减少容量。

2. 体位疗法

对轻、中度的胃食管反流婴儿，喂奶时应将婴儿抱在半直立位，喂奶后维持半卧位 1 小时左右，睡眠时床头抬高 20~30 cm，保持头高脚低位。通常在 2 周内就可使呕吐减轻。重度患儿应 24 h 持续维持体位治疗，可让患儿睡在倾斜 30° 的床板上（头高脚低），取俯卧位（趴着睡），以背带固定，或抬高床头 20~30 cm。

3. 药物治疗

目前用于胃食管反流的药物主要有 2 大类：①抗酸剂，不仅能中和胃酸，还可促进幽门窦促胃液素的产生，升高血清促胃液素的浓度，从而增加食管下端括约肌的压力；②H2 受体拮抗剂如西咪替丁，其机制是抑制胃酸分泌，减少胃酸反流至食管，从而减轻症状。具体用药包括：

（1）餐后 1 h 和临睡时予以制酸剂：可中和胃酸，并可能增加食管下段括约肌张力。

（2）应用 H_2 阻滞剂以降低胃液酸度（有时合并应用其他药物）。

（3）应用胆碱能激动剂如氯贝胆碱、胃复安餐前 30 min 和临睡前口服。

（4）西沙比利。

（5）质子泵抑制剂：如奥美拉唑或兰索拉唑，是促进消化性食管炎快速愈合的最有效药物。研究证实有严重食管炎患者用质子泵抑制剂治疗可预防黏膜并发症尤其是狭窄的发生。奥美拉唑已被获准长期应用于腐蚀性食管炎再复发的预防。

4. 其他

（1）避免应用引起胃酸分泌的强刺激剂：如咖啡、乙醇。

（2）避免应用降低下食管括约肌张力的药物：如抗胆碱能药物、食物（脂肪、巧克力）和吸烟（被动）。

5. 并发症的治疗

除大量出血外，由食管炎引起的出血无须紧急手术，但可复发。食管狭窄应采用积极的内科治疗，并反复扩张（如在内镜下采用气囊或探条）以达到和维持食管的畅通，若扩张恰当，不会严重影响患者的进食。奥美拉唑、兰索拉唑或抗反流手术（如 Belsey、Hill、Nissen 等）常用于有严重食管炎、出血、狭窄、溃疡或难治性症状的患者，而不管是否有裂孔疝的存在。该类手术也可应用电视辅助下的腹腔镜进行。内科或外科治疗对 Barrett 化生的效果并不一致，目前推荐内镜检查（每 1~2 年一次）以监视这种化生恶变的可能。

（三）治疗方案的选择

1. 内科治疗

（1）体位：使患儿处于 45°~60° 半坐位，有的主张至少应保持在 60°，多数患儿呕吐即可消失。对较大儿童，轻者进食后 1 h 保持直立位；严重者可用 30° 倾斜的床上俯卧位，或 50° 角仰卧。

（2）喂养：饮食以少量多餐为主，喂稠厚乳汁防止呕吐。治疗期禁食酸果汁，食物用米糊调调喂饲。

（3）药物：药物治疗主要是应用 H_2 受体拮抗剂来抑制胃酸分泌。一般 1~2 周可缓解症状。合并有食管炎时，予西咪替丁每日 30~40 mg/kg，分 4 次口服；可在食后 15~30 min 加服抗酸药，同时用甲氧氯普胺每次 0.1 mg/kg，每日 4 次。吗丁啉可使胃肠道上部的蠕动和张力恢复正常，促进胃排空，增强胃窦和十二指肠运动，协调幽门的收缩，还可增强食管的蠕动和食管下部括约肌的张力，因此对本病有较好疗效。儿童每次 0.6 mg/kg，每日 3~4 次；不能口服者，可使用栓剂，6 个月以下小儿用时需密切监护。思密达可保护食管黏膜，促进受损上皮修复与再生，还因其对 H+的缓冲作用，对胃蛋白酶的抵抗作用及对胆盐、胆酸的螯合作用等，亦可用于本病的治疗。

2. 外科治疗

经内科治疗 6~8 周无效者，有严重并发症、严重食管炎或缩窄形成的，可考虑手术治疗，一般采用胃底折叠术，效果良好。

第三节　上消化道出血

上消化道出血指十二指肠悬韧带以上的消化道，包括食管、胃、十二指肠、上段空肠及肝、胆、胰腺等病变引起的出血，包括胃空肠吻合术后的空肠病变出血，排除口腔、鼻咽、喉部出血和咯血。上消化道出血是儿科临床常见的急症。其常见原因为消化性溃疡、急慢性胃炎、肝硬化合并食管或胃底静脉曲张破裂、胃痛、应激性溃疡等。消化道出血可发生在任何年龄，临床表现为呕血、便血。大量的消化道出血可导致急性贫血及出血性休克。

一、诊断

（一）病史采集要点

上消化道出血可以是显性出血，也可以是隐性出血，其主要症状是呕血。呕血是指上消化道疾病（十二指肠悬韧带以上的消化器官，包括食管、胃、十二指肠、肝、胆、胰疾病）或全身性疾病所致的急性上消化道出血，血液经口腔呕出。呕血或呕红色血液提示上消化道出血常为急性出血，通常来源于动脉血管或曲张静脉。

呕咖啡样血系因出血缓慢或停止，红色的血红蛋白受胃酸作用变成褐色的正铁血红素所致。便血常提示下消化道出血，也可因活动性上消化道出血迅速经肠道排出所致。黑便通常提示上消化道出血，但小肠或右半结肠的出血也可有黑便。通常上消化道出血量达 100～200 mL 时才会出现黑便，在一次严重的出血后黑便可持续数日之久，不一定表示持续性出血。隐血试验阴性的黑色粪便可能因摄入铁剂、铋剂或各种食物所致，不应误认为出血所致的黑便。长期隐性出血可发生于消化道的任何部位。

小儿各年龄组消化道出血的常见病因有所不同。新生儿期出血多为出生时咽下母血或新生儿出血症、新生儿败血症、新生儿坏死性小肠结肠炎、新生儿血小板减少性紫癜、胃坏死出血及严重的酸中毒等。1 个月至 2 岁多为消化性溃疡、反流性食管炎等。2 岁以上多为消化道溃疡、胆管出血。此外，还见于血小板减少性紫癜、过敏性紫癜、血友病及白血病、胃肠道畸形等，可发生于任何年龄。

有进食或服用制酸剂可缓解的腹上区疼痛史的患者，提示消化性溃疡病。然而许多溃疡病出血的患者并无疼痛史。出血前有呕吐或干呕提示食管的 Mallory-Weiss 撕裂（胃贲门黏膜撕裂综合征），然而有 50% 的撕裂症患者并无这种病史。出血史（如紫癜、瘀斑、血尿）可能表明是一种出血素质（如血友病）。服药史可揭示曾使用过破坏胃屏障和损害胃黏膜的药物（如阿司匹林，非甾体类消炎药），服用这些药物的数量和持续时间是重要的。

（二）体格检查

在对患者的生命体征做出评估后，体格检查应包括检查鼻咽部以排除来自鼻和咽部的出血。应寻找外伤的证据，特别是头、胸及腹部。蜘蛛痣、肝脾大和腹腔积液是慢性肝病的表现。动静脉畸形尤其是胃肠黏膜的动静脉畸形可能与遗传性出血性毛细血管扩张症（Rendu-Osler-Weber 综合征）有关，其中消化道多发性血管瘤是反复发作性血管瘤的原因。皮肤指甲床和消化道的毛细血管扩张可能与硬皮病或混合性结缔组织病有关。

（三）门诊资料分析

急性消化道出血时，门诊化验应包括血常规、血型、出凝血时间、大便或呕吐物的隐血试验，肝功能及血肌酐、尿素氮等。

对疑有上消化道出血的患者应做鼻胃吸引和灌洗，血性鼻胃吸引物提示上消化道出血，但约 10% 的患者鼻胃吸引物阴性；咖啡样吸引物表明出血缓慢或停止；持续的鲜红色吸引物提示活动性大量出血。鼻胃吸引还有助于监测出血状况。

（四）进一步检查项目

1. 内镜检查

在急性上消化道出血时，胃镜检查安全可靠，是当前首选的诊断方法，其诊断价值比 X 线钡剂检查为高，阳性率一般达 80%~90%。对一些 X 线钡剂检查不易发现的贲门黏膜撕裂症、糜烂性胃炎、浅溃疡，内镜可迅速做出诊断。X 线检查所发现的病灶（尤其存在两个病灶时），难以辨别该病灶是否为出血原因。而胃镜直接观察，即能确定，并可根据病灶情况作相应的止血治疗。

做纤维胃镜检查时应注意以下 3 点。

（1）胃镜检查的最好时机是在出血后 24~48 h 内进行。如若延误时间，一些浅表性黏膜损害部分或全部修复，从而使诊断的阳性率大大下降。

（2）处于失血性休克的患者，应首先补充血容量，待血压有所平稳后做胃镜较为安全。

（3）事先一般不必洗胃准备，但若出血过多，估计血块会影响观察时，可用冰水洗胃后进行检查。

2. X 线钡剂造影

尽管内镜检查的诊断价值比 X 线钡剂造影优越，但并不能取而代之。对已确定有上消化道出血而全视式内镜检查阴性或不明确的患者，也可考虑进行上消化道钡餐检查，因为一些肠道的解剖部位不能被一般的内镜窥见，而且由于某些内镜医师经验不足，有时会遗漏病变，这些都可通过 X 线钡剂检查得以补救。但在活动性出血后不宜过早进行钡剂造影，否则会引起再出血或加重出血。一般主张在出血停止、病情稳定 3 d 后谨慎操作。注意残留钡剂可干扰选择性动脉造影及内镜的检查。

3. 放射性核素扫描

经内镜及 X 线检查阴性的病例，可做放射性核素扫描。其方法是采用核素（例如 ^{99m}Tc）标记患者的红细胞后，再从静脉注入患者体内。当有活动性出血，而出血速度能达到 0.1 mL/min，核素便可以显示出血部位。注射一次 99mTc 标记的红细胞，可以监视患者消化道出血达 24 h。经验证明，若该项检查阴性，则选择性动脉造影检查亦往往阴性。

4. 选择性动脉造影

当消化道出血经内和 X 线检查未能发现病变时，应做选择性动脉造影。若对比剂外渗，能显示出血部位，则出血速度至少在 0.5~1.0 mL/min（750~1500 mL/d）。故最适宜于活动性出血时做检查，阳性率可达 50%~77%。而且，尚可通过导管滴注血管收缩剂或注入人工栓子止血。禁忌证是碘过敏或肾衰竭等。

二、诊断对策

（一）诊断要点

1. 首先鉴别是否消化道出血

临床上常需鉴别呕血与咯血（表 7-1）。

表 7-1　呕血与咯血的鉴别

	咯血	呕血
病因	TB、支扩、肺炎、肺脓肿、肺癌、心脏病	消化性溃疡、肝硬化、肝癌
出血前症状	喉部痒感、胸闷、咳嗽	上腹不适、恶心、呕吐等
颜色	鲜红	棕黑、暗红、有时鲜红
出血方式	咯出	呕出
血中混合物	痰、泡沫	食物残渣、胃液
反应	碳性	酸性
黑便	除非咽下，否则没有	有，可为柏油便、呕血停止后仍持续数日
出血后痰性状	常有血痰数日	无痰

2. 失血量的估计

对进一步处理极为重要。一般每日出血量在 5 mL 以上，大便色不变，但隐血试验就可以为阳性，50~100 mL 以上出现黑便。以呕血、便血的数量作为估计失血量的资料，往往不太精确。因为呕血与便血常分别混有胃内容与粪便，另一方面部分血液尚贮留在胃肠道内，仍未排出体外。因此可以根据血容量减少导致周围循环的改变，做出判断。

（1）一般状况：失血量少，血容量轻度减少，可由组织液及脾贮血所补偿，循环血量在 1 h 内即得改善故可无自觉症状。当出现头晕、心慌、冷汗、乏力、口干等症状时，表示急性失血量较大；如果有晕厥、四肢冰凉、尿少、烦躁不安时，表示出血量大，若出血仍然继续，除晕厥外，尚有气短、无尿。

（2）脉搏：脉搏的改变是失血程度的重要指标。急性消化道出血时血容量锐减、最初的机体代偿功能是心率加快。小血管反射性痉挛，使肝、脾、皮肤血窦内的储血进入循环，增加回心血量，调整体内有效循环量，以保证心、肾、脑等重要器官的供血。一旦由于失血量过大，机体代偿功能不足以维持有效血容量时，就可能进入休克状态。所以，当大量出血时，脉搏快而弱（或脉细弱），脉搏每分钟增至 100~120 次以上，再继续失血则脉搏细微，甚至扪不清。有些患者出血后，在平卧时脉搏、血压都可接近正常，但让患者坐或半卧位时，脉搏会马上增快，出现头晕、冷汗，表示失血量大。如果经改变体位无上述变化，测中心静脉压又正常，则可以排除有过大出血。

（3）血压：血压的变化同脉搏一样，是估计失血量的可靠指标。当急性失血占总血量的20%以上时，收缩压可正常或稍升高，脉压缩小。尽管此时血压尚正常，但已进入休克早期，应密切观察血压的动态改变。急性失血占总血量的 20%～40%时，收缩压可降至9.33~10.67 kPa（70~80 mmHg），脉压小。急性失血占总血量的 40%时，收缩压可降至6.67~9.33 kPa（50~70 mmHg），更严重的出血，血压可降至零。

（4）血常规：血红蛋白测定、红细胞计数、血细胞压积可以帮助估计失血的程度。但在急性失血的初期，由于血浓缩及血液重新分布等代偿机制，上述数值可以暂时无变化。一般需组织液渗入血管内补充血容量，即 3~4 h 后才会出现血红蛋白下降，平均在出血后 32 h，血红蛋白可被稀释到最大限度。如果患者出血前无贫血，血红蛋白在短时间内下降至 7 g 以下，表示出血量大。大出血后 2~5 h，白细胞计数可增高，但通常不超过 $15×10^9$/L。然而在肝硬化、脾功能亢进时，白细胞计数可以不增加。

（5）尿素氮：上消化道大出血后数小时，血尿素氮增高，1~2 d 达高峰，3~4 d 内降至正常。如再血，尿素氮可再次增高。尿素氮增高是由于大量血液进入小肠，含氮产物被吸收。而血容量减少导致肾血流量及肾小球滤过率下降，则不仅尿素氮增高，肌酐亦可同时增高。如果肌酐在 133μmol/L（1.5 mg%）以下，而尿素氮>14.28 mmol/L（40 mg%），则提示上消化道出血量大。

3. 失血恢复的评价

绝大多数消化道出血患者可自动停止（如约 80% 无门静脉高压的上消化道出血患者可自行停止）。大量出血常表现为脉率>110 次/分，收缩压<100 mmHg（13.3 kPa），直立位血压下降≥16 mmHg（2.1 kPa），少尿、四肢湿冷和由于脑血流灌注减少所致的精神状态的改变（精神错乱、定向力障碍、嗜睡、意识丧失、昏迷）。血细胞比容是失血的有价值指标，但若出血在几小时前发生，则不一定准确，因为通过血液稀释完全恢复血容量需要数小时。若有进一步出血的危险、血管并发症合并其他病态或严重疾病者，通常需要输血使血细胞比容维持在 30 左右。在血容量适量恢复后，还需严密观察继续出血的征象（如脉搏加快、血压下降、呕新鲜血液、再次出现稀便或柏油样便等）。

（二）临床类型

消化道出血病因大致可归纳为四类。

1. 出血性疾病

新生儿自然出血、过敏性出血（特别是过敏性紫癜）、血友病、白血病等。

2. 感染性疾病

新生儿败血症、出血性肠炎、肠伤寒出血、胆管感染出血等。

3. 胃肠道局部病变出血

常见病因有食管静脉曲张（门静脉压增高症）、婴幼儿溃疡病出血、异位或迷走胰、胃肠道血管瘤等。

（三）鉴别诊断

1. 有严重消化道出血的患者

胃肠道内的血液尚未排出体外，仅表现为休克，此时应注意排除心源性休克（急性心肌梗死）、感染性或过敏性休克，以及非消化道的内出血（宫外孕或主动脉瘤破裂）。若发现肠鸣音活跃，肛检有血便，则提示为消化道出血。

2. 出血的病因诊断

对消化道大出血的患者，应首先治疗休克，然后努力查找出血的部位和病因，以决定进一步的治疗方针和判断预后。上消化道出血的原因很多，大多数是上消化道本身病变所致，少数是全身疾病的局部表现。常见的病因包括溃疡病、肝硬化所致的食管、胃底静脉曲张破裂和急性胃黏膜损害。其他少见的病因有食管裂孔疝、食管炎、贲门黏膜撕裂症、十二指肠壶腹炎、胃平滑肌瘤、胃黏膜脱垂、胆管出血等。

（1）消化性溃疡病：出血是溃疡病的常见并发症。溃疡病出血约占上消化道出血病例的 50%，其中尤以十二指肠壶腹部溃疡居多。致命性出血多属十二指肠壶腹部后壁或胃小弯穿透溃疡腐蚀黏膜下小动脉或静脉所致。部分病例可有典型的周期性、节律性上腹疼痛，出血前数日疼痛加剧，出血后疼痛减轻或缓解。这些症状，对溃疡病的诊断很有帮助。但有 30% 溃疡病合并出血的病例并无上述临床症状。溃疡病除上腹压痛外，无其他特异体征，尽管如此，该体征仍有助于鉴别诊断。

（2）食管、胃底静脉曲张破裂：绝大部分病例是由于肝硬化、门静脉高压所致。临床上往往出血量大，呕出鲜血伴血块，病情凶险，病死率高。如若体检发现有黄疸、肝掌、蜘蛛痣、脾大、腹壁静脉怒张、腹腔积液等体征，诊断肝硬化不难。但确定出血原因并非容易。一方面大出血后，原先肿大的脾脏可以缩小，甚至扪不到，造成诊断困难；另一方面肝硬化并发出血并不完全是由于食管、胃底静脉曲张破裂，有 1/3 病例合并溃疡病或糜烂性胃炎出血。肝硬化合并溃疡病的发生率颇高。肝硬化合并急性糜烂性胃炎，可能与慢性门静脉瘀血造成缺氧有关。因此，当临床不能肯定出血病因时，应尽快做胃镜检查，以便及时做出判断。

（3）急性胃黏膜损害：急性胃黏膜损害包括急性应激性溃疡病和急性糜烂性胃炎两种疾病。而两者主要区别在于病理学，前者病变可穿透黏膜层，以致胃壁穿孔；后者病变表浅，不穿透黏膜肌层。以前的上消化道出血病例中，诊断急性胃黏膜损害仅有 5%。自从开展纤维胃镜检查，使急性胃黏膜损害的发现占上消化道出血病例的 15%～30%。①急性糜烂性胃炎：应激反应、酗酒或服用某些药物（如阿司匹林、吲哚美辛、利舍平、肾上腺皮质激素等）可引起糜烂性胃炎。病灶表浅，呈多发点、片状糜烂和渗血。②急性应激性溃疡：这是指在应激状态下，胃和十二指肠及偶尔在食管下端发生的急性溃疡。应激因素常见有烧伤、外伤或大手术、休克、败血症、中枢神经系统疾病及心、肺、肝、肾衰竭等严重疾患。

严重烧伤所致的应激性溃疡称柯林溃疡，颅脑外伤、脑肿瘤及颅内神经外科手术所引起的溃疡称库欣溃疡，应激性溃疡的发生机制是复杂的。严重而持久的应激会引起交感神经强烈兴奋，血中儿茶酚胺水平增高，导致胃、十二指肠黏膜缺血。在许多严重应激反应的疾病中，尤其是中枢神经系统损伤时，可观察到胃酸和胃蛋白酶分泌增高（可能是通过丘脑下部-垂体-肾上腺皮质系统兴奋或因颅内压增高直接刺激迷走神经核所致）从而使胃黏膜自身消化。至于应激反应时出现的胃黏膜屏障受损和胃酸的 H^+ 回渗，亦在应激性溃疡的发病中起一定作用。归结起来是由于应激反应造成神经-内分泌失调，造成胃、十二指肠黏膜局部微循环障碍，胃酸、胃蛋白酶、黏液分泌紊乱，结果形成黏膜糜烂和溃疡。溃疡面常较浅，多发，边缘不规则，基底干净。临床主要表现是难以控制的出血，多数发生在疾病的第 2～15 d。因患者已有严重的原发疾病，故预后多不良。

（4）食管-贲门黏膜撕裂症：本症是引起上消化道出血的重要病因，约占 8%。有食管裂孔疝的患者更易并发本症。多数发生在剧烈干呕或呕吐后，造成贲门或食管下端黏膜下层的纵行性裂伤，有时可深达肌层。常为单发，亦可多发，裂伤长度一般 0.3～2 cm。出血量有时较大甚至发生休克。

（5）食管裂孔疝：多属食管裂孔滑动疝，食管胃连接处经横膈上的食管裂孔进入胸腔。由于食管下段、贲门部抗反流的保护机制丧失，易并发食管黏膜水肿、充血、糜烂甚至形成溃疡。食管炎及疝囊的胃出现炎症可出血。以慢性渗血多见，有时大量出血。

（6）胆管出血：肝化脓性感染、肝外伤、胆管结石及出血性胆囊炎等可引起胆管出血。临床表现特点是出血前有右上腹绞痛，若同时出现发热、黄疸，则常可明确为胆管出血。出血后血凝块可阻塞胆管，使出血暂停。待胆汁自溶作用，逐渐增加胆管内压，遂把血凝块排出胆管，结果再度出血。因此，胆管出血有间歇发作倾向。此时有可能触及因积血而肿大的胆囊，积血排出后，疼痛缓解，肿大的胆囊包块亦随之消失。

三、治疗

（一）治疗原则

呕血、黑便或便血在被否定前应被视为急症。在进行诊断性检查之前或同时，应采用输血和其他治疗方法以稳定病情。所有患者需要有完整的病史和体格检查、血液学检查包括凝血功能检查（血小板计数、凝血酶原时间及部分凝血酶原时间），肝功能试验（胆红素、碱性磷酸酶、清蛋白、谷丙转氨酶、谷草转氨酶）及血红蛋白和血细胞比容的反复监测。

1. 一般治疗

加强护理，密切观察，安静休息，大出血者禁食。

2. 补充有效循环血量

（1）补充晶体液及胶体液。

（2）中度以上出血，根据病情需要适量输血。

3. 根据出血原因和性质选用止血药物

（1）炎症性疾患引起的出血：可用 H2 受体拮抗剂，质子泵抑制剂。

（2）亦可用冰水加去甲肾上腺素洗胃。

（3）食管静脉曲张破裂出血：用三腔管压迫止血；同时以神经垂体素静脉注射，再静脉滴注维持直至止血。

（4）凝血酶原时间延长者：可以静脉注射维生素 K_1，每日 1 次，连续使用 3~6 d；卡巴克洛，肌内注射或经胃管注入胃腔内，每 2~4 小时用 1 次。以适量的生理盐水溶解凝血酶，使配成每毫升含 50~500 单位的溶液，口服或经胃镜局部喷洒，每 1~6 小时用 1 次。

4. 内镜下止血

（1）食管静脉曲张硬化剂注射。

（2）喷洒止血剂。

（3）高频电凝止血。

（4）激光止血。

（5）微波组织凝固止血。

（6）热凝止血。

5. 外科治疗

经保守治疗，活动性出血未能控制，宜及早考虑手术治疗。

（二）治疗计划

上消化道大出血的治疗原则是在积极抢救休克的同时进一步查明出血原因，随时按可能存在的病因做必要的检查和化验。一般是尽可能以非手术方法控制出血，纠正休克，争取条件确定病因诊断及出血部位，为必要的手术做好准备。在活动性消化道出血，特别是有咽反射功能不全和反应迟钝或意识丧失的患者中，由吸入血液所致的呼吸道并发症常可成为该病发病率和病死率的主要原因。为了防止意识改变这种并发症，应考虑做气管内插管以保证呼吸道畅通。

除按照一般原则抢救休克外，大出血的抢救尚需从下列 4 方面考虑。

1. 镇静疗法

巴比妥类为最常用的镇静剂。吗啡类药物对出血效果较好，但须注意对小儿抑制呼吸中枢的危险性。应用冬眠合剂（降温或不降温方法），对严重出血患儿有保护性作用。但应特别注意对休克或休克前期患儿的特殊抑制作用，一般镇静剂均可使休克患儿中枢衰竭而致死亡，因此应先输液、输血、纠正血容量后，再给镇静剂。使用冬眠快速降温常可停止出血，延长生命，有利于抢救。

2. 输液、输血疗法

等量快速输液、输血为抢救大出血的根本措施。一般靠估计失血量，以半小时内 $30 \sim 50$ mL/kg 速度加压输入。输完第一步血后测量血压如不升，可再重复半量为第二步，以后可再重复半量（$20 \sim 30$ mL/kg），直至血压稳定为止。一般早期无休克之出血，可以输浓缩红细胞，有利于预防继续出血；晚期有休克时，应先输碱性等渗液及低分子右旋糖酐后再输浓缩红细胞，以免增加血管内凝血的机会。血红蛋白低于 60 g/L 则需输浓缩红细胞。一般输血输液后即可纠正休克，稳定血压；如仍不能升压，则应考虑出血不止而进行必要的止血手术。大量出血有时较难衡量继续出血的速度、肠腔内存血情况及休克引起心脏变化等。血容量是否已恢复，是否仍需输血输液，可借助于中心静脉压的测定。静脉压低，就可大量快速加压输血（液）每次 $20 \sim 30$ mL/kg，以后再测静脉压，如仍低则再输血或输液，直至动脉压上升，中心静脉压正常为止。如果动脉压上升而中心静脉压仍低，则需再输一份，以防血压再降，休克复发。如静脉压过高，则立刻停止静脉输血，此时如估计血容量仍未补足，动脉压不升，则应改行动脉输血或输液，一份血（液）量仍为 $20 \sim 30$ mL/kg。同时根据周围循环情况使用多巴胺、山莨菪碱等血管舒张药，根据心脏功能迅速使用速效强心剂，如毛花苷 C 或毒毛花苷等，使心脏迅速洋地黄化。这样可以比较合理地控制输血量、心脏与动静脉活动情况。

3. 止血药的应用

一般是从促进凝血方面用药。大出血，特别是曾使用大量代血浆或枸橼酸血者，同时给予 6-氨基己酸为宜（小儿一次剂量为 $1 \sim 2$ g，静脉滴注时浓度为 6-氨基己酸 2 g 溶于 50 mL 葡萄糖或生理盐水中）；也可用对羧基苄胺，其止血作用与前药相同，但作用较强，每次 100 mg 可与生理盐水或葡萄糖液混合滴入。新生儿出血宜使用维生素 K1 肌内注射。出血患儿准备进行可能导致一些损伤的检查或手术以前，注射酚磺乙胺可减少出血。疑有其他凝血病或出血病者，按情况使用相应药物如凝血酶原。疑为门静脉压过高而出血者，可注射神经垂体素，以葡萄糖水稀释滴入。疑为幽门溃疡出血者，可静脉注射阿托品 0.05 mg/kg 或山莨菪碱等类似药物。局部用药如凝血酶及凝血物质，中药云南白药等均可口服或随洗胃注入胃内；引起呕吐者，则应避免口服。

4. 止血术

对有局限出血病灶者，首先考虑内镜检查同时止血，一般食管、胃、十二指肠及胆管出血均可鉴别，并能进行必要的处理。如无内镜条件，或患儿不能耐受内镜，最可靠的止血术是外科手术止血。但外科手术需要一定的条件，最起码的条件是出血部位的大致确定，从而决定手术途径及切口的选择。至少要区别食管出血或胃肠出血，以决定进行开胸或开腹探查。使用气囊导尿管或三腔气囊管，成人用管也可用于小儿，但需根据食管的长度，适当减短食管气囊上方的长度，以防压迫气管。在止血的同时还可对出血部位进行鉴别。经鼻（婴儿可经口）插入胃中，吹起气囊，拉紧后将管粘在鼻翼上或加牵引，使压住贲门，而把胃与食管分隔成两室。然后以另一鼻孔将另一导尿管插入食管，用盐水冲洗（注意小量冲洗，以免水呛入气管）。如果食管内无出血，则可很快洗清。如果冲洗时仍有不同程度的出血，则可判断为食管（静脉曲张）出血。查完食管后，还可再经过该管的胃管冲洗，如能很快冲洗成清水，则可说明胃内无出血。如始终有鲜血洗出，则不能排除胃、十二指肠段出血，则需开腹探查胃、十二指肠（切开探查）、胆管、胰腺。十二指肠悬韧带下用肠钳闭合空肠后冲洗。如果洗胃证明出血不在胃、十二指肠，则可直接探查小肠。小肠出血一般透过肠壁可以看到，但大量出血时，常不易看出原出血灶，则需采取分段夹住肠管后穿刺冲洗肠腔的办法。

一般消化道大出血，绝大多数可经非手术治疗而止血，当呕血、便血停止，排出正常黄色大便，或留置胃管的吸出物已无血时，应立即检查大便及胃液有无潜血。出血停止后，一般情况恢复，条件许可时，应再做如下检查：①钡餐 X 线检查若怀疑为上消化道出血，如食管静脉曲张、胃及十二指肠溃疡，可行上消化道钡餐 X 线检查。②纤维内镜检查胃、十二指肠镜可诊断与治疗胃、十二指肠病变及逆行胆管造影诊断肝胆病变。不少大出血患儿一次出血后，查不出任何原因，并且也不再发生出血。即使有过一两次大出血发作，而无明确的局部出血灶病变者，均不宜采取手术探查。但宜努力检查，争取明确诊断。只有出血不止，威胁生命，或屡次出血，严重影响健康（贫血不能控制）时，才考虑诊断性探查手术。

（三）治疗方案的选择

1. 迅速补充血容量

大出血后，患者血容量不足，可处于休克状态，此时应首先补充血容量。在着手准备输血时，立即静脉输液。强调不要一开始单独输血而不输液，因为患者急性失血后血液浓缩，血较黏稠，此时输血并不能更有效地改善微循环的缺血、缺氧状态。因此主张先输液，或者紧急时输液、输血同时进行。当收缩压在 6. 67 kPa（50 mmHg）以下时，输液、输血速度要适当加快，甚至需加压输血，以尽快把收缩压升高至 10. 67～12 kPa（80～90 mmHg）水平，血压能稳住则减慢输液速度。输入库存血较多时，每 600 mL 血应静脉补充葡萄糖酸钙 10 mL。对肝硬化或急性胃黏膜损害的患者，尽可能采用新鲜血。对于有心、肺、肾疾患者，要防止因输液、输血量过多、过快引起的急性肺水肿。因此，必须密切观察患者的一般状况及生命体征变化，尤其要注意颈静脉的充盈情况，最好通过测定中心静脉压来监测输入量。血容量已补足的指征有下列几点：四肢末端由湿冷、青紫转为温暖、红润；脉搏由快、弱转为正常、有力；收缩压接近正常，脉压差>4 kPa（30 mmHg）；肛温与皮温差从>3℃转为<1℃；尿量>30 mL/h；中心静脉压恢复正常（5～13 cmH$_2$O）。

2. 止血

应针对不同的病因，采取相应的止血措施。

（1）非食管静脉曲张出血的治疗。组胺 H$_2$ 受体拮抗剂和抗酸剂：胃酸在上消化道出血发病中起重要作用，因此抑制胃酸分泌及中和胃酸可达到止血的效果。消化性溃疡、急性胃黏膜损害、食管裂孔疝、食管炎等引起的出血，用该法止血效果较好。组胺 H$_2$ 受体拮抗剂有西咪替丁及雷尼替丁等，已在临床广泛应用。西咪替丁口服后小肠吸收快，1～2 h 血浓度达高峰，抑酸分泌 6 h。一般用口服，禁食者用静脉制剂。雷尼替丁抑酸作用比西咪替丁强6 倍。抑酸作用最强的药是质子泵阻滞剂奥美拉唑。

灌注去甲肾上腺素：去甲肾上腺素可以刺激 α-肾上腺素能受体，使血管收缩而止血。胃出血时可用去甲肾上腺素 8 mg，加入冷生理盐水 100～200 mL，经胃管灌注或口服，每0.5～1 h 灌注 1 次，必要时可重复 3～4 次。应激性溃疡或出血性胃炎避免使用。

内镜下止血法。①内镜下直接对出血灶喷洒止血药物。②高频电凝止血：电凝止血必须确定出血的血管方能进行，决不能盲目操作。因此，要求病灶周围干净。如若胃出血，电凝止血前先用冰水洗胃。对出血凶猛的食管静脉曲张出血，电凝并不适宜。操作方法是用凝固电流在出血灶周围电凝，使黏膜下层或肌层的血管凝缩，最后电凝出血血管。单极电凝比双极电凝效果好，首次止血率为 88%，第二次应用止血率为 94%。③激光止血：近年可供作止血的激光有氩激光及石榴石激光（Nd：YAG）两种。止血原理是由于光凝作用，使照射局部组织蛋白质凝固，小血管内血栓形成。止血成功率在 80%～90%，对治疗食管静脉曲张出血的疗效意见尚有争议。激光治疗出血的并发症不多，有报道个别发生穿孔、气腹及照射后形成溃疡，导致迟发性大出血等。④局部注射血管收缩药或硬化剂经内镜用稀浓度即 1/10 000 肾上腺素做出血灶周围黏膜下注射，使局部血管收缩，周围组织肿胀压迫血管，起暂时止血作用。继之局部注射硬化剂如 1%十四烃基硫酸钠，使血管闭塞。有人用纯乙醇作局部注射止血。该法可用于不能耐受手术的患者。⑤放置缝合夹子：内镜直视下放置缝合夹子，把出血的血管缝夹止血，伤口愈合后金属夹子会自行脱落，随粪便排出体外。该法安全、简便、有效，可用于消化性溃疡或应激性溃疡出血，特别对小动脉出血效果更满意。⑥动脉内灌注血管收缩药或人工栓子经选择性血管造影导管，向动脉内灌注垂体加压素，0.1～0.2 U/min 连续 20 min，仍出血不止时，浓度加大至 0.4 U/min。止血后 8～24 h 减量。注入人工栓子一般用明胶海绵，使出血的血管被堵塞而止血。

（2）食管静脉曲张出血的治疗。①气囊填塞：一般用三腔二囊管或四腔二囊管填塞胃底及食管中、下段止血。其中四腔二囊管专有一管腔用于吸取食管囊以上的分泌物，以减少吸入性肺炎的发生。食管囊和胃囊注气后的压力要求在 4.67～5.33 kPa（35～40 mmHg），使之足以克服门静脉压。初压可维持 12～24 h，以后每 4～6 h 放气一次，视出血活动程度，每次放气 5～30 min，然后再注气，以防黏膜受压过久发生缺血性坏死。另外要注意每 1～2 h 用水冲洗胃腔管，以免血凝块堵塞孔洞，影响胃腔管的使用。止血 24 h 后，放气观察1～2 d 才拔管。拔管前先喝些花生油，以便减少气囊与食管壁的摩擦。气囊填塞对中、小量食管静脉曲张出血效果较佳，对大出血可作为临时应急措施。止血有效率在 40%～90% 不等。②垂体加压素：该药使内脏小血管收缩，从而降低门静脉压力以达到止血的目的。对中、小量出血有效，大出血时需配合气囊填塞。近年采用周围静脉持续性低流量滴注法，剂量 0.2~0.3 U/min，止血后减为 0.1~0.2 U/min 维持 8~12 h 后停药，当有腹痛出现时可减慢速度。③内镜硬化治疗：近年不少报道用硬化治疗食管静脉曲张出血，止血率在 86%~95%。有主张在急性出血时做，但多数意见主张先用其他止血措施，待止血 12 h 或 1~5 天后进行。硬化剂有 1%十四烃基硫酸钠、5%鱼肝油酸钠及 5%油酸乙醇胺等多种。每周注射 1 次，4~6 周为一疗程。并发症主要有食管穿孔、狭窄、出血、发热、胸骨后疼痛等。一般适于对手术不能耐受的患者。胃底静脉曲张出血治疗较难，有使用血管黏合剂止血成功。④抑制胃酸及其他止血药虽然控制胃酸不能直接对食管静脉曲张出血起止血作用，但严重肝病时常合并应激性溃疡或糜烂性胃炎，故肝硬化发生上消化道出血时可给予控制胃酸的药物。雷尼替丁对肝功能无明显影响，较西咪替丁为好。

3. 手术治疗

在消化道大出血时做急症手术往往并发症及病死率比择期手术高，所以尽可能先采取内科止血治疗。只有当内科止血治疗无效，而出血部位明确时，才考虑手术治疗止血。手术疗法在上消化道出血的治疗中仍占重要的地位，尤其是胃十二指肠溃疡引起的出血，如经上述非手术疗法不能控制止血，患者的病情稳定，手术治疗的效果是令人满意的。凡对出血部位及其病因已基本弄清的上消化道出血病例，经非手术治疗未能奏效者，可改用手术治疗。手术的目的是首先控制出血，然后根据病情许可对病变部位做彻底的手术治疗。如经各种检查仍未能明确诊断而出血仍不停止者，可考虑剖腹探查，找出病因，针对处理。

第四节　急性坏死性肠炎

急性坏死性肠炎又名急性出血性坏死性肠炎，是以小肠广泛出血坏死为特征的急性炎症。多见于 3~9 岁儿童，夏秋季多见，病情危重，病死率高。

一、病因

尚未完全明确，多认为是由于 C 型产气荚膜梭状芽孢杆菌及其产生的耐热的 β 毒素（可致组织坏死）引起。该毒素易被肠内的胰蛋白酶分解破坏。胰蛋白酶分泌减少及其活性降低，可能是本病的诱发因素。

二、病理

从食管到结肠均可受累，但多见于空肠和回肠。肠壁增厚，黏膜皱襞肿胀，黏膜表面有散在的凝固性坏死灶，脱落后成浅溃疡，腹腔内可有脓性或血性渗出液。镜下见充血、水肿、出血、坏死、血管壁纤维素样坏死、血栓形成、炎性细胞浸润。多数仅累及黏膜及黏膜下层，严重者可达肌层和浆膜层，甚至发生肠穿孔和腹膜炎。

三、临床表现

（一）腹痛

常以突然腹痛起病，呈持续性钝痛伴阵发性加剧，常在脐周，或晚期波及全腹。

（二）呕吐

常在腹痛后出现。重者呕吐物为胃内容物，可含胆汁。

（三）腹泻和便血

腹痛不久即腹泻，初为黄色或蛋花汤样稀便。当黏膜有坏死出血时，即转为血便，呈暗红色糊状或赤豆汤样血水便，有腥臭味。出血量少者可无肉眼血便，但大便隐血试验呈强阳性。

（四）腹部体征

早期或轻症患儿腹稍胀，可有轻压痛。以后腹胀加重，可有固定压痛点。早期肠鸣音亢进，晚期肠壁肌层坏死、出血，可致肠麻痹，肠鸣音减弱或消失。当肠管坏死累及浆膜或肠穿孔时，出现腹膜炎症状如腹胀、腹肌紧张、压痛、反跳痛等。肠穿孔者肝浊音界消失。休克患儿虽有腹膜炎而腹肌紧张和压痛可不太明显。

（五）脱水

由于大量体液和血渗入肠腔和腹腔，常有脱水、血容量减少、低钠、低钾和代谢性酸中毒。

（六）毒血症

由于肠壁坏死和毒素吸收引起。有发热，精神萎靡、烦躁、嗜睡、面色灰白。可出现休克，并常伴发弥散性血管内凝血（DIC）和败血症。

四、实验室检查

周围血白细胞总数和中性粒细胞增多，核左移，有中毒颗粒。血小板常减少。凝血酶原时间延长。大便镜检有大量红细胞，少量白细胞，隐血试验强阳性。厌氧菌培养多数可分离到产气荚膜杆菌。大便胰蛋白酶活性显著降低。

五、X 线检查

动力性肠梗阻为常见征象，小肠呈局限性扩张充气，肠间隙增宽，黏膜皱襞粗钝。有时可见到由于大段肠管坏死而形成一堆致密阴影。肠穿孔后出现气腹。忌做钡餐或钡剂灌肠检查。

六、诊断

凡小儿突然腹痛、呕吐、腹泻、便血并伴有毒血症表现或早期中毒性休克者，均应考虑本病。结合血、粪便化验及 X 线特征性改变进行诊断。

七、鉴别诊断

腹泻型应与婴儿腹泻病鉴别；中毒性休克者应与中毒型菌痢鉴别；便血型须与肠套叠及过敏性紫癜鉴别；腹膜炎型压痛位于右下腹者需与急性阑尾炎及梅克尔憩室炎鉴别；肠梗阻型需与绞窄性肠梗阻鉴别；合并肠蛔虫症或呕吐者需与胆管蛔虫及蛔虫性肠梗阻鉴别。

八、治疗

主要是内科治疗、支持疗法，纠正水、电解质、酸碱平衡紊乱，防治休克，控制感染。

（一）禁食

疑诊本病即应禁食，确诊后继续禁食。必要时胃肠减压。待大便隐血阴性腹胀消失开始进食。从流质渐恢复到正常饮食。

（二）维持水、电解质、酸碱平衡和营养

禁食期间静脉补液，纠正脱水、电解质紊乱（低钠、低钾等）、酸中毒。供给热量，静脉营养。便血多者输血，注意补充维生素 B、维生素 C、维生素 K 等。

（三）抢救中毒性休克

休克是本病的主要死因。多为失血和感染中毒所致的混合型休克。治疗措施主要是补足有效循环血量，改善微循环，应用血管扩张药如异丙基肾上腺素等，但不宜用抗乙酰胆碱药。必要时可早期短程使用肾上腺皮质激素，一般不超过 3~5 d。肠管病变严重且广泛者，可早期手术切除坏死肠段。

（四）抗菌药物

可选用氯霉素、庆大霉素、头孢菌素等。甲硝唑对控制厌氧杆菌效果较好。

（五）胰蛋白酶

每次 0.1 mg/kg，每日 3 次，可破坏产气荚膜杆菌的 β 毒素。

（六）抗毒血清

产气荚膜杆菌抗毒血清静注，疗效较好。

（七）手术治疗

出现下列情况时可考虑手术治疗：①完全性肠梗阻。②明显的腹膜炎症状或疑有肠穿孔者。③多次大量便血，保守治疗效果不明显者。④中毒性休克内科疗法效果不佳者。⑤腹部症状迅速恶化。

第五节　重型感染性腹泻病

感染性腹泻病是儿科第 2 位常见多发病，病原多种多样，多数病情较轻，如治疗及时正确，大多预后良好。儿科急诊经常会遇到重型感染性腹泻病，有的属危重症需及时抢救，如中毒型痢疾；有的属烈性传染病需及时发现及时隔离，如霍乱。

一、分类

1. 轻型

无脱水、无中毒症状。

2. 中型

有些脱水或有轻度中毒症状。

（3）重型

重度脱水或明显中毒症状（烦躁、精神萎靡、嗜睡、面色苍白、高热或体温不升、外周白细胞计数明显增高等）。

二、初步诊断

（一）临床诊断

根据腹泻病程、大便性状、大便的肉眼和镜检所见、发病季节、发病年龄及流行情况，估计最可能的诊断。

1. 患儿急性水样便腹泻

发生在秋冬季节，以轮状病毒肠炎可能性大；发生在夏季以产肠毒素性大肠埃希菌（ETEC）肠炎可能性大。

2. 患儿水样便或米汤样便

腹泻不止伴有呕吐，迅速出现严重脱水，结合周边疫情，考虑可能诊断为霍乱。

3. 患儿粪便为黏脓或脓血便

考虑为细菌性痢疾；如血多脓少、呈果酱样，多为阿米巴痢疾；此外，应考虑侵袭性细菌感染，如侵袭性大肠埃希菌（EIEC）肠炎、空肠弯曲菌肠炎或沙门菌肠炎等。

（二）病因诊断

感染性腹泻在未明确病因之前，统称为肠炎；病原明确后应按病原学进行诊断，如细菌性痢疾、阿米巴痢疾、霍乱、鼠伤寒沙门菌肠炎、致泻性大肠埃希菌肠炎、空肠弯曲菌肠炎、轮状病毒、诺如病毒、肠腺病毒、冠状病毒、蓝氏贾第鞭毛虫肠炎、隐孢子虫肠炎、真菌性肠炎等。

三、诊断

（一）霍乱

霍乱是由霍乱弧菌引起的急性肠道传染病。病情发展迅速，如不及时救治，可死于多器官功能衰竭（MOF）。《中华人民共和国传染病防治法》将其列为甲类传染病。一旦确诊需要立即采取严密隔离措施，并填传染病卡片立即上报。

1. 临床表现

典型的临床表现为剧烈的腹泻、呕吐，以及由此引起的重度脱水、电解质紊乱、低血容量性休克。

2. 诊断

霍乱的诊断见表 7-2。

表 7-2　霍乱的诊断标准

霍乱的临床诊断标准	1. 有泻吐等临床表现，化验诊断为霍乱弧菌； 2. 临床表现典型，有潜伏期内接触史，且可除外其他病原引起的腹泻者； 3. 流行期间，在疫区内，有密切接触史，并在 5d 内出现腹泻者	凡符合 3 项之一者可确诊为霍乱
疑似霍乱的诊断标准	1. 首发病例临床征象典型尚未获得病原证实者； 2. 流行期间有腹泻且不能用其他感染解释者	凡符合 2 项之一者可诊断为疑似霍乱

凡疑似霍乱病例，应先按霍乱做疫情处理，同时追踪观察，进一步诊断、治疗。

3. 治疗

首先要做好液体疗法，同时采用诺氟沙星（氟哌酸）10~15 mg/（kg·d）；或多西环素（多西环素）首剂 4 mg/（kg·d），以后 2 mg/（kg·d）顿服，3~7 d 为 1 个疗程。儿童尚可用第 3 代头孢菌素静脉滴注。

（二）出血性大肠埃希菌肠炎

出血性大肠埃希菌肠炎是一种自限性疾病，自然病程 5~7 d。大多数患儿经过对症治疗很快痊愈，只有发生两种并发症者预后严重，会带来严重后果或死亡。该肠炎致死原因是类志贺毒素的作用，治疗的重点不仅要清除病原菌，更重要的是要清除毒素，防止严重并发症的产生。出血性大肠埃希菌肠炎能引起人的血性腹泻者，目前公认有 O_{157}：H_7、O_{26}：H_{11} 和 O_{111} 等 3 个血清型，O_{157}：H_7 占绝大部分。

1. 临床表现

典型 O_{157}：H_{11} 肠炎患儿的 3 大临床特征：①特发性、痉挛性腹痛；②血性粪便（血水便或脓血便）；③低热或不发热。严重者可导致溶血尿毒综合征（急性肾衰竭、血小板减少、溶血性贫血）、血栓性血小板减少性紫癜（发热明显、血小板减少、溶血性贫血、肾功能异常、头痛、谵妄、轻瘫、昏迷）等两大并发症。

2. 辅助检查

（1）粪常规检查：一般表现为血水便，镜检可见红细胞，也可表现为脓血性，镜检可见多量白细胞和红细胞。

（2）粪便培养：查出出血性大肠埃希菌 O_{157}：H_{11} 是确诊的重要依据。

3. 诊断

出现以上特征性症状结合周边疫情可得出初步诊断，确诊需依据粪便培养。

（4）治疗

（1）对于一般轻症病例不用抗生素，主张试用蒙脱石散（思密达）治疗。思密达不杀死病原菌而能吸附、固定病原菌和毒素，然后随粪便排出体外，并具有止血作用，推测会有较好的治疗效果。

（2）对于高热中毒症状严重的患儿，则可采用抗生素（多黏菌素或磷霉素等口服）与思密达联合应用，以帮助毒素的清除。

（3）对于已经发生了溶血尿毒综合征或肾衰竭的患儿，则应及早采用肾透析疗法。

（4）对于血栓性血小板减少性紫癜，则采用抗 DIC 等相应对症治疗。

（三）轮状病毒肠炎

轮状病毒是婴幼儿病毒性腹泻最常见的病原体。轮状病毒肠炎多发生在 10、11、12、1 月秋冬寒冷季节。6 个月至 2 岁婴幼儿好发。轮状病毒肠炎一般型预后良好，但如合并肠道外感染则可引起严重并发症，因而对于轮状病毒肠炎不可掉以轻心，不仅要弄清重型腹泻病的诊断，而且要认清其严重并发症，才不会延误治疗。

1. 临床表现

轮状病毒肠炎的自然病程一般在 7~10 d。临床表现有发热、腹泻水样便，每天 5~10 次至 10 多次。伴轻度呕吐，呕吐常发生在发病前 1~2 d，随后出现腹泻。吐泻严重者多伴有脱水酸中毒，40%~50% 的患儿伴有咳嗽等呼吸道症状。

2. 并发症

（1）心肌炎：50% 左右轮状病毒肠炎患儿血清心肌酶异常，提示有心肌侵犯，有少数患儿可合并暴发性心肌炎而猝死。对精神面色差、心律失常、心音低钝的患儿应早做心电图与心肌酶检测，以便早期发现并发心肌炎。

（2）中枢神经系统侵犯：轮状病毒胃肠炎可并发中枢神经系统损害。

（3）其他脏器的侵犯：轮状病毒胃肠炎还可并发呼吸道、肾、肝、胆道等脏器损害。

3. 治疗

抗生素无效，采用中药或黏膜保护药治疗可缩短病程。一般轮状病毒肠炎预后良好。还要注意其他脏器损害，及时采用相应治疗，否则会引起严重后果，甚至猝死。

（四）金黄色葡萄球菌肠炎

金黄色葡萄球菌是肠道共生菌的一种，平时并不致病，金黄色葡萄球菌肠炎发生于较长期应用抗生素的患儿，由于菌群紊乱、微生态失衡，导致金黄色葡萄球菌暴发增长感染，诱发本病，属严重感染性腹泻的一种。其中最严重者为耐甲氧西林金黄色葡萄球菌（MRSA），耐药性非常强，病死率高，多发生在院内感染。

1. 临床表现

高热中毒症状严重，嗜睡、昏迷、面色苍灰。病情进展快，可合并粪便稀水带黏液，量极多呈海蓝色，可见脱落的肠黏膜。常合并败血症，感染难以控制，病情进展快，可很快发展为感染性休克或呼吸衰竭而死亡。

2. 诊断

（1）临床症状：特殊，高热中毒症状严重，病情进展快，可并发感染性休克或呼吸衰竭。

（2）粪便检查：外观稀水带黏液，量极多呈海蓝色，可见脱落的肠黏膜。涂片镜检，可见大量革兰阳性球菌。

（3）确诊依据：粪便及血培养葡萄球菌阳性。培养出致病菌并做药物敏感试验，及时明确诊断甚为重要。

3. 治疗

停用原抗生素，目前药金葡菌较多，应根据药敏试验结果选用适当抗菌药。可选用新型青霉素Ⅱ 50~100 mg/（kg·d），分 2 次静脉滴注；头孢噻肟 100~150 mg/（kg·d）；头孢曲松 100~150 mg/（kg·d）。如查明为耐甲氧西林葡萄球菌（MRSA）肠炎，则对各种青霉素及头孢菌素耐药，应选用万古霉素 40 mg/（kg·d），分 3 次口服，或 10~40 mg/（kg·d），分 2~3 次静脉滴注；或去甲万古霉素口服 40 mg/（kg·d），分 3~4 次，静脉滴注 16~24 mg/（kg·d）治疗。

（五）艰难梭菌肠炎

艰难梭菌肠炎又称假膜性肠炎，为抗生素相关性肠炎，病原菌为艰难梭菌，该菌是正常人带有的共生菌，平时并不致病。多由于滥用抗生素杀死了体内益生菌，使耐药性较强的艰难梭菌暴发增长而引起假膜性肠炎。及时诊断甚为重要，因艰难梭菌耐药性严重，仅对甲硝唑与万古霉素有效。

1. 临床表现

腹泻常发生在抗生素治疗后的第 2~9 d 或手术后 5~20 d。临床表现有高热、中毒症状重（嗜睡、萎靡、谵妄），腹泻粪便为黄稀便、水样便或水样黏液便，可有假膜脱落，少数为血便，可伴有痉挛性腹痛，有时有压痛和反跳痛，需与急腹症鉴别。严重者并发脱水、急性肾衰竭、休克或弥散性血管内凝血（DIC）等。

2. 诊断

（1）有滥用抗生素及腹部手术史。
（2）粪便外观水样带大量黏液，并见有脱落的假膜，镜检可见多量白细胞。
（3）乙状结肠镜检查可见假膜性炎症。
（4）氧技术培养查出艰难梭菌是确诊的最可靠依据。

3. 治疗

应立即停用一般抗生素，选用甲硝唑每天 25~40 mg/kg，分 3 次口服。或万古霉素每天 40 mg/kg，分 3 次口服，或每天 16~24 mg/kg，分 2~3 次静脉滴注。

四、治疗

（一）评估

重型感染性腹泻病多伴有脱水，及时评估脱水，做好液体疗法是重要措施之一。患儿可根据脱水状况选择治疗方案。患儿脱水状况评估如下。

1. 无脱水征

①望诊状况良好；②眼窝正常；③有眼泪；④口舌湿润；⑤饮水正常，无口渴；⑥皮肤

捏起后回缩快。

2. 有些脱水

①烦躁、易激惹；②眼窝下陷；③眼泪少或无；④口舌干燥；⑤口渴，想喝水；⑥皮肤捏起后回缩慢（<2 s）。患儿有 2 个或 2 个以上上述体征，其中至少包括一个所示的体征。丢失水分占体重的 3%~10%。

3. 重度脱水

①嗜睡昏迷、软弱无力；②眼窝明显下陷；③无眼泪；④口舌非常干燥；⑤只能少量饮水或不能饮；⑥皮肤捏起后回缩很慢（>2 s）。患儿有 2 个或 2 个以上上述体征，其中至少包括一个⑤所示的体征。丢失水分大于体重的 10%。

（二）治疗方案一

适用于有腹泻而无脱水的患儿，可在家庭治疗。

（1）腹泻一开始就要给患儿口服比平时更多的液体以预防脱水，建议选用以下液体中的任何一种。

（1）米汤加盐溶液：米汤 500 mL（500 g 装酒瓶 1 瓶）+细盐 1.75 g（一瓶啤酒盖的 1/2），随时口服。本液体为 1/3 张不会出现高钠血症。

预防脱水：40 mL/kg；也可治疗轻至中度脱水：60~80 mL/kg，4~6 h 分次饮完，以后可以继服用能喝多少给多少。不禁食继续喂养。

（2）口服标准补液盐（ORS）溶液：每腹泻 1 次给服 ORS 液 50~100 mL。标准 ORS 为 2/3 张液体对预防脱水张力太高，应注意适当补充白开水，有时容易出现高钠血症。

（3）2002 年 WHO 推荐低渗口服补液盐（RO-ORS）溶液：每腹泻 1 次给服 RO-ORS 液 50~100 mL。RO-ORS 为 1/2 张液体，不易产生高钠血症。

（2）给患儿足够的饮食以预防营养不良。腹泻患儿禁食是有害的，只要患儿能吃，应鼓励多吃。

（3）补锌。2002 年 WHO 推荐补锌（无论急、慢性腹泻）。<6 个月，葡萄糖酸锌每天 10 mg，连服 10~14 d；>6 个月；葡萄糖酸锌每天 20 mg，连服 10~14 d。

（4）密切观察病情。如果患儿在治疗 3 d 内临床症状不见好转或出现下列任何一种症状，即应该去医院就诊：①腹泻次数和量增加；②频繁呕吐；③明显口渴；④不能正常饮食；⑤发热；⑥大便带血。

（三）治疗方案二

适用于有些脱水的患儿（即轻至中度脱水），可用 RO-ORS 纠正脱水。

纠正累计损失最初 4 h RO-ORS 液的用量：75 mL×体重（kg）= RO-ORS 用量（mL）

4 h 后再评估一下脱水症状，如脱水已纠正，即可回家采用家庭口服补液，采用方案一；如仍然有些脱水，则按方案二，再给一份 RO-ORS 液纠正脱水。

（四）治疗方案三

适用于重度脱水患儿。因有低血容量休克，需用静脉输液尽快纠正低血容量，恢复肾脏调节功能。纠正重度脱水的累计损失需液量按 100 mL/kg 计算。

1. 等张液

2：1 液＝0.9%氯化钠液：1.4%碳酸氢钠（或 1/6 M 乳酸钠）。

2. 2/3 张液

4：3：2 液＝0.9%氯化钠液：10%葡萄糖：1.4%碳酸氢钠（或 1/6 M 乳酸钠）。

3. 1/2 张液

2：3：1 液＝0.9%氯化钠液：10%葡萄糖：1.4%碳酸氢钠（或 1/6 M 乳酸钠）。

重度脱水患儿一般需采用氯化钾，每天 200～300 mg/kg，分 3～4 次口服，或配成 0.15%～0.3%浓度由静脉均匀输入，速度切忌过快，并须待有尿后才能静脉给钾。

一旦患儿能饮水，应尽量改用 RO-ORS 口服液，补液 6～7 d 重新评估病情，选择合适的方案一、二或方案三继续治疗。如无静脉输液条件，可用鼻胃管滴注 RO-ORS 液 20 mL/（kg·h），连续 6 d（120 mL/kg）。

第六节　　特异性食管炎

一、食管结核

（一）概述

食管结核是结核分枝杆菌引起的食管特异性肉芽肿性疾病，多来源于纵隔淋巴结结核，好发于食管上中段，患者多为年轻女性。

（二）分型

1. 组织病理学上

可分为 3 型：溃疡型、增生型、粟粒型。

（1）溃疡型：表现为食管黏膜单个溃疡或多个溃疡，大小不一，大多较浅表，少数溃疡也可穿透食管，致食管气管瘘。此型多见。

（2）增生型：大多发生在黏膜下层或肌层，干酪坏死病灶破溃至黏膜也可见溃疡。黏膜可正常，或仅见隆起，内含有结核结节。此型多为纵隔淋巴结结核侵犯所致，也可因食管纤维化致食管狭窄。

（3）粟粒型：最少见，黏膜上见多发颗粒状小结节，可并发牵拉性憩室。

2. 病因学上

食管结核分为原发性和继发性两种，原发性食管结核尤其少见，且多伴其他脏器的结核，其发病率低的原因为以下几种。

（1）食管为直通管状结构，黏膜也为纵行，结核分枝杆菌不易滞留。

（2）食管黏膜为鳞状上皮，对结核分枝杆菌有较强的抵抗力。

（3）食物、饮用水及唾液对食管内壁的冲刷作用，可减少结核分枝杆菌在食管内膜上停留时间。

（4）频繁的食管蠕动将食物及时推入胃内的过程，减少了结核分枝杆菌和食管壁的接触机会。

（5）食管的淋巴组织不丰富，形成结核的可能性小。

（6）食管下括约肌在防止胃内容物逆流入食管的同时，也减少了食管和结核分枝杆菌接触的机会。

（三）感染途径

1. 邻近结核病灶直接侵及或蔓延

为食管结核的常见感染途径。常表现为纵隔淋巴结结核、脊柱结核和食管淋巴结结核直接侵及食管或者咽喉部结核向下蔓延至食管。

2. 吞咽带菌的痰液

当全身抵抗力下降，食管局部免疫力降低，尤其并发食管真菌感染或肿瘤时，吞咽带菌的痰液而感染，多见于重型开放型肺结核。

3. 经淋巴管蔓延

气管和支气管周围淋巴结结核可沿淋巴管逆行蔓延至食管。

4. 血行播散

粟粒型结核的血行播散，其中以食管旁淋巴结结核侵及食管为最常见。

（四）临床表现

（1）食管结核的临床症状由于病情的轻重不等而不同，多数表现不典型。

疼痛、吞咽困难、胃灼热感、消瘦、盗汗、贫血及血沉增高等为其主要症状，胸骨后疼痛及吞咽困难是其最常见的症状，溃疡型的突出症状常表现为胸骨后或咽喉部持续性刺痛，吞咽时加重；增生型和粟粒型多表现为吞咽困难、吞咽哽噎、不能进硬食，吞咽困难可轻可重，也可进行性加重。

（2）全身症状有低热、进行性消瘦和食欲减退等。另外，食管结核也可被全身其他部位结核所掩盖，而食管本身不显示症状。

（3）食管结核的并发症主要有穿孔、出血、狭窄、窦道及瘘管形成等，当合并食管胸主动脉瘘或食管纵隔瘘时可表现为吞咽困难和急性大出血而危及生命。

（五）检查

1. X 线食管吞钡检查

表现多种多样，根据临床 X 线来确诊食管结核是不可能的，当出现下列表现时可提示食管结核：

（1）食管局部管壁僵硬、扩张度差、管腔狭窄，此时需与食管癌相鉴别。

（2）向腔内凸出的类圆形肿块，管腔扩张不良，常被疑为平滑肌瘤。

（3）管腔受外物压迫，有时甚至可见食管旁类圆形肿块。

2. 内镜检查

内镜下，食管结核表现为：环堤样隆起的浅表溃疡，基底可呈灰白色，四周可见多个小结节状隆起，黏膜粗糙、糜烂；也可见黏膜肿胀、肥厚，甚至见肿物向腔内突出和管腔狭窄。有时可见多个黄色小点状隆起，或见瘘口、憩室。也可见外压性改变，腔内黏膜正常。

内镜表现无特异性，且一次活检不易有阳性结果，须多次活检，如病理组织学找到干酪坏死型肉芽肿可确诊。

（六）诊断及鉴别诊断

食管结核的临床表现及辅助检查多无特异性，诊断的关键在于提高对该病的警惕性。活检提示有干酪坏死型肉芽肿可确诊，活检组织结核分枝杆菌培养阳性亦可确诊。但在找不到干酪性肉芽肿的年轻患者，若按食管溃疡治疗效果不佳，要警惕食管结核的可能，可予以诊断性抗结核治疗，如在一个月内复查溃疡愈合，可确诊为结核。

临床上，食管结核和食管癌在临床表现、X 线及内镜表现上很相似，容易误诊。鉴别诊断主要依据内镜或手术标本组织病理学检查。

（七）治疗

抗结核治疗适用于各型食管结核，疗效好，1 个月后复查多见病灶明显好转，但必须坚持足量、联合和全程。

1. 药物选择

（1）可供口服的药物

①异烟肼（INH）：100 mg/次，每日 3 次；②利福平（RFP）：150～200 mg/次，每日 3 次；③乙胺丁醇（EMB）：0.25 g/次，每日 3 次；④吡嗪酰胺（PZA）：0.25～0.5 g/次，每日 3 次；⑤氨硫脲（TB）：25 mg/次，每日 3 次。上述药物亦可顿服。

（2）常用的注射药物

①链霉素（SM）：每次 0.75 g，肌内注射，每日 1 次；或每次 0.5 g，肌内注射，每日 2 次；②卡那霉素（KM）：用法同链霉素。

当上述针剂过敏或出现副反应时，亦可改用卷曲霉素（CPM）或紫霉素（VM）。

（3）疗程与方案

①长程化疗：异烟肼，乙胺丁醇，链霉素，3 个月后停用链霉素，前 2 个药维持用 15 个月；异烟肼，利福平（或利福定），链霉素，3 个月后停用链霉素，前 2 个药维持治疗 15 个月。

长程疗法的效果可靠，但疗程长，费用高，坚持全程不易。为克服这个缺点而发展了短程化疗。

②短程化疗：以异烟肼、利福平和吡嗪酰胺强化治疗 2 个月，然后用异烟肼、利福平维持治疗，总疗程为 6～9 个月。一般 6 个月的疗程即可取得肯定的效果。但如果病情重，或有其他脏器的结核，以 9 个月疗程为妥。短疗程的关键在于异烟肼和利福平必须全程服用。

用药期间必须注意药物对白细胞，以及肝、肾功能可能带来的副作用，应检测血常规及肝肾功能。

2. 内镜下治疗

有食管狭窄者可行食管探条扩张术。并发气管、食管瘘者可在内镜直视下置入食管支架。

3. 外科手术治疗

必要时可考虑，外科手术适应证为以下几种。

（1）症状明显者，经抗结核治疗无效。

（2）溃疡深，有穿透可能者。

（3）不能排除同时有食管癌者。

（4）有明显狭窄，经内科治疗无效者。

（5）并发气管-食管瘘者。

（6）增生型病灶>3 cm者。因病灶大，干酪样坏死易形成寒性脓肿，抗结核药物往往难以进入病灶中央。

（八）预后

食管结核抗结核治疗一般预后良好，也有未经治疗而自愈的。

二、食管梅毒

（一）概述

食管梅毒大多是由梅毒螺旋体随血行传播至食管引起，梅毒螺旋体极少侵及食管，原发于食管者更为罕见。

本病可为先天性，亦可为后天性。先天性经胎盘传染，后天性则为接触传染，可与食管结核和食管癌同时存在。

（二）病理分型

梅毒分为三期，其基本病变主要为血管周围炎，血管外围的淋巴细胞和浆细胞浸润，血管壁增厚，阻塞性动静脉内膜炎。晚期显示结核样改变，中心有干酪样坏死。结核样改变主要为三期梅毒所致。

（三）临床表现

主要为吞咽困难或吞咽时哽噎感，进展缓慢，时轻时重，伴或不伴轻重不一的胸骨后疼痛。

（四）检查

1. 血清学试验

既往有康氏和华氏试验，现可选用的有性病研究试验室试验（VDRL）、不加热血清反应素试验（USR）、荧光螺旋体抗体吸收试验（PTA-ABS）、梅毒螺旋体血凝学试验（TPHA）和梅毒螺旋体制动试验（TPI）。

2. 食管吞钡造影

可见食管壁僵硬，亦可见梗阻。

3. 内镜检查

为非特异性，可见食管黏膜充血、水肿、糜烂、溃疡；亦可见白色斑块，或呈颗粒状；管腔不同程度狭窄，管壁僵硬。

4. 病理活检

可发现血管周围炎、血管内膜炎及干酪性坏死。

（五）诊断及鉴别诊断

诊断主要依据梅毒感染史及临床表现、血清学检查、X线、内镜检查及组织病理学检查等。

当食管梅毒表现为食管占位性病变时，难以与食管肿瘤鉴别，鉴别主要依组织病理学检查。

（六）治疗

1. 驱梅治疗

（1）普鲁卡因青霉素，80 万 U，肌内注射，每日 1 次，15 天为一疗程，总量为 1200 万 U。

（2）长效青霉素，240 万 U，肌内注射，每周 1 次，3 周为一疗程，总量为 720 万 U。

（3）对青霉素过敏者，可采用红霉素，0.5 g，每日 4 次，30 天为一疗程，总量为 60 g。

（4）其他大环内酯类药如琥乙红霉素、罗红霉素或四环素类药亦可使用。

驱梅治疗应注意以下几个问题：

（1）赫氏反应：常在青霉素治疗后 6~8 小时发生；24 小时后消失。表现为寒战、发热，全身不适、心悸、咽痛、肌痛，严重者可导致休克而危及生命。其发病机制可能为短时间内杀死大量螺旋体，释放出大量异性蛋白质作为抗原，与相应抗体形成免疫复合物，亦与螺旋体释放内毒素致热源有关。对赫氏反应的处理，可用肾上腺皮质激素治疗。

（2）治疗矛盾：驱梅治疗后，损害迅速好转，病灶消失过速，而组织修补过迟或纤维瘢痕增生和收缩，症状可能不但没有减轻，反而会加重。

（3）预防治疗：为预防赫氏反应和治疗矛盾：可在驱梅治疗前，用泼尼松口服，每次 5 mg，每日 4 次，共 3 天。

（4）疗程要规范和充足：中途停药或治疗不规范，不利于彻底驱梅，易复发。

（5）随访：第一年每季度随访 1 次，第二年每半年随访 1 次，往后每年随访 1 次。随访内容包括临床随访和血清学检查两方面。①临床随访：主要观察症状和体征有无好转，或有无复发；②血清学检查：观察血清滴度有无下降及消失。血清滴度往往逐步下降，最后阴转。如果 1 年后血清学仍阳性，应认为无效，需再次驱梅。

2. 内镜治疗

食管狭窄者，可酌情行内镜下食管扩张术。

3. 外科手术治疗

当内科治疗效果不佳，或合并食管气管瘘者，可考虑外科手术。

三、霉菌性食管炎

（一）概述

霉菌性食管炎是霉菌侵入食管黏膜形成的假膜性炎症，食管是胃肠道霉菌感染最常见的部位。霉菌性食管炎可由各种霉菌感染所致：如白色念珠菌、曲霉菌、组织胞质菌、芽生菌及隐球菌等，其中 90% 以上为白色念珠菌感染所致。白色念珠菌是一种条件致病菌，正常情况下多寄生在正常人的口腔、消化道等而不致病。霉菌性食管炎可分为两种类型：即原发性和继发性。原发性霉菌性食管炎很少见，临床上常见的为继发性霉菌性食管炎，多继发于长期接受广谱抗生素或皮质激素治疗者、进行放化疗治疗的晚期肿瘤患者，以及慢性病或老年体弱等免疫力低下患者。

（二）病因和发病机制

1. 病因

进行化疗或放疗过程中的恶性肿瘤患者，长期接受广谱抗生素治疗或皮质激素治疗者，加上食管有运动功能障碍，慢性病或老年者机体免疫能力差：如再生障碍性贫血、糖尿病、营养不良者。近年来随着艾滋病发病率的增加，结核病的增加，器官移植的增多，霉菌性食管炎有增多趋势。上述情况导致机体免疫能力下降，尤其是细胞免疫能力下降，或黏膜受损和菌群失调易导致霉菌性食管炎。正常人用广谱抗生素发生霉菌性食管炎者，往往在伴有食管运动障碍的情况下发生。

2. 发病机制

只有在机体出现下列病理生理情况下才致病。

（1）细胞介导的免疫功能受损。

（2）食管黏膜局部受损。

（3）菌群失调。

（4）食管运动功能障碍。

（三）临床表现

可伴有鹅口疮。轻者可无症状，或仅有进食时食物通过感、胸骨后疼痛。吞咽固体食物时感觉吞咽困难，为炎症水肿或纤维化所致，也可能有食管狭窄和梗阻。当念珠菌侵犯到血管时可引起消化道出血，甚至大出血。少数有自发食管穿孔的可能。儿童霉菌性食管炎多无上述吞咽困难及吞咽痛等典型表现，而最常见的临床表现为出血，多发生在食管下段。

（四）检查

1. 免疫功能检查

如念珠菌抗原PPD、SK-SD等皮试常可发现其细胞免疫功能低下。血清念珠菌凝集素滴度则均在1∶160以上。

2. 食管吞钡剂检查

常伴有食管运动障碍如弥漫性食管痉挛或蠕动减弱，食管张力降低；可见黏膜紊乱，或呈颗粒状；严重患者偶可见到钡剂进入假膜下形成双重线征，此征有一定的特异性；也可见结节样或卵石样充盈缺损类似静脉曲张；偶有炎性水肿明显形成巨块型充盈缺损颇似食管癌；有时也发现多发性假憩室。但X线阳性率低，仅仅依靠X线难于诊断。

3. 内镜检查

主要病变常发生在食管下2/3，黏膜充血、水肿、糜烂、溃疡、表面覆白斑或假膜。用镜身摩擦斑块可脱落，暴露出鲜红色基底。Kadsi等将该病分为4级。第Ⅰ级：白斑为2 mm大小，略高过黏膜，黏膜充血、水肿、无溃疡；第Ⅱ级：多个白斑形成，黏膜充血、水肿、无溃疡；第Ⅲ级：白斑呈片状、线状、结节状，黏膜充血水肿，合并溃疡；第Ⅳ级：合并食管狭窄。白斑或假膜处活检及毛刷刷片可见到真菌。如活检见有菌丝侵入上皮或涂片见有霉菌菌丝者可确诊。

（五）诊断

诊断主要建立在临床表现、免疫功能检查、食管吞钡检查、内镜检查等，但确诊主要依靠内镜及组织病理学检查。

（六）治疗

主要为抗霉菌治疗。

（1）局部用药可用制霉菌素、两性霉素 B、克霉唑等。用甘油将制霉菌素调成糊状制剂疗效较好，具体用法为：制霉菌素，100 万单位，每日 3~4 次，缓缓吞下，2 周为一疗程。由于食管解剖特点及其蠕动，使得药物难在管腔内较长时间滞留，影响药物与真菌接触时间，使真菌清除率较低，或容易复发。该药难于吸收，故无明显副作用。

（2）口服可用氟康唑、酮康唑、伊曲康唑等，口服后吸收到血液中起到全身抗霉菌作用。

（3）严重病例也可静脉滴注大扶康（氟康唑）和两性霉素 B。具体用法为：大扶康 0.2 g 静滴，每日 2 次，疗程为 2~4 周。

两性霉素 B 仍是目前作用最强的抗霉菌药但副作用极大，可有寒战高热，肝肾损害，疗程一般 2 周。因此用两性霉素 B 前应进行下列有关详细考虑和准备，以减轻可能的副作用。

应用前先做真菌药物敏感试验，如大扶康敏感则优先用。如其耐药，再用两性霉素 B。

为尽可能减轻其副作用，必须注意以下几点：①应选用偏小的剂量，如 0.3~0.5 mg/（kg·d）；②使用时不能用生理盐水溶解，应先用少量蒸馏水溶解，然后再溶入 500 mL 的葡萄糖中；③液体内应加碳酸氢钠 2 mL 以碱化；④再另外加用地塞米松 5 mg；⑤吲哚美辛 12.5 mg，输液前半小时口服；⑥使用时要用锡纸包住，以避光滴注；⑦滴速应慢，一般建议 500 mL 液体在 6 小时滴完；⑧使用时要有专人在床边护理，每 15 分钟摇瓶 1 次，以防结晶。

（七）预后

大部分患者经过及时治疗可以治愈。据报道，霉菌性食管炎患者癌变率为 17.3%。因此对于霉菌性食管炎患者应密切随访，以防治癌变。

四、疱疹性食管炎

（一）概述

病毒性食管炎致病微生物是疱疹病毒，故又名疱疹性食管炎。主要症状为胸骨后异物感或胸骨后疼，吞咽疼和吞咽困难，偶有食管出血。轻微感染多无症状。

（二）病因

主要病因为：单纯疱疹病毒 Ⅰ、Ⅱ，巨细胞病毒，EB 病毒和带状疱疹病毒等。

发病诱因多为肿瘤、器官移植、免疫性疾病等。另外，化疗患者，以及长期应用皮质激素治疗者、机体免疫力下降者均可发病，亦可偶见于健康人。

（三）临床表现

常见症状为吞咽疼痛、吞咽困难、胸骨后疼痛和胸骨后异物感等，其中急性吞咽痛是疱疹性食管炎最常见的症状。

（四）检查

1. 气钡双重造影

可见多发小溃疡，但阳性率低。

2. 内镜

可见水疱样改变，但少见；亦可见大小不等的溃疡，呈钻孔样或火山口状，底部充血、水肿、黏膜变脆，一般无苔。

3. 血清学检查

可检查到有关病毒抗体阳性。

4. 病理检查

可见黏膜水肿明显，上皮细胞呈气球样变性，并可发现病毒包涵体。活组织病毒培养可呈阳性。常合并真菌感染。

（五）诊断

免疫功能低下患者，伴上述食管炎症状者，应想到疱疹性食管炎的可能。X线、内镜下的典型表现可提示本病，确诊需组织病理学检查或疱疹病毒培养。

（六）治疗

1. 营养支持和对症治疗

应警惕患者发生休克。给予B族维生素制剂，必要时输液。

2. 抗病毒治疗

阿昔洛韦 10~20 mg/（kg·d），静脉滴注，疗程为5~10天，对带状疱疹有效。聚肌胞2 mg，肌内注射，每周2次，具有广谱抗病毒作用，效果也较好。

3. 免疫方法

可给予丙种球蛋白和免疫制剂。

4. 抑制胃酸

可用 H2 受体阻滞剂，如西咪替丁、雷尼替丁、法莫替丁、尼扎替丁。亦可用质子泵抑制剂，奥美拉唑和兰索拉唑。

5. 黏膜保护剂

可用麦滋林-S 0.67 g，每日3次，干吞。亦可用乳状的硫糖铝制剂，缓慢吞服。

第七节　功能性消化不良

功能性消化不良（functional dyspepsia，FD）是指有持续存在或反复发作的上腹痛、腹胀、早饱、嗳气、厌食、胃灼热、泛酸、恶心及呕吐等消化功能障碍症状，经各项检查排除器质性疾病的一组小儿消化内科最常见的临床综合征。功能性消化不良的患儿主诉各异，又缺乏肯定的特异病理生理基础，因此，对这一部分患者，曾有许多命名，主要有功能性消化不良、非溃疡性消化不良（non ulcer dyspepsia，NUD）、特发性消化不良（idiopathic dyspepsia）、原发性消化不良（essential dyspepsia）、胀气性消化不良（flatulent dyspepsia）以及上腹不适综合征（epigastric distress syndrome）等。目前国际上多采用前三种命名，而功能性消化不良尤为大多数学者所接受。

一、流行病学

FD 发病十分普遍，美国东北部郊区 507 名社区青少年调查发现，5%~10% 的受调查者具有典型的消化不良症状。西伯利亚青少年消化不良调查表明，女性患病率为 27%，男性为 16%。意大利北部校园儿童研究表明 3.5% 存在溃疡样消化不良的表现，3.7% 存在动力障碍样消化不良，但本研究中未纳入 12 岁以上的青少年，所以患病率低。一项在儿科消化专科门诊进行的研究表明，4—9 岁功能性胃肠病患儿中，13.5% 被诊断为消化不良，10—18 岁中有 10.2% 有消化不良。

在我国此病有逐年上升的趋势，以消化不良为主诉的成人患者约占普通内科门诊的 11%、占消化专科门诊的 53%。国内儿科患者中功能性消化不良的发病率尚无规范的统计。

二、病因及发病机制

FD 的病因不明，其发病机制亦不清楚。目前认为是多种因素综合作用的结果。这些因素包括了饮食和环境、胃酸分泌、幽门螺杆菌感染、消化道运动功能异常、心理因素以及一些其他胃肠功能紊乱性疾病，如胃食管反流性疾病（GERD）、吞气症及肠易激综合征等。

（一）饮食与环境因素

FD 患者的症状往往与饮食有关，许多患者常常主诉一些含气饮料、咖啡、柠檬或其他水果以及油炸类食物会加重消化不良。虽然双盲法食物诱发试验对食物诱因的意义提出了质疑，但许多患儿仍在避免上述食物并平衡了膳食结构后感到症状有所减轻。

（二）胃酸

部分 FD 的患者会出现溃疡样症状，如饥饿痛，在进食后渐缓解，腹部有指点压痛，当给予制酸剂或抑酸药物症状可在短期内缓解。这些都提示这类患者的发病与胃酸有关。

然而绝大多数研究证实 FD 患者基础胃酸和最大胃酸分泌量没有增加，胃酸分泌与溃疡样症状无关，症状程度与最大胃酸分泌也无相关性。所以，胃酸在功能性消化不良发病中的作用仍需进一步研究。

（三）慢性胃炎与十二指肠炎

功能性消化不良患者中大约有 30%~50% 经组织学检查证实为胃窦胃炎，欧洲不少国家将慢性胃炎视为功能性消化不良，认为慢性胃炎可能通过神经及体液因素影响胃的运动功能，也有作者认为非糜烂性十二指肠炎也属于功能性消化不良。应当指出的是，功能性消化不良症状的轻重并不与胃黏膜炎症病变相互平行。

（四）幽门螺杆菌感染

幽门螺杆菌是一种革兰阴性细菌，一般定植于胃的黏液层表面。幽门螺杆菌感染与功能性消化不良关系的研究结果差异很大，有些研究认为幽门螺杆菌感染是 FD 的病理生理因素之一，因为在成人中，功能性消化不良患者的胃黏膜内常可发现幽门螺杆菌，检出率在

40%～70%之间。但大量的研究却表明：FD患者的幽门螺杆菌感染率并不高于正常健康人，阳性幽门螺杆菌和阴性幽门螺杆菌者的胃肠运动和胃排空功能无明显差异，且幽门螺杆菌阳性的FD患者经根除幽门螺杆菌治疗后其消化不良症状并不一定随之消失，进一步研究证实幽门螺杆菌特异性抗原与FD无相关性，甚至其特异血清型CagA与任何消化不良症状或任何原发性功能性上腹不适症状均无关系。目前国内学者的共识意见为幽门螺杆菌感染为慢性活动性胃炎的主要病因，有消化不良症状的幽门螺杆菌感染者可归属于FD范畴。

（五）胃肠运动功能障碍

许多的研究都认为FD其实是胃肠道功能紊乱的一种。它与其他胃肠功能紊乱性疾病有着相似的发病机制。近年来随着对胃肠功能疾病在生理学（运动-感觉）、基础学（脑-肠作用）及精神社会学等方面的进一步了解，并基于其所表现的症状及解剖位置，罗马委员会制定了新的标准，即罗马Ⅲ标准。罗马Ⅲ标准不仅包括诊断标准，亦对胃肠功能紊乱的基础生理、病理、神经支配及胃肠激素、免疫系统做了详尽的叙述，同时在治疗方面也提出了指导性意见。因此罗马Ⅲ标准是目前世界各国用于功能性胃肠疾病诊断、治疗的一个共识文件。

该标准认为：胃肠道运动在消化期与消化间期有不同的形式和特点。消化间期运动的特点则是呈现周期性移行性综合运动。空腹状态下由胃至末端回肠存在一种周期性运动形式，称为消化间期移行性综合运动（MMC）。大约在正常餐后4～6小时，这种周期性、特征性的运动起于近端胃，并缓慢传导到整个小肠。每个MMC由4个连续时相组成：Ⅰ相为运动不活跃期；Ⅱ相的特征是间断性蠕动收缩；Ⅲ相时胃发生连续性蠕动收缩，每个慢波上伴有快速发生的动作电位（峰电位），收缩环中心闭合而幽门基础压力却不高，处于开放状态，故能清除胃内残留食物；Ⅳ相是Ⅲ相结束回到Ⅰ相的恢复期。与之相对应，在Ⅱ期还伴有胃酸分泌、胰腺和胆汁分泌。在消化间期，这种特征性运动有规则地重复出现，每一周期90分钟左右。空腹状态下，十二指肠最大收缩频率为12次/分，从十二指肠开始MMC向远端移动速度为5～10 cm/min，90分钟后达末端回肠，其作用是清除肠腔内不被消化的颗粒。

消化期的运动形式比较复杂。进餐打乱了消化间期的活动，出现一种特殊的运动类型：胃窦-十二指肠协调收缩。胃底出现容受性舒张，远端胃出现不规则时相性收缩，持续数分钟后进入较稳定的运动模式，即3次/分的节律性蠕动性收缩，并与幽门括约肌的开放和十二指肠协调运动，推动食物进入十二指肠。此时小肠出现不规则、随机地收缩运动，并根据食物的大小和性质，使得这种运动模式可维持2.5～8小时。此后当食物从小肠排空后，又恢复消化间期模式。

在长期的对FD患者的研究中发现：约50%FD患者存在餐后胃排空延迟，可以是液体和（或）固体排空障碍。小儿FD中有61.53%胃排空迟缓。这可能是胃运动异常的综合表现，胃近端张力减低、胃窦运动减弱以及胃电紊乱等都可以影响胃排空功能。胃内压力测定发现，25%功能性消化不良胃窦运动功能减弱，尤其餐后明显低于健康人，甚至胃窦无收缩。儿童中，FD患儿胃窦收缩幅度明显低于健康儿。胃容量-压力关系曲线和电子恒压器检查发现患者胃近端容纳舒张功能受损，胃顺应性降低，近端胃壁张力下降。

部分FD患者有小肠运动障碍，以近端小肠为主，胃窦-十二指肠测压发现胃窦-十二指肠运动不协调，主要是十二指肠运动紊乱，约有1/3的FD存在肠易激综合征。

（六）内脏感觉异常

许多功能性消化不良的患者对生理或轻微有害刺激的感受异常或过于敏感。一些患者对灌注酸和盐水的敏感性提高；一些患者即使在使用了 H2 受体拮抗剂阻断酸分泌的情况下，静脉注射五肽胃泌素仍会发生疼痛。一些研究报道，球囊在近端胃膨胀时，功能性消化不良患者的疼痛往往会加重，他们疼痛发作时球囊膨胀的水平显著低于对照组。因此，内脏感觉的异常在功能性消化不良中可能起到了一定作用。但这种感觉异常的基础尚不清楚，初步研究证实功能性消化不良患者存在两种内脏传入功能障碍，一种是不被察觉的反射传入信号，另一种为感知信号。两种异常可单独存在，也可以同时出现于同一患者。当胃肠道机械感受器感受扩张刺激后，受试者会因扩张容量的逐渐增加而产生感知、不适及疼痛，从而获得不同状态的扩张容量，功能性消化不良患者感知阈明显低于正常人，表明患者感觉过敏。

（七）心理社会因素

心理学因素是否与功能性消化不良的发病有关一直存在着争议。国内有学者曾对 186 名 FD 患者的年龄、性别、生活习惯以及文化程度等进行了解，并做了焦虑及抑郁程度的评定，结果发现 FD 患者以年龄偏大的女性多见，它的发生与焦虑及抑郁有较明显的关系。但目前尚无确切的证据表明功能性消化不良症状与精神异常或慢性应激有关。功能性消化不良患者重大生活应激事件的数量也不一定高于其他人群，但很可能这些患者对应激的感受程度要更高。所以作为医师，要了解患者的疾病就需要了解患者的性格特征及生活习惯等，这可能对治疗非常重要。

（八）其他胃肠功能紊乱性疾病

1. 胃食管反流性疾病（GERD）

胃灼热和反流是胃食管反流的特异性症状，但是许多 GERD 患者并无此明显症状，有些患者主诉既有胃灼热又有消化不良。目前有许多学者已接受了以下看法：有少数 GERD 患者并无食管炎，许多 GERD 患者具有复杂的消化不良病史，而不仅是单纯胃灼热与酸反流症状。用食管 24 小时 pH 监测研究发现：约有 20% 的功能性消化不良患者和反流性疾病有关。最近 Sandlu 等报告，20 例小儿厌食中，12 例（60%）有胃食管反流。因此，有充分的理由认为胃食管反流性疾病和某些功能性消化不良的病例有关。

2. 吞气症

许多患者常下意识地吞入过量的空气，导致腹胀、饱胀和嗳气，这种情况也常继发于应激或焦虑。对于此类患者，治疗中进行适当的行为调适往往非常有效。

3. 肠易激综合征（IBS）

功能性消化不良与其他胃肠道紊乱之间常常有许多重叠。约有 1/3 的 IBS 患者有消化不良症状；功能性消化不良患者中有 IBS 症状的比例也近似。

三、临床表现及分型

临床症状主要包括上腹痛、腹胀、早饱、嗳气、厌食、胃灼热、泛酸、恶心和呕吐。病程多在 2 年内，症状可反复发作，也可在相当一段时间内无症状。可以某一症状为主，也可有多个症状的叠加。多数难以明确引起或加重病情的诱因。

1989 年，美国芝加哥 FD 专题会议将功能性消化不良分为 5 个亚型：反流样消化不良（reflux like dyspepsia）、运动障碍样消化不良（dysmotility like dyspepsia）、溃疡样消化不良（ulcer like dyspepsia）、吞气症（aerophagia）及特发性消化不良（idiopathicdyspepsia）。目前采用较多的是 4 型分类：①运动障碍样型；②反流样型；③溃疡样型；④非特异型。

（一）运动障碍样消化不良

此型患者的表现以腹胀、早饱及嗳气为主。症状多在进食后加重。过饱时会出现腹痛、恶心，甚至呕吐。动力学检查约 50%~60% 患者存在胃近端和远端收缩和舒张障碍。

（二）反流样消化不良

突出的表现是胸骨后痛，胃灼热，反流。内镜检查未发现食管炎，但 24 小时 pH 监测可发现部分患者有胃食管酸反流。对于无酸反流者出现此类症状，认为与食管对酸敏感性增加有关。

（三）溃疡样消化不良

主要表现与十二指肠溃疡特点相同，夜间痛，饥饿痛，进食或服抗酸剂能缓解，可伴有反酸，少数患者伴胃灼热，症状呈慢性周期性。内镜检查未发现溃疡和糜烂性炎症。

（四）非特异型消化不良

消化不良表现不能归入上述类型者。常合并肠易激综合征。

但是，2006 年颁布的罗马 Ⅱ 标准对 FD 的诊断更加明确及细化：指经排除器质性疾病、反复发生上腹痛、烧灼感、餐后饱胀或早饱半年以上且近 3 个月有症状，成人根据主要症状的不同还将 FD 分为餐后不适综合征（postprandial distress syndrome，PDS，表现为餐后饱胀或早饱）和腹痛综合征（epigastric pain syndrome，EPS，表现为上腹痛或烧灼感）两个亚型。

四、诊断及鉴别诊断

（一）诊断

对于功能性消化不良的诊断，首先应排除器质性消化不良。除了仔细询问病史及全面体检外，应进行以下的器械及实验室检查：①血常规；②粪隐血试验；③上消化道内镜；④肝胆胰超声；⑤肝肾功能；⑥血糖；⑦甲状腺功能；⑧胸部 X 检查。其中①~④为第一线查，⑤~⑧为可选择性检查，多数根据第一线检查即可基本确定功能性消化不良的诊断。此外，近年来开展的胃食管 24 小时 pH 监测、超声或放射性核素胃排空检查以及胃肠道压力测定等多种胃肠道动力检查手段，在 FD 的诊断与鉴别诊断上也起到了十分重要的作用。许多原因不明的腹痛、恶心及呕吐患者往往经胃肠道压力检查找到了病因，这些检查也逐渐开始应用于儿科患者。

（二）功能性消化不良通用的诊断标准

（1）慢性上腹痛、腹胀、早饱、嗳气、泛酸、胃灼热、恶心、呕吐、喂养困难等上消化道症状，持续至少 4 周。

（2）内镜检查未发现胃及十二指肠溃疡、糜烂和肿瘤等器质性病变，未发现食管炎，也无上述疾病史。

（3）实验室、B超及X线检查排除肝、胆、胰疾病。

（4）无糖尿病、结缔组织病、肾脏疾病及精神病史。

（5）无腹部手术史。

（三）儿童功能性消化不良的罗马Ⅱ诊断标准

必须包括以下所有项：

（1）持续或反复发作的上腹部（脐上）疼痛或不适。

（2）排便后不能缓解，或症状发作与排便频率或粪便性状的改变无关（即除外肠易激综合征）。

（3）无炎症性、解剖学、代谢性或肿瘤性疾病的证据可以解释患儿的症状。

诊断前至少2个月内，症状出现至少每周1次，符合上述标准。

（四）鉴别诊断

1. 胃食管反流

胃食管反流性疾病功能性消化不良中的反流亚型与其鉴别困难。胃食管反流性疾病具有典型或不典型反流症状，内镜证实有不同程度的食管炎症改变，24小时食管pH监测有酸反应，无内镜下食管炎表现的患者属于反流样消化不良或胃食管反流性疾病不易确定，但两者在治疗上是相同的。

2. 具有溃疡样症状的器质性消化不良

包括：十二指肠溃疡、十二指肠炎、幽门管溃疡、幽门前区溃疡、糜烂性胃窦炎。在诊断功能性消化不良溃疡亚型前，必须进行内镜检查以排除以上器质性病变。

3. 胃轻瘫

许多全身性的或消化道疾病均可引起胃排空功能的障碍，造成胃轻瘫。较常见的原因有糖尿病、尿毒症及结缔组织病。在诊断功能性消化不良运动障碍亚型时，应仔细排除其他原因所致的胃轻瘫。

4. 慢性难治性腹痛（CIPA）

CIPA患者70%为女性，多有身体或心理创伤史。患者常常主诉有长期腹痛（超过6个月），且腹痛弥漫，多伴有腹部以外的症状。大多数患者经过广泛的检查而结果均为阴性。这类患者多数有严重的潜在的心理疾患，包括抑郁、焦虑和躯体形态的紊乱。他们常坚持自己有严重的疾病并要求进一步检查。对这类患者应提供多种方式的心理、行为和药物联合治疗。

五、预防

并非所有的功能性消化不良的患儿均需接受药物治疗。有些患儿根据医师诊断得知无病及检查结果亦属正常后，可通过改变生活方式与调整食物种类来预防。如建立良好的生活习惯，避免心理紧张因素和刺激性食物，避免服用非甾体消炎药。对于无法停药者应同时应用胃黏膜保护剂或H_2受体拮抗剂。

六、治疗

（一）一般治疗

一般说来，治疗中最重要的是在医师和患者之间建立一种牢固的治疗关系。医师应通过详细询问病史和全面细致的体格检查取得患者的信赖。经过初步检查之后，应与患者讨论鉴别诊断，包括功能性消化不良的可能。应向患者推荐合理的诊断和检查步骤，并向患者解释他们所关心的问题。经过诊断性检查之后，应告诉患者功能性消化不良的诊断，同时向他们进行宣教、消除疑虑，抑制"过分检查"的趋势，将重点从寻找症状的原因转移到帮助患者克服这些症状。

医师应该探究患者的生活应激情况，包括患者与家庭、学校、人际关系及生活环境有关的事物。改变他们的生活环境是不太可能的，应指导患者减轻应激反应的措施，如体育锻炼和良好的饮食睡眠习惯。

还应了解患者近期的饮食或用药的改变。要仔细了解可能使患者症状加重的食物和药物，并停止使用。

（二）药物治疗

对于功能性消化不良，药物治疗的效果不太令人满意。目前为止没有任何一种特效的药物可以使症状完全缓解。而且，症状的改善也可能与自然病程中症状的时轻时重有关，或者是安慰剂的作用。所以治疗的重点应放在生活习惯的改变和采取积极的克服策略上，而非一味地依赖于药物。在症状加重时，药物治疗可能会有帮助，但应尽量减少用量，只有在有明确益处时才可长期使用。

下面介绍一下治疗功能性消化不良的常用药物：

1. 抗酸剂和制酸剂

（1）抗酸剂：在消化不良的治疗用药中，抗酸剂是应用最广泛的一种。在西方国家这是一种非处方药，部分患者服用抗酸剂后症状缓解，但也有报告抗酸剂与安慰剂在治疗功能性消化不良方面疗效相近。

抗酸剂（碳酸氢钠、氢氧化铝、氧化镁、三硅酸镁）：在我国常用的有碳酸钙口服液、复方氢氧化铝片及胃达。这类药物对于缓解饥饿痛、反酸及胃灼热等症状有较明显效果。但药物作用时间短，须多次服用，而长期服用易引起不良反应。

（2）抑酸剂：抑酸剂主要指 H_2 受体拮抗剂和质子泵抑制剂。

H_2 受体拮抗剂治疗功能性消化不良的报道很多，药物的疗效在统计学上显著优于安慰剂。主要有西咪替丁、雷尼替丁及法莫替丁等。它们抑制胃酸的分泌，无论对溃疡亚型和反流亚型都有明显的效果。

质子泵抑制剂奥美拉唑，可抑制壁细胞 H^+-K^+-ATP 酶，抑制酸分泌作用强，持续时间长，适用于 H_2 受体拮抗剂治疗无效的患者。

2. 促动力药物

根据有对照组的临床验证，现已肯定甲氧氯普胺（胃复安）、多潘立酮（吗丁啉）及西沙比利对消除功能性消化不良诸症状确有疗效。儿科多潘立酮应用较多。

（1）甲氧氯普胺：有抗中枢和外周多巴胺作用，同时兴奋 5-HT4 受体，促进内源性乙酰胆碱释放，增加胃窦-十二指肠协调运动，促进胃排空。儿童剂量每次 0.2 mg/kg，3~4次/日，餐前 15~20 分钟服用。因不良反应较多，故临床应用逐渐减少。

（2）多潘立酮：为外周多巴胺受体阻抗剂，可促进固体和液体胃排空，抑制胃容纳舒张，协调胃窦-十二指肠运动，松弛幽门，从而缓解消化不良症状。儿童剂量每次 0.3 mg/kg，3~4 次/日，餐前 15~30 分钟服用。1 岁以下儿童由于血-脑屏障功能发育尚未完全，故不宜服用。

（3）西沙比利：通过促进胃肠道肌层神经丛副交感神经节后纤维末梢乙酰胆碱的释放，增强食管下端括约肌张力，加强食管、胃、小肠和结肠的推进性运动。对胃的作用主要有增加胃窦收缩，改善胃窦-十二指肠协调运动。降低幽门时相性收缩频率，使胃电活动趋于正常，从而加速胃排空。儿童剂量每次 0.2 mg/kg，3~4 次/日，餐前 15~30 分钟服用。临床研究发现该药能明显改善消化不良症状，但因心脏的副作用，故应用受到限制。

（4）红霉素：虽为抗生素，也是胃动素激动剂，可增加胃近端和远端收缩活力，促进胃推进性蠕动，加速空腹和餐后胃排空，可用于 FD 小儿。

3. 胃黏膜保护剂

这类药物主要有硫糖铝、米索前列醇、恩前列素及蒙脱石散等。临床上这类药物的应用主要是由于功能性消化不良的发病可能与慢性胃炎有关，患者可能存在胃黏膜屏障功能的减弱。

4. 5-HT3 受体拮抗剂和阿片类受体激动剂

这两类药物促进胃排空的作用很弱，用于治疗功能性消化不良患者的原理是调节内脏感觉阈。但此类药在儿科中尚无用药经验。

5. 抗焦虑药

国内有人使用小剂量多塞平和多潘立酮结合心理疏导治疗功能性消化不良患者，发现对上腹痛及嗳气等症状有明显的缓解作用，较之不使用多塞平的患者有明显提高。因此，在对FD 的治疗中，利用药物对心理障碍进行治疗有一定的临床意义。

第八节　炎症性肠病

炎症性肠病（inflammatory bowel disease，IBD）是指原因不明的一组非特异性慢性胃肠道炎症性疾病。常见为非特异性溃疡性结肠炎（ulcerative colitis，UC）与克罗恩病（Crohns disease，CD），但也存在其他类型的 IBD，如未定型结肠炎、胶原性和淋巴性结肠炎等。非特异性溃疡性结肠炎，为局限于结肠黏膜的慢性弥漫性炎症，从直肠开始向近段蔓延呈连续性、对称性分布，病变为炎症和溃疡。克罗恩病可累及胃肠道各部位，呈慢性肉芽肿性炎症，以回肠末端及其邻近结肠最常受累。病变多呈节段性、非对称分布，直肠极少累及。

一、症状体征

儿童 IBD 的临床症状与体征除常见的胃肠道表现外，常有明显的肠外表现，如关节炎、生长迟缓、体重不增、营养不良、贫血、神经性厌食等，尤其生长迟缓是生长期儿童的最独特的症状，常在婴儿期就已出现。

（一）非特异性溃疡性结肠炎

大多数起病隐匿，或轻度腹泻，便血，仅见大便潜血。约30%患儿症状明显，起病较急，多见婴幼儿，腹泻可达10~30次/天，呈血便或黏液血便、脓血便，侵犯直肠者有里急后重。痉挛性腹痛常于便前、便时发生，便后缓解。左下腹触痛明显，可有肌紧张或触及硬管状结肠。

全身症状有发热、乏力、贫血；病情严重则有脱水、电解质紊乱、酸碱平衡失调等。体重不增、生长发育迟缓亦是早期临床表现。可有肠外表现如关节炎、关节痛、虹膜睫状体炎、肝大等。可按以下情况进行分型：

1. 程度

按临床表现分为轻度、中度、重度、极重度。

（1）轻度患者腹泻4次/天以下，便血轻或无，无发热、脉搏加快、贫血，血沉正常。

（2）中度介于中度与重度之间。

（3）重度腹泻6次/天以上，明显黏液血便，体温在37.5℃以上，脉搏加快，血红蛋白<100 g/L，血沉>30 mm/h。

（4）极重度如在重度指标基础上血便每天在10次以上，血红蛋白<30 g/L，伴严重中毒或消耗者为极重度。

2. 分型

按临床经过分为初发型、急性暴发型、慢性复发型、慢性持续型。初发型指无既往史的首次发作。暴发型症状严重伴全身中毒性症状，可伴中毒性结肠扩张、肠穿孔、败血症等并发症。除暴发型外，各型均有不同程度分级及相互转化。

3. 病变范围

分为直肠炎、直-乙状结肠炎、左半结肠炎、右半结肠炎、区域性结肠炎、全结肠炎。

4. 病变活动程度

分为活动期、缓解期。

小儿全结肠炎约占62%。常见的并发症为肠出血、肠狭窄、肠穿孔、脓毒败血症及中毒性巨结肠。

（二）克罗恩病

症状取决于病变的部位与炎症的程度。腹痛是最常见的主诉，通常位于脐周，常发生于餐时或餐后，导致患儿不愿进食乃至厌食，只有回肠末端病变的腹痛位于右下腹部。腹泻常见于90%患儿，可由多种因素所致，如大肠黏膜功能紊乱、胆盐吸收障碍、细菌过度生长、炎症性蛋白丢失等。腹泻发生在餐后伴腹痛，结肠受累者有便血，小肠受累为水样便，需同时监测电解质。血便少见。上消化道的克罗恩病较少见，但也有经内镜与组织学检查证实胃十二指肠病变，往往与其他的疾病如胃食道反流、幽门螺杆菌感染、消化性溃疡等难以鉴别。

一些患儿可有不同程度的肛周病变如：肛瘘、肛旁脓肿、肛裂等，这些病变可以是克罗恩病早期的表现，常掩盖了胃肠道症状而引起误诊。

体重减轻和生长迟缓是克罗恩病最常见也是最突出的症状。不管小肠弥漫性病变或结肠单独性病变，均可表现体重不增和生长迟缓，并可早于胃肠道症状数年。生长迟缓表现为身高与骨龄均低于正常标准，对持续生长迟缓儿童要高度怀疑 IBD 可能。IBD 患儿中生长激素水平是正常的，生长迟缓的原因是吸收不良、蛋白质丢失、热量摄入不足、蛋白质分解增加、多种维生素、微量元素缺乏等。生长迟缓者常伴有性发育迟缓。

肠外表现有关节痛、关节炎、结节性红斑、杵状指、硬化性胆管炎、慢性活动性肝炎等。

克罗恩病常见的并发症为肠梗阻、消化道出血、瘘管（腹腔内、肛周）、腹腔脓肿及肠穿孔。

克罗恩病可根据以下情况进行分型：

1. 病变范围

根据病变范围分弥漫性小肠炎型、回肠末端型、回结肠型、结肠型、直肠肛门型。病变范围参考影像及内镜结果确定。

2. 程度

根据临床严重程度分轻、中、重度，但分度不似 UC 那么明确。

无全身症状、腹部压痛、包块和梗阻为轻度；明显的全身症状如高热、消瘦伴严重的腹痛、压痛、吐泻、痛性包块或肠梗阻为重度；介于两者之间为中度。

二、病理病因

迄今，炎症性肠病病因、发病机制未明。多认为由多种因素相互作用所致，包括遗传、感染、精神、环境、饮食、黏膜局部免疫紊乱等因素。目前认为 IBD 发病机制可能为：某些遗传决定因素使易感个体易于患病，在感染因子或肠腔内抗原的作用下刺激黏膜相关淋巴组织，引起上调的 T 细胞反应，由此激活各种细胞因子的网络，使局部组织发炎，并不断放大和持续，引起肠壁的损伤和相应的临床表现。

三、疾病诊断

由于非特异性溃疡性结肠炎缺乏特异性的诊断标准，克罗恩病又难以获得可确定诊断的病理组织学的结果——非干酪样肉芽肿，目前对于 IBD 的诊断还是比较困难的。

溃疡性结肠炎与以下疾病相鉴别：

（一）感染性肠炎

很多感染性肠炎如沙门菌、志贺菌、大肠埃希菌、耶尔森菌、阿米巴原虫和难辨梭状芽孢杆菌所致肠炎表现为急性起病的黏液脓血便、血便，结肠镜下所见及组织学改变，如黏膜血管纹理模糊、紊乱，充血、水肿、易脆、出血、糜烂、溃疡，急性或慢性炎症细胞浸润，与早期或不典型非特异性溃疡性结肠炎相似。因此，非特异性溃疡性结肠炎应与上述疾病相鉴别。

1. 一般细菌性肠炎

非特异性溃疡性结肠炎与多数细菌性肠炎的主要区别在于症状持续时间。非特异性溃疡性结肠炎所致血便、黏液脓血便常常持续数周至数月不等，而细菌性肠炎的血性腹泻则较短。由沙门菌、志贺菌、弯曲菌感染引起的肠炎虽然症状类似于非特异性溃疡性结肠炎，但血便一般在 3~5 d 后即可得到缓解。耶尔森菌感染性肠炎症状持续 14~17 d。细菌性肠炎大便培养可阳性。非特异性溃疡性结肠炎与感染性肠炎另外一个重要区别在于病理改变,非特异性溃疡性结肠炎常有隐窝结构的改变,呈不规则扭曲和分叉状,数量减少,黏液分泌缺失及隐窝扩张。

2. 难辨梭状芽孢杆菌性肠

炎亦称假膜性肠炎,腹泻可持续数周至数月,但该病患儿在发病前多有服用抗生素史,水样便多见,血便少见,大便中可有大小不等的假膜,结肠镜下可见肠壁上附有典型的圆形或椭圆形黄色假膜有助于与非特异性溃疡性结肠炎相鉴别。必要时做难辨梭状芽孢杆菌(CD)毒素测定。

3. 溶组织阿米巴肠炎

症状持续数周至数月,大便呈暗红色果酱样,重者可为全血便,结肠镜下表现为灶性、出血性溃疡,中央开口下陷,呈烧瓶样,病灶之间黏膜正常。而 UC 呈弥漫性改变。有条件者应做阿米巴血清学试验。

(二)缺血性结肠炎

发病年龄大,多为老年人,结肠镜下主要表现为水肿、红斑和溃疡形成,病变以结肠脾曲、降结肠和乙状结肠为主,直肠很少受累。

(三)放射性结肠炎

放射性结肠炎是盆腔或腹部放射治疗后发生的并发症,以累及直肠、乙状结肠多见。放射线对肠管的损伤作用,主要是抑制上皮细胞有丝分裂和引起黏膜下小动脉闭塞性炎症和静脉内膜炎导致肠壁缺血性改变。放疗后出现腹泻,多为黏液血便。结肠镜下可见受累肠段弥漫性充血水肿,并有红斑及颗粒样改变,易脆、糜烂、溃疡;晚期黏液苍白,黏膜下血管异常扩张,肠管狭窄,肠壁增厚。结肠病理改变为炎症细胞浸润和黏膜下小血管炎或毛细血管扩张。

四、检查方法

炎症性肠病实验室检查的目的在于:①排除感染性结肠炎;②了解病情活动性,提示病情缓解或早期预报复发;③指导治疗方案的制定,评价疗效,预测转归;④了解溃疡性结肠炎对其他脏器功能的影响;⑤为本病与其他疾病的鉴别诊断提供客观依据。然而,在溃疡性结肠炎的确诊和病情的评估方面,实验室指标并没有特异性,只能作为本病综合分析的一部分。

(一)血液学检查

1. 血红蛋白与血浆蛋白

轻型多正常或仅轻度下降,中、重型可有轻度或有中度下降,甚至有重度贫血与低蛋白水肿。Hb 下降可归因于慢性炎性出血与蛋白丢失,铁及其他造血物质缺乏或吸收不良,尤其克罗恩病的回肠病变易致维生素及矿物质吸收障碍与慢性炎症有关的骨髓造血抑制等。另外,尽管患者肾功能正常,红细胞生成素分泌不足在炎症性肠病贫血的形成中亦起着重要作用。

2. 白细胞计数

大多数患者正常，中、重型患者可有轻度升高，少数重症患者可高达 $30×10^9/L$，有时以中性粒细胞增高为主，严重者可出现中性粒细胞核左移并有中毒颗粒。溃疡性结肠炎白细胞计数增多可能与炎症活动有关，全身应用糖皮质激素也可升高粒细胞。另外，治疗时应用免疫抑制剂，其淋巴细胞计数可能降低。

3. 血小板计数

溃疡性结肠炎和克罗恩病患者复发时，血小板计数可以升高。相对轻、中型溃疡性结肠炎，重型患者的血小板计数大于 $400×10^9/L$ 更常见。但本指标并未广泛应用于炎性肠病的诊断。

（二）粪便检查

1. 粪便常规检查

肉眼观以糊状黏液脓血便为最常见，重症者粪质极少，少数患者以血便为主，伴有少量黏液或无黏液。镜检可见大量红细胞、脓细胞，还可见嗜酸性粒细胞，急性发作期粪便涂片中常见有大量多核的巨噬细胞。

2. 病原学检查炎

性肠病病原学检查目的在于排除感染性结肠炎，是本病诊断的一个重要步骤。病原学检查的内容包括：

（1）细菌培养应反复多次检查，若满足于临床诊断，须连续做 3 次以上，如选择科研病例，应连续 6 次以上。

（2）溶组织阿米巴滋养体检查 取新鲜粪便，尤其是血性黏液便，反复多次检查（同细菌培养）。

（3）粪便集卵：留取每次的全部粪便，做集卵和孵化，应连续多次进行（同细菌培养）。可排除慢性血吸虫病及其他寄生虫感染。

（4）病毒学检查本病急性发作时，应尽可能用电镜或免疫电镜在粪便中找病毒颗粒，或免疫学方法找病毒特异性抗原，以排除病毒机会性感染。

（三）血沉（ESR）检查

炎性肠病患者活动期 ESR 一般均见增高。ESR 一般可反映病情活动性，国外报道，缓解期患者平均 ESR 为 18 mm/h，轻度活动者为 43 mm/h，中度活动者 62 mm/h，重度活动者 83 mm/h。

ESR 改变反映了本病活动期血清中某些蛋白质浓度的改变。当血清中某些蛋白质浓度，尤其是 γ-球蛋白、纤维蛋白原以及血细胞比容改变时，ESR 会发生变化。由于与 ESR 有关的血清蛋白半衰期长，若临床症状很快改善，ESR 往往在临床症状缓解后数天才下降。因此，ESR 不能及时反映患者的病情变化。

（四）血清急性期反应蛋白的监测

炎性肠病活动期，尤其是重症患者，可出现急性期反应。急性期反应即应激反应，是机体对各种感染或损伤，包括炎症性肠病的一种基本反应，其涉及许多免疫和炎症过程以及许多器官的功能改变。这种反应常伴有某些在肝脏合成的血清蛋白质含量异常，如 α1-酸性糖蛋白、C-反应蛋白，α_1-抗胰蛋白酶，纤维蛋白原、α_2-巨球蛋白和补体 C_3 等。这些血清蛋白质称为急性期反应蛋白（acute phase response protein）或急性期蛋白（acute phase protein）。其血清含量的监测，对于了解病情活动和评价严重程度有一定价值。

C-反应蛋白（CRP）是一种非特异性急性期反应蛋白，它作为炎性肠病实验室指标的重要优势在于能对炎症发生和消退做出快速反应，其浓度可出现高达 1000 倍的变化。血清中 CRP 含量可反映病情活动性、病变范围和严重程度。Sharma 等发现，29 例炎性肠病患者缓解期 CRP<$10\mu g/mL$，而中度及重度患者其 CRP 含量明显高于正常（$P<0.05$，$P<0.001$）；动态观察显示，随着病情的缓解，CRP 含量逐渐下降直至正常。当 CRP>$40\mu g/mL$，患者对内科治疗反应差，如治疗期间 CRP>$70\mu g/mL$，常是重度或内科治疗失败，提示需手术切除病变肠管的患者。但 CRP 在炎性肠病的诊断价值不及克罗恩病时敏感。

CRP 本身选择性地附着于细胞膜上，并与游离 DNA 结合。在组织损伤 6 h 内从肝内释放入血液循环，24~28 h 后达高峰水平。CRP 在血液循环中的半衰期较短，只有 19 h，因此，在炎症缓解后其血清含量很快回落。白细胞介素-1、白细胞介素-6、肿瘤坏死因子 α 以及转移生长因子 p 等细胞因子，能促进肝细胞合成 CRP。

（五）免疫学检查

炎性肠病患者，其体液免疫和细胞免疫功能有改变，因此，常被归类为自身免疫性疾病。本病的免疫学检查，有助于了解本病的发生机制和判断病情活动性，可作为本病诊断的辅助指标。

1. 体液免疫

溃疡性结肠炎活动期，血清中 IgG、IgA、gM 可升高，尤其是血清 IgA 升高反映了肠道黏膜免疫系统的恢复。

2. 细胞免疫

克罗恩病的病程经过中细胞免疫占主导作用，疾病活动期外周血中辅助性 T 细胞/抑制性 T 细胞（Th/Ts）比值增高，随着病情缓解，Th/Ts 逐渐下降，动态监测 Th/Ts 比值的变化对估计克罗恩病患者的活动性及疗效颇有价值。

（六）凝血功能检查

溃疡性结肠炎活动期除了有血小板计数变化外，还可能有某些凝血因子的改变。在急性暴发型病例中，维生素 K 缺乏可引起凝血酶原（第 Ⅱ 因子）降低以及第 Ⅶ 和第 Ⅹ 因子轻度至中度减少，以致凝血酶原时间（prothrombin time，PT）延长。在病变广泛者，可见因子 Ⅴ 、Ⅷ 及血浆纤维蛋白原（第 1 因子）增加。但活动期局部血运是处于高凝状态，由于炎性刺激，血液中的血小板数量增多，黏附性增强，从而促使血小板聚集成团，血细胞黏附其上，在黏膜表面血管中形成牢固的血栓，这是临床上使用抗凝剂治疗的理论依据之一。

（七）肝功能试验

炎性肠病合并有肝脏损害时，血清丙氨酸氨基转移酶、碱性磷酸酶，胆红素及磺溴酞钠试验均可异常。尤其值得重视的是对溃疡性结肠炎患者蛋白质代谢的检测。在活动期，可有人血白蛋白（albumin A）下降，球蛋白（globulin，G）增高，白蛋白与球蛋白的比值（A/G）降低；血清蛋白电泳显示，白蛋白减少，α_2 和 γ-球蛋白可增高，重症病例 α_2 球蛋白增高，γ-球蛋白反可低下。溃疡性结肠炎活动期人血白蛋白降低，与肠道炎症处蛋白质丢失和营养不良有关。有作者指出，人血白蛋白含量与肠道蛋白质丢失量有良好的负相关；而球蛋白增高与急性期反应蛋白升高有关。溃疡性结肠炎的蛋白质代谢异常，在一定程度上反映了病情活动性、病变严重性、病变范围及病程经过。

（八）电解质和酸碱平衡检查

溃疡性结肠炎患者血电解质和酸碱平衡检查一般正常。腹泻严重者可有低血钾、低血钠和代谢性酸中毒。呕吐频繁者可有低血钾、低血氯、低血钠和代谢性碱中毒。

（九）皮试

植物血凝素皮肤试验及结核菌素皮肤试验反应低下。

（十）其他辅助检查

1. X 线检查

钡剂灌肠与钡餐是诊断 IBD 的重要手段之一，尤其气钡双重造影更能显示黏膜细小病变，提高诊断率。

（1）非特异性溃疡性结肠炎 早期表现可以正常或仅有黏膜皱襞粗大，肠管边缘模糊。严重病例黏膜呈毛刷状、锯齿状改变，可见溃疡、假息肉，结肠袋消失，肠管僵硬、缩短呈管状，肠腔狭窄。

（2）克罗恩病早期可正常或仅有黏膜不规则增粗、紊乱、增厚，晚期典型病例可见溃疡、裂隙、瘘管、铺路石样网状改变，间断性肠段狭窄伴邻近肠管扩张或病变肠段间有正常肠段，呈跳跃式分布。

2. 内镜检查

小儿纤维结肠镜可以送达回盲部，可观察全结肠，确定病变部位、范围、程度，并多部位取组织活检，提高诊断率。

（1）非特异性溃疡性结肠炎病变从直肠开始，呈弥漫性分布。黏膜充血水肿，粗糙呈颗粒状、脆性增高、易出血、溃疡大小不一、浅、有脓性或脓血性渗出物。慢性炎症表现为黏膜增生、假息肉、管腔狭窄，病变由结肠远端向近端连续性发展，或至全结肠。

（2）克罗恩病黏膜充血水肿，不易出血，溃疡圆形，椭圆形或线形裂隙纵行分布，称"阿弗他溃疡"，或铺路石样改变，炎性息肉、肠腔狭窄，病变跳跃式分布，病变邻近组织正常，肛周有裂隙、瘘管。

3. 组织病理学改变

（1）非特异性溃疡性结肠炎所见随病变活动与缓解不同。活动期黏膜呈炎症性反应，隐窝变形、淋巴细胞、多核细胞、浆细胞浸润到固有膜，杯状细胞减少，隐窝脓肿形成，脓肿破溃形成溃疡。缓解期见肠上皮增生，腺上皮萎缩。

（2）克罗恩病节段性全壁炎症，主要组织学特征有两点：一是裂隙状溃疡可深达腹壁浆膜；二是非干酪样坏死性肉芽肿，内含多核巨细胞和上皮样细胞，数量少，散在分布，构成欠完整。

五、并发症

（一）中毒性巨结肠

为溃疡性结肠炎最严重的并发症之一，死亡率高达 20% ~ 30%，其发生率在 3% ~ 5%。一般在溃疡性结肠炎发病的头 5 年之内发生，有 25% ~ 40% 在初次发作时发生，多出现在重型及全结肠炎型患者。使用胆碱能受体阻断药、钡灌肠或肠镜检查及存在低钾血症均可诱发。其病理生理改变并不十分清楚。病理可见全肠壁的炎症。由于炎症波及肌层和肌间神经，致肠壁的张力降低，蠕动减弱，肠内积气，内容物淤积，肠管壁高度扩张，从而导致腹膜炎症出现。细菌分解物及毒素释放以致出现全身中毒症状。严重者甚至可出现结肠穿孔。

中毒性巨结肠的诊断要点如下：

（1）临床及放射线检查：有结肠扩张的证据，结肠宽度>6 cm。

（2）有全身中毒的表现：包括发热、心动过速、末梢血白细胞增加、贫血等；病情迅速恶化，甚至出现腹膜炎症及肠穿孔。

（3）其他：还可以有腹水、精神症状、电解质紊乱、低血压及低蛋白血症等。

中毒性巨结肠的发生可在数小时之内，亦可经历数天的过程，因此对重症溃疡性结肠炎患者应随时注意腹部体征的变化。特别值得注意的是，中毒性巨结肠发生之后，大便的次数及量可能反而减少，这主要是肠内容物淤积的结果，并不意味着病情减轻。

（二）消化道大出血

便血为本病的主要症状之一，然而有大约 3% 的溃疡性结肠炎患者可发生肠道大出血，多为严重病例。其发生较突然，甚至需要输血抢救。这类病例大多找不到单个固定的出血病灶，而是肠黏膜普遍溃疡出血的结果。有人注意到，合并大出血时可能存在低凝血酶原血症，可能也是大出血的原因之一。多数病例保守治疗有效。如存在低凝血酶原血症则应积极纠正。

（三）结肠穿孔

多发生在中毒性巨结肠的基础之上。偶尔也出现在中等重度的患者，其发生率大概为 1.8%。穿孔多发生于左半结肠，可以是多个部位穿孔。临床表现为剧烈腹痛，查体有腹部弥漫压痛、反跳痛及肌紧张等弥漫性腹膜炎体征。应注意使用激素治疗时往往会掩盖穿孔的临床表现。死亡率高达 50%。

（四）结肠狭窄

溃疡性结肠炎合并结肠狭窄较为少见。其中约有 1/3 发生在疾病的最初 5 年，其余大部分发生在 5 ~ 25 年之间。好发部位在直肠和乙状结肠，其他部位结肠也可发生。一般在 2 ~ 3 cm 的肠段出现狭窄，严重者可出现梗阻。组织学检查显示病变肠段黏膜肌层的萎缩和增厚。在结肠狭窄出现时应注意与癌变区别。

（五）癌变

溃疡性结肠炎出现癌变的概率较一般人群明显升高。国外报道结、直肠癌并发率为 5% 左右，一般认为随着病程延长，癌变的危险性增加。有报道表明，在本病发病 10 年以上者的年癌变率为 0.5% ~ 1%，终身随访发现其癌变危险性为 15%，对年轻患者来讲癌变率更高，21 岁以下诊为溃疡性结肠炎的患者，在发病 20 年内的癌变率达 9%～20%。病变累及全结肠者癌变率较高。结肠黏膜癌变的组织类型为腺癌，多发生在扁平或略隆起的黏膜部位，可在多点出现癌变，结肠的各部位均可发生。在欧美国家将本病视为癌前病变，而我国轻型的溃性结肠炎患者居多，故癌变率相对较低，有报道为 0.8%～1.1%。

（六）肛周脓肿及瘘管

偶可发生，但少见。

六、预后

溃疡性结肠炎患者的预后取决于疾病的类型、并发症的有无以及治疗条件。对儿童患者的长期观察表明：约有 10% 的患儿在首次发作后可获得长期的缓解，仍有 20% 的患儿反复发作；有 50% 的患儿长期存在较轻微的症状，而 20% 的患儿持续存在较重的症状。全结肠炎患者手术概率高。与成人患者不同，约有 1/3 的直肠、乙状结肠炎患儿其病变范围在初发的 5 年之内向近端蔓延。观察表明：只有大约 20% 的儿童患者生活质量不受影响。由于溃疡性结肠炎的结肠癌变率较高，故对儿童患者应进行严格的长期随访观察。

1. 非特异性溃疡性结肠炎

小儿约 90% 呈中度重度、病变广泛、很少有完全缓解，彻底手术治疗可治愈，约 20%～30% 在急性重症期需立即手术，几乎所有重症者最终需手术治疗。患儿 10 年后有结肠癌的危险性，并逐年上升，故对病程 10 年以上患儿，每 6～12 个月需行纤维结肠镜检查与活体组织检查。国外报道手术病死率 20%，癌变率 3%～5%。

2. 克罗恩病

小儿克罗恩病预后较差，反复缓解与加剧交替进行是本病特点，约 70% 患儿需要手术治疗。回肠型较单纯结肠型预后更差，其手术率、复发率、再手术率高，死亡率高。死亡原因多见于复发、脓肿、穿孔和严重营养不良。

第九节　肠套叠

肠套叠系肠管的一部分及其附着的肠系膜套入邻近的肠腔内，是婴儿急性肠梗阻中最常见的一种疾病。多见于 4～10 个月以内，2 岁以下幼儿，占发病数的 80%，偶见成人及新生儿。男孩患病率为女孩的 2～3 倍。以春季发病者为多。

肠套叠的病因至今尚不明确，分原发性和继发性。继发性肠套叠少见，可继发梅克尔憩室、息肉、血管瘤、腹型紫癜等。原发性肠套叠约占 95%，其发病可能与以下因素有关：饮食改变；回盲部解剖因素；病毒感染；回肠末端肠壁淋巴组织增生；肠痉挛及自主神经因素。

病理改变是肠套叠发生后，套入肠管发生循环障碍。早期静脉回流受阻，组织水肿充血，黏膜细胞分泌大量黏液，与血液和粪便混合形成果酱样排出。病情加重，动脉受累，导致肠壁缺血坏死。

一、诊断

(一) 病史

各年龄组均可发病，多见于健康肥胖的婴儿，发病年龄多见于 4~12 个月，起病急骤，主要表现如下。

1. 阵发性哭闹

占 95%，患儿突然哭闹不安，面色苍白，尖叫，手足乱动，呈异常痛苦状，这是一种腹痛的表现，持续 2~5 min，不久痛止，小儿即安静如常，但后又发作哭闹，如此反复多次。以后哭闹就不如起病时那样剧烈，间歇期也延长，造成缓解的假象。发作间歇期一般从 5 min 到半小时。

2. 呕吐

占 91.7%，早期是因肠系膜被牵拉而产生的反射性呕吐，呕吐物为奶汁及胃内容物。后转为胆汁及肠内容物，此乃系肠套叠致肠梗阻所致。

3. 血便

占 83.8%~95%，血便出现时间一般在起病后 4~12 h，排出暗红色果酱样粪便，有时仅为少许血丝。

(二) 查体

主要的阳性体征是腹部肿块。有 74%~89% 病例可触及腹部肿块，多数在右肋部和上腹中部如腊肠状，中等硬度，表面光滑，稍可活动。腹部肿块是对诊断最有价值的体征。儿童肠套叠腹部肿块较婴儿易触及。

(三) 辅助检查

B 超：超声检查可以发现腹部有同心圆或靶块样肿块影，腹部肠管胀气，可以诊断。

(四) 诊断要点

(1) 如果肠套叠的四个主要表现，阵发性哭闹、呕吐、血便和腹部肿块都具备时，肠套叠易于诊断。

(2) 如果在早期病例上没发生便血，或由于腹胀没能触及腹部肿块，怀疑此病时，应做直肠指检，可以有指套染血或引起血便，有的患儿可以触到子宫颈样肿块。

(3) B 超：超声检查可以发现腹部有同心圆或靶块样肿块影，可以诊断。

(五) 鉴别诊断

(1) 急性细菌性痢疾：因起病急，也有呕吐、腹痛及血便，易与肠套叠混淆，致误诊。但痢疾腹泻次数较多，大便以脓为主，早期就有发热，腹痛不及肠套叠剧烈，腹部不能触及肿块，大便镜检可见大量白细胞及吞噬细胞。而肠套叠以红细胞为主。不能鉴别者可行空气灌肠。

(2) 还应与腹型紫癜、坏死性小肠炎、梅克尔憩室出血、结肠息肉并出血等相鉴别。

二、治疗

该病一旦确诊，肠套叠目前的治疗有非手术疗法和手术疗法两种方法。非手术疗法是空气灌肠。

三、诊疗体会

(一) 诊断方面

如果肠套叠的四个主要表现都具备时，肠套叠易于诊断。但有的患儿表现往往不典型，有的患儿哭闹不规律，有的患儿无哭闹，仅表现为一过性面部表情痛苦，或一过性臀部厥起，身体屈曲。有的患儿虽发病超过 8 h 但无血便。所以有上述四大症状之一时，应高度警惕肠套叠，可以行肛诊或 B 超检查，如不能排除可行诊断性空气灌肠。

(二) 治疗方面

该病治疗只有两种办法，一是行 X 线透视下空气灌肠或 B 超检测下生理盐水灌肠；二是手术治疗。

四、患者教育

该病好发于婴儿，随年龄增长发病率明显减低。而且早期治疗多不需手术。婴儿添加副食应循序渐进。预防呼吸道和肠道感染。

（汪秋华）

第九章 呼吸系统疾病

第一节 急性上呼吸道感染

急性上呼吸道感染，简称上感，俗称"感冒"，是由各种病原体引起的上呼吸道黏膜急性感染，是小儿时期最常见的疾病。主要侵犯鼻、鼻咽和咽部。如呼吸道的某一局部炎症特别突出，即按该炎症部位命名，常称为"急性鼻咽炎""急性咽炎""急性扁桃体炎"，也可统称为上呼吸道感染。该病四季均可发生，但冬、春季多见。

一、病因

急性上感90%以上由病毒引起，主要有呼吸道合胞病毒、流感病毒、副流感病毒、腺病毒、鼻病毒、柯萨奇病毒等。小儿病毒感染后可继发细菌感染，最常见的是溶血性链球菌，其次为肺炎双球菌、流感嗜血杆菌等。肺炎支原体也可引起上感。

婴幼儿时期由于上呼吸道的解剖生理特点和免疫特点，容易患呼吸道感染，患有维生素D缺乏性佝偻病、营养不良、贫血等疾病的体弱儿更易感染。室内空气污浊、气候骤变、护理不当等往往是本病的诱发因素。

二、临床表现

（一）一般类型上感

症状轻重程度相差很大，与年龄、病原体及机体抵抗力有关。一般年长儿症状较轻，以呼吸系统局部症状为主，婴幼儿症状重，以全身症状为主，局部症状不显著。

婴幼儿多骤然起病，高热，精神不振、烦躁，常伴有呕吐、腹泻、腹痛、甚至发生高热惊厥。若为肠痉挛所致，腹痛多为脐周阵发性疼痛，无压痛；若并发了肠系膜淋巴结炎，则腹痛持续存在。年长儿以鼻咽部症状为主，常于受凉后1~3天出现流涕、鼻塞、喷嚏、咽部不适、咽痛、轻度干咳与不同程度的发热，可伴有头痛、食欲减退、乏力、全身酸痛等。

体检可见咽部充血，扁桃体肿大，颌下淋巴结肿大，触痛。肠道病毒感染患儿可出现不同形态的皮疹。肺部听诊呼吸音正常。

病程一般为3~5天，若体温持续不退或病情加重，应考虑感染可能侵袭其他部位。

（二）两种特殊类型上感

1. 疱疹性咽峡炎

病原体为柯萨奇A组病毒，好发于夏秋季。急起高热，咽痛、流涎、厌食、呕吐等。检查可见咽部充血，咽腭弓、悬雍垂、软腭等处有2~3mm大小的疱疹，周围有红晕，疱疹破溃后形成小溃疡。患儿因疼痛而影响进食、吞咽。病程1周左右。

2. 咽—结膜热

病原体为腺病毒，春夏季发病多，可在集体儿童机构中流行。以发热、咽炎、结膜炎为临床特征。多呈高热、咽痛，一侧或双侧眼结膜炎致眼部刺痛、流泪、结膜充血，颈部、耳后淋巴结肿大，有时伴消化道症状。病程 1~2 周。

三、并发症

上呼吸道炎症可向邻近器官蔓延，并发中耳炎、鼻窦炎、咽后壁脓肿、颈淋巴结炎、喉炎等。并发急性中耳炎者，多高热不退，因耳痛哭闹不安、摇头、抓耳，早期鼓膜充血，以后穿孔流出浆液或脓液，治疗不及时可影响听力。咽后壁脓肿时可出现拒食、吞咽困难、言语不清、头向后仰、张口呼吸等症状，检查可见咽部充血、咽后壁呈半圆形突起。喉炎易致呼吸困难或窒息的发生。

年幼及体弱患儿，上呼吸道感染亦可向下发展，引起支气管炎及肺炎。年长儿患 A 组 β-溶血性链球菌感染引起的上呼吸道感染时，可并发急性肾小球肾炎、风湿热等变态反应性疾病。

四、实验室检查

病毒感染者白细胞计数正常或偏低，淋巴细胞相对增高；鼻咽分泌物病毒分离、抗原及血清学检测可明确病原。细菌感染者血白细胞计数及中性粒细胞可增高，咽拭子培养可有病原菌生长。链球菌引起者于感染 2~3 周后血中抗链球菌溶血素（ASO）滴度增高。胸部 X 线检查无异常改变。

五、诊断与鉴别诊断

根据临床表现一般不难诊断，但需与以下疾病鉴别。

（一）流行性感冒

由流感病毒、副流感病毒引起。有明显的流行病史，局部症状较轻，全身症状较重。常有高热、头痛、四肢肌肉酸痛等，病程较长。

（二）急性传染病早期

上呼吸道感染常是各种传染病的前驱症状，如麻疹、流行性脑脊髓膜炎、猩红热等，应结合流行病史、临床表现及实验室资料等综合分析，并观察病情演变加以鉴别。

（三）急性阑尾炎

伴腹痛者应注意与急性阑尾炎鉴别。腹痛常发生于发热之前，腹痛部位以右下腹为主，呈持续性，有固定压痛点、反跳痛及腹肌紧张等体征，白细胞及中性粒细胞增高。

在排除上述疾病后，尚需对上呼吸道感染的病因进行鉴别，以便指导治疗。

六、治疗

治疗原则是支持疗法和对症处理为主，注意预防并发症。

（一）一般治疗

患儿应卧床休息，室内保持空气清新、流通，多饮水，宜进清淡易消化食物。

（二）抗感染治疗

1. 抗病毒药物

大多数上呼吸道感染由病毒引起，可试用三氮唑核苷，每日 10~15mg/kg，口服或静脉点滴，或 2mg 含服，每 2 小时一次，每日 6 次，3~5 日为一疗程。

2. 抗生素

细菌感染者可选用抗生素治疗，常选用青霉素类、头孢菌素类、复方新诺明及大环内酯类抗生素。若证实为链球菌感染，或既往有风湿热、肾炎病史者，青霉素疗程应为 10~14 天。

（三）对症治疗

（1）体温过高者可立即头部冷湿敷、枕冰袋，在颈部、腋下及腹股沟处放置冰袋，或用温水、酒精擦浴，冷盐水灌肠等。也可给予退热剂，如口服对乙酰氨基酚或布洛芬等。

（2）发生高热惊厥者可予以镇静、止痉等处理。

（3）咽痛可给予润喉含片或超声雾化吸入，鼻塞严重时应先清除鼻腔分泌物后用 0.5% 麻黄碱液滴鼻。

（4）中药如银翘散、板蓝根等有一定治疗效果。

七、预防

主要靠加强体格锻炼以增强抵抗力；提倡母乳喂养，均衡膳食；避免去人多拥挤及通风不良的场所；积极防治佝偻病、营养不良及贫血等各种慢性病。

第二节　　急性支气管肺炎

一、概述

支气管肺炎又称小叶性肺炎，为小儿最常见的肺炎，是威胁我国儿童健康的严重疾病，无论是发病率还是病死率均高于发达国家。

二、病因

国内小儿肺炎分离的病原菌主要是肺炎链球菌、流感嗜血杆菌、金黄色葡萄球菌、表皮葡萄球菌、克雷白杆菌、不动杆菌、枸橼酸杆菌及肠道杆菌等。近年来，一些无致病性或致病性不强的细菌渐成为小儿肺炎的重要病原菌。肺炎链球菌、金黄色葡萄球菌和流感嗜血杆菌是重症肺炎的重要病因。在一些研究中人们还发现化脓性链球菌和肠道革兰阴性菌也能引起严重肺炎。国内认为各种病毒性肺炎的总发病数有增多趋势。发达国家的小儿肺炎病原以病毒为主，发展中国家小儿肺炎病原以细菌为主。

支气管肺炎的病理形态为一般性和间质性两大类。

（一）一般支气管肺炎

主要病变散布在支气管壁附近的肺泡，支气管壁仅黏膜发炎。肺泡毛细血管扩张充血，肺泡内水肿及炎性渗出，浆液性纤维素性渗出液内含大量中性粒细胞、红细胞及病菌。病变通过肺泡间通道和细支气管向周围邻近肺组织蔓延，呈小点片状的灶性炎症，而间质病变多不显著。后期肺泡内巨噬细胞增多，大量吞噬细菌和细胞碎屑，可致肺泡内纤维素性渗出物溶解吸收、炎症消散、肺泡重新充气。

（二）间质性肺炎

主要病变表现为支气管壁、细支气管壁及肺泡壁的充血、水肿与炎性细胞浸润，呈细支气管炎、细支气管周围炎及肺间质炎的改变。病毒性肺炎主要为间质性肺炎。

肺炎时，由于气体交换面积减少和病原微生物的作用，可发生不同程度的缺氧和感染中毒症状。中毒症状如高热、嗜睡、昏迷、惊厥以及循环衰竭和呼吸衰竭，可由毒素、缺氧及代谢异常（如代谢性酸中毒、稀释性低钠血症）引起。缺氧是由呼吸功能障碍引起，包括外呼吸及内呼吸功能障碍两方面。外呼吸功能障碍可使肺泡通气量下降，通气/血流比率失调及弥散功能障碍，结果导致低氧血症，甚至出现二氧化碳潴留。内呼吸功能障碍导致组织对氧的摄取和利用不全，以及电解质酸碱失衡，可引起多系统功能障碍。危重患者可发生心力衰竭和呼吸衰竭，微循环障碍甚至并发弥散性血管内凝血。

三、临床表现

（一）一般症状

起病急骤或迟缓。骤发的有发热、拒食或呕吐、嗜睡或烦躁、喘憋等症状。发病前可先有轻度的上呼吸道感染数日。早期体温多在 38~39℃，亦可高达 40℃ 左右，大多为弛张型或不规则发热。

（二）呼吸系统症状及体征

咳嗽及咽部痰声，一般早期就很明显。呼吸增快，可达 40~80 次/分，呼吸和脉搏的比例自 1:4 上升为 1:2 左右。常见呼吸困难，严重者呼气时有呻吟声、鼻翼扇动、三凹征、口周或甲床发绀。有些患儿头向后仰，以使呼吸通畅。

胸部体征早期常不明显，或仅有呼吸音变粗或稍减低。以后可听到中、粗湿啰音，有轻微的叩诊浊音。数天后，可闻细湿啰音或捻发音。病灶融合扩大时，可听到管状呼吸音，并有叩诊浊音。

WHO 儿童急性呼吸道感染防治规划特别强调呼吸增快是肺炎的主要表现。呼吸急促指：幼婴<2 月龄，呼吸≥60 次/分；2~12 月龄，呼吸≥50 次/分；1~5 岁，呼吸≥40 次/分。重症肺炎征象为激惹或嗜睡、拒食、胸壁吸气性凹陷及发绀。这为基层医务人员和初级卫生保健工作者提供简单可行的诊断依据，值得推广。

（三）其他系统的症状及体征

较多见于重症患者。

（1）消化道症状：婴幼儿患肺炎时，常伴发呕吐、腹泻、腹痛等消化道症状。有时下叶肺炎可引起急性腹痛，应与腹部外科疾病（急腹症）鉴别。

（2）循环系统症状：较重肺炎患儿可出现脉搏加速，心音低钝。可有充血性心力衰竭的征象。有时四肢发凉、口周灰白、脉搏微弱，则为末梢循环衰竭。

（3）神经系统症状：常见烦躁不安、嗜睡，或两者交替出现。婴幼儿易发生惊厥，多由于高热或缺钙所致。如惊厥的同时有明显嗜睡或烦躁，意识障碍，甚至发生强直性肌痉挛、偏瘫或其他脑征，则可能并发中枢神经系统病变如脑膜脑炎、中毒性脑病等。

（四）并发症

早期正确治疗者并发症很少见。

支气管肺炎最多见的并发症为不同程度的肺气肿或肺不张，可随肺炎的治愈而逐渐消失。长期肺不张或反复发作的肺炎，可导致支气管扩张或肺源性心脏病。细菌性肺炎应注意脓胸、脓气胸、肺脓肿、心包炎及败血症等。有些肺炎还可并发中毒性脑病。少数重症肺炎患儿还可并发弥散性血管内凝血、胃肠出血或黄疸、噬血细胞综合征等。有些肺炎患儿迅速发展成呼吸衰竭而危及生命。有些严重肺炎患儿可致水电解质紊乱和酸碱失衡，尤需注意并发低钠血症、混合性酸中毒和乳酸酸中毒。

四、辅助检查

（一）X线检查

可表现为非特异性小斑片状肺实质浸润阴影，以两肺下野、心膈角区及中内带较多。常见于婴幼儿。小斑片病灶可部分融合在一起成为大片状浸润影，甚至可类似节段或大叶性肺炎的形态。可产生肺不张或肺气肿。在小儿肺炎中肺气肿是早期常见征象之一。可出现肺间质改变的X线征象，肺门周围局部的淋巴结大多数不肿大或仅呈现肺门阴影增深，甚至肺门周围浸润。胸膜改变较少。有时可出现一侧或双侧胸膜炎或胸腔积液的现象。

（二）血象

细菌性肺炎患儿白细胞总数大多增高，一般可达（15~30）×10⁹/L，偶可高达50×10⁹/L。中性粒细胞达60%~90%。病毒性肺炎时，白细胞数多低下或正常。

（三）C反应蛋白

在细菌感染，C反应蛋白（CRP）的阳性率可高达96%，并随感染的加重而升高。同时，CRP还有助于细菌、病毒感染的鉴别。一般来说，病毒感染的患儿CRP值较低。

（四）血气分析、血乳酸盐和阴离子间隙（AG）测定

对重症肺炎有呼吸衰竭者，可以依此了解缺氧与否及严重程度、电解质与酸碱失衡的类型及程度，有助于诊断治疗和判断预后。

（五）病原学检查

（1）细菌直接涂片镜检和细菌分离鉴定：需要注意的是，咽拭子和鼻咽分泌物中分离到的菌株只能代表上呼吸道存在的细菌，并不能代表下呼吸道感染的病原。胸腔积液在化脓性胸膜炎患儿的培养阳性率较高。肺泡灌洗术所取标本采用防污、刷检等技术，能更好地反映下呼吸道病原。也可以使用细菌核酸的检测发现细菌。

（2）病毒病原：可使用鼻咽分泌物的PCR测定、免疫荧光测定法、固相免疫测定等。

（六）血清学检查

（1）双份血清：适用于抗原性较强，以及病程较长的细菌感染性疾病的诊断。通常采取双份血清，如果 $S_2/S_1 \geq 4$ 倍升高，则可确定为现症感染。

（2）单份血清：包括特异性 IgM 和特异性 IgG 检测。IgM 产生得较早，消失得快，所以能代表现症感染，临床使用较广泛。特异性 IgG 产生得较晚，不能作为早期诊断，但在疾病的某一时期单份血的 IgG 达到一定的水平，也可认为是现症感染。如肺炎衣原体特异性 IgG 效价 $\geq 1 : 512$，即可认为是现症感染。

五、诊断

根据急性起病、呼吸道症状及体征，一般临床诊断不难。必要时可做 X 线检查。气管分泌物细菌培养、咽拭子病毒分离有助于病原学诊断。其他病原学检查包括抗原和抗体检测。

六、鉴别诊断

在婴儿时期，常需与肺结核及其他引起呼吸困难的病症鉴别。

（一）肺结核

鉴别时应重视家庭结核病史、结核菌素试验以及长期的临床观察。肺结核 X 线大多见肺部病变明显而临床症状较少，两者往往不成比例。

（二）发生呼吸困难的其他疾病

如喉部梗阻，一般患儿有嘶哑、哮吼、吸气性呼吸困难等症状。如患儿呼吸加深，应考虑是否有酸中毒。支气管哮喘的呼吸困难以呼气相为主。婴儿阵发性心动过速虽有气促、发绀等症状，但有发作性心动过速的特点，可借助于心电图检查。

七、治疗

（一）一般治疗

（1）护理：环境要安静、整洁。要保证患儿休息，避免过多治疗措施。室内要经常通风换气，使空气比较清新，并须保持一定温度（20℃左右）、湿度（相对湿度以 60% 为宜）。烦躁不安常可加重缺氧，可给镇静剂。但不可用过多的镇静剂，避免咳嗽受抑制反使痰液不易排出。避免使用呼吸兴奋剂，以免加重患儿的烦躁。

（2）饮食：应维持足够的入量，给以流食，并可补充维生素，应同时补充钙剂。对病程较长者，要注意加强营养，防止发生营养不良。

（二）抗生素疗法

细菌性肺炎应尽量查清病原菌后，至少要在取过体液标本作相应细菌培养后，开始选择敏感抗生素治疗。一般先用青霉素类治疗，不见效时，可改用其他抗生素，通常按照临床的病原体诊断或培养的阳性病菌选用适当抗生素。对原因不明的病例，可先联合应用两种抗生素。目前，抗生素，尤其头孢菌素类药物发展很快，应根据病情、细菌敏感情况、患者的经济状况合理选用。

儿童轻症肺炎首先用青霉素、或第一代头孢菌素、或氨苄西林。以上无效时改用哌拉西林、或舒他西林、或阿莫西林克拉维酸钾等。对青霉素过敏者用大环内酯类。疑为支原体或衣原体肺炎，首先用大环内酯类。

院内获得性肺炎及重症肺炎常由耐药菌引起，选用抗生素如下：①第二代或第三代头孢菌素，必要时可选用碳青霉烯类；②阿莫西林克拉维酸钾或磷霉素；③金黄色葡萄球菌引起的肺炎，选用万古霉素、利福平，必要时可选用利奈唑胺；④肠杆菌肺炎宜用第三代头孢菌素或头孢哌酮舒巴坦，必要时可选用碳青霉烯类，或在知情同意后联合氨基糖苷类。

抗生素应使用到体温恢复正常后 5~7 天。停药过早不能完全控制感染；不可滥用抗生素，否则易引起体内菌群失调，造成致病菌耐药和真菌感染。

（三）抗病毒疗法

如临床考虑病毒性肺炎，可试用利巴韦林，为广谱抗病毒药物，可用于治疗流感、副流感病毒、腺病毒以及 RSV 感染。更昔洛韦目前是治疗 CMV 感染的首选药物。另外，干扰素、聚肌胞注射液及左旋咪唑也有抗病毒作用。奥司他节是神经氨酸酶抑制剂，可用于甲型和乙型流感病毒的治疗。

（四）免疫疗法

大剂量免疫球蛋白静脉注射对严重感染有良好治疗作用，可有封闭病毒抗原、激活巨噬细胞、增强机体的抗感染能力和调理功能的作用。要注意的是，选择性 IgA 缺乏者禁用。但由于其价格昂贵，不宜作常规治疗。

（五）对症治疗

包括退热与镇静、止咳平喘的治疗、氧疗等。对于有心力衰竭者，应早用强心药物。部分患儿出现腹胀，多为感染所致的动力性肠梗阻（麻痹性肠梗阻），一般采用非手术疗法，如禁食、胃肠减压等。弥散性血管内凝血（DIC）的治疗包括治疗原发病，消除诱因，改善微循环，抗凝治疗，抗纤溶治疗，血小板及凝血因子补充，溶栓治疗等。在积极治疗肺炎时应注意纠正缺氧酸中毒、改善微循环、补充液量等。

（六）液体疗法

一般肺炎患儿可口服保持液体入量，不需输液。对不能进食者，可进行静脉滴注输液。总液量以 60~80mL/（kg·d）为宜，婴幼儿用量可偏大，较大儿童则应相对偏小。有明显脱水及代谢性酸中毒的患儿，可用 1/2~1/3 等渗的含钠液补足累积丢失量，然后用上述液体维持生理需要。有时，病程较长的严重患儿或在大量输液时可出现低钙血症，有手足搐搦或惊厥，应由静脉缓慢注射 10% 葡萄糖酸钙 10~20mL。

（七）激素治疗

一般肺炎不需用肾上腺皮质激素。严重的细菌性肺炎，用有效抗生素控制感染的同时，在下列情况下可加用激素：①中毒症状严重，如出现休克、中毒性脑病、超高热（体温在 40℃以上持续不退）等；②支气管痉挛明显，或分泌物多；③早期胸腔积液，为了防止胸膜黏连也可局部应用。以短期治疗不超过 3~5 天为宜。一般静脉滴注氢化可的松 5~10mg/（kg·d）、或甲泼尼龙 1~2mg/（kg·d）或口服泼尼松 1~2mg/（kg·d）。用激素超过 5~7 天者，停药时宜逐渐减量。病毒性肺炎一般不用激素，毛细支气管炎喘憋严重时，也可考虑短期应用。

（八）物理疗法

对于啰音经久不消的患儿宜用光疗、电疗。

（九）并发症的治疗

肺炎常见的并发症为腹泻、呕吐、腹胀及肺气肿。较严重的并发症为脓胸、脓气胸、肺脓肿、心包炎及脑膜炎等。如出现上述并发症，应给予针对性治疗。

八、预防

（一）加强护理和体格锻炼

婴儿时期应注意营养，及时增添辅食，培养良好的饮食及卫生习惯，多晒太阳，防止佝偻病的发生。从小锻炼身体，室内要开窗通风，经常在户外活动。

（二）预防急性呼吸道感染及呼吸道传染病

对婴幼儿应尽可能避免接触呼吸道感染的患者，注意防治容易并发严重肺炎的呼吸道传染病，如百日咳、流感、腺病毒及麻疹等。对免疫缺陷性疾病或应用免疫抑制剂的患儿更要注意。

（三）疫苗接种

RSV 疫苗和腺病毒疫苗均处于研发阶段，流感疫苗较成功。流感嗜血杆菌和肺炎链球菌疫苗可有效预防上述两种细菌感染。

九、预后

取决于患儿年龄、肺部炎症能否及时控制、感染细菌的数量、毒力强弱及对抗生素的敏感程度、患儿机体免疫状况以及有无严重并发症等。年龄越小，肺炎的发病率和病死率越高，尤其是新生儿和低体重儿。在营养不良、佝偻病、先天性心脏病、麻疹、百日咳或长期支气管炎的基础上并发肺炎，则预后较差。肺炎并发脓气胸、气道梗阻、中毒性脑病、心力衰竭和呼吸衰竭时，也使预后严重。

第三节　病毒性肺炎

病毒性肺炎是指各种病毒感染引起的肺部炎症，通常累及肺间质，X 线表现为间质性肺炎。引起肺炎的常见病毒包括呼吸道合胞病毒（RSV）、副流感病毒、流感病毒、腺病毒等，其中最常见和临床表现最具特征性的病毒性肺炎是 RSV 肺炎和腺病毒肺炎。

一、呼吸道合胞病毒肺炎

（一）概述

呼吸道合胞病毒（RSV）肺炎是最常见的病毒性肺炎。RSV 只有一个血清型，但有 A、B 两个亚型，我国不同地区呈现 A、B 亚型交替流行趋势。本病多见于婴幼儿，尤其多见于 1 岁以内的小儿。一般认为其发病机制是 RSV 对肺的直接侵害，引起间质性炎症，而非变态反应所致，与 RSV 毛细支气管炎不同。

（二）病因

RSV 为副黏病毒科肺炎病毒属、单股负链 RNA 病毒，大小约 150nm，为球形或丝状，病毒表面有脂蛋白组成的包膜，包膜上有由糖蛋白组成的长 12~16nm 突出物。包膜表面的 G 和 F 蛋白介导病毒入侵气道上皮细胞，具有免疫原性，能使机体产生中和抗体。

在婴儿体内，RSV 首先繁殖于咽部，以后延及支气管、细支气管，引起支气管和细支气管的上皮细胞坏死，最后侵犯肺泡。纤毛功能和保护黏液膜受到破坏，最后侵犯肺泡。在气管黏膜层充满空泡样环状细胞，上皮层内有淋巴细胞和浆细胞的渗出，支气管周围单核细胞浸润，细支气管被黏液、纤维素及坏死的细胞碎屑堵塞；小支气管、肺泡间质及肺泡内亦有炎症细胞浸润。由于支气管梗塞，可继发肺气肿、肺不张。

（三）临床表现

RSV 感染临床表现与年龄关系密切。新生儿常呈不典型上呼吸道症状，伴嗜睡、烦躁；2~6 个月婴儿常表现为毛细支气管炎、喘憋性肺炎；儿童、成人则多见上呼吸道症状；大部分感染 RSV 的患儿可以在家里观察治疗，当出现呼吸频率增加（尤其是>60 次/分），吸气性三凹征、发绀或鼻翼扇动，尿量减少，则提示病情加重或全身恶化，需要及时就诊。

本病在临床上可分为潜伏期、前驱期、喘憋期、肺炎期及恢复期，病程 3~7 天。潜伏期 3~5 天，可出现上呼吸道的症状如鼻炎、咽炎。发热一般不高，很少超过 39℃，甚至可不发热。经 1~2 天出现呼吸困难，表现为阵发性喘息，以呼气性呼吸困难为主，唇周发绀和烦躁不安，严重时呼吸可达 60~80 次/分，有鼻翼扇动和吸气时三凹现象，两肺可闻及喘鸣音和中细湿啰音。甚至出现阻塞性肺气肿，表现为胸廓膨隆，肋间隙增宽；叩诊呈过清音，阻塞严重时呼吸音降低。由于肺部膨胀，膈肌下移，肝、脾被推向下方，而被误诊为心力衰竭引起的瘀血性肝大。由于过度换气加上喘息，呼吸困难，不能吮乳，常伴有脱水。较大年龄儿患 RSV 肺炎时，以非喘息型为主，其临床表现与其他病毒性肺炎相似。

（四）辅助检查

1. 血常规

一般在正常范围内，50% 以上的患儿白细胞总数低于 $10×10^9/L$。70% 以上患儿中性粒细胞少于 50%。

2. 血气分析

主要表现为 PaO_2 减低。

3. 肺部 X 线检查

胸片多数有小点片状阴影或条絮影，部分患儿有不同程度的肺气肿。

4. 病原学检查

（1）免疫荧光法：目前已有免疫荧光试剂盒早期、快速检测患儿鼻咽抽吸物中脱落上皮细胞的 RSV 抗原。

（2）反转录聚合酶链反应（RT-PCR）：RT-PCR 是目前诊断 RSV 的方法之一。

（3）病毒分离及鉴定：鼻咽部抽吸采样法（NPA）和床边接种比鼻咽拭子（NPS）和非床边接种的分离阳性率高。组织培养常用 HeLa、Hep2、KB、人胚肾或羊膜细胞、猴肾细胞等，细胞病变的特点是出现融合区和融合细胞，HE 染色可见数十个核聚集在一起或围绕在多核巨细胞周围，胞质内可见嗜酸性包涵体，抗 RSV 血清可抑制细胞病变的出现，可用 CF、IFA 等鉴定病毒。

（五）诊断

根据临床表现和患儿的年龄以及发病季节、流行病史，胸片表现为支气管肺炎和间质性肺炎的改变，尤其是实验室检查获得 RSV 感染的证据，不难做出诊断。

（六）鉴别诊断

RSV 肺炎症状与其他呼吸道病毒肺炎如副流感病毒肺炎、轻症流感病毒肺炎在临床上无法区别，诊断主要依据病毒学检测结果。

（七）治疗

RSV 肺炎的基本处理原则：监测病情变化，保持病情稳定，供氧以及保持水电解质内环境稳定。

至今尚无抗 RSV 的特效药物，可酌情采用利巴韦林（三氮唑核苷）雾化吸入抗病毒治疗。

（八）预防

目前尚无预防 RSV 感染的有效疫苗。帕利珠，一种单克隆抗体，作为被动免疫方式逐渐发展并取代 RSV 免疫球蛋白，可降低 RSV 感染导致的住院率，同时能明显降低重症发生率。预防感染的方法包括：洗手；尽量避免暴露于被动吸烟环境与污染环境；避免接触感染者及感染物品；提倡母乳喂养；针对高危患儿预防性使用帕利珠单抗。

空气和尘埃并非院内感染的主要途径，在呼吸道疾病高发季节，有效预防院内感染依靠对该问题的高度重视以及积极遵守综合防止交叉感染策略。

RSV 肺炎一般较轻，单纯病例 6~10 天临床恢复，极少死亡。

二、腺病毒肺炎

（一）概述

腺病毒肺炎为腺病毒感染所致，目前腺病毒共有 64 个血清型，引起婴幼儿肺炎最常见的为 3、7 型，7 型有 15 个基因型，其中 7b 所致的肺炎临床表现典型而严重，可引起闭塞性细支气管炎。从 20 世纪 80 年代后期至今 7b 已渐被 7d 取代，而 7d 引起的肺炎相对较轻。腺病毒肺炎曾是我国小儿患病率和死亡率最高的病毒性肺炎，占 20 世纪 70 年代前病毒性肺炎的第一位，现被 RSV 肺炎取代。

（二）病因

由腺病毒，主要是 3、7 型腺病毒引起，11 型及 21 型也可引起。冬春两季多发。病理改变重，范围广，病变处支气管壁各层均有破坏，肺泡亦有炎性细胞浸润，致使通换气功能障碍，终而导致低氧血症及二氧化碳潴留。病情迁延者，可引起严重的肺功能损害。

（三）临床表现

本病多见于 6 个月至 2 岁婴幼儿。

1. 潜伏期

3~8 天。一般急骤发热，往往自第 1~2 天起即发生 39℃以上的高热，至第 3~4 天多呈稽留或不规则的高热；3/5 以上的病例最高体温超过 40℃。

2. 呼吸系统症状

大多数患儿自起病时即有咳嗽，往往表现为频咳或轻度阵咳。呼吸困难及发绀多数开始于第 3~6 天，逐渐加重；重症病例出现鼻翼扇动、三凹征、喘憋（具有喘息和憋气的梗阻性呼吸困难）及口唇指甲青紫。初期听诊大都先有呼吸音粗或干啰音，湿啰音于发病第 3~4 天后出现。重症患儿可有胸膜反应或胸腔积液（多见于第 2 周）。

3. 神经系统症状

一般于发病 3~4 天以后出现嗜睡、萎靡等，有时烦躁与萎靡相交替。在严重病例中晚期出现半昏迷及惊厥。部分患儿头向后仰，颈部强直。

4. 循环系统症状

面色苍白较为常见，重者面色发灰。心律增快。重症病例的 35.8%于发病第 6~14 天出现心力衰竭。肝脏逐渐肿大，可达肋下 3~6cm，质较硬，少数也有脾大。

5. 消化系统症状

半数以上有轻度腹泻、呕吐，严重者常有腹胀。

6. 其他症状

可有卡他性结膜炎、红色丘疹、斑丘疹、猩红热样皮疹，扁桃体上石灰样小白点的出现率虽不高，但是也是本病早期比较特殊的体征。

（四）辅助检查

（1）血常规：白细胞总数在早期均减少或正常，小部分病例可超过 $10 \times 10^9/L$，以淋巴细胞为主。有继发细菌感染时，白细胞可升高，且中性粒细胞也增加。

（2）血液气体分析：主要表现为 PaO_2 减低，$PaCO_2$ 有增高的现象，在缺氧程度较明显的病例中表现显著。

（3）在肺部体征不明显时，X 线胸片已有改变。轻症仅表现为支气管周围炎。一般病例以大病灶改变为主，右侧多于左侧；小病灶改变分布于两肺的内中带及两侧下部。随着病情发展，病灶密度增高，病变也增多，分布较广，有的互相融合成大病灶状。部分病例在病的极期可有胸膜反应或胸膜腔积液，量不多。个别可见到肺气肿、肺不张。部分轻症病例肺部阴影在 1~2 周吸收。严重者病变大都在 2 周后开始消退，3~6 周后才完全吸收。腺病毒肺炎的轻症病例，肺部 X 线表现与一般支气管肺炎相似。病程为 10 天左右。

（4）病原学检查。

①分离培养：标本应尽早从感染部位采集。采集患者咽喉、眼分泌物，粪便和尿液等，加抗生素处理过夜，离心取上清接种敏感细胞（293、Hep-2 或 HeLa 细胞等），37℃孵育后可观察到典型 CPE，即细胞变圆、团聚、有拉丝现象，最突出的表现是许多病变细胞聚在一起呈葡萄串状。

②病毒鉴定：用荧光标记的抗六邻体蛋白抗体与分离培养细胞作用来鉴定腺病毒，也可用血凝抑制（HI）试验或中和试验（NT）检测属和组特异性抗原并鉴定病毒的血清型。

③PCR 可用于腺病毒感染的诊断，引物设计主要根据腺病毒六邻体、VA Ⅰ 和 VA Ⅱ 编码区序列，能检测所有血清型。

④血清学检查：常用血清学方法包括 IF、CF、EIA、HI 及 NT 等试验，采取患者急性期和恢复期双份血清进行检测，若恢复期血清抗体效价比急性期增长 4 倍或以上，即有诊断意义。快速检测血清可用 ELISA 法或乳胶凝集试验。

（五）诊断

根据临床症状：①持续高热、咽峡炎、结膜炎和麻疹样的皮疹；②肺部体征往往在高热 4~5 天后出现，可听到中细湿啰音；③在肺部体征不明显时，X 线改变即可出现；④用抗生素治疗不见好转，病情逐渐加重。出现以上临床表现时可疑为腺病毒肺炎。

诊断困难的病例，实验室检查可能有帮助。常用的实验室诊断方法有：①从患儿咽拭子或鼻洗液标本培养腺病毒，后者的阳性率较咽拭子培养的阳性率要高，方法可靠，但需 7 ~ 14 天方有结果；②早期快速诊断，常用的有效方法是免疫荧光法和 PCR 法。

（六）鉴别诊断

本病需与麻疹肺炎、肺结核病等鉴别。早期临床症状为发热、咽峡炎、结膜炎和麻疹样皮疹，需与麻疹鉴别。如有麻疹的接触史、发热 3~4 天后口腔黏膜出现 Koplik 斑。咽部脱落细胞直接、间接免疫荧光抗体检查和免疫酶标抗体法检测患儿的咽部脱落细胞中腺病毒抗原，均为阴性时，则应考虑为麻疹感染。

此外，肺结核原发综合征、粟粒型肺结核、干酪样肺炎需与腺病毒肺炎鉴别。在以上结核感染时，临床表现如高热持续不退，有时也可出现呼吸困难、发绀，用抗生素治疗无效等，需与腺病毒肺炎鉴别。在肺结核时，肺部物理检查体征不如腺病毒肺炎明显，并可结合结核接触史及结核菌素试验等来鉴别。

（七）治疗

至今尚无抗腺病毒的药物。综合治疗是治疗腺病毒肺炎的主要治疗措施，包括对症治疗以及治疗在病情发展中不断出现并发的危重症状。减轻呼吸道阻塞、缓解呼吸困难及缺氧等都很重要。

（八）预后

病情的严重程度与病毒型的毒力有关，如 7 型较 3 型为重，有免疫功能缺陷的患儿，感染腺病毒时，病情较重。有许多报道关于腺病毒和流感病毒、麻疹病毒和其他病毒之间有交相感染，相互影响的作用。在流感流行时，常可见腺病毒感染的病例出现。麻疹感染时易合并腺病毒感染，实际上一部分麻疹肺炎由腺病毒感染所致，此时病情较严重，预后不良。年龄与严重程度也有关系，一般情况下年幼儿腺病毒感染往往较年长儿为重。

腺病毒肺炎后的肺组织受到严重破坏，病变的恢复、吸收过程需要数周至数个月。少数可延长至数年尚留有肺部后遗症，如闭塞性毛细支气管炎、支气管扩张、肺气肿、肺心病、肺不张、肺纤维化等。集体机构有腺病毒感染时，需采取隔离措施。对咽部病毒阳性持续时间进行观察，患儿的隔离期应为 2 周或延至热退。

第四节　肺炎支原体肺炎

一、概述

肺炎支原体肺炎是由肺炎支原体（MP）感染所致的肺部炎症，以咳嗽、发热为主要临床表现。MP 感染可表现出一系列的症状和体征，范围从无症状的感染到严重的潜在致命性肺炎或肺外表现。本病可在世界范围内发生，全年发病，以秋冬季多发，也可在人口密集区暴发流行。儿童及青少年是 MP 的易感人群，有国外资料研究表明，MP 感染与年龄和患者的免疫状态有一定关系，3 岁以下发病率较低，学龄期儿童发病率最高；MP 肺炎分别占 5～9 岁和 9～15 岁全部肺炎患儿的 33% 和 70%，在流行期尚可出现更高的发病率。然而，随着人群经历过更长周期的流行，易感组的年龄分布可能会有变化，比如，近年来呈现出越来越低龄化的趋势，年龄小于 5 岁的儿童也有患 MP 感染的易感因素。由于 MPP 在治疗上的特殊性，延误治疗时机有可能造成多系统（器官）的受累，使病情迁延，严重者危及生命。近年来 MP 肺炎肺外并发症的增多已引起人们的高度重视，因此全面了解本病的特点，对早期诊断、及时治疗至关重要。

二、病因

MP 为本病的病原。支原体是一群介于细菌与病毒之间，目前所知能独立生活的最小微生物。无细胞壁，能通过滤菌器。支原体在自然界分布广泛，种类很多。人类、家畜、家禽中皆可分离出，其中有些对特定宿主有致病性。迄今从人呼吸道中有 5 种支原体被分离出，肺炎支原体（MP）便是其中之一（其他 4 种无致病性）。MP 对热和干燥非常敏感。4℃ 可活 1 天，56℃ 很快灭活。冻干时能长期保存。对脂溶剂、去垢剂、石炭酸、甲醛等常用消毒剂敏感。病理改变主要是支气管、毛细支气管和肺间质炎症。光镜下可见管壁间质水肿，充血，有淋巴细胞、单核细胞、浆细胞在细支气管周围的浸润和细支气管腔内以中性粒细胞为主的渗出（细胞性细支气管炎）。管腔内充满白细胞及脱落上皮细胞。电镜下可见纤毛上皮细胞的纤毛脱落，微纤毛缩短。肺泡腔内也可见渗出和水肿，肺泡壁增厚。胸膜可有点状纤维素性渗出，可伴胸腔积液。有报道尸检可见弥漫性肺泡坏死和透明膜变，DIC 或多发性血管内血栓形成和栓塞。虽然通过肺外损伤的组织和经胸肺部排出物可得出阳性的 PCR 结果，但肺炎支原体感染在病理组织中的直接证据是有限的。在被感染的动物模型中，肺炎支原体在气道上皮细胞内和细胞下均不能被发现。

三、临床表现

MP 肺炎一般起病缓慢，潜伏期为 2～3 周，亦可见急性起病者。首发症状多为发热和咳嗽，较大儿童常伴有头痛、咽痛、肌痛、倦怠、食欲缺乏、全身不适等。热型不定，多数患儿起病时体温>38℃，常持续 1～3 周；病后未得到正确治疗、有肺外并发症存在、合并混合感染时，发热持续时间明显延长。

早期为刺激性干咳，有时呈百日咳样咳嗽。其机制可能与 MP 释放的一种 ADP 核酸分解和形成空泡的毒素（社区获得性呼吸窘迫综合征毒素）有关；该毒素与百日咳毒素等其他细菌的毒素享有同源性，可使细胞发生变性，引起儿童百日咳样的慢性咳嗽等症状。

MP 感染后的临床症状与宿主对入侵 MP 的免疫反应有关；拥有更成熟免疫系统的较大年龄组儿童其临床症状常比 5 岁以下儿童严重。近年来，MP 所致的肺外并发症日益引起重视，涉及多个系统。如：皮肤受累（各型皮疹）；心血管受累（心肌炎、心包炎等）；血液系统受累（血管内凝血、溶血性贫血、血小板减少性紫癜等）；神经系统受累（脑炎、脑膜炎、脑神经损害、瑞氏综合征、脑栓塞、Gullai-Barre 综合征等）；肌肉关节损害（肌肉痛、关节炎等）；泌尿系统受累（一过性血尿、蛋白尿、尿少、水肿等）；胃肠系统受累（恶心、腹痛、呕吐等）。肺外表现常发生在起病后 2 天至数周，也有一些患者肺外并发症较明显而呼吸道症状却较轻微。肺外表现主要是由于获得性免疫反应的紊乱引起。MP 肺炎可合并混合感染，如其腺病毒、细菌、真菌、结核等，此时将病情加重，病程延长；严重者可危及生命。

四、辅助检查

（一）实验室常规检查

（1）外周血白细胞计数多为正常或偏高，以中性粒细胞为主；极个别者也有减少或呈类白血病反应。重症病例中可出现淋巴细胞减少。

（2）CRP 增高，ESR 明显增快，PCT 多正常。C 反应蛋白可能与检查时肺损伤的严重程度相关。

（3）血气分析与临床表现及胸片改变不平行，即使有大片实变，血气分析也可正常。

（二）MP 特异性检查

（1）MP-IgM 检测：是目前临床最常用的特异诊断方法，一般认为 MP-IgM>1∶160 有较高的诊断价值。但是，MP 感染早期、6 个月以下的婴儿、重复感染、抗菌药物早期应用及体液免疫缺陷或受抑制可影响 IgM 的检测阳性率。

（2）MP-IgG 检测：需要检测急性期和恢复期双份血清，如有 4 倍以上的升高或下降到原来的 1/4 可作为 MP 感染的确诊依据。但是，检测 MP-IgG 无早期诊断价值，可供回顾性诊断，是病原学追踪的较好手段。

由于双份血清检查可行性差且不能早期诊断，因而单份血清特异性 IgM 抗体的明显升高是目前临床诊断 MP 感染的主要实验室依据。近年来临床上较多采用颗粒凝集法测定 IgM 抗体。

（3）MP-PCR 检测：PCR 的快速检测技术已经在临床开展，为早期诊断提供了新的手段。采用 PCR 技术可对鼻咽标本、痰、肺泡灌洗液、胸腔积液中的 MP 进行检测，敏感性和特异性均佳，尤其是荧光定量实时 PCR，可对 MP 感染做出早期诊断。

不过，由于 MP 可在健康携带者中存在，样本采集的部位和检测条件、技术等都会对 PCR 结果有一定的影响，因此该方法也有一定的局限性。PCR 及 MP-IgM 检测同时阳性时，诊断最为可靠。

（三）影像学检查

MP 肺炎的早期肺部体征往往和肺部 X 线征象不相平行，常常表现为肺部闻不到啰音而胸片改变已很明显。因此临床上如怀疑 MP 肺炎，应及早行胸部 X 线检查。MP 肺炎的影像学改变呈多样性。可表现为常见的支气管肺炎性改变、与病毒性肺炎类似的间质性改变及与细菌性肺炎相似的节段性或大叶性肺炎类型。支气管肺炎性改变：常见于右肺中、下野；间质性肺炎改变：两肺呈弥漫性网状结节样阴影；大叶性肺炎改变：呈大片密度增高影，以右下肺多见；合并胸膜炎时可见胸腔积液改变。此外，还有单纯的肺门淋巴结肿大型；少数还可见支气管壁增厚和马赛克征改变。近年来，坏死性肺炎也可在少部分 MP 肺炎患儿发生，肺 CT 可见坏死空洞形成。胸部 X 线异常持续的时间与病变性质有关，肺叶实变较间质病变吸收慢，合并混合感染时吸收慢。

（四）支气管镜检查

病变支气管黏膜充血、肿胀，严重者可见糜烂甚至坏死；有的患者可见大量黏液分泌物阻塞气道；病变时间长者可出现气道腔变窄。

五、诊断

（一）抓住本病临床特点

（1）好发年龄及症状：学龄期儿童发病率最高，首发症状多为发热和咳嗽；早期为刺激性干咳，有时呈百日咳样咳嗽。一般无明显中毒症状，呼吸困难少见。

（2）注意临床症状和体征的不平衡。①“症状重，体征轻”：表现为高热持续不退，咳嗽剧烈，精神不振等，但胸片示肺内炎变不重，听诊啰音不明显；②“症状轻，体征重”：表现为高热消退较快，咳嗽不剧烈或仅轻咳，精神状况良好，无呼吸困难，但胸片示肺内炎变重，可见大片实变影，听诊可闻及管状呼吸音或明显啰音。该特点可与细菌性肺炎相鉴别，细菌性肺炎的症状与体征通常是平行的。

（3）胸腔积液特点：MP 肺炎合并胸腔积液者较多见，一般右侧明显多于左侧，积液外观淡黄，非脓性；胸腔积液气体分析显示，pH、PO_2、PCO_2、HCO_3^- 基本正常；而细菌感染则呈脓性外观，气体分析呈明显的代谢性酸中毒改变，pH、PO_2、HCO_3^- 均明显降低，PCO_2 明显升高。

（二）注意分析特异性检查

MP-IgM 的阳性率在病初 1~2 周内很低，有报道，病程在 1~6 天 IgM 的阳性率为 7%~25%，病程在 7~15 天时其阳性率为 31%~69%，超过 16 天时阳性率为 33%~87%。此外还受机体免疫状态、病情、应用激素等影响而呈假阴性，因此临床上应该进行动态监测。不少经临床及实时定量 PCR 确诊的 MP 肺炎患儿，仅在出院前的最后 1 次 MP-IgM 检测才出现阳性，推测可能与机体免疫状态的影响有关。有资料显示，大约 30% 的 MP 肺炎患儿出现由 IgM 阴性转为 IgM 阳性的血清转换，他们与入院后两份血清的抗体滴度逐渐升高的患儿相比，肺部损伤更严重；在一些患者中血清转换的时间常发生在 1 周以后。如果研究者只选择 IgM 阳性的患者，那么他们可能漏掉了即将进展为重症临床表现的患者。因此，对疑有 MP 感染的肺炎儿童，尤其是对于重症病例，必须对 MP-IgM 进行动态检测。

（三）高度关注 MP 与哮喘的关系

MP 感染可诱发哮喘、使哮喘恶化或使哮喘难以控制。在 MP 急性感染期间，可引起哮喘和非哮喘患者的肺功能减低；21% 的哮喘患者在哮喘恶化期间有 MP 感染的证据。现认为，MP 的慢性感染对哮喘患者的恶化可能起着重要的作用。MP 感染后，可通过对气道纤毛上皮细胞的黏附，引起上皮细胞破坏和纤毛功能损伤；此外，MP 在破坏的呼吸道黏膜上皮吸附，也能作为一种特异性抗原，造成气道的变态反应炎症；MP 感染还可增加哮喘气道的炎症反应，激发气道变态反应的敏感性。因此，对有哮喘病史的 MP 肺炎患儿，要注意联合抗哮喘治疗，以免诱发哮喘发作。对无哮喘病史患儿，如果 MP 肺炎期间出现了首次喘息，要日后密切随访；因为 MP 可作为诱发因素诱发具有哮喘潜质的患儿喘息发作。

六、鉴别诊断

需与其他病原微生物所致肺炎相鉴别。

七、治疗策略

（一）治疗原则

采取综合治疗措施。保持气道通畅、积极控制感染、加强支持疗法、及时对症处理、预防和治疗并发症。

（二）一般治疗

经常通风换气，保持室内空气流通。充分休息，给予热量丰富，富含维生素并易于消化吸收的食物，保证营养及水分摄入。保持呼吸道通畅。防止交叉感染，注意隔离。

（三）抗生素治疗

MP 对大环内酯类、四环素类及喹诺酮类抗生素高度敏感。由于应用四环素类药物可引起四环素牙，喹诺酮类药物可损伤软骨生长等，因此在 MP 感染的儿童中只推荐应用大环内酯类药物，包括红霉素、克拉霉素、罗红霉素和阿奇霉素等。感染 MP 的儿童，体外 MP 菌株对大环内酯类药物耐药者，其发热持续时间较对大环内酯类药物敏感者显著延长。

红霉素静脉输入为首选，剂量 30mg/（kg·d）；疗程为 2~3 周（包括后期口服），如临床症状未消失还需继续用药。对怀疑细菌和肺炎支原体等不典型微生物混合感染者，需青霉素类/头孢菌素类抗生素和大环内酯类抗生素联合应用。

（四）对症治疗

（1）吸氧：有缺氧症状或 $SaO_2 \leqslant 92\%$ 时需吸氧。轻者鼻导管低流量吸氧，0.5~1L/min；重者需面罩给氧，2~4L/min，吸入氧浓度不要过高，以 50%~60% 为宜。

（2）退热与镇静：高热时予以药物或物理降温，以防惊厥发生并能减慢心率及呼吸频率。

（3）保持气道通畅：口腔分泌物或痰液应随时吸出，尤其是小婴儿；痰液黏稠者可予以盐酸氨溴索药物治疗，静脉或雾化吸入均可。对有喘憋或有明显支气管痉挛者，治疗上同支气管哮喘急性发作的处理。

（4）合并 MP 脑炎时需积极控制惊厥、降低颅内压，防治脑水肿，保护脑细胞。合并心力衰竭、呼吸衰竭、休克、DIC 的治疗。及时纠正水、电解质及酸碱平衡紊乱。

（5）并发症治疗：胸腔积液明显者，需予以胸腔穿刺排液，既有利于减轻呼吸困难，更有助于明确积液性质，以便正确指导治疗。少量胸腔积液时，如不影响呼吸可不必常规穿刺排液，除非病情需要明确积液性质。如果并发细菌感染，积液为脓性，脓汁量多、增长快或黏稠患儿，应采用胸腔闭式引流方法治疗。

（6）支气管镜治疗：对肺部实变重或合并肺不张，常规抗炎对症治疗无效且病情已经超过10天或2周以上时，可采用支气管镜直视下吸痰及灌洗治疗。气道狭窄者可据病情及条件酌情试用球囊扩张术治疗（操作者需具备该方面的成熟经验）。

（五）肾上腺糖皮质激素的应用

目前对于激素在重症MP感染时的应用，多数学者持肯定意见；MP感染引起的重症肺炎及肺外临床表现的致病机制均为免疫介导的，应用激素治疗有免疫调节和抗炎的作用；因此对于某些MP感染的患者应用免疫抑制剂进行治疗可能会有一定的疗效。不少研究显示，激素治疗儿童重症MP肺炎可以迅速改善其临床症状及肺部损伤，治疗反应良好。

（1）应用指证。重症肺炎的基础上，出现以下临床表现时可考虑使用全身性糖皮质激素：①高热或超高热；②合并严重脓毒症（脓毒症伴有器官功能障碍，如脓毒性脑病、心肌炎、呼吸衰竭等）；③脓毒性休克；④伴有气道痉挛、严重喘憋；⑤合并大量胸腔积液；⑥肺部病变持续恶化。

（2）应用前要注意考虑的问题。鉴于全身性糖皮质激素在小儿重症肺炎应用的有效性目前尚缺乏大样本的循证医学依据以及全身性糖皮质激素可能给患儿带来的风险，因此，在考虑应用前一定要注意下列问题：①严格把握适应证，不能应用扩大化；②要对有效性和安全性进行系统评估，权衡利弊；③患儿当时的病情有无应用全身性激素的禁忌证；④应在有效的抗生素应用基础上使用。

（3）应用药物、剂量及疗程选择：目前临床上常用的全身性糖皮质激素的种类包括：氢化可的松、甲泼尼龙、泼尼松龙及地塞米松等。以上药物在抗炎活性及其副作用等方面各有不同，因此在选择具体药物前要充分考虑到药效学、药代学特点、患儿病情、基础疾病的影响及对药物的耐受性。剂量及疗程由患儿的基础情况及病情进展而定。

①甲泼尼龙：常规剂量1~2mg/（kg·d），静脉输注，3~5天；在重症MP肺炎儿童中使用的冲击剂量为30mg/kg，每天1次，静脉注射，连用3天。

②地塞米松：0.1~0.3mg/（kg·d），静脉输注，疗程3~5天。

③琥珀酸氢化可的松：5~10mg/（kg·d），静脉输注，疗程3~5天。

④泼尼松龙：1mg/（kg·d），口服，连用3~7天，然后逐渐减量1周停药。

（4）药物的风险及预防：理论上糖皮质激素的应用会存在胃肠道出血倾向、增加多重感染机会、导致糖代谢紊乱等风险。糖皮质激素应在有效抗生素使用的同时应用，较长时间使用易继发真菌感染及其他激素并发症。不主张大量及长期使用；如病情特殊需要，则必须在认真评估利弊的基础上考虑是否应用，同时要对可能发生的相关并发症进行动态监测。

（六）支持疗法

免疫力弱、营养不良及病情较重的患儿，可酌情给予人丙种球蛋白注射治疗，亦可输血浆；贫血患儿可据病情少量输血。给予热量丰富，富含维生素并易于消化吸收的食物；进食差者补充维生素B、C等多种维生素；有佝偻病或营养性贫血者及时补充维生素D_2及铁剂。

（七）物理疗法

病情迁延，肺部啰音不易吸收者，可辅以超短波、红外线等肺部理疗，但疗效尚缺乏足够的循证医学证据。理论上，肺部理疗可使胸背皮肤受到刺激后充血，从而消减肺部瘀血，并能促进肺部渗出物的吸收和啰音的消失。

（八）预防

轻症患者预后良好。重症、早期未及时恰当治疗、有肺外并发症发生、对 MP 耐药、合并混合感染的 MP 肺炎患儿，肺部炎症吸收慢。一般患者在 4 周炎症大部分吸收，8 周完全吸收。也有报道症状消失 1 年后胸片才完全恢复。合并坏死性肺炎时，肺部预后差。少数 MP 肺炎患儿日后可发展成闭塞性细支气管炎，预后不良。

第五节 肺真菌病

【概述】

肺真菌病是由真菌引起的肺部疾病，主要指肺和支气管的真菌性炎症或相关病变，广义可包括胸膜甚至纵隔。真菌性肺炎指真菌感染引起的以肺部炎症为主的疾病，是肺部真菌病的一种类型。临床上通常按照病原体、感染部位及使用习惯沿用肺真菌病或真菌性肺炎。

随着广谱抗生素、糖皮质激素和免疫抑制剂的广泛应用，静脉导管留置等介入性操作的增多，小儿肺真菌病发病率在全球范围内呈明显上升趋势，严重威胁儿童的健康，已引起医学界高度重视。目前致病真菌分为两大类：①致病性真菌或称传染性真菌，如组织胞浆菌、球孢子菌、新型隐球菌、芽生菌等；②条件致病性真菌或称机会性真菌，如念珠菌、曲霉菌、毛霉菌及肺孢子菌等，这些真菌多为腐生菌或植物致病菌。在我国，小儿念珠菌病多见，隐球菌病及曲霉菌病次之，组织胞浆菌病较少见。本节重点介绍念珠菌、隐球菌、曲霉菌、组织胞浆菌、毛霉菌及肺孢子菌所致的肺部炎症。

【病因】

真菌感染按来源分为外源性和内源性，前者由外源性真菌经呼吸道、消化道和伤口等侵入而感染，后者来源于寄生于人体皮肤和腔道内的真菌。其中侵袭性肺真菌病是儿童侵袭性真菌病中最为常见的表现类型，主要由机会致病性真菌引起，最常见的病原为假丝酵母菌和曲霉菌，少见隐球菌和毛霉菌。卡氏肺孢子菌过去被认为是一种原虫，近年来有学者根据其超微结构和核糖体 RNA 种系发育与真菌非常接近，目前已将其列为真菌。其他还包括组织胞浆菌、放线菌、奴卡菌等。

真菌从生长形态上主要可分为酵母菌和丝状真菌。酵母菌中与人类疾病相关的常见致病菌有念珠菌属和隐球菌，丝状真菌中主要有曲霉菌、根霉属及皮肤真菌。但也有部分真菌在组织内和在培养基内分别呈现一种以上形态，则称为双相真菌；由这类真菌引起的疾病主要有组织胞浆菌病、芽生菌病、孢子丝菌病、球孢子菌病、类球孢子菌病等。真菌可寄生于正常人的皮肤、呼吸道和消化道，一般不产生毒素，其致病作用主要与真菌在人体内感染部位繁殖所引起的理化损伤及其所产生的酶类、酸性代谢产物有关；一些真菌还可引起轻重不一的变态反应。真菌病常见的病理变化有：①轻度非特异性炎症；②化脓性炎症，由大量中性粒细胞浸润所形成的小脓肿，如念珠菌病、曲霉病、毛霉病等；③坏死性炎症，可出现大小不等的坏死灶，常伴有明显的出血，而炎症细胞相对较少，可见于毛霉病、曲霉病等；④结核样肉芽肿形成；⑤真菌败血症，即真菌入血，引起全身播散性感染，累及多脏器。

肺真菌病发病的高危因素有：①新生儿、早产儿、营养不良及久病虚弱的患儿；②慢性消耗性疾病如恶性肿瘤；③影响免疫功能的网状内皮系统、单核—吞噬细胞系统疾病及血液病如淋巴瘤、白血病、粒细胞缺乏症等；④代谢紊乱性疾病如糖尿病及肾衰竭；⑤长期使用肾上腺皮质激素及其他免疫抑制剂，引起机体免疫功能低下；⑥先天性免疫功能缺陷；⑦长期使用广谱抗生素，抑制了肠道内微生物，使肠道菌群失调；⑧医院内各种侵入性治疗（如较长时间留置各种导管）而感染；⑨获得性免疫缺陷病。

【临床表现】

体温与症状分离现象，即患者感觉良好，无发热等特殊不适，但测体温可在38℃以上，有此现象要特别注意肺部真菌感染可能；出现剧烈阵发性呛咳，甚至有窒息感，直至咳出块状物才感舒适。

肺部真菌感染可引起一系列非特异性症状和体征，常见如发热、咳嗽、咳痰、胸痛、血痰或咯血等，肺部查体可闻及干湿啰音，有时有肺实变征或胸腔积液征。

【辅助检查】

确诊主要靠组织学检查见到典型的菌丝及真菌培养阳性。

1. 采取标本

合格的痰标本、支气管肺泡灌洗液、脑脊液等，通过形态学观察来诊断。如有的可观察到菌丝；通过墨汁负染可观察隐球菌；过碘酸希夫染色和银染色等特殊染色可以更清楚地显示真菌细胞。

2. 组织病理学检查

气管插管、支气管肺泡灌洗、肺穿刺或胸腔镜采取标本的组织学和细胞学检查发现菌丝和孢子等。在组织中证实真菌成分的存在是诊断的"金标准"。

3. 分离培养

常用于直接镜检不能确定的真菌感染，或需要确定感染真菌的种类。

4. 血清学检测

可用对流免疫电泳法（CIE）监测内脏真菌的沉淀素，ELISA法检测血清中或脑脊液（CSF）中的特异性抗体或抗原。

（1）甘露聚糖检测：甘露聚糖是组成酵母菌细胞壁的成分之一，可检测血中的甘露聚糖和β-甘露聚糖，血浆中甘露聚糖抗原阳性与侵袭性假丝酵母菌感染有高度相关性，可用于早期诊断。

（2）G试验（血清1，3-B-D葡聚糖抗原检测）：检测标本中的1，3-B-D葡聚糖，其存在于真菌细胞壁中，占真菌细胞壁的50%以上，它可特异性激活来自鲎类的变形细胞溶解产物提取的G因子，从而旁路激活鲎试验，此过程称G试验。可用于念珠菌和曲霉感染的诊断，具有较高的敏感性和特异性，如检测肺曲霉的敏感性可达1ng/L，缺点是可有假阳性。

（3）GM试验（血清半乳甘露聚糖实验）：半乳甘露聚糖（GM）是曲霉细胞壁上的一种多糖抗原，当曲霉在组织中侵袭、生长时GM可释放入血。可通过双夹心ELISA监测血中GM抗原。GM实验能区分侵袭性肺曲霉感染与白假丝酵母菌、毛霉菌等。抗真菌治疗后GM实验仍然持续升高提示预后不良。有文献前瞻性评价了GM实验与早期胸部CT检查对侵袭性曲霉病的诊断价值，74例中GM实验的敏感性为100%，特异性为93%，其中4例胸部CT异常表现滞后于GM实验，而另5例在GM实验出现阳性前即有胸部CT的改变。因此，联合GM实验与胸部CT检查有助于早期诊断。

（4）烯醇化酶检测：烯醇化酶又称 2-磷酸-D-甘油盐水解酶，它广泛存在于真菌细胞中，含量丰富且高度保守，也是白色念珠菌含量最丰富的蛋白质之一，不同真菌所含烯醇化酶抗原有差异，可做诊断指标。

5. 分子生物学技术

近年发展起来的聚合酶链反应（PCR）技术，在真菌检测方面虽费用高、操作复杂，存在假阳性等问题，但其具有特异性强、快速、准确的优点。

6. 影像学

不同的真菌感染所致的肺部改变并不完全相同，因此，在影像学上也不完全相同。

【诊断】

肺部真菌感染的诊断目前主要依据临床、真菌学检查和组织病理三者的结合。中华医学会儿科学分会呼吸学组和《中华儿科杂志》编委会于 2009 年制定的《儿童侵袭性肺部真菌感染诊治指南（2009 年版）》，将诊断标准划分为三个层次，包括确诊、临床诊断和拟诊。确诊标准：具备宿主因素+临床证据+肺组织病理学和（或）有确诊意义的微生物学证据；临床诊断标准：具备宿主因素+临床证据+有临床诊断意义的微生物学证据；拟诊标准：宿主因素+临床证据。

三个层次诊断标准的主要区别在于微生物学证据水平和有无肺组织病理学证据，而在临床实际工作中，要获得这两个方面的证据非常困难。一方面受到实验室诊断技术包括是否开展、样本采集和送检是否合乎要求和适时、方法敏感性和特异性水平及其干扰因素影响等的限制，例如，还没有血清学和抗原学检测手段可用于检测毛霉菌，而最有价值的 PCR 方法只有少数实验室能够进行且没有标准化；另一方面，患儿往往病情严重而进展迅速，难以进行肺组织学检查，或者已经给予抗真菌预防性用药或早期经验性治疗者难以获取有确诊意义的微生物学证据，这一点在免疫缺陷患儿特别突出，往往只能达到拟诊水平。实际上，真菌性肺炎的诊断是需要将患者的高危因素、临床表现、影像学资料、微生物学检查包括真菌培养、血清抗体及抗原诊断和真菌特异性基因诊断以及组织病理学证据相结合的临床综合分析过程。当无法获取组织病理学证据时，应该尽可能积极寻找微生物学证据；在考虑高危因素的同时，理顺临床思路，充分利用临床线索和影像学资料，必要时采用诊断性治疗手段，是临床诊断真菌性肺炎的可行途径。

【鉴别诊断】

由于缺乏特异性症状和体征，并且免疫缺陷患儿可同时合并其他病原（如巨细胞病毒、细菌等）感染，临床上真菌性肺炎的诊断比较困难。需与细菌性肺炎、病毒性肺炎、ARDS、肺结核、肺肿瘤、肺部寄生虫病等相鉴别。确诊需要在肺实质或下呼吸道分泌物中证实菌丝的存在。

【治疗】

1. 一般治疗

（1）积极治疗原发病，去除病因。

（2）严格掌握抗生素、糖皮质激素和免疫抑制剂的用药指证，尽可能少用或不用这些药物。

（3）加强护理和支持疗法，补充营养、适量多种维生素和微量元素，输血或血浆免疫球蛋白等根据病情应用。

（4）手术切除：肺空洞型曲菌球病且有反复咯血者可行外科手术切除。

2. 抗真菌治疗

针对病原菌选择抗真菌药物，如两性霉素 B、5-氟胞嘧啶、氟康唑、伊曲康唑及制霉菌素等。

（1）两性霉素 B：为多烯类抗生素，与真菌胞膜上的固醇类结合，改变膜的通透性，使菌体破坏，起杀菌作用。适应证为曲霉属、念珠菌属、隐球菌属和组织胞浆菌感染。静脉滴注：开始宜用小量，每天 0.1mg/kg，如无不良反应，渐增至每天 1~1.5mg/kg，疗程 1~3 个月。静脉注射时用 5% 葡萄糖液稀释，浓度不超过 0.05~0.1mg/mL，缓慢静脉滴注，每次不少于 6 小时滴完。浓度过高易引起静脉炎，滴速过快可发生抽搐、心律失常、血压骤降，甚至心跳停搏。两性霉素 B 对肝、肾、造血系统有一定毒性，可能出现恶心、呕吐、腹痛、发热、寒战、头痛、头晕、贫血、血小板减少、血栓性静脉炎等副作用。为减轻副作用，可于治疗前半小时及治疗后 3 小时给予阿司匹林，严重者可静脉滴注氢化可的松或地塞米松。用药期间，应每隔 3~7 天检查血、尿常规及肝、肾功能，血清肌酐>221μmol/L（2.5mg/dL）时用药应减量。尿素氮>14.28mmol/L（40mg/dL）时应停药，停药 2~5 周恢复正常，再从小剂量开始给药。注射部位易发生血栓性静脉炎，最初输液部位宜先从四肢远端小静脉开始。两性霉素 B 脂质复合物 3~5mg/（kg·d），静脉滴注。

（2）5-氟胞嘧啶：为人工合成的抗真菌药，作用机制为阻断真菌核酸合成。对白色念珠菌和隐球菌有良好的抑制作用。与两性霉素 B 合用时可减少耐药性，药量可稍减，毒性反应可减轻，可缩短疗程。剂量为每天 50~150mg/kg，分 4 次口服，疗程 4~6 周。婴儿剂量酌减。副作用有恶心、呕吐、皮疹、中性粒细胞和血小板减少、肝肾损伤。

（3）酮康唑：合成的口服咪唑类抗真菌药，系咪唑类衍生物。通过抑制麦角甾醇的合成，改变真菌细胞的通透性，导致真菌死亡。抗菌谱广，口服体内吸收良好，毒性反应低，对念珠菌病疗效均显著。开始剂量：体重 30kg 以下者每天口服 100mg；30kg 以上者每天口服 200~400mg；1~4 岁者每天口服 50mg；5~12 岁者每天口服 100mg。如小儿每天口服达 400mg 高剂量时，可有恶心、呕吐、一过性低胆固醇血症和肝功能异常。

（4）氟康唑：双三唑类抗真菌药，作用机制和抗菌谱与酮康唑相似，体内抗真菌活性比酮康唑强，生物利用度高，口服吸收好。适应证为隐球菌属和念珠菌属感染，对曲霉属感染无效。本品在 16 岁以下儿童体内的血浆半衰期与成人不同，其他药动学参数（如生物利用度、表观分布容积等）与成人相似，对不同年龄儿童推荐剂量如下：①>4 周龄的患儿：深部真菌感染，6mg/（kg·d），每天给药 1 次；严重威胁生命的感染，12mg/（kg·d），每天给药 1 次。②2~4 周龄的患儿：剂量同上，每 2 日给药 1 次。③<2 周龄的患儿：剂量同上，每 3 天给药 1 次。不良反应有胃肠反应、皮疹，偶致肝功能异常。

（5）伊曲康唑（ICZ）：一种三唑类抗真菌剂，它抑制细胞膜色素 P450 氧化酶介导的麦角甾醇的合成。适应证为曲霉属、念珠菌属、隐球菌属和组织胞浆菌属的感染，对镰刀霉菌属活性低，对毛霉菌无效。用法：每次 6mg/kg，前 2 天，每天 2 次，以后改为每天 1 次，静脉滴注。口服制剂 6~8mg/（kg·d），分 2 次服用。

（6）伏立康唑：一种新型三唑类广谱抗真菌药物，其化学结构与氟康唑类似，以氟嘧啶基取代氟康唑的三唑环部分，并增加了一个甲基。其作用机制为通过竞争性抑制真菌羊毛甾醇14α-去甲基化酶（P45014DM），使细胞膜重要组成成分麦角甾醇的生物合成受阻，同时使羊毛甾醇累积而发挥抗真菌作用。适应证为曲霉属、念珠菌属以及镰刀霉菌属、足放线菌属的感染，对接合菌属无活性。2~12岁：7mg/（kg·d），每12小时一次，静脉滴注；或第1天每次6mg/kg，每12小时一次，随后每次4mg/kg，每12小时一次，静脉滴注。口服剂量：体重<40kg，每次100mg，每12小时一次；体重≥40kg，每次200mg，每12小时一次。

（7）卡泊芬净：一种新型的真菌细胞壁中的葡聚糖合成酶抑制剂类抗真菌药。适应证为念珠菌属和曲霉属的感染，对隐球菌属、镰刀霉菌属以及接合菌属无活性。儿童第1天3mg/（kg·d），之后1mg/（kg·d），必要时，可增加剂量至2mg/（kg·d），静脉滴注。

（8）制霉菌素雾化吸入：制霉菌素为广谱抗真菌药，对多种深部真菌有较强的抑制作用。其作用机制可能是与真菌细胞膜中的甾醇结合，使胞浆膜受损，引起菌内容物外渗而发挥抗真菌作用，只限于局部用药。对念珠菌的作用较好。制霉菌素5万U溶于2mL0.9%氯化钠溶液中雾化吸入。

抗真菌治疗的时间长短，因病情而异，患侵袭性肺部真菌病的患儿一般均在免疫功能低下的情况下发病，给药时间不宜过短，一般要6~12周，甚至更长，一般治疗至临床症候消失，影像学示病变基本吸收。总之，要对病情进行综合分析，要追踪观察，治疗应个体化。

【预防】

1. 一般预防

包括医院感染控制技术措施和抗真菌药物预防。目前儿科患者的抗真菌药物预防适应证为：粒细胞减少的血液系统患儿、造血干细胞移植以及慢性肉芽肿患儿。抗真菌药物的耐药问题已引起国内外重视，应避免滥用抗真菌药物预防真菌感染。

2. 靶向预防

在高危患者预防某种特定的真菌感染，如在血液肿瘤和艾滋病患者应用甲氧苄啶—磺胺甲恶唑（TMP-SMZ）预防肺孢子菌肺炎。

一、念珠菌性肺炎

（一）概述

念珠菌性肺炎是念珠菌属引起的急性、亚急性或慢性肺部感染。在肺部真菌中较为常见，多为院内感染。

（二）病因

引起人类感染的主要菌种有白色念珠菌、热带念珠菌、克柔念珠菌、光滑念珠菌等，最常引起人类疾病的念珠菌是白色念珠菌。白色念珠菌是一种假丝酵母菌，菌体呈圆形或椭圆形，直径2~4μm，主要以出芽方式繁殖，产生芽生孢子和假菌丝，易在酸性环境中繁殖，革兰染色阳性。病理改变多种多样。根据念珠菌侵犯不同器官和不同的发病阶段，可呈炎症、化脓和肉芽肿等改变。基本病理变化是以单核细胞为主的肉芽肿性炎症。早期以渗出为主，有巨细胞、上皮样细胞等浸润；晚期则为肉芽肿形成及若干灰白色的微小脓肿。病灶内可找到孢子和假菌丝，外围有中性粒细胞及组织细胞浸润。血管受侵呈急、慢性血管炎改变，易破裂出血，可见微血管内血栓形成。严重免疫抑制者炎症反应较轻，仅见念珠菌及坏死组织形成的脓肿。

白色念珠菌属于条件致病菌，可寄生于正常人皮肤、口腔、上呼吸道、消化道及阴道等处，健康小儿带菌率达 5%～30%。若患儿长期大量使用广谱抗生素、肾上腺素皮质激素、免疫抑制剂，或放疗、化疗、置入导管、中性粒细胞减少等易患因素时，可出现念珠菌病。念珠菌入侵组织后转为菌丝型，大量繁殖，菌丝念珠菌有抗吞噬能力，引起白细胞浸润为主的急性炎症反应，形成溃疡、多发性微小脓肿和组织坏死。慢性感染则以肉芽肿病变和纤维组织增生为主。血源播散型则是菌丝和酵母向血管内侵入，引起双肺弥漫性损害，典型表现为坏死的肺组织和大量繁殖的念珠菌组成的出血性结节。

（三）临床表现

由于呼吸道柱状上皮细胞具有对真菌侵袭的自然抵抗力，原发念珠菌性肺炎罕见，大多继发于婴幼儿细菌性肺炎、肺结核及血液病，可从口腔直接蔓延或经血行播散。起病缓慢，临床表现轻重不一，主要表现为低热、咳嗽、气促、发绀、精神萎靡或烦躁不安等支气管肺炎的症状，常咳出无色胶冻样痰，有时带血丝。肺部体征包括叩诊浊音和听诊呼吸音增强，可闻及中小湿啰音，当病灶融合时可出现相应肺实变体征。X 线表现与支气管肺炎相似，主要表现为双肺中下野小斑片状或不规则片状影，并有大片实变灶，少数有胸腔积液及心包积液。同时可有口腔鹅口疮、皮肤或消化道的感染。抗生素治疗无效，病程迁延。

（四）诊断

本病临床表现无特异性，结合上述辅助检查有助于诊断。根据有诱发念珠菌感染的条件、临床表现、痰培养念珠菌多次阳性，排除其他原因，可以诊断。血培养阳性或支气管黏膜、肺组织活检有念珠菌侵入和特征性病损可确诊。

1. 真菌检查

因念珠菌是常驻菌，从皮肤、黏膜、痰、粪等标本中查到孢子不能确定其为致病菌，必须在显微镜下见到出芽的酵母菌与假菌丝，结合临床表现才能确定念珠菌病的诊断。①病灶组织或假膜、渗液等标本显微镜检查，可见厚膜孢子及假菌丝，多次显微镜检查阳性有诊断意义；②标本真菌培养 1 周内出现乳白色光滑菌落，且菌落数>50%，即有诊断意义。

2. 病理诊断

病理组织中发现真菌和相应病理改变即可确诊。

3. 眼底检查

念珠菌菌血症患者视网膜和脉络膜上可见白色云雾状或棉球样病灶，应常规行眼底检查。

（五）鉴别诊断

本病需与急、慢性支气管炎，细菌性、病毒性肺炎及肺结核等相鉴别。

（六）治疗

两性霉素 B 是目前治疗全身念珠菌病的首选药物。5-氟胞嘧啶对白色念珠菌有良好的抑制作用，与两性霉素 B 合用可减少耐药性，药量可稍减，可缩短疗程。酮康唑对念珠菌病疗效显著。氟康唑对念珠菌有效。其他，可酌情予制霉菌素雾化吸入。

二、肺隐球菌病

（一）概述

隐球菌病是一种侵袭性真菌疾病，由隐球菌属中某些种或变种引起的深部真菌感染。致病菌主要是新型隐球菌，新型隐球菌有新生、格特和上海 3 个变种，A、B、C、D 及 AD 型 5 个血清型，呈急性或慢性病程。肺隐球菌病是由新型隐球菌引起的全身性疾病的一部分，常与中枢神经系统隐球菌病并存，或继发于肺结核、支气管扩张、慢性支气管炎等，很少单独发病。肺炎为原发感染，有自行消散的倾向，抵抗力低下者可播散至全身，主要侵袭中枢神经系统，亦可播散至皮肤、黏膜、骨骼、关节和其他内脏，各年龄均可发病。血清流行病学调查显示，儿童隐球菌感染在小婴儿很少见，5 岁以上的儿童感染率<5%。

（二）病因

新型隐球菌属酵母菌，在脑脊液、痰液或病灶组织中呈圆形或半圆形，直径 5～20μm，四周包围肥厚的胶质样夹膜。该菌以芽生方式繁殖，不生成假菌丝，芽生孢子成熟后脱落成独立个体。新型隐球菌广泛分布于自然界，存在于土壤、干鸽粪、水果、蔬菜、正常人皮肤和粪便中。在干燥鸽粪中可以生存达数年之久，是人的主要传染源。基本病理变化有两种：早期为弥漫性浸润渗出性改变，晚期为肉芽肿形成。在早期病灶组织中有大量的新型隐球菌集聚，因菌体周围包绕胶质样荚膜，使菌体与组织没有直接接触，故脂质炎症反应不明显。肉芽肿的形成常在感染数月后，可见多核巨细胞、巨噬细胞及成纤维细胞增生、淋巴细胞和浆细胞的浸润，偶见坏死灶及小空洞形成。

肺隐球菌感染以吸入空气中的新型隐球菌孢子为主要途径，亦可通过病原菌污染的食物、破损皮肤感染后进入血液循环至肺。有 80% 病例中枢神经系统受损，可能为隐球菌从鼻腔沿嗅神经及淋巴管传至脑膜所致。病原菌感染的疾病过程很大程度上取决于宿主的细胞免疫功能。正常人血清中存在可溶性抗隐球菌因子，不易受感染，或呈亚临床型隐性感染，而脑脊液中缺乏，故有利于隐球菌生长繁殖。当机体抵抗力低时，血清中抗隐球菌因子减少，或病原数多而导致发病。隐球菌的荚膜多糖是毒力的主要因素，可诱导免疫耐受。

（三）临床表现

1. 隐球菌性脑膜炎

隐球菌性脑膜炎是真菌性脑膜炎中最常见的类型。起病缓慢，有不同程度发热、阵发性头痛并逐渐加重、恶心、呕吐、眩晕。数周或数月后可出现颅内压增高的症状及脑神经受累的表现，常伴有眼底渗出物和视网膜渗出性改变。临床表现颇似结核性脑膜炎，但有间歇性自然缓解。如隐球菌肉芽肿局限于脑内某一部位，临床表现与脑脓肿或脑肿瘤相似。

2. 肺隐球菌病

肺隐球菌病起病缓慢，常无明显症状而被忽略。呼吸道症状及体征与胸片不相符为本病的特点。如出现症状，则与肺结核不易区分，表现为低热、乏力、轻咳、黏液痰、胸痛、胸闷、盗汗、体重减轻等，多趋自愈。少数患儿呈急性肺炎的表现，如病灶延及胸膜，可有胸痛和胸膜渗出。胸部 X 线可显示单侧或双侧块状病变，以结节和肿块为主，表现为肺下野有单个或多个结节，周围无显著炎症浸润，孤立的大圆形阴影易误诊为结核球或肿瘤，有时可有空洞形成。亦可为广泛性浸润、支气管周围浸润或粟粒状病变，但不侵犯肺门或纵隔淋巴结。肺部感染一般预后良好。

（四）辅助检查

对疑似者可做以下检查。

1. 病原体检查

①墨汁染色法：是迅速、简单、可靠的方法，根据受损部位的不同，取所需检查的新鲜标本，如脑脊液、痰液、病灶组织或渗液等，置于玻片上，加墨汁 1 滴，覆以盖玻片，在显微镜暗视野下找隐球菌，可见圆形菌体，外周有一圈透明的肥厚荚膜，内有反光孢子，但无菌丝，反复多次查找阳性率高，脑脊液应离心后取沉渣涂片；②真菌培养：取标本少许置于沙氏培养基中，在室温或 37℃ 培养 3~4 天可见菌落长出。

2. 血清学检查

由于患者血清中可测到的抗体不多，因此检测抗体阳性率不高，特异性不强，仅作为辅助检查。通常检测新型隐球菌抗原，乳胶凝集试验（LA）用于检测血清、胸腔积液、脑脊液和支气管肺泡灌洗液标本中的隐球菌荚膜抗原，灵敏而特异，是早期诊断的主要方法，且有估计预后和疗效的作用。

3. 组织病理学检查

通过 B 超或 CT 引导经皮肺穿刺，隐球菌感染阳性率可达 90% 以上。肺隐球菌病病灶一般位于肺野外带，支气管镜肺活检阳性率相对较小，不到 10%。

（五）诊断

1. 确诊依据

除了病史、呼吸道症状和胸部影像学证据外，手术切除标本、各种有创性穿刺活检获取的组织、血液、胸腔积液和脑脊液的直接镜检或培养隐球菌阳性。

2. 临床诊断依据

结合病史、呼吸道症状和胸部影像学证据，同时合格痰液或支气管肺泡灌洗液直接镜检或培养隐球菌阳性；或血液、胸腔积液标本隐球菌荚膜多糖体抗原阳性；或符合下述拟诊依据，且临床抗隐球菌治疗效果确切者。

3. 拟诊依据

有宿主危险因素和影像学表现，同时伴临床症状或不伴临床症状而无病原学支持者。

（六）鉴别诊断

肺隐球菌病的临床表现复杂多样，缺乏特异性表现，常并发于中枢神经系统隐球菌病，亦可单独存在，或血行播散导致全身性隐球菌病。在临床极易与肺结核病、结核性脑膜炎相混淆，需认真鉴别。

（七）治疗

1. 两性霉素 B

是目前治疗隐球菌病的首选药物，静脉滴注方法与药物副作用同前。椎管内注射或脑室内注射：限于治疗隐球菌性脑膜炎的病情严重或静脉滴注失败的病例。儿童鞘内注射，首次0.01mg，用蒸馏水（不用 0.9%氯化钠溶液）解释，浓度不超过 0.25mg/mL（偏稀为宜）或将药物与腰穿时引流出的脑脊液 3~5mL 混合后一并缓慢注入。以后每天 1 次，剂量渐增，约 1 周内增至每次 0.1mg，以后每隔 1~3 天增加 0.1mg，直至每次 0.5mg 为止，不超过0.7mg。疗程一般约 30 次，如有副作用可减量或暂停用药。脑脊液内药物过多可引起蛛网膜炎而致脑脊液细胞增多、暂时性神经根炎、感觉消失、尿潴留，甚至瘫痪、抽搐。如及早停药，大多能缓解。

2. 其他药物

5-氟胞嘧啶对隐球菌有良好的抑制作用。可与两性霉素 B 合用，治疗全身性隐球菌病，剂量同前。氟康唑可在脑脊液中达到有效的治疗浓度。方法同前，其他唑类药物，如伏立康唑、伊曲康唑等也可用于新型隐球菌的治疗。

三、肺曲霉病

（一）概述

曲霉病是由致病曲霉所致的疾病。包括肺曲霉病、变态反应性曲霉病、全身性曲霉病。其中肺曲霉病最为常见，多发生在慢性肺部疾病基础上，如肺结核、支气管扩张等。

（二）病因

曲霉属丝状真菌，是一种常见的条件致病性真菌。曲霉广布自然界，存在于土壤、空气、植物、野生动物或家禽及飞鸟的皮毛中，也常见于农田、马棚、牛栏、谷仓等处。可寄生于正常人的皮肤和上呼吸道，为条件致病菌。过敏体质者吸入曲霉孢子可触发 IgE 介导的变态反应而引起支气管痉挛。引起人类疾病常见的有烟曲霉和黄曲霉。最常侵犯支气管和肺，亦可侵犯鼻窦、外耳道、眼和皮肤，或经血行播散至全身各器官。其基本病理特征是化脓和梗死。病变早期为弥漫性渗出性改变，晚期为坏死、化脓和肉芽肿形成。病灶内可找到大量菌丝，菌丝穿透血管可引起血管炎、血管周围炎及血栓形成等，血栓形成可致组织缺血、坏死。慢性肺部病变空洞者，曲霉菌可寄生于囊腔和空洞内，菌丝、纤维蛋白及细胞残渣等形成球体，即曲霉球。

曲霉菌是继念珠菌后第二位的致人类机会性真菌感染。肺曲霉菌主要经呼吸道吸入侵犯肺部，少数可直接侵犯皮肤、黏膜而感染。严重者可侵入血液循环播散，使其他组织和系统受累。曲菌孢子小，可进入小气道，正常人吸入可为一过性寄生或引起急性支气管炎，一般可自愈。在免疫低下患儿中，曲霉菌侵入呼吸道，形成具有侵袭力的菌丝，侵袭血管，形成血栓，引起急性化脓性肺炎，造成组织破坏。也可以作为抗原触发过敏体质者 IgE 介导的变态反应，从而引起支气管痉挛和嗜酸性粒细胞聚集，免疫复合物与补体结合，进一步导致炎症介质释放，使支气管破坏，大量炎性细胞浸润，支气管内充满坏死物质，形成肉芽肿病变、支气管黏液堵塞。近年来证明一些曲霉可致癌。

（三）临床表现

1. 肺曲霉病

肺曲霉病最常见，多发生在慢性肺部疾病基础上。临床表现分两型。①曲霉性支气管肺炎：大量曲霉孢子被吸入后引起急性支气管炎，若菌丝侵袭肺组织，则引起广泛的浸润性肺炎或局限性肉芽肿，也可引起坏死、化脓，形成多发性小脓肿。急性起病者高热或不规则发热、咳嗽、气促、咳绿色脓痰；慢性者见反复咳嗽、咯血等类似肺结核症状。肺部体征不明显或闻及粗湿啰音。X 线检查见肺纹理增多，肺部呈现弥漫性斑片状模糊阴影，如病情进展，融合成大片阴影，可有空洞形成。②球形：肺曲霉菌病：常在支气管扩张、肺结核等慢性肺疾患基础上发生，菌丝体在空腔中繁殖、聚集并与纤维蛋白和黏膜细胞形成球形肿物，不侵犯其他肺组织。多数患者无症状或表现原发病症状，或出现发热、咳嗽、气急、咳黏液、脓痰，其中含绿色颗粒。由于菌球周围有丰富的血管网，可反复咯血。肺部 X 线检查可见圆形曲霉球悬在空洞内，形成一个新月体透亮区，有重要诊断价值。

2. 变态反应性曲霉病

过敏体质者吸入大量含有曲霉孢子的尘埃，引起过敏性鼻炎、支气管哮喘、支气管炎或变应性肺曲霉病等。吸入 5~6 小时后出现咳嗽、咳痰、喘息，可伴发热，大多数患者 3~4 天缓解，如再吸入又复发上述症状。痰中可检出大量嗜酸性粒细胞和菌丝，培养见烟熏色曲霉菌生长。血嗜酸性粒细胞增多（$>1.0×10^9/L$），血清总 IgE$>$1000ng/mL。

（四）诊断

根据临床表现，结合以下辅助检查做出诊断。

1. 病原体检查

取自患处的标本进行直接涂片或培养，涂片可见菌丝或曲霉孢子，培养见曲霉生长。曲霉是实验室常见的污染菌，必须反复涂片或培养，多次阳性且为同一菌种才有诊断价值。

2. 病理组织检查

取受损组织或淋巴结活体组织检查，可根据真菌形态确诊。尤其对播散性曲霉病，可及时做出诊断。

3. 血清学检测

G 实验可用于念珠菌和曲霉感染的诊断，具有较高的敏感性和特异性。GM 实验能区分侵袭性肺曲霉感染与白假丝酵母菌、毛霉菌等。

4. 影像学检查

在侵袭性肺曲霉病的早期（1~2 周），CT 表现为较有特征性的"晕轮征"，即表现为围绕肿块周围的略低于肿块密度而又高于肺实质密度的带状区，常出现在胸膜下呈结节样实变影，其病理基础为曲霉侵犯血管所造成的病灶周围的出血和梗死。中晚期由于梗死肺组织收缩形成空洞，CT 出现空腔阴影或"新月形空气征"。

（五）鉴别诊断

本病需与细菌性、结核菌性、肺炎念珠菌或毛霉菌性肺部感染、肺脓肿、空洞型肺部肿瘤鉴别，有时临床与 X 线影像很难鉴别，需反复进行病原学鉴定。

（六）治疗

曲霉菌的抗真菌治疗可首选两性霉素 B，也可并用 5-氟胞嘧啶、伊曲康唑等。有报道单用两性霉素 B 对曲霉病效果较差，可以应用两性霉素 B 脂质体进行治疗。药物应用与副作用同前。氟康唑对肺曲霉菌感染无效。可参考病情的轻重、原发病、免疫功能状态以及药物的安全性和价格等选择药物。两性霉素 B 是治疗侵袭性肺曲霉病的传统药物。目前认为病情较重者，可首选伏立康唑。卡泊芬净适用于患者不能耐受其他药物或其他药物无效时的治疗。

四、肺组织胞浆菌病

（一）概述

肺组织胞浆菌病是由荚膜组织胞浆菌引起的一种传染性很强的肺真菌病。该病主要流行于美洲、非洲及亚洲等地区，欧洲少见，我国非本病流行地区，但相关报道近期呈上升趋势。本病半数患者为儿童，以 6 个月至 2 岁发病率最高，且多为播散型。其临床表现无特异性，多无症状或呈自限性呼吸道感染。严重者可引起全身播散，主要累及单核—巨噬细胞系统。

（二）病因

荚膜组织胞浆菌是一种双相型真菌，在自然界中以菌丝形态存在，在人体组织中则以酵母菌形态出现，以出芽方式繁殖。本菌存在于被蝙蝠、鸡粪等污染的土壤中，在污染严重的地区可见组织胞浆菌病的区域性暴发和流行。本病可由呼吸道、皮肤黏膜、胃肠道等传入，侵入人体后视患者抵抗力而呈局限原发或播散感染。本菌所侵犯的各器官，病理改变基本一致。开始为中央部分增生，巨噬细胞内含有真菌，随后发生组织坏死，周围呈肉芽肿样变化，最后则愈合或纤维化。原发性接触性组织胞浆菌病呈非特异性炎性浸润，间或可见有巨细胞及坏死区。

人类感染的主要途径是经呼吸道吸入小分生孢子，分生孢子芽增殖成酵母菌，引起肺部感染，经血源播散到单核—巨噬细胞系统，可累及全身各脏器。孢子吸入 2~3 周后，细胞介导的免疫能使病变局限，形成肉芽肿，不治自愈，临床上无症状。而免疫功能低下或感染菌量过大者荚膜组织胞浆菌可自肺部病灶经淋巴和血液播散到全身各脏器，引起广泛病变，愈合方式为钙化或纤维化。目前认为，Ⅰ型和Ⅳ型变态反应参与了肺组织胞浆菌病的发病。

（三）临床表现

一般分为 3 型，潜伏期 9~14 天。

1. 急性肺组织胞浆菌病

起病急，发热、寒战、咳嗽、胸痛、呼吸困难，肺部可闻及湿啰音，肝脾大，胸部 X 线检查可见弥漫性与多个浸润区，愈后再检查可见多个大小分布一致的钙化点，为本病特征。

2. 慢性肺组织胞浆菌病

可由肺部原发病灶蔓延而致，亦可为二重感染。病程长，肺部呈进行性、退化性病变。任何年龄均可发病，2 岁以下婴幼儿最多见，病死率高。临床表现与肺结核极为相似，发热、咳嗽、盗汗、乏力、体重下降。胸部 X 线检查可见肺实变，以单或双侧上肺多见，部分患儿肺尖形成空洞。病情进行性加重，最终导致肺纤维化和肺功能减退。

3. 播散性组织胞浆菌病

此型相对少见，多数患者免疫功能低下，1/3 发生于婴幼儿。起病急缓不一，全身症状明显，发热、寒战、咳嗽、呼吸困难、头痛、胸痛、腹痛、便血、肝脾及淋巴结肿大、低色素性贫血、白细胞减少、血小板减少等。

（四）诊断

结合临床表现和以下辅助检查做出诊断，儿童患者临床表现、影像学等颇似结核病及血液病等，注意鉴别。

1. 病原体检查

痰、尿、血、骨髓和分泌物涂片或培养分离出组织胞浆菌，或病理切片发现酵母菌即可确诊。播散型患者外周血涂片瑞氏染色在中性粒细胞和单核细胞内见典型芽状的酵母型组织胞浆菌。

2. 组织胞浆菌素皮试试验

皮试后 48~72 小时看结果，以红肿硬结≥5mm 为阳性。皮试阳性提示过去或现在有感染。

3. 组织胞浆菌抗体检测

①补体结合试验：是临床诊断的主要依据，检测抗体敏感性高、特异性强，抗体滴度≥1：8 或近期升高 4 倍以上为阳性；②酶联免疫吸附试验：简便易行，滴度≥1：16 为阳性，免疫功能低下者可呈假阴性。

4. 组织胞浆菌抗原（HAP）检测

从血清、尿液、脑脊液中可检出抗原，阳性提示活动性感染，可提供早期诊断依据。对免疫缺陷的患者更有诊断意义。

（五）鉴别诊断

儿童患者临床表现、影像学等颇似结核病及血液病等，注意鉴别。

（六）治疗

病情较轻者，一般不需要治疗，如需治疗可选用氟康唑、伊曲康唑等。慢性型、播散型患者均需治疗，首选两性霉素 B，有效后改用伊曲康唑维持治疗。也可用两性霉素 B 全程治疗。氟康唑的作用机制和抗菌谱与酮康唑相似，体内抗真菌活性比酮康唑强，生物利用度高，口服吸收好。酮康唑对念珠菌病、曲霉病、组织胞浆菌病等疗效均显著，药物用法与副作用同前。

五、肺毛霉菌病

（一）概述

肺毛霉菌病是由毛霉菌目致病菌引起的肺感染性疾病。虽然少见，但发展迅速，死亡率高。临床上常见致病菌为根霉菌、毛霉菌。其中毛霉菌主要侵犯肺，根霉菌多累及鼻窦、眼、脑及消化道，并可血行播散至全身。肺毛霉菌病可为原发感染，也可继发于鼻窦病变或毛霉菌败血症。

（二）病因

毛霉菌广泛存在于自然界，多寄生于腐朽的草、木、含糖成分高的食物、水果和食草动物的粪便中。任何年龄均可患病，早产儿、免疫功能低下的新生儿易患此病。本病主要是真菌孢子经呼吸道进入人的肺和鼻窦而发病，亦可因吞入引起胃肠道感染。

其次是经皮途径，各种原因导致的皮肤创伤都会使其侵入皮肤而发病。其在培养基中人多生长快，在感染组织内一旦生长则十分迅速。浸润、血栓形成和坏死是其病理特征。镜下显示病变呈急性炎症过程，组织严重坏死、化脓，其中可见大量巨噬细胞及中性粒细胞和嗜酸性粒细胞浸润，间质纤维组织增生，毛细血管壁增厚。病变区域内包括坏死区、血管壁、血管腔和血栓内均可见大量菌丝，但是极少见到肉芽肿，是本病的特征性改变。

正常人体中，血浆能抑制根霉菌属的生长，中性粒细胞有杀伤霉菌菌丝的作用。当机体防御机制被破坏或削弱，病原菌可侵入体内。呼吸道是主要感染途径，也可通过皮肤和肠道感染。毛霉菌菌丝好侵犯血管形成栓塞而引起组织坏死，因此损伤穿透血管内皮细胞是毛霉菌致病的重要环节。而免疫力低下和糖尿病患者的巨噬细胞往往因功能降低而无法抑制被吞噬的孢子发芽。因此，白细胞严重减少和糖尿病是肺毛霉菌病很重要的诱因。研究发现当pH控制到7.4时，毛霉菌的生长被抑制。病原菌从鼻黏膜及黏膜下组织处生长繁殖，很快破坏组织引起鼻窦炎、眼球周围组织炎，也可直接侵入脑、脑膜、肺。侵入肺脏的孢子可穿过支气管壁进入肺组织和血管，在组织内迅速生长。小动脉血管栓塞和肺实质的急性化脓性炎症，大量白细胞浸润，组织坏死。当毛霉菌侵犯血管时，可引起血栓。血栓形成原因可能为毛霉菌直接侵入血管壁，破坏了血管内膜的完整性，有利于血小板的黏附、聚集，霉菌丝和霉菌毒素又可增强对凝血系统的激活作用，促进了血栓的形成，或由于快速生长的霉菌本身堵塞小动脉，引起组织循环障碍。

（三）临床表现

临床表现为非特异性肺炎，常侵犯肺上叶。按病程长短分为急性、慢性两种类型。急性指症状在30天内出现，慢性指症状出现超过30天。临床上慢性肺毛霉菌病较少见（约为18%）。基本临床表现多为发热（使用广谱抗生素无效）、咳嗽、咯血、伴或不伴胸痛。肺部可及啰音和胸膜摩擦音。起自鼻窦病变的患儿有鼻窦隐痛、鼻腔充血或血性分泌物。

（四）诊断

根据临床表现结合以下辅助检查做出诊断。

1. 病原体检查

①直接镜检：患儿的痰、脓液、活检肺组织等做KOH涂片，镜下可见粗短不分隔的菌丝，菌丝的分支呈直角。HE染色可清楚着色，而PSA染色不能。②真菌培养：需要大量葡萄糖和酸性培养基才能生长。痰培养是一种简易的初步诊断方法，但敏感性不高，相较之下，支气管肺泡灌洗液（BALF）敏感性稍高。

2. 组织病理检查

支气管或病灶分泌物、支气管肺泡灌洗液培养、肺组织活检找到毛霉菌可作诊断。组织切片发现血管壁内有粗短、分支而不分隔的毛霉菌丝存在最具诊断意义。

3. 分子生物学技术

PCR 技术也被用于毛霉菌的诊断，但临床使用率不高。

4. 影像学检查

在胸片及胸部 CT 上可表现为渗出、楔形的实变、单侧或双侧结节样病变、孤立或多发肿块、空洞，形成"晕轮征（halo 征）"和注射造影剂后边缘增强征，或病灶与正常组织间形成新月征，胸腔积液较少见。若毛霉菌侵犯支气管，可出现声音嘶哑，胸片上可表现为纵隔增宽，肺叶不张。

（五）鉴别诊断

本病需与细菌性、病毒性、肺炎性念珠菌性或曲霉菌性肺部感染、肺脓肿、空洞型肺部肿瘤鉴别，有时临床与 X 线影像很难鉴别，需反复进行病原学鉴定。

（六）治疗

目前唯一有效的治疗是两性霉素 B，或联合 5-FC 使用。对于病变局限的病灶，可以采用手术切除加药物治疗。

六、肺孢子菌肺炎

（一）病因

肺孢子菌过去被认为是一种原虫，分子水平研究发现其 RNA 与真菌非常接近，目前已将其列为真菌。肉眼可见肺广泛受侵，质地及颜色如肝脏。肺泡内及细支气管内充满泡沫样坏死孢子菌体与免疫球蛋白的混合物。肺泡间隔有浆细胞及淋巴细胞浸润，致肺泡间隔增厚，达正常的 5~20 倍，占据整个肺容积的 3/4。包囊开始位于肺泡间隔的巨噬细胞质内，其后含有包囊的肺泡细胞脱落，进入肺泡腔；或包囊内的子孢子增殖与成熟，包囊壁破裂后子孢子排出成为游离的滋养体进入肺泡腔。肺泡渗出物中有浆细胞、淋巴细胞及组织细胞。

肺孢子菌的不同株型具有宿主特异性，如主要寄生于人体内的是伊氏肺孢子菌，而以大鼠为中间宿主的则是卡氏肺孢子菌。肺孢子菌环境宿主尚不明确，在人类的传播途径也不十分明了，一般认为通过呼吸道飞沫感染。肺孢子菌肺炎的发生与免疫抑制程度有关，尤其与细胞介导的免疫受损有关。根据动物模型及临床观察证明，肺孢子菌肺炎发生与 T 淋巴细胞免疫功能低下关系密切，目前国外认为凡辅助性 T 细胞 CD4 计数 ≤200/μl 时发生肺孢子菌肺炎危险甚大，但此标准不适用于小儿尤其 1 岁内婴儿。

（二）临床表现

肺孢子菌肺炎的症状和体征与病原体所导致的炎症反应轻重有关。临床类型有两种。

1. 婴儿型

主要发生在 1~6 个月小婴儿，属间质性浆细胞肺炎，起病缓慢，主要症状为食欲缺乏、烦躁不安、咳嗽、呼吸急促及发绀，而发热不显著。听诊时啰音不明显，1~2 周内呼吸困难逐渐加重，可出现鼻翼扇动和青紫。肺部体征少与呼吸窘迫症状的严重程度不成比例为本病特点之一。若不治疗，病程可持续多日甚至数周，25%~50% 患儿死亡。

2. 儿童型

主要发生于各种原因致免疫功能低下的小儿,起病急骤,与婴儿型不同处为几乎所有患儿均有发热。此外,常见症状为呼吸急促、咳嗽、发绀、三凹征、鼻翼扇动及腹泻。病程发展快,多数未经治疗即死亡。

(三) 诊断

由于缺乏特异性症状和体征,并且免疫缺陷患儿可同时合并其他病原(如巨细胞病毒、细菌等)感染,临床上肺孢子菌肺炎的诊断比较困难。确诊需要在肺实质或下呼吸道分泌物中证实肺孢子菌的存在。

1. 病原体检查

痰液、支气管肺泡灌洗液和各种肺活检标本中借助特殊染色(姬姆萨、哥氏银染、甲苯胺蓝等)镜检寻找病原体。雾化吸入 3% 盐水诱导排痰是侵入性最小的获取标本方法,因需患儿合作,常用于 5 岁以上患儿,其阳性率为 20%~40%。经纤维支气管镜行支气管肺泡灌洗和肺活检查找病原体为多数患者的首选方法,阳性率可达 75%~95%。对气管插管机械通气患者,可经气管插管注入无菌生理盐水灌洗。

2. 组织病理检查

开胸肺活检可提供足够标本用于组织病理学检查,敏感性最高,但因有创伤而临床应用受限。

3. 影像学检查

胸部 X 线检查可见双侧弥漫性颗粒状阴影,自肺门向周围伸展,呈毛玻璃样,伴支气管充气征,之后变成致密索条状,索条间有不规则片块状影。后期有持续的肺气肿,肺野外周更为明显。可伴纵隔气肿及气胸。肺部高分辨 CT 可见广泛毛玻璃状改变和囊泡状损害。

(四) 鉴别诊断

本病需与细菌性肺炎、病毒性肺炎、真菌性肺炎、ARDS 及淋巴细胞性间质性肺炎(LIP)等相鉴别。其中 LIP 与本病因均易发生于艾滋病患儿很难鉴别,但 LIP 多呈慢性过程,以咳嗽及肺内干啰音为主要表现。有全身淋巴结及唾液腺增大,可在肺活检标本中查出有关 EB 病毒感染的证据(EBV-DNA)。

(五) 治疗

肺孢子菌肺炎:TMP-SMZ 是首选药物,疗程 2~3 周。卡泊芬净对肺孢子菌肺炎有一定疗效,可用于 TMP-SMZ 耐药或重症患者。

(六) 预防

在下列情况下建议使用药物预防:①免疫抑制患者已有 1 次肺孢子菌肺炎发作史;②儿童发生严重细胞介导的免疫缺陷病,如严重联合免疫缺陷综合征、器官移植受者和艾滋病患者;③患淋巴组织增生性恶性肿瘤和其他类型恶性肿瘤需要化疗的患儿。

预防首选药物为 TMP-SMZ、TMP 和 SMZ。若不能耐受 TMP-SMZ,对 5 岁以上的患儿可考虑喷他脒雾化吸入,5 岁以下给予氨苯砜口服。但预防阶段的疗程应根据病情和临床需要而决定,并应随访和注意不良反应。预防治疗的持续时间无明确规定或到免疫缺陷消除为止。预防仅在用药期间有效，因此高危患者应坚持用药，但预防用药不能保证完全防止肺孢子菌肺炎的发生。

第六节　衣原体肺炎

一、概述

衣原体肺炎是指由衣原体引起的急性肺部炎症。引起人类肺炎的衣原体有沙眼衣原体（CT）、肺炎衣原体（CP）和鹦鹉热衣原体（CPs）3 种，其中沙眼衣原体感染可导致沙眼、关节炎和泌尿生殖系统感染等多种疾病，其引起的肺炎多由受感染的母亲在分娩时传染，约20% 受感染的婴儿发生肺炎，为 6 个月以内婴儿肺炎的主要病原之一。鹦鹉热是由鹦鹉热衣原体引起的人畜共患性疾病，受感染主要是吸入含有鹦鹉热衣原体的鸟粪、粉尘或与病鸟接触而致病，一般可导致肺炎，少数病例可导致全身感染。肺炎衣原体是近 10 余年得到证实的一种新的病原体，是 5 岁以上儿童及成人支气管炎和肺炎的常见病原之一，占 5 岁以上社区肺炎的 5%~20%，是仅次于肺炎支原体的非典型病原体。近年的流行病学和病原学研究显示，肺炎衣原体感染与心血管疾病相关，已引起各国学者的高度重视。

血清流行病学调查显示，肺炎衣原体在人群中的感染非常普遍，在世界范围内有 40%~90% 的人群肺炎衣原体抗体阳性。研究发现，肺炎衣原体感染率随着年龄的增加迅速上升，且没有性别差异，儿童感染率在 20% 左右，青壮年可达 50%~60%，老年人则高达 70%~80%，考虑到人群中肺炎衣原体阳性率很高，感染后抗体逐渐下降，估计所有的人都有可能一生某个时期感染肺炎衣原体，且再感染也很常见。肺炎衣原体感染具有散发和流行交替出现的周期性，散发通常持续 3~4 年，有 2~3 年的流行期，在流行期间可有数月的短暂暴发。患者之间传播间隔期平均为 30 天，在密集人群中流行可持续 6 个月。无症状的感染者在本病的传播上比患者更为重要。

二、病因

沙眼衣原体有 15 个血清型，其中 12 个血清型与沙眼和生殖道的感染有关；肺炎衣原体只有一个血清型，即 TWAR。肺炎衣原体与沙眼衣原体和鹦鹉热衣原体的 DNA 同源性在95% 以上，具有相同的生活周期。

衣原体是一种介于病毒和细菌之间的微生物，既具有细菌又具有病毒的特点，与细菌相同的是其具有细胞壁，以二次分裂方式繁殖，有 DNA、RNA 和核糖体；与病毒相同的是其只在细胞内生长。衣原体属于严格细胞内寄生菌，因其不能合成三磷酸腺苷（ATP）或三磷酸鸟苷（GTP），必须依赖宿主细胞的 ATP，与其他细菌不同的是衣原体具有独特的两阶段生活周期，即具有感染性的原体（EB）和具有代谢活性的网状体（RB）两种形式。EB 是一种直径为 200~400nm 的圆形小体，具高度传染性，与宿主细胞黏附以后，以内吞的方式进入宿主细胞，8~18 小时以后，EB 经过分化形成直径为 700~1000nm 的 RB，EB 和 RB 能够利用宿主细胞的能量，合成自己的 DNA、RNA 和蛋白质，以二分裂方式进行繁殖，36~72 小时以后，RB 经过第 2 次分化，形成 EB。RB 和 EB 在宿主细胞囊泡内聚集形成胞质内包涵体。新增殖的 EB 以下面 3 种方式排出宿主细胞外：①受感染细胞裂解，释放新的 EB；

②宿主细胞胞吐 EB；③宿主细胞外排完整包涵体，其中后两种排出方式可以保留受感染细胞的完整，这是衣原体形成无症状感染和亚临床感染的主要原因。新排出的 EB 具有强的感染性，可以再次感染其他细胞，进入下一个感染周期。在经过抗菌药物、干扰素-γ 的治疗或营养物质缺乏的情况下，衣原体的代谢降低，可以长期在细胞内存在。以上衣原体的特殊的二阶段、较长时间的生活周期有利于病原体的生存，同时也是衣原体感染容易长期持续、亚临床感染多的基础，这也是针对衣原体治疗需要长疗程的原因。

由于衣原体肺炎很少引起死亡，其病理学变化所知甚少。活检显示衣原体肺炎主要为小叶性和间质性肺炎，肺泡和细支气管有单核细胞、嗜酸性粒细胞浸润，局部可有中性粒细胞聚集，可以伴有胸膜炎反应。严重的鹦鹉热肺炎可以出现细支气管及支气管上皮脱屑和坏死、肺组织坏死和肺门淋巴结肿大。

沙眼衣原体感染是发达国家最常见的性病之一，亦可引起非淋菌尿道炎或宫颈炎、盆腔炎，婴儿可以通过母亲产道时直接感染或眼部感染衣原体后通过鼻泪管侵入呼吸道引起肺炎。宫颈沙眼衣原体感染者其阴道产儿中，60%～70% 新生儿可以受累，其中 20%～50% 发生包涵体结膜炎，10%～20% 发生沙眼衣原体肺炎。国外报道 6 个月以下因下呼吸道感染住院婴儿 1/4 为沙眼衣原体感染，国内研究证实沙眼衣原体肺炎占婴儿肺炎的 18.4%，成为婴儿肺炎的重要病原。

肺炎衣原体是 1986 年发现的病原体，主要感染人类，通过呼吸道分泌物人与人之间传播，可以引起上、下呼吸道感染，包括咽炎、喉炎、鼻窦炎、支气管炎和肺炎等。在人群聚集场所，如学校、军营和家庭可以引起暴发流行，但 3 岁以下儿童患病较少，年老体弱、营养不良和免疫抑制人群易被感染，且感染后免疫力较弱，易于复发。

鹦鹉热衣原体主要寄生于鹦鹉及禽类等动物体内，病原体自分泌物及排泄物排出，可带菌很久。人通过与禽类接触或吸入鸟粪或被分泌物污染的羽毛而得病，罕见人与人之间传播。鹦鹉热衣原体侵入呼吸道后经血液侵入肝脾等网状内皮细胞。在单核—吞噬细胞内繁殖并释放毒素后，由血行播散到肺及其他组织器官，在肺内引起间质性肺炎及肺门淋巴结肿大，在肝脏可引起局部坏死，脾常肿大，心、肾、神经系统和消化系统等均可受累。

三、临床表现

（一）沙眼衣原体肺炎

多见于 3 个月内婴儿，通常在出生后 8 周内发病，也可以引起新生儿期肺炎。起病隐匿，病初只有轻度的呼吸道症状，如流涕、鼻塞、口吐白沫和咳嗽，咳嗽可持续且逐渐加重，出现断续性阵咳，类似百日咳，但无吸气回声。呼吸增快为典型症状，重症患儿可有呼吸暂停。一般无发热或仅有低热，如有明显的发热提示非衣原体或合并其他感染，一般情况较好，无明显感染中毒症状。有资料显示 3 个月内婴儿无热肺炎中 3/4 由沙眼衣原体引起。查体双肺听诊呼吸音粗，或可闻及湿啰音或捻发音，很少有呼气性喘鸣音。外周血白细胞计数一般正常或轻度升高，约 75% 的患儿出现嗜酸性粒细胞增多。血液 IgM、IgC 和 IgA 均增高，以 IgM 增高显著。PaO_2 轻度降低但 $PaCO_2$ 正常。沙眼衣原体肺炎一般病情不严重，经过合理治疗，预后多良好。但可以合并心肌炎、胸膜炎、胸腔积液、脑炎、贫血、DIC 等，还可出现肝大、黄疸、肝功能损害等，出现并发症者病程迁延，常达数周多。早产儿和支气管肺发育不良患儿如果感染沙眼衣原体肺炎病情较严重。

伴随或有结膜炎病史有助于诊断，约50%的沙眼衣原体感染者在出生5~14天出现结膜炎症状，2/3的患儿单侧发病，大多再波及另一眼，主要侵犯下眼睑，急性期有滤泡和黏液性分泌物，很快发展成脓性，常见眼睑水肿，结膜明显充血，偶见角膜血管翳及瘢痕形成。此外分泌性中耳炎也较常见，但比较轻。

（二）肺炎衣原体肺炎

多见于5岁以上年长儿，起病多隐袭，潜伏期为15~23天。初期有上呼吸道感染症状，表现为流涕、咽痛、声音嘶哑、发热，发热以低热为主，偶有中等度发热。继之咳嗽加重，以干咳为主，且持续时间长，多可持续3周以上，少数可伴有肌痛、胸痛等。肺部体征常不明显，可闻及干、湿性啰音。常伴淋巴结肿大，还可合并中耳炎和鼻窦炎。外周血白细胞计数和C反应蛋白一般正常或轻度升高。肺炎衣原体肺炎的临床表现与其他非典型病原体如支原体、呼吸道病毒肺炎相比无明显特异性，一般病情较轻，有自限性。但在肺功能欠佳、粒细胞缺乏、急性白血病、镰状细胞病和囊性纤维化患儿，肺炎衣原体感染可能会引起重症肺炎，甚至威胁生命。

少数患儿可合并心肌炎、川崎病、脑炎、脑膜炎、吉兰-巴雷综合征、反应性关节炎、甲状腺炎等肺外疾病。最近发现肺炎衣原体感染与支气管哮喘的急性发作、加重、较难控制有关。

（三）鹦鹉热衣原体肺炎

常见于成年人，儿童以年长儿多见。通常有鸟类密切接触史，人与人之间感染少见。潜伏期1~2周，起病多隐袭，病情轻时表现为一过性流感样症状。亦可急性起病，常有高热，体温高达40℃，寒战、头痛、咽痛、肌痛、乏力、咳嗽明显、咳少量黏痰或血痰，呼吸困难或轻或重，可伴有食欲缺乏、恶心、呕吐、腹痛等消化道症状。肺部常无明显体征，可闻及少许湿啰音，严重者可有肺实变体征。肺部体征较少而影像学表现较重是其特点。外周血白细胞计数正常或降低，C反应蛋白一般正常或轻度升高，血沉早期稍增快。可以并发贫血、反应性肝炎、肝脾大、蛋白尿、结节性红斑、心肌炎、心内膜炎、DIC等肺外表现。轻症患儿3~7天发热渐退，中症8~14天，重症者发热可持续20~25天。病后免疫力减弱，可复发，有报道复发率达21%，再感染率在10%左右。

四、辅助检查

（一）衣原体分离培养及抗原检测

分离培养是公认的诊断衣原体感染的金标准，其敏感性为80%~90%，特异性为100%，此外培养法能检出患儿是否存在活的病原体，可作为疗效判定的标准，为所有非培养方法所不及。检测的标本包括鼻咽拭子、鼻咽抽吸液、痰、支气管肺泡灌洗液和胸腔积液等，其中鼻咽拭子最不敏感。对沙眼衣原体肺炎合并结膜炎或直肠炎的患儿，还可采用眼部分泌物或眼拭子和直肠拭子检测。由于衣原体是严格的胞内菌，需要使用细胞培养法作病原体分离培养，一般实验室难以常规进行，并且采取的标本应该含有上皮细胞，对标本的转运、储存和处理有较高的要求，培养需要48~72小时，因此依赖于非培养技术的检测方法如血清学检测及PCR检测越来越受到重视。

采用酶免疫试验（EIA）或直接荧光抗体试验（DFA）检测呼吸道各种标本中的衣原体

抗原是一种快速的检测技术，但采取的标本中一定要有受感染的上皮细胞，这些方法的敏感性较低，为 60%~70%。

（二）血清学检查

血清学检测衣原体特异性抗体是目前诊断衣原体肺炎应用最广泛的快速诊断方法，包括应用补体结合试验、微量免疫荧光试验（MIF）和酶联免疫吸附试验（ELISA）检测衣原体特异性 IgM、IgG 和 IgA 抗体，其中 IgA 抗体对诊断的价值尚没有确定。补体结合试验只能检测种衣原体属特异性抗体，不能区分 3 种衣原体，并且敏感性不高，对诊断帮助不大；MIF 能够检测 3 种衣原体特异性 IgM 和 IgG 抗体，有较高的敏感性和特异性，是目前美国 CDC 推荐的诊断方法。MIF 法检测单份血清沙眼衣原体（CT）或肺炎衣原体（CP）特异性抗体，如果 CT-IgM≥1∶64 或 CP-IgM≥1∶16 或 CP-IgG≥1∶512，或检测双份 IgM 和 IgG 抗体滴度上升≥4 倍，提示急性期感染；如果 IgG≥1∶16 但<1∶512，仅提示既往感染。对于鹦鹉热衣原体感染，MIF 法单份血清 IgM≥1∶16，或双份血清抗体滴度有 4 倍增加，结合接触史和临床过程即可诊断。

（三）核酸扩增实验

核酸扩增实验（NAATs）是近年发展最快的检测衣原体感染的方法，包括聚合酶链反应（PCR）、转录介导的扩增方法和链置换扩增。核酸扩增实验无须培养，有很高的敏感性和特异性，对早期快速诊断有重要意义，其中 PCR 方法简便快速，应用最多，但目前此方法尚未标准化，各个实验室的技术方法不同导致实验室之间结果存在一定的差异，有待进一步确定。

（四）影像学检查

（1）沙眼衣原体肺炎：以双肺过度充气和弥漫性结节状或网织颗粒影为主要表现。结节影分布广泛、不均匀、大小不等，可呈粟粒肺样弥漫分布，也可呈多发或散在分布，很少有胸膜渗出，无纵隔淋巴结肿大。

（2）肺炎衣原体肺炎：表现多样化，无特异性，多为单侧节段性或肺叶浸润、实变，以下叶及周边多见；少数严重者为广泛双侧肺炎表现，可呈网状、云雾状、粟粒状或间质浸润；胸膜渗出可有少到中量积液。影像学所见往往经过 1 个多月才消失。

（3）鹦鹉热衣原体肺炎：表现为由肺门向外放射的浸润病灶，常侵及两肺下叶，可见毛玻璃样阴影中间有点状影，呈弥漫性间质性肺炎或支气管肺炎改变，偶见粟粒样结节或实变灶，或有胸腔积液征象。

五、诊断

沙眼衣原体、鹦鹉热衣原体和肺炎衣原体引起的肺炎尽管在发病年龄、高发人群、临床表现和影像学改变方面有一定的特点，但是与其他病原体引起的肺炎相比较，缺乏特异性，确切诊断依赖于病原学检查，关键是在进行肺炎的诊断和治疗过程中，始终把衣原体纳入肺炎的病原学鉴别中考虑。

对于 3 个月以内的小婴儿无热肺炎，应该首先考虑沙眼衣原体感染，如果同时伴有结膜炎或有结膜炎病史，则高度考虑，其他有意义的临床特点包括患儿一般情况好而影像学表现比较重和外周血嗜酸性粒细胞增加。对于 5 岁以上年长儿肺炎，如果外周血白细胞没有明显增高，使用 β-内酰胺类抗生素治疗无效，需要考虑肺炎衣原体、肺炎支原体、嗜肺军团菌、流感病毒、腺病毒等非典型病原体肺炎，与流感病毒和腺病毒肺炎相比较，肺炎衣原体肺炎中毒症状轻，一般情况比较好，但无法与肺炎支原体肺炎区别。近年的资料显示，肺炎衣原体在 5 岁以下儿童中也并不少见。病史中有鸟类、禽类密切接触史者，要考虑鹦鹉热衣原体感染。此外，观察对大环内酯类抗菌药物的治疗反应有助于衣原体肺炎的诊断，由于这一治疗比较安全有效，如果受制于条件无法进行病原学检查，可以进行经验性治疗。

病原学检测是确诊衣原体肺炎的唯一手段，方法有分离培养、特异性抗体检测和 PCR 检测。作为临床医师，在诊断衣原体感染时，应该熟悉这些检测方法本身的优点和局限性，特别是各种方法对诊断的敏感性、特异性和适用性，以便更好地选择恰当的检测方法和对检查结果进行合理的解释。虽然分离培养到衣原体是诊断的金标准，但由于衣原体属严格细胞内寄生菌，其培养需要细胞培养和荧光抗体鉴定，其敏感性受采集标本的影响，对技术要求高，并且费时，应用于临床常规诊断受到限制。特异性抗体检测对取材和检测技术要求不高，简便易行，是目前应用最广泛的方法，但最常用的 ELISA 技术敏感性和特异性并不理想，MIF 技术是目前公认和推荐的诊断方法。在选择特异性抗体进行诊断时应该理解原发性和再次感染中各种抗体的产生时间及其变化，衣原体原发性感染以后，特异性 IgM 抗体在 2~3 周出现，特异性 IgG 抗体在 6~8 周出现，再次感染时 IgG 出现早（1~2 周），不出现 IgM。此外还要考虑到母亲感染以后衣原体特异性 IgG 抗体可以通过胎盘传给婴儿，母传抗体一般在 6 个月时消失。因此在选择特异性抗体进行诊断评价时，需要考虑采血时机（病程）和年龄的影响，必要性应该重复检测。双份血清检测，恢复期抗体滴度上升 ≥4 倍可以明确为急性感染，但属于回顾性诊断，对早期治疗意义不大。PCR 检测具有简便、敏感、特异性高的优势，是值得推广和常规应用的诊断方法。

六、鉴别诊断

衣原体肺炎主要需要与其他病原体引起的肺炎鉴别，由于沙眼衣原体和肺炎衣原体引起的肺炎临床特点不同，鉴别诊断的侧重点有一定的不同，同时应该注意衣原体肺炎也可能合并其他病原体感染，如肺炎链球菌、肺炎支原体和呼吸道合胞病毒。

（一）沙眼衣原体肺炎的鉴别

（1）巨细胞病毒肺炎：影像学表现为间质性肺炎，病变分布和特征与衣原体肺炎相似，有时单纯依靠影像表现鉴别较为困难，但巨细胞病毒肺炎通常伴其他器官受累的症状和体征，而衣原体肺炎肺部体征轻，影像表现相对重。

（2）腺病毒和副流感病毒肺炎：也可为间质性肺炎，但没有特征性断续咳嗽和嗜酸性粒细胞增多。

（3）呼吸道合胞病毒肺炎：病初有发热，表现以呼气性喘息为主。

（4）细菌性肺炎：患儿病情通常比较重，多有发热和全身中毒症状，影像学以肺实变为主。

（5）百日咳：特征为阵发性痉挛性咳嗽伴有深长的"鸡鸣"样吸气性吼声，外周血象以淋巴细胞增多为特点，影像学一般无明显异常。

（6）急性血行播散性肺结核（粟粒性肺结核）：一般发病时间在新生儿期后，多有密切接触史，常有结核感染中毒症状，临床结核菌素试验为阳性。影像特征为弥漫粟粒样结节影，其大小、密度及分布均匀，纵隔淋巴结肿大常见。

（7）新生儿吸入性肺炎：大量吸入时双肺可见广泛分布的粗结节和小斑片影，以中内带为主，伴广泛性或局灶性过度充气，可与衣原体肺炎表现类似。但吸入性肺炎有较明确的吸入病史，且主要为胎粪吸入，发病多在出生后，而衣原体肺炎发病时间为出生后 2~4 周，根据发病时间和临床特征可鉴别。

其他尚需要鉴别的疾病还有真菌性肺炎、卡氏肺孢子菌肺炎。

（8）肺炎衣原体肺炎：肺炎衣原体肺炎与肺炎支原体肺炎、军团菌肺炎及某些病毒性肺炎均属非典型性肺炎，临床表现及影像学相似，鉴别诊断基本上依赖病原学检查及对治疗的反应。

（二）鹦鹉热衣原体肺炎的鉴别

如为单纯肺炎，需与其他病原体引起的肺炎鉴别。如为全身感染，可有中枢神经系统感染症状或心肌炎表现，多有肝、脾大，需与伤寒、败血症、结核等鉴别。

七、治疗

病情轻的患儿可以在门诊治疗，有明显呼吸困难、咳嗽严重或咳嗽后呼吸暂停者应住院治疗。

（一）一般治疗

注意加强护理和休息，保持室内空气新鲜并保持适当室温及湿度，保持呼吸道通畅；经常翻身更换体位；烦躁不安可加重缺氧故可以给适量的镇静药物。有缺氧表现者，酌情给予吸氧及其他对症治疗。

（二）抗菌药物治疗

β-内酰胺类抗生素对衣原体无效，有效的抗菌药物主要包括大环内酯类、四环素类和氟喹诺酮类。由于四环素类和氟喹诺酮类不推荐在儿童中使用，治疗衣原体感染主要为阿奇霉素、红霉素或克拉霉素。根据其药动学特征，临床使用方法为：红霉素 20~30mg/（kg·d），分 3~4 次口服连用 2 周，重症或不能口服者，可静脉给药；阿奇霉素 10mg/（kg·d），每天口服 1 次，首剂可以加倍，疗程 3~5 天；克拉霉素 15mg/（kg·d），分 2 次口服，疗程 10~14 天（12 岁以下儿童不推荐）。有研究显示阿奇霉素、克拉霉素对衣原体肺炎的效果与红霉素相当或甚至更好，但它们在细胞内及组织浓度较高，且胃肠道反应较红霉素轻，所以常常作为首选治疗。临床上衣原体耐药并不多见，但考虑到在常规疗程治疗后衣原体肺炎的症状容易复发，建议延长疗程至少 2 周。

肺炎衣原体感染可以合并肺炎链球菌感染，此种情况下，应该联合使用 β-内酰胺类抗菌药物。此外，在社区获得性肺炎的治疗过程中，对于病情相对较轻且有提示为非典型病原体感染病史者，如果不能排除肺炎衣原体感染的可能性，经验治疗的方案中应包括大环内酯类抗生素。

八、预防

对新生儿和婴儿沙眼衣原体感染的预防，关键在于对母亲妊娠后 3 个月进行衣原体感染的筛查和治疗，推荐对沙眼衣原体感染的母亲，在产前使用阿奇霉素治疗 1 周，也可使用红霉素治疗 14 天。对鹦鹉热衣原体感染的预防，一方面要提高饲养和从事鸟类或禽类加工和运输的人员的意识，加强个人防护措施，避免与病鸟或死鸟接触；另一方面加强对观赏和食用鸟类或禽类的管理，特别是其粪便或排泄物、分泌物、羽毛等的处理，定期对鸟笼等设施进行清洁和消毒，衣原体对常用的消毒剂和加热敏感，但耐酸碱。人是肺炎衣原体的自然宿主，其传播方式主要是人与人通过飞沫传播，也可从环境中接触后通过手自体接种，其预防措施与其他呼吸道传染性疾病相同，如流行期不要在人群密集的地方停留时间过长，经常洗手等。

沙眼衣原体肺炎和肺炎衣原体肺炎预后比较好，但病程迁延，咳嗽可能长达数周。鹦鹉热衣原体肺炎重症病例死亡率高，未经治疗者可达 15%～20%，合理治疗以后死亡率降低至 1% 以下。衣原体感染后，机体虽然能产生特异性细胞免疫和体液免疫，但通常免疫力不强，且为时短暂，因此容易造成持续性感染、隐性感染和反复感染。

（于若谷）

第七节　支气管哮喘

支气管哮喘简称哮喘，是儿童期最常见的慢性呼吸道疾病。哮喘是由嗜酸性粒细胞、肥大细胞、T 淋巴细胞、中性粒细胞及气道上皮细胞等多种细胞和细胞组分共同参与的气道慢性炎症性疾病，引起气道高反应，导致可逆性气道阻塞。其临床主要表现是反复发作性喘息、气促、胸闷或咳嗽等症状，常在夜间和（或）清晨发作或加剧，多数患儿可经治疗缓解或自行缓解。该病随病程延长可产生气道不可逆性狭窄和气道重塑，因此，早期防治至关重要。近年来本病发病率呈上升趋势。

一、临床表现

起病可急可缓，婴幼儿发病前 1～2 天往往有上呼吸道感染，起病较缓；年长儿大多在接触过敏原后发作，起病较急。咳嗽和喘息呈阵发性发作，以夜间和清晨为重。发作前可有干咳、打喷嚏、流泪等先兆，接着咳大量白黏痰，伴喘息和呼气性呼吸困难。

体检可见桶状胸，吸气时出现"三凹征"，叩诊鼓音，听诊呼吸音减弱，呼气相延长，可闻及哮鸣音。重症患儿，气道广泛堵塞，呼吸困难加剧，呼吸音明显减弱，哮鸣音可消失。

若哮喘急剧严重发作，经合理应用拟交感神经药物哮喘仍不能缓解，称作哮喘持续状态。表现为烦躁不安，咳嗽、喘息、呼吸困难和大汗淋漓，甚至出现端坐呼吸、语言不连贯、严重发绀和意识障碍等，这是支气管哮喘最危险的征兆，可致患儿死于呼吸衰竭。

临床表现可因引起哮喘发作的变应原而异。上感诱发者，发热、肺部干湿啰音、血象升高；吸入变应原引起者，鼻痒、流涕、喷嚏、干咳、喘憋；食物诱发者，无热、颜面水肿、呕吐、腹痛、皮疹，进食后数分钟出现。

支气管哮喘的并发症有肺炎、肺不张、气胸和纵隔气肿等。

二、实验室检查

（一）血常规

外周血嗜酸性粒细胞>300×10⁶/L，痰中亦可发现嗜酸性粒细胞增加。若合并感染白细胞计数可增高。

（二）X 线检查

正常或肺过度充气，透亮度增高，偶见纵隔气肿和气胸。

（三）肺功能检查

肺功能检查主要用于 5 岁以上的患儿，其目的是确定是否存在气流受限；确定支气管收缩的可逆性；监测病情变化；判断气流梗阻情况及对治疗反应。常用指标有 1 秒用力呼气容积/用力肺活量（FEV$_1$/FVC）和呼气峰流速（PEF），其中 FEV$_1$/FVC<70%～75%提示气流受阻，吸入支气管扩张剂 15～20 分钟后增加 15%或更多表示为可逆性气流受阻，是诊断哮喘的有力依据。

（四）过敏原检测

有助于寻找过敏原，常用皮肤试验。

三、诊断

凡符合下列条件，并排除其他引起喘息的疾病，即可诊断。

（一）婴幼儿哮喘的诊断标准

①年龄<3 岁，喘息发作≥3 次。②发作时双肺闻及呼气相哮鸣音，呼气相延长。③具有特应性体质，如湿疹，过敏性鼻炎。④父母有哮喘等过敏史。⑤除外其他引起喘息的疾病。

（二）儿童哮喘的诊断标准

①年龄>3 岁，喘息反复发作。②发作时双肺闻及以呼气相为主的哮鸣音，呼气相延长。③支气管舒张剂有明显疗效。④父母有哮喘等过敏史。⑤除外其他引起喘息、胸闷和咳嗽的疾病。

（三）咳嗽变异性哮喘的诊断标准

①咳嗽持续或反复发作>1 月，常在夜间和（或）清晨发作，运动或遇冷空气后加重，痰少，临床上无感染征象，或经较长时间抗生素治疗无效。②支气管舒张剂治疗可使咳嗽发作缓解（基本诊断条件）。③有个人或家族过敏史，过敏原检测阳性可作辅助诊断。④气道呈高反应性特征，支气管激发试验阳性（辅助诊断条件）。⑤排除其他原因引起的慢性咳嗽。

四、治疗

哮喘的治疗目标：①尽可能控制或消除哮喘症状，并维持最轻的症状，甚至无症状。②使哮喘发作次数减少，甚至不发作。③肺功能正常或接近正常。④防止发生不可逆的气流受限。⑤能参加正常活动，包括体育锻炼。⑥所用药物副作用减至最少。⑦防止因哮喘死亡。

治疗原则为坚持长期、持续、规范、个体化的原则。急性发作期应快速抗炎、平喘，缓解症状；慢性缓解期应长期抗炎、降低气体高反应性、避免诱发因素和加强自我保健。

（一）一般治疗

卧床休息，呼吸困难者可取半卧位或坐位，避免接触过敏原。

（二）控制发作

1. 支气管扩张剂

（1）β_2受体激动剂：可刺激β_2肾上腺素能受体，诱发 cAMP 的产生，使支气管平滑肌松弛和肥大细胞膜稳定。常用药物有沙丁胺醇（舒喘灵）、特布他林（喘康速）等。可采用吸入、口服等方式给药，其中吸入治疗具有用量少、起效快、不良反应少等优点，是首选的药物治疗方法。

（2）茶碱类药物：具有解除支气管痉挛、抗炎、抑制肥大细胞和嗜碱性粒细胞脱颗粒及刺激儿茶酚胺释放等作用。常用氨茶碱、缓释茶碱等。

（3）抗胆碱药物：抑制迷走神经释放乙酰胆碱，使呼吸道平滑肌松弛。常用药物有溴化异丙托品等。

2. 糖皮质激素

能增加 cAMP 的合成，阻止白三烯等介质的释放，预防和抑制气道炎症反应，降低气道反应性，是目前治疗哮喘最有效的药物。因长期使用可产生众多副作用，故应尽可能用吸入疗法，如布地奈德气雾吸入。吸入法的局部不良反应有口咽部念珠菌感染，声音嘶哑，上呼吸道不适，可通过应用储物罐、吸药后用清水漱口减轻局部刺激。对重症持续发作或其他平喘药物难以控制的反复发作的患儿，可给予口服泼尼松或静脉注射甲基泼尼松龙短期治疗，症状缓解后即停药。

3. 抗生素

儿童哮喘主要是由病毒引发的，抗生素不作为常规应用，患儿如同时发生下呼吸道细菌感染则选用敏感的抗生素。

（三）哮喘持续状态的治疗

1. 吸氧

危重哮喘患儿因存在低氧血症，需用面罩或双鼻导管进行高浓度吸氧，初始氧浓度以40%为宜，流量 4~5L/min。

2. 补液、纠正酸中毒

可用 1/5 张含钠液纠正失水，防止痰液过黏形成痰栓；用碳酸氢钠纠正酸中毒。

3. 糖皮质激素

应尽早应用。病情严重时不能以吸入治疗代替全身糖皮质激素治疗，以免延误病情。

4. 应用支气管扩张剂

可用吸入型β_2受体激动剂、氨茶碱、抗胆碱能药物或肾上腺素。

5. 给予镇静剂

如水合氯醛灌肠，慎用或禁用其他镇静剂。

6. 机械呼吸

指证为：①严重的持续性呼吸困难。②呼吸音减弱，随之哮鸣音消失。③呼吸肌过度疲劳而使胸廓活动受限。④意识障碍，甚至昏迷。⑤吸入 40% 氧气而发绀仍无改善。⑥ $PaCO_2 \geqslant 8.6kPa$（65mmHg）。

五、预防

长期正确使用糖皮质激素气雾剂治疗是预防复发的关键。提高患儿对疾病的认识，配合防治，避免接触过敏原，预防感冒，积极参加体育锻炼，增强体质，以提高患儿生活质量。

第八节　细菌性肺炎

一、概述

肺炎是指终末气道、肺泡和肺间质的炎症，可由病原微生物、理化因素、免疫损伤、过敏及药物所致。细菌性肺炎是一种累及肺泡的炎症，出现肺泡水肿、渗出、灶性炎症，偶可累及肺间质和胸膜。

肺炎是儿童的主要常见病，也是儿童死亡的主要病因。

二、病因病理

（一）病因

儿童肺炎的病原复杂，各国研究结果存在差异。这可能是由不同国家地理位置、经济水平、研究病例所选儿童年龄组及检测方法、判断标准不同引起的。一般认为，发展中国家小儿社区获得性肺炎（CAP）以细菌病原为重要，由于细菌感染的检测受检测方法和获取标本的限制，其比例难以确定。目前多以发达国家小儿 CAP 细菌病原谱作为参考：常见细菌病原包括肺炎链球菌、流感嗜血杆菌（包括 b 型和未分型流感嗜血杆菌）、金黄色葡萄球菌、卡他莫拉菌，此外还有表皮葡萄球菌、结核分枝杆菌、肠杆菌属细菌等。肺炎链球菌是各年龄段小儿 CAP 的首位病原菌，不受年龄的影响；流感嗜血杆菌好发于 3 个月~5 岁小儿；而肠杆菌属、B 族链球菌、金黄色葡萄球菌多见于 6 个月以内婴儿。

混合感染：儿童 CAP 混合感染率为 8%~40%，年龄越小，混合感染的几率越高。2 岁以内婴幼儿混合感染病原主要是病毒与细菌，在肺炎初始阶段首先为病毒感染，这也是小儿 CAP 病原学有别于成人的一个重要特征。而年长儿则多是细菌与非典型微生物的混合感染。

（二）病理改变

（1）支气管肺炎：细菌性肺炎主要病理变化以一般性支气管炎肺炎表现为多见：炎性改变分布在支气管壁附近的肺泡，肺泡内充满炎性渗出物，经肺泡间通道和细支气管向邻近肺组织蔓延，形成点片状灶性病灶，病灶可融合成片，累及多个肺小叶。

（2）大叶性（肺泡性）肺炎：病原体先在肺泡引起炎症，经肺泡间孔向其他肺泡扩散，使部分肺段或整个肺段、肺叶发生炎症改变；表现为肺实质炎症，通常不累及支气管。致病菌多为肺炎链球菌。但由于抗生素的广泛使用，典型的大叶性肺炎病理改变已很少见。

（3）间质性肺炎：以肺间质为主的炎症，主要表现支气管壁、细支气管壁和肺泡壁水肿、炎性细胞浸润及间质水肿。当细支气管管腔被渗出物及坏死细胞阻塞，可见局限性肺气肿或肺不张。因病变仅在肺间质，故呼吸道症状较轻，异常体征较少。间质性肺炎以病毒性肺炎为多见，在细菌性肺炎中少见。

三、临床表现

不同细菌感染引起的肺炎临床表现差别较大，取决于病原体及宿主免疫状态。轻症仅表现呼吸系统症状，重症累及神经、循环、消化及全身各系统。

（一）一般表现

起病或急或缓。非特异性的症状包括发热、寒战、头痛、易怒、烦躁不安。常有前驱上呼吸道感染史。新生儿及婴幼儿常缺乏典型症状或体征，不发热或发热不高，咳嗽及肺部体征均不明显，常表现为拒奶、呛奶、呕吐，呼吸急促或呼吸困难。

（二）呼吸系统表现

（1）症状：特异的肺部症状包括咳嗽、咳痰，脓性痰，伴或不伴胸痛；严重者有鼻翼扇动、三凹征、呼吸急促、呼吸困难，偶尔呼吸暂停等。早期为干咳，渐有咳痰，痰量多少不一。痰液多呈脓性，金葡菌肺炎较典型的痰为黄色脓性；肺炎链球菌肺炎为铁锈色痰；肺炎杆菌肺炎为砖红色黏冻样；铜绿假单胞菌肺炎呈淡绿色；厌氧菌感染常伴臭味。抗菌治疗后发展至上述典型的痰液表现已不多见。咯血少见。

（2）肺部体征：早期不明显，仅有呼吸音粗或稍减低，之后可听到中、粗湿啰音。肺实变时有典型的体征，如叩诊浊音、语颤增强、支气管呼吸音、湿啰音等；伴胸腔积液或脓胸时，根据量多小可有不同的表现，如胸痛、叩诊浊音、语颤减弱、呼吸音减弱等。

部分有胸痛，累及胸膜时则呈针刺样痛。下叶肺炎刺激膈胸膜，疼痛可放射至肩部或腹部，后者易误诊为急腹症。

（3）肺炎并发症：延误治疗或病原菌致病力强，可引起并发症。常见并发症有：脓胸、脓气胸、肺脓肿、肺大疱、化脓性心包炎、败血症。任何细菌性肺炎均可能出现气胸和肺大疱，但最常见的还是金葡菌肺炎。肺脓肿在链球菌和流感嗜血杆菌肺炎中极少见，常见于金葡菌肺炎和厌氧菌菌血症。

（三）肺外表现

（1）消化系统症状：个别患者尤其婴幼儿，可能有胃肠不适，包括恶心、呕吐、腹泻、腹胀或疼痛。重症出现胃肠功能衰竭的表现：腹胀显著者，称为中毒性肠麻痹；呕吐咖啡色样液体、症状突出者，称为应激性溃疡。下叶肺炎引起急性腹痛，与急腹症鉴别。

（2）循环系统症状：重症肺炎患儿可心率加快，心音低钝。心力衰竭：患儿突然呼吸加快>60次/分；心率增快达180次/分，与体温升高、缺氧不相称；骤发极度烦躁，明显发绀，面色发灰，指（趾）甲微血管充盈时间延长；心音低钝，奔马律，颈静脉怒张；肝脏迅速增大；少尿或无尿，颜面眼睑或双下肢水肿。

（3）重症革兰阴性杆菌肺炎可发生微循环衰竭：面色及全身皮肤苍白，四肢发凉、发花，足跟毛细血管再充盈时间延长，眼底动脉痉挛，静脉迂曲扩张，尿量减少，多在休克前发生。

（4）神经系统症状：患儿突然异常的安详、淡漠或嗜睡，出现意识障碍，昏睡、谵妄甚至昏迷、惊厥。呼吸不规则和瞳孔不等大提示脑疝。脑脊液除压力增高外，余无异常。

（四）肺外感染灶

细菌性肺炎患儿可同时合并肺外器官感染、皮肤软组织感染、脑膜炎、感染性心内膜炎、心包炎、骨髓炎等。

四、辅助检查

（一）外周血检查

（1）白细胞：细菌性肺炎白细胞总数及中性粒细胞多增多，核左移，胞质可见中毒颗粒。重症患儿可见白细胞降低。

（2）C反应蛋白（CRP）：细菌性肺炎时多明显升高。

（3）血沉（ESR）：重症肺炎增快。

（二）病原学检查

（1）细菌培养：血或胸腔积液、肺穿刺液、肺组织活检培养是确定肺炎病原菌的金标准。经纤维支气管镜或人工呼吸道吸引的下呼吸道标本、经防污染毛刷采集的下呼吸道标本由于污染少，培养结果参考价值高。

（2）痰标本的采集：尽量在抗生素治疗前采集标本；尽量采用吸痰管留取深部痰液；2小时内送检；实验室镜检筛选合格标本（鳞状上皮细胞<10个/低倍视野，多核白细胞>25个/低倍视野，或两者比例<1∶2.5）。

（3）有意义的痰培养：①合格痰标本培养优势菌中度以上生长（≥+++）；②合格痰标本细菌少量生长，但与涂片镜检结果一致（肺炎链球菌、流感嗜血杆菌、卡他莫拉菌）；③3天内多次培养到相同细菌。

（4）无意义痰培养：①痰培养有上呼吸道正常菌群的细菌（如草绿色链球菌、表皮葡萄球菌、非致病奈瑟菌、类白喉杆菌等）；②痰培养为多种病原菌少量（<+++）生长。痰标本由于存在污染或正常定植菌问题，需结合临床判断培养结果意义。

（5）病原体抗原、核酸检测：可采用免疫学和分子生物学方法，如对流免疫电泳、乳胶凝集试验、点状酶联免疫吸附试验等检测细菌的特异性抗原，对诊断有一定参考价值。①病原体抗体检测适用于抗原性较强、病程较长的细菌性肺炎，如链球菌肺炎、支原体肺炎。恢复期血清抗体滴度较发病初期升高4倍以上具有诊断意义，用于回顾性诊断。②聚合酶链反应（PCR）或特异性基因探针检测病原体核酸。

（三）X线检查

细菌性肺炎特征性影像学改变是节段性或肺叶的不规则浸润影、实变。大叶性肺炎是细菌性肺炎最具特点的改变，也可见多叶同时受累。出现胸腔积液、肺大疱或肺脓肿强烈提示细菌性肺炎。葡萄球菌肺炎特点是影像学短期内进展迅速，在婴幼儿尤其明显。A组链球菌肺炎可能起初表现为弥漫性间质浸润，之后发展为肺叶或肺段实变。革兰阴性杆菌肺炎常呈下叶支气管肺炎型，易形成多发性小脓腔。厌氧菌肺炎也可出现肺脓肿或气液平。小婴儿由于免疫力低，感染无法局限于一叶肺，X线常为支气管肺炎表现。

五、诊断

根据典型的临床症状和体征肺炎诊断不难。诊断中注意以下问题。

（一）病原体诊断

病原体的分离及其药敏结果对治疗意义重大，临床上尽量提高病原体阳性分离率，包括应用抗生素前采样培养，首选无菌部位培养（血、胸腔积液、肺穿刺液等），或者支气管灌洗液送培养。痰标本取深部气管分泌物，同时考虑到痰标本可能高达30%存在正常定植菌及污染可能，必须结合培养结果和临床表现综合分析，必要时反复培养。咽拭子和鼻咽分泌物培养只能代表上呼吸道存在的细菌，并不代表下呼吸道病原。国内外报道最高大约只有50%的细菌性肺炎可以确诊病原体诊断，而血培养的阳性比例只有10%～15%，胸腔积液阳性比例只有大约30%。

（二）肺炎的并发症诊断

细菌性肺炎可能的并发症及常见病原菌。

（1）肺部并发症：细菌性肺炎易合并脓胸、脓气胸、肺大疱等肺部并发症，治疗过程中一旦出现发热反复或突发的呼吸困难、胸痛、烦躁、发绀，要考虑并发症可能。

（2）重症肺炎常合并多个肺外器官受累。

①肺炎相关性脑病的早识别：高颅内压伴脉搏减慢有重要的早期诊断价值。婴幼儿发生呕吐较早，多见于晨起时，可呈喷射状，须与平时易吐奶者相鉴别。因颅内压增高，年长患儿诉头痛重，但常因患儿迅速转入意识障碍使得医师无法获得该主诉。重症肺炎并发脑病症状患儿一般不宜做腰穿检查，以免脑疝形成。

②注意机体内环境紊乱造成肺炎病情恶化，包括有效循环血量、酸碱平衡、水电解质、血糖等状态有无异常。肺炎患儿除可能发生呼吸性酸中毒、乳酸性酸中毒外，还可能发生低钠血症、呼吸性碱中毒、低钾血症、高血糖等。

③注意休克和DIC的早识别：重症肺炎常存在代谢性酸中毒、电解质紊乱等，加之呕吐、腹泻，有效循环血量更加不足，血液高凝，可能发生休克和DIC。小婴儿有效血容量不足时，需要从病史、体征和辅助检查等方面综合判断，对扩容治疗的反应是重要的验证手段。心率和呼吸增快机制的分析：应避免静止、简单地只用呼吸、心率绝对值作为判断呼吸衰竭和心力衰竭主要指标，也要避免以单次的血气或床边多普勒超声心动测定数值作为呼吸衰竭、心力衰竭的唯一判断指标。应结合整体情况全面分析、动态评价。

六、鉴别诊断

（一）病毒性肺炎

以婴幼儿多见，常有流行病学接触史，发病前常有上呼吸道症状，多数有喘息。胸片早期以肺纹理增粗为主，后期亦可出现片状浸润，外周血白细胞正常、稍升高（<1500/mm^3）或降低。CRP正常或稍升高。抗生素治疗无效。

（二）肺结核

肺结核多有全身中毒症状，如午后低热、盗汗、乏力等；胸片示肺上叶尖后段和下叶背段，可有空洞或肺内播散；痰中找到结核分枝杆菌可确诊，血抗结核抗体、胸腔积液 γ-干扰素、血 T-SPOT 可协助诊断。

（三）急性肺脓肿

早期与肺炎链球菌肺炎症状相似。但后期肺脓肿患者咳大量脓臭痰，影像学可见脓腔及气液平。

（四）肺癌

多无急性感染症状。肺癌常伴阻塞性肺炎，抗感染治疗效果差。纤维支气管镜、肺穿刺活检病理、痰脱落细胞学检查可确诊。

（五）非感染性肺病

如哮喘、异物吸入、吸入性肺损伤、自发性气胸、肺间质纤维化、肺嗜酸性粒细胞浸润症、肺水肿、肺不张、肺血管炎等。

（六）肺外疾病

如白血病浸润、充血性心力衰竭、代谢性酸中毒代偿性呼吸急促（如糖尿病酮症酸中毒）。

七、治疗

（一）一般治疗

（1）保持室内安静，温度 20℃ 左右，湿度 60%。

（2）保持呼吸道通畅：及时清除上呼吸道分泌物，变换体位以利排痰。

（3）加强营养：易消化富含蛋白质维生素饮食，不能进食者给予静脉营养。

（二）病原治疗

考虑到高达 50% 患儿查不出病原菌，同时细菌培养及药敏试验存在滞后性。所以，对儿童肺炎的治疗仍多为经验性选择。

有效和安全是选择抗生素的首要原则，选择依据是感染严重度、病程、患儿年龄、原先抗生素使用情况和全身脏器（肝、肾）功能状况等。学龄前儿童社区获得性肺炎（CAP）以病毒感染多见，不建议常规给予抗生素。对怀疑细菌性肺炎的患儿，选择抗生素应覆盖最常见病原菌，包括肺炎链球菌、流感嗜血杆菌和金黄色葡萄球菌及非典型微生物，轻症肺炎可在门诊给予口服抗生素，不强调抗生素联合使用。3 个月以下小儿有沙眼衣原体肺炎可能；而 5 岁以上者肺炎支原体肺炎、肺炎衣原体肺炎比率较高，故均可首选大环内酯类；4 个月至 5 岁尤其重症者，必须考虑肺炎链球菌肺炎，应该首选大剂量阿莫西林或阿莫西林+克拉维酸，备选有头孢克洛、头孢羟氨苄、头孢丙烯、头孢呋辛、头孢地尼、头孢噻肟、头孢曲松、新一代大环内酯类抗生素等。如考虑金葡菌肺炎，应首选苯唑西林、氯唑西林，万古霉素应该保留为最后的选择而不宜一开始就无区分地选用。

重度 CAP 应该住院治疗，重度肺炎视具体情况可选用下列方案之一：①阿莫西林加克拉维酸或氨苄西林加舒巴坦；②头孢呋辛、头孢曲松或头孢噻肟；考虑细菌合并支原体或衣原体肺炎，可以联合使用大环内酯类+头孢曲松/头孢噻肟。

轻度院内感染性肺炎（HAP）伴有危险因素存在或重度 HAP，应考虑厌氧菌、产超广谱β-内酰胺酶（ESBLs）革兰阴性肠杆菌、铜绿假单胞菌、真菌等可能，初始经验选用广谱抗生素，但同时必须注意个体化。肠杆菌科细菌（大肠埃希菌、肺炎克雷白杆菌、变形杆菌等），不产ESBLs者首选头孢他啶、头孢哌酮、头孢吡肟、替卡西林+克拉维酸、哌拉西林+三唑巴坦等，产ESBLs菌首选亚胺培南、美罗培南、帕尼培南。厌氧菌肺炎首选青霉素联用克林霉素或甲硝唑，或阿莫西林、氨苄西林。真菌性肺炎首选氟康唑（针对隐球菌、念珠菌、组织胞浆菌等）、伊曲康唑（针对曲霉菌、念珠菌、隐球菌），备选有两性霉素B及其脂质体、咪康唑等。伏立康唑、卡泊芬净等儿科尚无足够经验。

（三）肺部并发症的治疗

一旦引流液明显减少，应考虑尽早停止胸腔引流，对于金黄色葡萄球菌脓胸、肺炎链球菌肺炎或流感嗜血杆菌脓胸患儿，通常的引流时间为3~7天。脓胸患儿需延长抗生素疗程，并随诊；比较成人，儿童脓胸需要手术行脓胸剥离术的比例低。肺大疱通常无须特殊治疗。

（四）对症治疗

（1）心力衰竭的治疗原则：镇静、吸氧、利尿、强心，应用血管活性药物。呋塞米（速尿）静脉用，减轻体内水钠潴留，减轻心脏前负荷。强心药可选用快速洋地黄制剂（如地高辛或毛花苷丙）静脉缓注，但考虑到由于存在缺氧、心肌损害、离子紊乱等因素，洋地黄药物剂量应减少1/3~1/2。血管活性药物可选用酚妥拉明、多巴胺、多巴酚丁胺等。静脉用酚妥拉明每次0.3~0.5mg/kg（儿童最大剂量每次不超过10mg），每天2~3次，有利于改善心肺循环，减轻肺水肿，有利于心力衰竭恢复。

（2）肺炎相关性脑病：早发现，主要是降颅内压，选用甘露醇，剂量一般为每次0.5~2.0g/kg，由于重症肺炎常合并心、肺功能不全，建议小剂量多次给予，可选用每次0.5g/kg，每3~4小时一次，可配合静脉用地塞米松和呋塞米。此时补液原则是快脱慢补，以防脑水肿继续加重，待病情好转、尿量大增可选择快补慢脱。一般在症状改善或消失后，上述三药可酌情再用几天，然后于短期内分别撤除。

（3）胃肠功能衰竭的治疗：早发现，早干预。

①中毒性肠麻痹：禁食、胃肠减压（胃管排气或肛管排气），药物可选用：新斯的明，每次0.045~0.060mg/kg，皮下注射；或酚妥拉明，每次0.2~0.5mg/kg，肌内注射或静脉滴注，每2~6小时一次。亦可连用酚妥拉明，改善微循环。

②消化道出血：1.4%碳酸氢钠溶液洗胃，然后用西咪替丁10~20mg/kg注入胃内，保留3~4小时，一般可用1~2次。如有大出血时应及时输血，止血剂可选用云南白药、凝血酶、氨甲环酸等。

（4）维持体液平衡、内环境稳定：总液体量以60~80mL/（kg·d）为宜，对高热、喘息重者可酌情增加。液体选择4∶1或5∶1液，热量供给至少210~250J/（kg·d）。注意纠正低钾、低钠。

（5）肾上腺皮质激素：适用于中毒症状明显；严重喘息；胸膜有渗出；合并感染性休克、脑水肿、中毒性脑病、呼吸衰竭者。可选用氢化可的松5~10mg/（kg·d）或地塞米松0.1~0.3mg/（kg·d），静脉滴注，疗程3~5天。

八、预防

肺炎是可防可控疾病。WHO 于 2007 年提出"肺炎预防和控制全球行动计划"（GAPP），指出免疫、充分的营养以及通过处理环境因素和病例管理可预防和控制肺炎。其中疫苗接种是有效的预防肺炎方法，目前已证实多种疫苗包括：b 型流感嗜血杆菌、肺炎球菌、麻疹和百日咳疫苗是有效的预防肺炎的内方法。病例管理可降低现症肺炎死亡率和传播几率。鼓励新生婴儿的最初 6 个月纯母乳喂养，适当补充锌剂有利于预防肺炎和缩短病程。以下环境因素增加儿童患肺炎风险：室内空气污染与生物质燃料做饭和加热（如木材或粪）；家庭生活环境拥挤；父母吸烟，应避免。

九、预后

无败血症的肺炎患儿，死亡率低于 1%。死亡病例主要见于有严重基础疾病患儿或合并严重并发症者。个别患儿可能留有机化性肺炎或慢性限制性肺病。

第九节　过敏性肺炎

一、概述

过敏性肺炎（HP）又称为外源性变应性肺泡炎，是易感者吸入具有抗原性的有机粉尘及低分子无机物质所引起的免疫反应性肺损伤。HP 主要累及肺的间质和肺泡。有学者首次描述了本病，随后才被 Campbell 以"农民肺"形式描述，认为主要是吸入了发霉的干草。随着现代农业技术的发展，"农民肺"正逐渐减少，而对鸟类抗原过敏的"饲鸟者肺"逐渐增多。

二、病因

引起 HP 的抗原很多，能进入肺泡的抗原或抗原片段直径一般均<10μm，多数≤5μm。常见的变应原有真菌孢子、细菌产物、动物蛋白质、昆虫抗原、甲苯和二苯甲烷二异氰酸盐等有机及无机尘埃微粒。急性 HP 表现为呼吸性细支气管和肺泡腔中性粒细胞浸润，弥漫性肺泡损伤并伴有坏死性小血管炎。亚急性 HP 的典型病理特征包括淋巴细胞性间质性炎症、细胞型细支气管炎和非坏死性肉芽肿，有人将其称为 HP 病理三联征。慢性 HP 间质纤维化是显著的特点，纤维化主要发生在肺的中上部分。

一般认为Ⅲ型变态反应与过敏性肺炎的发病密切相关，由于暴露于抗原，局部免疫反应形成大量的免疫复合物，急性期肺泡上皮细胞表面的免疫复合物，不能被单核—巨噬细胞及时清除，免疫复合物通过经典途径激活补体，使中性粒细胞趋化；免疫复合物还直接激活肺泡巨噬细胞产生炎症介质，促进炎性反应发生，结果使得炎性细胞、细胞外液、蛋白在肺泡聚积，影响气体交换，产生急性肺损伤。支气管肺泡灌洗液中高滴度的 IgG 抗体及肺内补体的激活提示与Ⅲ型变态反应有关。随着病程进展，T 细胞介导的变态反应占主导地位，导致慢性炎症，单核细胞浸润和散在的非干酪性肉芽肿形成，后期是肺间质纤维化和机化的阻塞性细支气管炎，提示Ⅳ型迟发变态反应也参与其中。此外，基因多态性和过敏性肺炎的发生有一定关联。有报道"饲鸽者肺"通常 HLA-DRBI * 1305、HLA-DRQBI * 0501、TNF-α (308) 启动子表达多见，HLAB8 与农民肺有关。

三、临床表现

HP 的临床表现差异较大，取决于接触抗原的量与频度、暴露时间以及宿主的反应性。急性 HP 常发生于短而强的抗原暴露后，发病的临床症状与急性细菌性和病毒性肺炎相似，有呼吸道和全身性两个方面。在接触抗原 4~6 小时后出现发热、寒战、全身不适、咳嗽、呼吸困难。体格检查见急性病容，呼吸急促，重者可有发绀和咯血，两肺可闻及细湿啰音。6~24 小时后症状达高峰，然后自然缓解。一般在抗原暴露停止后几小时、几天甚至数周痊愈。少数特应性患者接触抗原后可先出现喘息、流涕等过敏反应。"农民肺"通常被认为是急性 HP 的典型代表。亚急性 HP 为频繁反复接触过敏原，症状在较长的时间里反复，逐渐出现持续的咳嗽和呼吸困难，常体重减轻，可有低热，每次发作肺部损害加重。慢性 HP 是指长期暴露于低强度抗原所致，也可以是急性或亚急性反复发作后的结果。症状包括慢性咳嗽、进行性呼吸困难、疲乏和食欲减退。最终可导致肺纤维化，蜂窝肺，慢性肺功能不全。暴露于鸟类抗原的 HP 常表现为亚急性和慢性，会有更为明显的肺纤维化。慢性型亦可由长期暴露于污染了微生物的供热或供冷系统所致。

四、辅助检查

（一）血液学检查

急性发作时，外周血检查，白细胞升高达（15~25）×10⁹/L，伴中性粒细胞增高，嗜酸性粒细胞一般不增多，不过偶可见到嗜酸性粒细胞增多达 10%。

（二）特异性抗体

除饲鸟者肺外，IgE 一般正常。丙种球蛋白可升高到 20~30g/L，伴 IgG、IgM 及 IgA 升高，急性患者类风湿因子可为阳性，偶尔血沉增快。可以有抗原特异性沉淀抗体 IgG 增高，血清中抗原特异性抗体的出现与预后没有关系，无症状的暴露者血清也存在沉淀抗体。但是一旦出现血清学抗体阳性，则是 HP 重要的预测因子。

（三）肺功能检查

急性 HP 表现为限制性通气障碍伴有弥散功能降低，无明显气道阻塞。急性期的肺功能异常是可逆的，但如果肺实质损害明显，在无症状阶段，也会有肺容量和流速的异常。慢性 HP 主要的异常是限制性通气障碍，部分患者伴有阻塞性通气功能障碍，弥散功能常是降低的。

（四）胸部影像表现

（1）X 线胸片：急性 HP 常表现为毛玻璃状渗出影、粟粒或小结节状阴影，在双肺中部及底部较明显，以后扩展为斑片状致密阴影。亚急性 HP 见不均质性阴影或小结节影，部分正常的肺组织被网状影取代。慢性 HP 肺体积变小，见条索状高密度影。

（2）胸部 HRCT：胸部 HRCT 是诊断 HP 的重要手段，急性 HP 在 HRCT 的表现似急性肺水肿，肺野密度增加，呈现弥漫性毛玻璃样的阴影，肺泡实质性阴影。亚急性 HP 主要表现为斑片状或双侧弥散分布的磨玻璃影伴边界不清的小叶中心性结节。慢性 HP 肺纤维主要表现为不规则的索条状阴影，病变以上中肺野受累多见。

（五）支气管肺泡灌洗液（BALF）

BALF 对 HP 的诊断有重要的帮助，通常 HP 患者细胞总数增加，特别是淋巴细胞增加（可占 30%~70%），其中以抑制性 T 细胞（CD8$^+$）增高为主，故常见 CD4$^+$/CD8$^+$<1。但急性期 CD4+可占主导。

（六）肺活检

通常在临床诊断困难，虽可疑 HP，但患者避免接触抗原后临床症状仍不能缓解，临床和影像学显示可能存在其他可以治疗的疾病时，需考虑实施外科肺活检。通常需要较大的组织块，所以一般胸腔镜或开胸肺活检值得推荐。但是肺活检的实施应该与风险充分权衡。

五、诊断

（1）仔细询问病史，了解患者的生活环境和爱好，症状的发作与消失是否与某种环境暴露和避免有关，寻找病因线索。

（2）症状、体征及肺功能改变，X 线变化及免疫学检查，特别是血清中发现有致敏原的特异性抗体有助于诊断。

（3）HP 的 6 个临床预测因素：暴露于已知抗原、血清抗体阳性、反复发作的症状、吸气相啰音、暴露于已知抗原后 4~8 小时出现症状、体重下降。

（4）患者在一定的环境条件下（如饲鸟、接触枯草、空调等）出现发热、咳嗽等症状以及相应影像学的改变，而再次暴露于同样的环境中反复出现以上改变者，基本可以诊断本病。如果没有确定的环境因素（或特异性抗原），诊断需要抗原的特异性抗体测定阳性和组织病理学检查。

六、鉴别诊断

HP 的症状和体征应与呼吸系统的感染性疾病鉴别，如病毒和细菌性肺炎、支原体肺炎、粟粒性肺结核，其影像学的弥漫性表现又要和多种间质性肺炎鉴别。此外还要与嗜酸性粒细胞肺浸润、闭塞性细支气管炎等疾病相鉴别。

七、治疗

（一）避免接触抗原

脱离抗原是治疗 HP 最基本、最重要的措施，很多病例在停止接触抗原后可自行缓解。

（二）糖皮质激素治疗

糖皮质激素对本病有显著的疗效，在临床上已得到广泛的应用。儿童 HP 应用糖皮质激素的依据来自成人的研究。临床症状轻微，各项检查无显著异常，日常的活动并无明显障碍，脱离或去除抗原后症状逐步好转者可以暂不使用药物，继续观察。肺部病变广泛可用激素治疗，急性 HP 泼尼松 1~2mg/（kg·d），连用 1~2 周，然后在 4~6 周逐渐减量，必要时给予大剂量冲击治疗后改口服，减量的速度根据患者的临床状况决定。亚急性或慢性型泼尼松初始剂量为 1mg/（kg·d），临床症状改善开始减量，然后逐渐减少至能维持患者正常功能状态的最低剂量，症状完全缓解可以停药。

八、预防

在高危人群中实施科普知识教育，例如农民在使用肥料前先将其弄湿，减少嗜热放线菌孢子的播散；养鸟者经常通风换气，戴口罩打扫鸟棚卫生；空调器或加湿器应经常清洗。一旦抗原证实，避免接触是最重要的防治措施。HP 的预后非常不同，主要取决于抗原的性质和患者的易感性。通常急性期患者如能得到及时正确的诊断和治疗，许多患者可以完全恢复，预后较好。亚急性和慢性一旦进展为肺纤维化，会导致呼吸衰竭及死亡，但这在疾病起病阶段无法预知。儿童的 HP 很少，多数为接触鸟类抗原，少数为接触真菌的生物气溶胶，大多数预后较好（脱离环境或使用激素），但也有死亡病例。

第十节　嗜酸性粒细胞性肺炎

一、概述

嗜酸性粒细胞性肺炎的相关名称较多，如嗜酸性粒细胞肺浸润、肺嗜酸性粒细胞增多症、肺嗜酸性粒细胞综合征等，但目前倾向于嗜酸性粒细胞性肺炎（ELD）。ELD 是指以气道和（或）肺实质嗜酸性粒细胞增多为特征的一组病因明确或尚未明确的异质性临床疾病，伴有或不伴有外周血嗜酸性粒细胞增多。ELD 并非一个独立的疾病，其疾病谱庞杂，现多采用 Allen 和 Davis 所提出的 10 种疾病归为 ELD，这类疾病包括：单纯型肺嗜酸性粒细胞增多症（SPE，或称 Loffler 综合征）、急性嗜酸性粒细胞性肺炎（AEP）、慢性嗜酸性粒细胞性肺炎（CEP）、特发性高嗜酸性粒细胞综合征（IHES）、变应性肉芽肿性血管炎（或称 CSS）、变应性支气管肺曲霉病（ABPA）、支气管中心性肉芽肿病（BG）、寄生虫感染（包括单纯型肺嗜酸性粒细胞增多症、热带型嗜酸性粒细胞增多症、内脏幼虫移行症）及药源性嗜酸性粒细胞性肺炎。

二、病因

ELD 的病因可分为已知病因和未知病因。已知病因包括寄生虫、植物花粉、真菌孢子、药物等。此类疾病的共同病理特点为肺实质和间质组织中嗜酸性粒细胞（EOS）的广泛浸润。依据 ELD 的病因及病理，目前存在许多分类方案，但尚未完全统一。

EOS 在 ELD 发病机制中所起的作用尚不十分清楚，但它的作用可能是多方面的，包括组织炎症和损伤的启动、持续和放大。EOS 受 T 辅助细胞的调控，释放大量的细胞因子、氧自由基和花生四烯酸代谢产物等，参与肺组织的损伤过程。嗜酸性粒细胞颗粒内贮存多种酶和阳离子多肽，包括嗜酸性粒细胞阳离子蛋白、主要碱性蛋白和过氧化物酶等，能激活肥大细胞脱颗粒和炎症的一系列反应。在不同疾病中，EOS 可能发挥不同的作用，引起相应的肺损伤。

三、临床表现

除了肺组织嗜酸性粒细胞增多的共同特点外，ELD 不同疾病之间缺乏密切的临床联系。ELD 临床表现缺乏特异性，常见的症状包括咳嗽、胸闷和气喘等，部分有发热，可以是急性、亚急性或慢性起病，病情轻重不一，可以是一过性轻微症状，也可出现严重呼吸衰竭致死。对伴有哮喘症状者可考虑 ABPA、BG、CSS 和 CEP，多系统受累提示 CSS 和 IHES。

四、辅助检查

（一）实验室检查

（1）嗜酸性粒细胞：一般认为，外周血嗜酸性粒细胞百分比较嗜酸性粒细胞的绝对值的准确性差，故诊断时更多采用嗜酸性粒细胞绝对值。通常将其绝对值计数（0.5~1.5）× 10^9/L 定为轻度增多，（1.5~5.0）×10^9/L 为中度增多，超过 5.0×10^9/L 为重度增多。除 AEP 外，其他 ELD 外周血多有嗜酸性粒细胞增高。BALF 中嗜酸性粒细胞增高的百分比与经肺活检获得的组织嗜酸性粒细胞数有较好相关性，故评价 BALF 中嗜酸性粒细胞增加仍用百分比。由于部分 ELD 并不伴有外周血嗜酸性粒细胞增多，BALF 可能为 ELD 提供第一线甚至是仅有的诊断指标，但对灌洗液中的细胞是来自气道还是肺泡往往难以确定。正常情况下 BALF 中嗜酸性粒细胞不超过 1%，超过 5% 被定义为嗜酸性粒细胞增多，但在 5%~25% 之间常常是非特异性的，除 ELD 外，也可见于其他间质性肺病（如特发性肺纤维化），超过 25% 被定义为重度增多，则主要见于 ELD，特别是 SPE、AEP、CEP、IHES 和 CSS 等。

（2）免疫学指标：ELD 多有血清总 IgE 水平增高，明显增高者提示抗中性粒细胞胞浆抗体（ABPA），血清 ANCA（+）提示 CSS。

（3）肺功能检测：对 ELD 的评价和鉴别诊断意义不大，在 AEP、CEP 多显示为限制性通气功能障碍，而在 ABPA、BG、CSS 常显示阻塞性通气功能障碍。

（4）肺活检：经支气管肺活检（TBLB）能显示嗜酸性粒细胞肺浸润的证据并排除感染等病变，对 ELD 的诊断有一定的帮助，但因所获取的肺组织较小且不易获得血管组织，对 ELD 的鉴别诊断作用有限。开胸或胸腔镜肺活检被认为是本类疾病诊断的金标准，对 CSS 和 BG 的确定诊断是必要的，对 AEP 和 CEP 也有帮助，但对 ABPA、IHES、寄生虫感染和药物反应多无必要，因而主要适用于经临床、影像及支气管镜检查仍不能确定诊断者。

（二）影像学检查

胸部 X 线表现可为肺部片状或云雾状的浸润性阴影，虽然没有特异性，但有些特征性的表现特别是 HRCT 有可能提示某些特异的诊断，如短暂的游走性浸润提示 SPE。广泛的双肺外侧浸润影提示 CEP，近端支气管扩张和分支样黏液栓影提示 ABPA。

五、诊断

ELD 并非一种独立的疾病，通常认为当患者出现下列任何情况之一均可诊断为 ELD：①肺部阴影伴外周血嗜酸性粒细胞增多；②开胸或胸腔镜肺活检（SLB）或经支气管镜肺活检（TBLB）证实组织中嗜酸性粒细胞增多；③支气管肺泡灌洗液（BALF）嗜酸性粒细胞增多。

ELD 的诊断多以常规实验室检查时发现外周血嗜酸性粒细胞增多为本病的诊断提供线索。外周血嗜酸性粒细胞不高不能否定 ELD 的诊断。绝大多数 ELD 常伴有外周血嗜酸性粒细胞增多，较容易考虑到该诊断。但应当注意，外周血嗜酸性粒细胞可因糖皮质激素的应用促使嗜酸性粒细胞转移到组织或凋亡，而在几小时内从血流中消失，因此在外周血常规及细胞分类检查前应用糖皮质激素可能会导致 ELD 的漏诊。此外，AEP 病初外周血嗜酸性粒细胞多不增高，这与其他嗜酸性粒细胞性肺炎不同，应当特别注意以避免漏诊。

六、鉴别诊断

（一）过敏性肺炎

过敏性肺炎有多种致病原，其中以放线菌最常见。临床主要表现为干咳、呼吸困难、发热、寒战。外周血 EOS、血清 IgE 均正常；镜检正常；胸部 X 线检查表现为斑点状或弥散性浸润。

（二）韦格纳肉芽肿

病变主要累及上、下呼吸道和肾脏，较少累及胃肠道、神经、心脏组织，而肺变应性肉芽肿性血管炎也常累及上呼吸道。典型的肺部侵犯表现为多发性、双侧性、结节性空腔浸润。肾脏受累是韦格纳肉芽肿的一个最重要的临床特征，典型病理改变为小动静脉的坏死性血管炎伴血管内或血管外肉芽肿形成。

七、治疗

Loffler 综合征可不治自愈，ABPA、AEP、CEP、IHES 的治疗仍主要是糖皮质激素，CSS 推荐使用糖皮质激素和免疫抑制剂，真菌感染予抗真菌治疗，丝虫感染可给予乙胺嗪等抗丝虫药物治疗。

八、预防

避免环境暴露，积极锻炼肺功能，定期随访。

第十一节 慢性肺炎

一、概述

儿童急性肺炎经过及时治疗，一般 1~2 周即可完全恢复，发展成慢性肺炎的很少见。凡肺炎病程超过 3 个月者称为慢性肺炎。近年来小儿急性肺炎病死率降低，但重症肺炎患儿未彻底恢复、复发和演变成慢性肺炎者并不少见。因此，及时防治慢性肺炎非常重要。

二、病因

慢性肺炎的形成常常与一些促成因素有关。常见的有：①营养不良、佝偻病、先天性心脏病及肺结核患儿患肺炎时；②病毒感染引起的间质性肺炎，如腺病毒、麻疹合并腺病毒感染等；③某些位于支气管深部的异物，特别是缺乏刺激性而不产生初期急性发热的异物，可被忽视而长期存留在肺部，形成慢性肺炎；④反复发生的上感、支气管炎、鼻窦炎、胃食管反流、气管食管瘘等；⑤原发性和继发性免疫缺陷患儿；⑥原发或继发的气道上皮纤毛形态与功能异常，如先天性纤毛不动症等；⑦支气管肺发育异常、支气管扩张等。

慢性肺炎的病变可侵及各级支气管、肺泡、间质组织和血管。由于肺部炎症持续存在，使支气管壁弹力纤维破坏，终因纤维化而致管腔狭窄。同时，由于分泌物堵塞管腔而发生肺不张，终致支气管扩张。由于支气管壁及肺泡间壁的破坏，空气经过淋巴管散布，进入组织间隙，可形成间质性肺气肿。局部血管及淋巴管也发生增生性炎症，使管壁增厚，管腔狭窄。

慢性肺炎的发生与患儿呼吸道防御功能、机体免疫功能下降及病原体的致病性有关。当患者呼吸道防御功能出现异常时，如先天性支气管狭窄、支气管软化、气管性支气管、支气管桥、支气管扩张、原发性纤毛运动障碍纤毛结构或功能障碍及囊性纤维性变时，患儿气道清除功能出现异常，呼吸道分泌物不易排出气道，容易引起肺部炎症。当肺部出现炎症时，气道分泌物增多，痰液及病原体不易从呼吸道排除而滞留在气道内，使炎症持续存在，引起慢性肺炎。另外，当患者机体免疫功能低下时，容易感染条件致病菌如不动杆菌属、阴沟杆菌、假单胞菌属、真菌等条件致病菌感染，由于这些细菌多重耐药，治疗困难，导致病情迁延。

三、临床表现

慢性肺炎的特点是周期性的复发和恶化，呈波浪形经过。由于病变的时期、年龄和个体的不同，症状多种多样。在静止期体温正常，无明显体征，几乎没有咳嗽，但在跑步和上楼时容易气喘。在恶化期常伴有肺功能不全，出现发绀和呼吸困难，并由于肺活量和呼吸储备减少及屏气时间缩短等，引起过度通气的外呼吸功能障碍。恶化后好转很缓慢，经常咳痰，甚至出现面部水肿、发绀、胸廓变形和杵状指（趾）。由于肺气肿、肺功能不全而引起肺循环阻力增高，肺动脉压力增高，右心负担加重，可发生肺源性心脏病。还可能有肝功能障碍。

不同病因引起的慢性肺炎其临床表现有所不同。支气管异物引起的慢性肺炎常表现为同一部位的慢性化脓性感染，可伴有肺气肿、肺不张。支气管扩张表现为长期咳嗽、咳脓痰，慢性化脓性肺部感染，肺部固定湿性啰音，杵状指（趾）。对于患慢性化脓性肺炎的儿童，应疑有支气管扩张。杵状指（趾）的存在对支气管扩张有提示性，但病程短或较局限的支气管扩张可无杵状指（趾），易误诊。CT 检查在肺实变阴影内看到扩张的支气管征象可明确诊断。先天性肺发育异常如肺隔离症、肺囊肿等，这些畸形常在合并肺炎时发现，表现为肺炎治疗后，发热、咳嗽、咳痰等临床症状被控制，而肺部固定阴影不能完全吸收，或同一肺叶反复感染。原发性纤毛运动障碍纤毛结构功能障碍时，呼吸道黏液清除障碍，病原微生物潴留于呼吸道，导致感染迁延不愈或反复肺部感染。临床特点是痰多，可伴有喘息，由于整个呼吸道黏膜均受累，还表现为慢性化脓性鼻炎、鼻窦炎、慢性分泌性中耳炎。诊断依赖纤毛活检电镜观察。Kartagener 综合征患儿除上述表现外，还可有内脏错位、先天性心脏病、脑积水、食管闭锁等畸形。如果患儿有内脏转位、支气管扩张、鼻窦炎三联征，可临床诊断 Kartagener 综合征。免疫缺陷病患儿易发生真菌或其他条件致病菌的感染，这些病原体感染常引起慢性化脓性肺炎，如曲霉菌、念珠菌、奴卡菌等感染。如果患儿既往或同时伴有皮肤、消化道等部位感染，更应高度怀疑免疫缺陷病，应进行免疫功能检测，包括 IgG、IgA、IgM、IgE 和 T 细胞亚类、IgG 亚类、补体水平和吞噬细胞功能等。

四、辅助检查

（一）影像学检查

X 线胸片：慢性肺炎均需要做胸片检查，以观察肺部病变情况。胸片可显示两肺炎症性变化。部分患者中下野及肺门区肺纹理可呈蜂窝状，出现小泡性肺气肿，随病变的发展还可发生支气管扩张、后期可出现右心室肥大及肺动脉段突出等肺源性心脏病的 X 线征象。胸部 CT 能检出常规胸片分辨困难的病变，如大片实变影、肿块、结节、胸膜病变和包裹积液的性质和部位。气道重塑检查：怀疑支气管肺发育异常如支气管桥、支气管狭窄，支气管肺发育不良以及气管异物等，可以做气道重塑检查。对血管畸形引起的气道狭窄如双主动脉弓、右位主动脉弓、肺动脉吊带等，64 排螺旋 CT 可以明确诊断。磁共振成像（MRI）对软组织有很高分辨率，肺部或胸膜有团块状影时，可以做该项检查。

（二）病原学检查

准确的病原学诊断对慢性肺炎来讲比治疗更重要。病原学检查包括痰培养、血培养、病原体抗体检查及 PCR 检查等。由于呼吸道标本无法做到无菌，因此，除呼吸道标本外，应常规做血培养。另外，呼吸道分泌物细菌学培养不仅存在假阴性，更存在假阳性问题，判断结果时，还要参考细菌浓度，尤需重视半定量培养。呼吸道分泌物中分离到的表皮葡萄球菌、微球菌、肠球菌、念珠菌和厌氧菌的临床意义不明确，要注意分析，必要时可以经支气管镜气道防污染采标本技术。不动杆菌、金葡菌、铜绿假单胞菌、肠杆菌、单胞菌、军团菌、真菌、腺病毒、麻疹病毒和结核分枝杆菌是引起慢性肺炎的重要病原体，要重视这些特殊病原体的检查。

（三）支气管镜检查术

如同一部位反复肺炎，伴肺气肿、肺不张或肺部病变持续存在，要行支气管镜检查术，以观察是否存在支气管异物、痰液栓塞、支气管内膜炎等病变。还可进行局部灌洗，取得灌洗液作涂片革兰染色或细菌培养，对协助诊断及治疗均有帮助。支气管黏膜活检有助于纤毛功能障碍的诊断。

（四）其他

（1）免疫功能检查：慢性肺炎患者常常存在免疫功能缺陷，要进行免疫功能检查，包括细胞免疫和体液免疫。另外，要重视一些少见的引起慢性肺炎的免疫缺陷病如慢性肉芽肿病、γ-INF 受体缺陷病等，必要时做基因测定。

（2）纤毛功能测定：可以做糖精试验、纤毛活检电镜检查。

（3）对慢性吸入吞咽功能障碍患儿或怀疑由慢性误吸引起的肺炎，可以做食管钡餐检查，或进行胃食管 pH 监测，可以明确诊断。

五、诊断

慢性肺炎患者常常有基础疾病或促成因素，患者病史长，详细询问病史对诊断及治疗有很大的帮助。如患儿反复同一部位肺炎，要考虑是否局部气道功能有问题，如深部支气管异物、支气管扩张、先天性支气管—肺发育异常、支气管黏膜结核等，可进行 CT、气道重塑检查，必要时可行支气管镜检查。如是多部位肺炎，要注意真菌感染、结核病、免疫功能缺陷等。如慢性肺炎伴痰多，时有喘息，有慢性化脓性鼻炎、鼻窦炎、慢性分泌性中耳炎等，要注意有纤毛功能障碍，可进行糖精试验以评估鼻黏膜黏液纤毛传输系统功能或进行纤毛活检电镜观察。若慢性肺炎治疗后，发热、咳嗽、咳痰等临床症状被控制，而肺部固定阴影不能完全吸收，注意先天性肺发育异常，如肺隔离症、肺囊肿等。患儿除慢性肺炎外，有全身多部位的反复化脓性感染，多为葡萄球菌、大肠埃希菌、沙门菌属、白色念珠菌、放线菌等，要注意慢性肉芽肿病。

六、鉴别诊断

（一）肺结核

慢性肺炎要特别注意与结核病鉴别。反复发生上、下呼吸道感染或传染病后肺部感染迁延不愈时，要注意排除肺结核。追问结核病接触史、结核菌素试验和 X 线检查，肺门及气管旁淋巴结肿大，可协助诊断。

（二）机化性肺炎伴闭塞性细支气管炎

胸部 X 线片或 CT 可表现为双肺多发斑片浸润影，也可表现为肺外周实变影，或孤立性肺部阴影，实变区内有支气管充气影，易误诊为慢性肺炎。本病一般为干咳无痰，高热不明显，听诊肺部有 Velero 啰音，肺功能呈轻—中度限制性通气功能障碍，肺部影像学变化随时间变化不大。肺活检是诊断的金标准。

（三）慢性嗜酸性粒细胞性肺炎

表现为长期发热、咳嗽，肺部外周实变影。但患儿外周血及痰中可有嗜酸性粒细胞升高，无嗜酸性粒细胞升高者易误诊为感染性肺炎，必要时肺活检鉴别。

（四）急性或慢性过敏性肺泡炎

本病因反复少量或持续吸入抗原引起。起病隐匿，表现为长期发热、咳嗽，与感染性肺炎相似，但肺部 CT 表现为网状或网结节阴影，常伴有呼吸困难，肺功能多呈限制性通气功能障碍，一些因素可影响肺炎的吸收消散，如有菌血症、多叶病变时，肺炎吸收缓慢。特异性过敏原检查阳性或吸入特异性过敏原后，临床症状及检查阳性结果再现可明确诊断。

（五）肺肿瘤

如恶性淋巴瘤，可表现为迁延性甚至慢性肺部浸润，但常伴有肝脾大或肾脏损害。

（六）其他

一些病原体肺炎如军团菌、支原体肺炎，部分病变吸收很缓慢。如果有病原学依据，经治疗后症状消失，浸润阴影逐渐吸收，无上述机体因素等原因，可考虑为不易吸收消散的肺炎，进一步动态观察。

七、治疗

对本症的治疗需坚持长期综合措施。

（一）一般处理

包括室内通风换气，保持空气新鲜。如有低氧血症，给予吸氧。积极预防呼吸道感染。加强支持治疗，供给富有营养及维生素的饮食。

（二）去除病灶

积极治疗营养不良及佝偻病。治疗鼻窦炎、支气管扩张，增强免疫支持治疗。

（三）抗生素

要正确合理地使用抗生素。可根据痰培养及药物敏感试验的结果选择抗生素。无痰患者可用雾化吸入诱导痰排除。在细菌未分离出以前，可按经验选用抗生素。慢性肺炎病程长，以院内获得性肺炎为主，病原菌多为革兰阴性菌，如铜绿假单胞菌、阴沟杆菌、克雷白杆菌、大肠埃希菌、变形杆菌等，球菌中耐药金葡菌、表皮葡萄球菌及肠球菌也不少见。另外，慢性肺炎常常是混合感染，在治疗时应考虑广谱及联合用药。多种抗生素不敏感时要考虑非细菌感染，如真菌、病毒等。

对于支气管扩张症患者可以应用小剂量大环内酯类药物。近年来研究显示小剂量大环内酯类抗生素可抑制气道上皮黏蛋白的产生，抑制中性粒细胞在气道黏膜的聚积以及气道上皮的黏液分泌，抑制生物被膜形成。有研究显示支气管扩张患者连续应用12个月小剂量红霉素，可显著减少肺部症状加重。

（四）其他

激素可以促进病灶吸收，抑制增生，但长期大剂量应用则抑制免疫功能，故仅可酌情短暂使用。有免疫缺陷的患儿可采用免疫促进疗法，根据具体情况分别选用人血丙种球蛋白、转移因子、胸腺素或中药治疗，必要时可采用骨髓移植以重建免疫功能。

八、预防

儿童慢性肺炎的预后大多与基础疾病有关，去除基础疾病后，许多慢性肺炎可以痊愈。因此，要积极寻找、治疗基础疾病。婴幼儿时期要加强锻炼、注意营养均衡。预防麻疹、百日咳、流感和腺病毒感染，有免疫缺陷的患儿可采用免疫促进疗法。急性肺炎病理的恢复比临床恢复晚。因此，在重症肺炎的恢复期应进行理疗和体操，并于出院后随访和继续治疗，直至彻底痊愈为止。对慢性鼻窦炎及反复发生的支气管炎，也应积极防治。

（刘淑芳）

第十章　神经系统疾病

第一节　小儿神经系统解剖生理特点和检查方法

小儿中枢神经系统（CNS）处于一个逐渐发育和不断成熟的过程中。小儿中枢神经系统在解剖、生理、疾病表现和疾病类型及检查、定位、定性诊断等诸多方面，与成人相比，存在着较大差别。有的表现如伸直性跖反射，在成人或年长儿中属病理性，但在婴幼儿中却是一种暂时的生理现象。临床各种辅助检查中，年龄越小，与成人表现的差异越大。在小儿神经系统的检查与评价中，都不能脱离相应年龄阶段的正常神经生理学特征。

一、小儿神经系统解剖生理特点

胚胎期神经系统发育最早，胚胎 5 周即形成前脑、中脑、后脑，胚胎 10~18 周脑细胞（神经元）大量增殖。胚胎 10~18 周是神经元进行增殖的旺盛时期，增殖的神经元移行至大脑皮质、基底神经节和小脑。胚胎 4 个月时大脑两半球和主要沟回初步形成。胚胎 24~32 周时，侧脑室室管膜下的白质和尾状核处有一未成熟的血管生发层。出生后前 3 个月，大脑皮质发育特别迅速（快速期），神经元"一次性"分化完成。足月儿出生时脑的平均重量为 370g，占体重的（1/9~1/8），脑裂较浅，脑回皮质较薄，细胞分化不成熟，灰质与白质分界不明显。6 个月时脑重 700g，为出生时的 2 倍，各脑沟回发育成熟，并形成功能中枢。7~9 个月时大脑神经元发育成 6 层，即带状层、外颗粒层、锥体细胞层、内颗粒层、节细胞层及多细胞层。1 周岁时脑重达 900g，为出生时的 3 倍。3 岁时脑重 1263g，神经元分化最后完成。7 岁时大脑神经元数量几乎达成人水平，即 100 亿~200 亿个。12 岁时脑重 1350g。成人脑重 1400~1500g，相当于体重的（1/40~1/35）。小脑发育较早，胚胎 30 周时达高峰，出生时 50g，15 个月时达成人水平，而大脑在 15 个月时仅为成人大脑的 65%。

在胎儿时期，某些病因可影响神经元的增殖、移行和凋亡等过程，导致脑发育不良，智力低下；神经元破坏较多，则痴呆。神经元的树突在婴儿期不发达，8 岁时已接近成人。髓鞘的形成在神经系统中是不同的，生后 3 个月开始形成，周围神经元于 1~3 岁开始形成髓鞘，完成髓鞘化，皮质的髓鞘化最晚。在婴幼儿期，外界刺激引起的神经冲动传入大脑时，易于泛化，故患各种中枢神经系统疾病时，均易发生惊厥。

新生儿的锥体系和新纹状体发育不完善，运动主要由锥体外系、丘脑和苍白球系统调控，有意识的精细动作不健全，具有不自主运动多、蠕虫样缓慢动作以及肌张力高等特点。锥体束在胎儿 5~6 个月开始发育，2 岁左右完成。

新生儿脊髓已发育较好。脊髓的发育没有脊柱快，新生儿脊髓末端位于腰 3~4 水平，至 4 岁时退至腰 1~3 水平。腰穿时应注意这一解剖特点，以免损伤脊髓末端。

正常新生儿出生时已具备觅食反射、吸吮反射、吞咽反射、拥抱反射、握持反射等非条件反射和许多反射活动。出生后通过训练和教育，不断建立各种条件反射。3~4 个月开始形成兴奋性和抑制性条件反射，3 岁后抑制性条件反射才成熟。

二、小儿神经系统检查

新生儿、婴儿的检查应在觉醒状态，非饥饿、非吃奶时进行。在对幼儿和儿童检查时，应尽量争取合作，尽量一次性完成。

（一）意识状态

意识清醒时，正常婴儿对外界反应良好。睡觉时，用语言或痛觉刺激能引起觉醒反应。儿童应具有时间、地点、人物的定向力。

意识障碍：根据小儿对各种刺激的反应来判断意识状态有无障碍，小儿意识障碍程度分为意识模糊或浑浊、嗜睡、昏睡、昏迷（浅昏迷和深昏迷）。

应注意儿童的意识状态是否安静、兴奋、激惹、多动、紧张、焦虑；情感是否欣快、低落或淡漠；情绪是否欢乐、忧愁；认识、思维、注意力、记忆力及行为是否正常。此外，还应注意面部表情、眼神、哭声等情况。

（二）头颅

注意儿童的头颅大小是否正常。头颅形状一般为圆形、对称。头围可粗略反映颅内组织容量。头围过大时要注意佝偻病、脑积水、硬膜下血肿、呆小症、巨脑症等。头围过小时应警惕脑发育停滞或脑萎缩。注意囟门大小和颅骨缝闭合情况，前囟突出、紧张提示脑膜炎、脑炎、颅内高压。囟门增大伴膨隆、张力增高以及颅缝开裂等均提示颅内压增高。前囟凹陷提示脱水、消瘦。囟门过早闭合见于小头畸形。

（三）面容、五官及皮肤

某些面容和五官异常与神经系统疾病有密切关系。如先天愚型有特殊面容（面部圆平，眼裂小而上斜，眼距宽，口小伸舌，耳位低下，面容愚钝等）。呆小症也有特殊面容（眼睑浮肿，眼裂小，鼻梁平而宽，鼻翼肥大，唇厚，舌大伸出等）。某些神经系统疾病可伴有特征性皮肤损害。包括皮肤色素脱失斑、面部皮脂腺瘤、皮肤牛奶咖啡斑或面部血管痣等。

（四）颅神经检查

1. 嗅神经

反复观察对香水、薄荷或某些不适气味的反应。嗅神经损伤常见于先天性节细胞发育不良或额叶、颅底病变者。

2. 视神经

主要检查视力、视野和眼底。

（1）视力：未成熟儿已能对强光表现皱眉或不安。3 个月婴儿开始用双眼注视并跟随移动中的物体。

（2）视野：对年长儿可直接用视野计。对婴幼儿，检查者可站在婴儿背后，或与其面对面地将色彩鲜艳玩具或白色视标，由侧面远端缓慢移入视野内，注意婴儿眼和头是否转向玩具，并以检查者自己视野做比较，粗测有无视野异常。

（3）眼底：检查婴幼儿眼底较困难，必要时扩瞳后进行。正常新生儿因血管少而视盘颜色较白，不要误认为视神经萎缩。慢性颅内高压时可见视盘水肿和视网膜静脉淤血。

3. 动眼神经、滑车神经和展神经

观察有无眼睑下垂、眼球震颤、斜视等。检查眼球向上、向下和向两侧的眼外肌运动。注意瞳孔大小及形状，以及对光反射、会聚和调节反应等。

4. 三叉神经

注意张口时下颌有无偏斜，咀嚼时扪两侧咬肌及颞肌收缩力以判断其运动支功能。观察额、面部皮肤对痛刺激的反应，并用棉花絮轻触角膜检查角膜反射以了解感觉支功能。

5. 面神经

观察随意运动或表情运动（如哭或笑）中双侧面部是否对称。周围性面神经麻痹时，患侧上、下面肌同时受累，表现为病变侧不能皱额、眼睑不能闭合、鼻唇沟变浅和口角向健侧歪斜。中枢性面瘫时，病变对侧鼻唇沟变浅和口角向病变侧歪斜，但无皱额和眼睑闭合功能的丧失。

6. 前庭蜗神经

包括听神经、前庭神经和耳蜗神经。观察小儿对突然声响或语声的反应以了解有无听力损害。突然声响可引发新生儿惊跳或哭叫。3个月起婴儿头可转向声源方向。对可疑患儿，应安排特殊听力测验。可选用旋转试验或冷水试验测定前庭功能。旋转试验时，检查者面对面地将婴儿平举，并原地旋转4~5圈，休息5~10min后用相同方法向另一侧旋转。冷水试验时，检查者以冷水（2~4mL）灌注外耳道。此法可测定单侧前庭功能，其结果较旋转试验准确。正常小儿在旋转中或冷水灌注后均出现眼震，前庭神经病变时则不能将眼震引出。

7. 舌咽神经和迷走神经

舌咽神经损害引起咽后壁感觉减退和咽反射消失。临床常合并迷走神经损害，共同表现为吞咽困难、声音嘶哑、呼吸困难及鼻音等。由于受双侧皮质支配，单侧核上性病变时可无明显症状。

8. 副神经

检查胸锁乳突肌和斜方肌的肌力、肌容积。病变时患侧肩部变低，耸肩、向对侧转头力减弱。

9. 舌下神经

其主要作用是将舌伸出。一侧中枢性舌下神经麻痹时，伸舌偏向对侧，即舌肌麻痹侧；而一侧周围性舌下神经瘫痪时，伸舌偏向麻痹侧，且伴舌肌萎缩与肌纤维颤动。

（五）脊柱

注意有无畸形，如颈短、胸腰部前突、后突、侧突，腰骶部脊柱裂，脊膜膨出，腰骶部皮肤隐窝等。

（六）运动功能

1. 肌容积

观察或触摸肌肉，主要有无肌肉萎缩或假性肥大，是否对称。

2. 肌张力

指安静情况下的肌肉紧张度。检查时触摸肌肉硬度并做被动运动以体会肌紧张度与阻力。肌张力增高多见于上运动神经元性损害和锥体外系病变，但注意半岁内正常婴儿肌张力也可稍增高。下运动神经元或肌肉疾病时肌张力降低，肌肉松软，甚至关节可以过伸。

3. 肌力

是指肌肉做主动收缩时的力量。一般把肌力分为0~5级。0级：完全瘫痪，无任何肌收缩活动。1级：可见轻微肌收缩但无肢体移动。2级：肢体能在床上移动但不能抬起.3级：肢体能抬离床面但不能对抗阻力。4级：能做部分对抗阻力的运动。5级：正常肌力。

4. 共济运动

可观察婴儿手拿玩具的动作是否准确。年长儿能和成人一样完成指鼻、闭目站立、跟膝胫试验和轮替运动等检查。当患儿存在肌无力或不自主运动时，也会出现随意运动的不协调，不要误认为共济失调。

5. 姿势和步态

姿势和步态与肌力、肌张力、深感觉、小脑以及前庭功能都有密切关系。观察小儿各种运动中姿势有何异常。常见的异常步态有：偏瘫步态、剪刀步态、小脑步态、慌张步态、跨越步态、鸭步、癔症步态、舞蹈样步态等。

6. 不自主运动

主要见于锥体外系疾病，常表现为舞蹈样运动、扭转痉挛、手足徐动症或一组肌群的抽动等。每遇情绪紧张或进行主动运动时加剧，入睡后消失。

（七）感觉

1. 浅感觉

包括痛觉、触觉和温度觉。痛觉正常者可免去温度觉测试。

2. 深感觉

位置觉、音叉震动觉。

3. 皮质感觉

闭目状态下测试两点鉴别觉，或闭目中用手辨别常用物体的大小、形态或轻重等。

4. 感觉障碍

感觉障碍类型：感觉减弱或迟钝、感觉缺失或丧失、感觉过敏、感觉过度、感觉分离、感觉倒位、感觉异常（如麻木、热等）以及各种痛觉等。

（八）反射

小儿的反射检查可分为两大类，第一类为终身存在的反射，即浅反射及腱反射；第二类为暂时性反射或称原始反射。

1. 浅反射和腱反射

（1）浅反射：为皮肤黏膜受刺激引起的一类保护性肌肉收缩反应。锥体束损伤时，浅反射消失，红核病变时则亢进。新生儿缺乏浅反射，半岁时可存在。浅反射有：腹壁反射、提睾反射、肛门反射、足跖反射、角膜反射、咽腭反射。

（2）腱反射：为肌腱肌膜的牵张反射。上肢有肱二头肌反射、肱三头肌反射、屈肢反射、桡骨膜反射、尺骨膜反射。下肢有膝反射、股二头肌反射、踝反射。腱反射亢进患者可出现阵挛，如髌阵挛、踝阵挛，多为锥体束病变所致。腱反射减弱或消失提示神经、肌肉、神经肌肉接合处或小脑疾病。恒定的一侧性反射缺失或亢进在临床上有定位意义。

2. 婴儿时期暂时性反射

生后前几个月的婴儿存在许多暂时性反射。随年龄增大，各自在一定的年龄期消失。当它们在应该出现的时间内不出现，或该消失的时间不消失，或两侧持续地不对称都提示神经系统异常。

3. 病理反射

脊髓、脑干的低级运动中枢失去上级中枢抑制性控制作用而出现的功能反射，是锥体束损害的可靠证据，但不能反映损害程度。包括巴宾斯基（Babinski）征、查多克（Chaddock）征、戈登（Gordon）征和奥本海姆（Oppenheim）征等，检查和判断方法同成人。然而，正常 2 岁以下婴幼儿可呈现阳性巴宾斯基征，多表现为足母趾背伸但少有其他脚趾的扇形分开。检查者用拇指紧压婴儿足底也可引出同样阳性反应。若该反射恒定不对称或 2 岁后继续阳性，提示锥体束损害。

4. 脑膜刺激征

脑、脊髓炎症和受损时出现。包括颈项强直、屈髋伸膝试验（Kernig 征）和抬颈试验（Brudzinski 征）。检查方法同成人。婴儿可有前囟突出和（或）紧张。

（九）自主神经功能检查

包括体温（T）、呼吸（R）、脉搏（P）、血压（BP）等生命体征检查。

三、小儿神经系统疾病辅助检查

（一）脑脊液检查

腰椎穿刺取脑脊液（CSF）检查，是诊断颅内感染和蛛网膜下腔出血的重要依据。CSF 检查主要包括 CSF 的外观、压力、常规、生化和病原学检查等。对严重颅内压增高的患儿，在未有效降低颅内压之前进行腰椎穿刺抽取脑脊液有诱发脑疝的危险，应特别谨慎。

（二）脑电图和神经电生理检查

1. 脑电图（EEG）

是对大脑皮质神经元电生理功能的检查，记录脑细胞群的自发性、节律性电活动。当大脑出现病理改变时，脑电图可出现变化。脑电图检查临床主要用于以下几个方面：①惊厥疾病的鉴别诊断。②意识障碍的鉴别诊断。③癫痫的诊断和类型判断并观察治疗效果。④颅内病灶的发现和定位。⑤智力障碍、精神行为异常、睡眠障碍的鉴别诊断。脑外疾病也可影响脑电图，如各种感染、中毒、缺氧、代谢紊乱等，不能单凭 EEG 判定病变性质。

小儿 EEG 基本特点：小儿的脑电活动随年龄增长不断成熟和变化。频率由慢变快，由不规则变规则，由不对称变对称，波幅由低至高，再由高至正常成人样，由不稳定到稳定。

小儿常规 EEG 主要观察：①有无棘波、尖波、棘-慢复合波等癫痫样波以及它们在不同脑区的分布；②清醒和睡眠时记录的背景脑电活动是否正常。记录时间不足 20min、未做睡眠中记录是导致结论假阴性的主要因素。

小儿动态 EEG（AEEG）：连续进行 24h 或更长时间 EEG 记录。因增加描记时间而提高异常阳性率。可以完整记录自然觉醒-睡眠周期，更有助癫痫诊断和分型。

录像监测脑电图（video-EEG，VEEG）：在记录 EEG 的同时，对小儿活动进行录像。主要用于对发作性质的鉴别和对癫痫类型的判断，可排除各类非癫痫性发作。对确定为癫痫发作的患者，可进一步判断其发作类型，尤其是新生儿惊厥、临床发作不典型者，此时可借助 VEEG 诊断。

2. 诱发电位

诱发电位是患儿对某些特定的人为刺激（声、光、电等）所产生的反应性电位。诱发电位信号一般比自发脑电活动微弱得多，用普通脑电图技术难以记录下来，主要是采用叠加和平均技术获得的。包括：①脑干听觉诱发电位：用耳机发出一定频率和强度的声音来刺激患儿。因不受镇静剂、睡眠和意识障碍等因素影响，可用于不合作儿童的听力筛查，以及昏迷患儿的脑干功能评价。②视觉诱发电位：根据刺激方式的不同可分为闪光视觉诱发电位和模式翻转诱发电位。视觉诱发电位临床上主要用于诊断视神经炎、多发性硬化（视神经脊髓炎）、肿瘤压迫视神经通路、弥漫性神经系统病变及皮质盲或枕叶病变。也可用于测定幼儿视敏感、视野、弱视等。③体感诱发电位：一般是在外周神经干附近给予皮肤脉冲电流刺激，可根据运动阈值或 1~3 倍的感觉阈值确定刺激强度。常用电刺激腕正中神经或踝胫后神经，沿体表可记录到特定的诱发电位波形。体感诱发电位临床上多用于诊断周围神经损伤及脊髓病变。当脑干及丘脑病变累及内侧丘脑系统时，也可引起体感诱发电位异常。多发性硬化、神经系统弥漫性病变及遗传代谢病时也可表现异常。④事件相关电位：是长潜伏期诱发电位。其产生不受刺激的物理特性影响，而与被试者对刺激的认知过程有关，是人们对事件进行心理加工时在头皮上记录到的一系列脑电位。刺激方式可采用听觉、视觉或体感刺激。测试时要求被试者对靶刺激做出反应，对刺激信号进行记忆、辨认及判断等。具有客观性强、无创伤、可重复等特点，可用于临床神经精神学领域，探讨中枢神经系统功能性或器质性病变对脑高级皮质认知的影响。

3. 周围神经传导功能

习称神经传导速度。帮助弄清被测周围神经有无损害、损害性质（髓鞘或轴索损害）和严重程度。当病变神经中有 10% 以上原纤维保持正常时，测试结果可能正常。

4. 肌电图（EMG）

EMG 是肌肉在静止状态、主动收缩和周围神经受刺激时电位变化的记录。对神经肌肉疾病的诊断有一定的帮助，可鉴别原发性肌病、神经源性肌病。

正常肌电位：正常肌肉在松弛时无电活动，示波屏上显示一条水平直线。当肌肉轻度收缩时，产生单个的运动单位电位，波形可能为单相或双相，波幅 100~200μV 运动单位，电位的平均时程为 6~15ms，随小儿年龄增加而增加。

异常肌电位：①静止时可表现为肌纤维颤动电位、正相电位、肌束颤动电位、群放电位。②插入电位异常。③肌肉收缩时的异常电活动。

（三）神经影像学检查

由于影像学发展迅速，对小儿脑的正常发育以及中枢神经系统中很多疾病的诊断有了长足的进步，以往那些有创性及危险性较大的检查方法如脑室造影、气脑造影等已不再应用，而被超声、计算机断层扫描（CT）及磁共振成像（MRI）代替。X射线脑血管造影及数字减影血管造影（DSA）也因无创性的磁共振血管成像（MRA）以及螺旋CT的问世而用得越来越少了。至于选用哪种影像学方法，则应根据每种影像学方法的特点、疾病性质、病变部位和患儿情况决定，以便最快捷地做出准确诊断。

1. 头颅X射线平片

为颅骨最基本的影像学检查方法，常摄后前位片。目前用于显示颅骨骨折、肿瘤骨转移、网状内皮系统疾病、某些代谢性疾病、骨纤维异常增殖病及畸形性骨炎等疾病的颅骨改变。应注意辨别正常颅骨缝、血管沟及骨折线。

2. 脑超声波检查

对于囟门未闭的婴幼儿，可用于观察脑内结构，了解有无先天性脑发育畸形、缺氧脑损伤等病变，但其空间分辨率受限。经颅多普勒超声检查，通过测定颈部及颅内动脉血流速度的变化，分析其血流动力学的病理意义，有助于了解头颈部血管病变的情况，监测动脉痉挛及脑血流中的微栓子。

利用脉冲超声波比较头颅左右两侧至颅脑中线有无偏移，以便于判断有无颅内占位性病变。优点是方法简便、迅速，患儿无痛苦，可作为判断幕上有无占位性病变的辅助检查方法。脑B型超声还可观察脑室大小的变化及脑发育有无畸形。由于超声显像不够满意，所以硬膜下积液、硬膜外血肿等可能看不清。年龄稍大婴儿的颞叶、枕叶及小脑幕下结构，离探头较远，在超声图像所能显示的范围之外，图像也不清楚。

3. 脑血管造影

是通过颈内动脉、颈动脉或颈外动脉进行的DSA造影，显示相应的动脉及其分支的血管分布、管腔管径、周围供血以及静脉回流情况。用于诊断及评价脑血管病、动脉瘤、动静脉畸形等血管病变以及脑肿瘤的血供情况。同时也可对上述某些疾病进行介入治疗。

4. 颅脑计算机断层扫描（CT）

可显示不同层面脑组织、脑室系统、脑池和颅骨等结构形态。CT能较好显示病变中的钙化影和出血灶，但对脑组织分辨率不如MRI高，且对后颅窝、脊髓病变因受骨影干扰难以清楚辨认。①颅脑CT平扫，用于急诊颅外伤的患者，判断有无颅骨骨折以及有无合并脑组织损伤；急诊脑血管病的患者，辨别有无脑出血、脑梗死及急性蛛网膜下腔出血；含有钙化、骨化的颅脑病变的诊断。②增强CT，用于清晰显示CT平扫可见的及未见的病灶，评估颅内病变、血脑屏障破坏程度以及颅脑肿瘤血供情况及定性诊断。

5. CT脑灌注成像

是通过静脉团注水溶性碘剂，对选定层面进行快速动态扫描成像，以层面内每一个像素的增强率计算其灌注值，并以灰阶或伪彩色显示，形成组织灌注的定量或半定量图像的一种方法。测量局部脑组织的血液灌注量的指标有：脑血容量、脑血流量、平均通过时间、达峰时间等。

6. 颅脑磁共振成像（MRI）

常用 SE 序列 T_1WI 及 FSE 序列 T_2WI，水抑制成像（FLAIR）也较常用，也可采用 IR 或 GT_2 序列。一般层厚 6~8mm，扫描垂体或听神经病变选用 2~3mm 层厚。增强扫描时，通过静脉团注入 GD-DT-PA。选择性使用脂肪抑制技术。①MRI 平扫，适用于绝大多数的颅脑内病变的显示及诊断。MRI 显示大脑灰白质对比度优于 CT。高分辨率的 MRI 影像更接近于人体病理切片所示。②增强 MRI，用于鉴别病变与水肿、病变与正常组织，显示微小病变；了解病变的血供情况及血脑屏障的破坏程度，有助于病变的定位诊断。③磁共振血管显影（MRA）、数字减影血管造影（DSA）用于脑血管的检查。

MRI 的优点是无放射线危害；无创性；对脑组织和脑室系统分辨率高，能清楚显示灰、白质和基底节等脑实质结构；不受骨影干扰，能很好地发现后颅窝和脊髓病灶；不用移动患儿即可做轴位、矢状位及冠状位成像。对缺氧缺血性脑病、脑先天畸形、血管性疾病、颅内感染性疾病、鞍区及颅后窝病变的诊断，优于其他影像学方法。这是唯一能在活体上观察脑髓鞘化进程的方法。主要缺点是费用较 CT 高，成像速度较慢，对不合作者需用镇静剂或在睡眠中检查，对钙化影的显示较 CT 差。

7. 脑功能磁共振成像（fMRI）

fMRI 是神经放射学中非常令人鼓舞的新技术。fMRI 既能保留解剖学的特异性，又能提供神经元功能方面的信息。fMRI 是超高速的采集方法，对全脑的扫描仅需 1~2s 即可完成。

（四）其他

1. 影像核医学

γ 照相机的脑池显像，用于交通性脑积水及脑积液漏的诊断、脑积液分流术的评价及随诊。

2. 单光子发射计算机体层摄像（SPECT）

用于缺氧缺血性脑病和颅脑损伤后的血流灌注以及功能受损范围的评价、脑肿瘤的灌注情况的评价、癫痫病的辅助定位诊断、脑死亡的诊断、精神病患的辅助诊断等。

3. 正电子发射断层照相术（PET）

可以评价脑内的葡萄糖代谢、氧代谢和蛋白质代谢。主要用于脑肿瘤恶性程度的分级判断，癫痫病灶的辅助定位诊断以及术前评价，痴呆、锥体外系疾病如帕金森病等的诊断，精神疾病的辅助诊断等。

第二节 化脓性脑膜炎

化脓性脑膜炎简称"化脑"，亦称细菌性脑膜炎，是小儿，尤其婴幼儿常见的细菌引起的中枢神经系统化脓性感染性疾病。2 岁以内发病者约占 75%，发病高峰年龄是 6~12 个月。冬、春季节是化脑的好发季节。化脑的临床表现以急性发热、惊厥、意识障碍、颅内压增高、脑膜刺激征以及脑脊液脓性改变为特征。随诊断治疗水平不断发展，本病预后已有明显改善，但病死率仍在 5%~15%，约 1/3 幸存者遗留各种神经系统后遗症，6 个月以内婴儿如患本病，则预后更为严重。

一、病因及发病机制

（一）致病菌

许多化脓菌都能引起本病。但 2/3 以上患儿是由脑膜炎球菌、肺炎链球菌和流感嗜血杆菌三种细菌引起的。2 个月以下婴幼儿、新生儿以及原发性或继发性免疫缺陷病者，易患肠道革兰阴性杆菌脑膜炎和金黄色葡萄球菌脑膜炎，前者以大肠杆菌最多见，其次如变形杆菌、绿脓杆菌或产气杆菌等。与国外不同，我国很少发生 B 族溶血性链球菌颅内感染。

（二）感染途径

致病菌可通过多种途径侵入脑膜。

1. 最常见的途径是通过血流

多数化脑是体内感染灶（如上呼吸道、皮肤、胃肠道黏膜或脐部）的致病菌通过血行播散至脑膜，即菌血症抵达脑膜微血管。当小儿免疫防御功能降低时，细菌穿过血脑屏障到达脑膜。

2. 邻近组织器官感染

少数化脑可由邻近组织的感染扩散引起，如中耳炎、乳突炎、鼻窦炎、头面部软组织感染等，炎症扩散，波及脑膜。

3. 与颅腔存在直接通道

如颅骨骨折、皮肤窦道或脑脊髓膜膨出继发感染，细菌可由此直接进入蛛网膜下腔。

（三）机体的免疫与解剖缺陷

小儿机体的免疫力低下，血脑屏障功能差，特别是婴幼儿，化脑的发病率高。如患有原发性或继发性免疫缺陷病，更易感染，甚至患少见致病菌或条件致病菌引起的化脑。

二、病理

在细菌毒素和多种炎症相关细胞因子作用下，形成以软脑膜、蛛网膜和表层脑组织为主的炎症反应，表现为广泛性血管充血、大量中性粒细胞浸润和纤维蛋白渗出，伴有弥漫性血管源性和细胞毒性脑水肿。在早期或轻型病例中，炎性渗出物主要在大脑顶部表面，逐渐蔓延至大脑基底部和脊髓表面。病情严重者，动静脉均可受累，血管周围及内膜下有中性粒细胞浸润，可引起血管痉挛、血管炎、血管阻塞、坏死和脑梗死。炎症引起的脑水肿和脑脊液循环障碍可使颅内压迅速增高，甚至出现脑疝。

三、临床表现

90% 的化脑患者为 5 岁以下小儿，1 岁以下是患病高峰期。流感嗜血杆菌化脑较集中在 3 个月~3 岁小儿。一年四季均有发生，但肺炎链球菌化脑冬春季多见，而脑膜炎球菌化脑和流感嗜血杆菌化脑分别以春、秋季发病多。大多急性起病。

（一）前驱症状

多数患儿起病较急，发病前有数日的上呼吸道或胃肠道感染病史。暴发型流行性脑脊髓膜炎则起病急骤，可迅速出现休克、皮肤出血点或瘀斑、弥漫性血管内凝血及中枢神经功能障碍。

（二）典型临床表现

1. 感染中毒及急性脑功能障碍症状

包括发热、烦躁不安和进行性加重的意识障碍。随病情加重，患儿逐渐从意识模糊、嗜睡、昏睡、浅昏迷到深昏迷。30%以上患儿有反复的全身或局限性惊厥发作。脑膜炎双球菌感染患儿易有瘀斑、瘀点和休克。

2. 颅内压增高表现

包括头痛、呕吐，婴儿则有前囟饱满与张力增高、头围增大等。合并脑疝时则有呼吸不规则、意识障碍突然加重或瞳孔不等大等征兆。

3. 脑膜刺激征

以颈项强直最常见，其他如 Kernig 征和 Brudzinski 征阳性。

（三）年龄小于 3 个月的幼婴和新生儿化脑表现多不典型

主要差异在：①体温可高可低，或不发热，甚至体温不升。②颅内压增高表现可不明显。幼婴不会诉头痛，可能仅有吐奶、尖叫或颅缝裂开。③惊厥可不典型，可仅见面部、肢体局灶或多灶性抽动，局部或全身性肌阵挛或各种不显性发作。④脑膜刺激征不明显。与婴儿肌肉不发达、肌力弱和反应低下有关。

四、实验室检查

（一）脑脊液检查

脑脊液检查是确诊本病的重要依据。典型病例表现为压力增高，外观浑浊似米汤样，白细胞总数显著增多，$\geq 1000 \times 10^6/L$，但有 20% 的病例可能在 $250 \times 10^6/L$ 以下，分类中性粒细胞为主。糖含量常有明显降低，蛋白显著增高。确认致病菌对明确诊断和指导治疗均有重要意义，涂片革兰染色检查致病菌，简便易行，检出阳性率甚至较细菌培养高。细菌培养阳性者应送药物敏感试验。多种免疫学方法可检测出脑脊液中致病菌的特异性抗原，对涂片和细菌培养未能检测到致病菌的患者诊断有参考价值。

（二）影像学检查

化脓性脑膜炎的临床影像学往往没有异常表现，可见硬膜下积液。在磁共振成像（MRI）检查时，T_1WI 上信号高于脑积液，在 T_2WI 为高信号。MRI 增强扫描时可有强化。常常表现为并发症的影像学改变。常见的并发症如下。

（1）脑积水。

（2）脑室炎。

（3）静脉窦血栓形成。

（4）静脉性脑梗死。

（5）动脉周围炎。

（6）硬膜下积液：婴儿化脓性脑膜炎，尤其是嗜血杆菌感染时常发生。积液与脑积液呈等信号，常发生在额、颞部，增强后有强化效应。

（7）脑脓肿：化脓性感染治疗失败时，病变液化，周围有肉芽组织及纤维包膜，最后形成脓肿。通常脑脓肿形成有四期：①早期脑膜炎，有炎性细胞浸润及坏死组织，没有包膜，白质病变周围有广泛水肿。②晚期脑膜炎，坏死区较局限，有早期包膜，坏死区周围有血管增生，伴有分泌物，少量胶原纤维在形成。③在脓肿坏死中心的周围有更多胶原纤维，形成脓肿壁，病变比②期更为局限。④胶原纤维包膜更趋完整，包膜更厚，周围炎性浸润减少，水肿及占位效应减轻。

在 CT 平扫时，脓肿区为低密度，包膜为环形高密度。增强后呈环形强化，脓肿壁围绕在低密度的炎性组织周围，强化的环很薄（<5.0cm），多位于灰、白质交界处，后两期的脓肿壁较清楚。

（三）其他

1. 血培养

对所有疑似化脑的病例均应做血培养，以帮助寻找致病菌。

2. 皮肤瘀斑、瘀点

是发现脑膜炎双球菌重要而简便的方法。

3. 外周血象

白细胞总数大多明显增高，中性粒细胞为主。但在感染严重或不规则治疗者中，可能出现白细胞总数的减少。

五、并发症和后遗症

（一）硬脑膜下积液

15%~45% 的化脑并发硬脑膜下积液，若加上无症状者，其发生率可高达 85%~90%。本症主要发生在 1 岁以下婴儿。凡经化脑有效治疗 48~72h 后，体温不退、意识障碍、惊厥或颅内压增高等脑症状无好转，甚至进行性加重者，首先应怀疑本症可能性。头颅透光检查和 CT 扫描可协助诊断，但最后确诊，仍依赖硬膜下穿刺放出积液，同时也达到治疗目的。脑积液应送常规和细菌学检查。正常婴儿硬脑膜下积液量不超过 2mL，蛋白定量小于 0.4g/L。

发生硬脑膜下积液的机制尚不完全明确，推测原因：①脑膜炎症时，血管通透性增加，血浆成分渗出，进入潜在的硬脑膜下腔；②脑膜及脑的表层小静脉，尤其穿过硬膜下腔的桥静脉发生炎性栓塞，导致渗出和出血，局部渗透压增高，水分进入硬膜下腔形成硬膜下积液。

（二）脑室管膜炎

主要发生在治疗被延误的婴儿。患儿在强力抗生素治疗下仍发热不退、惊厥、意识障碍不改善、颈项强直进行性加重的甚至角弓反张，脑脊液始终无法正常化以及 CT 见脑室扩大时，需考虑本症。确诊依赖侧脑室穿刺，取脑室内脑脊液检查，显示异常。治疗大多困难，病死率和致残率高。

（三）抗利尿激素异常分泌综合征

炎症刺激垂体后叶致抗利尿激素过量分泌，引起低钠血症和血浆低渗透压，可能加剧脑水肿，致惊厥和意识障碍加重，或直接因低钠血症引起惊厥发作。

（四）脑积水

炎症渗出物粘连堵塞脑室内脑脊液流出通道，如导水管、第Ⅳ脑室侧孔或正中孔等狭窄处，引起非交通性脑积水；也可因炎症破坏蛛网膜颗粒，或颅内静脉窦栓塞致脑脊液重吸收障碍，造成交通性脑积水。发生脑积水后，患儿出现烦躁不安、嗜睡、呕吐、惊厥发作、头颅进行性增大、骨缝分离、前囟扩大饱满、头颅破壶音和头皮静脉扩张。至疾病晚期，持续的颅内高压使大脑皮质退行性萎缩，患儿出现进行性智力减退和其他神经功能倒退。

（五）各种神经功能障碍

由于炎症波及耳蜗迷路，10%~30%的患儿并发神经性耳聋。其他表现有智力低下、癫痫、视力障碍和行为异常等。

六、诊断

早期诊断是保证患儿获得早期治疗的前提。凡急性发热起病，并伴有反复惊厥、意识障碍或颅内压增高表现的婴幼儿，均应注意本病可能性，应进一步依靠脑脊液检测确定诊断。然而，对有明显颅内压增高者，最好先适当降低颅内压后再行腰椎穿刺（lumbar puncture，LP）以防腰穿后脑疝的发生。

婴幼儿和不规则治疗者临床表现常不典型，后者的脑脊液改变也可不明显，病原学检查往往阴性，诊断时应仔细询问病史和详细体格检查，结合脑脊液中病原的特异性免疫学检查及治疗后病情转变，综合分析后确定诊断。

七、鉴别诊断

除化脓菌外，结核杆菌、病毒、真菌等皆可引起脑膜炎，并出现与化脑某些相似的临床表现，需注意鉴别。脑脊液检查，尤其病原学检查是鉴别诊断的关键。

（一）结核性脑膜炎

需与不规则治疗的化脑鉴别。呈亚急性起病，不规则发热1~2周才出现脑膜刺激征、惊厥或意识障碍等表现，或于昏迷前先有肢体麻痹；具有结核接触史，PPD转阳或肺部等其他部位有结核病灶者支持结核诊断；脑脊液外观呈毛玻璃样，白细胞数多低于$500×10^9/$L，分类以淋巴细胞为主，薄膜涂片抗酸染色和结核菌培养可帮助诊断。

（二）病毒性脑膜炎

临床表现与化脑相似，感染中毒及神经系统症状均比化脑轻，病程自限，大多不超过2周。脑脊液清亮，分类以淋巴细胞为主，糖含量正常。脑脊液中特异性抗体和病毒分离有助于诊断。

（三）隐球菌性脑膜炎

临床表现和脑脊液改变与结核性脑膜炎相似，但病情进展可能更缓慢，头痛等颅内压增高表现更持续和严重。诊断有赖脑脊液涂片墨汁染色和细菌培养找到致病真菌。

八、治疗

(一) 抗生素治疗

1. 用药原则

化脑预后严重，应力求用药 24h 内杀灭脑脊液中致病菌，故应选择对病原菌敏感，且能较高浓度透过血脑屏障的药物。急性期要静脉用药，做到用药早、剂量足和疗程够。

2. 药物选择

(1) 病原菌明确前的抗生素选择。包括诊断初步确定但致病菌尚未明确或院外不规则治疗者。治疗应选用对肺炎链球菌、脑膜炎球菌和流感嗜血杆菌三种常见致病菌皆有效的抗生素。目前主要选择能快速在患者脑脊液中达到有效灭菌浓度的第三代头孢菌素，包括头孢噻肟 200mg/ (kg·d)，或头孢曲松 100mg/ (kg·d)，疗效不理想时可联合使用万古霉素，40mg/ (kg·d)。对 β 内酰胺类药物过敏的患儿，可改用氯霉素 100mg/ (kg·d)。

(2) 病原菌明确后的抗生素选择。①肺炎链球菌：由于当前半数以上的肺炎链球菌对青霉素耐药，故应继续按上述病原菌未明确方案选药。仅当药敏试验提示致病菌对青霉素敏感时，可改用青霉素 20 万~40 万 U/ (kg·d)。②脑膜炎球菌：与肺炎链球菌不同，目前该菌大多数对青霉素依然敏感，故首先选用，剂量同前。少数耐青霉素者需选用上述第三代头孢菌素。③流感嗜血杆菌：对敏感菌株可换用氨苄西林 200mg/ (kg·d)。耐药者使用上述第三代头孢菌素或氯霉素。致病菌为金黄色葡萄球菌者应参照药敏试验选用萘夫西林、万古霉素或利福平等。革兰阴性杆菌感染者除多考虑上述第三代头孢菌素外，可加用氨苄西林或氯霉素。

3. 抗生素疗程

对肺炎链球菌脑膜炎和流感嗜血杆菌脑膜炎，其抗生素疗程应是静脉滴注有效抗生素 10~14d，脑膜炎球菌者 7d，金黄色葡萄球菌脑膜炎和革兰阴性杆菌脑膜炎应 21d 以上。若有并发症，还应适当延长。

(二) 肾上腺素的应用

细菌释放大量内毒素，可能促进细胞因子介导的炎症反应，加重脑水肿和中性粒细胞浸润，致使病情加重。抗生素迅速杀死致病菌后，内毒素释放尤为严重，此时使用肾上腺素不仅可抑制多种炎症因子的产生，还可降低血管通透性，减轻脑水肿和颅内高压。常用地塞米松 0.2~0.6mg/ (kg·d)，分 4 次静脉注射。一般连续用 2~3d，过长使用并无益处。

(三) 并发症的治疗

1. 硬膜下积液

少量积液无须处理。如积液量较大引起颅内压增高症状时，应做硬膜下穿刺放出积液，开始每天或隔天一次。每次一侧放液量 20~30mL，两侧不超过 50~60mL。有的患儿需反复多次穿刺，积液大多逐渐减少而治愈。个别迁延不愈者，需外科手术引流。

2. 脑室管膜炎

除全身应用抗生素外，应进行侧脑室穿刺引流，降低颅内压，并注入抗生素。如庆大霉素每次 1000~3000U，阿米卡星每次 5~20mg，青霉素每次 5000~10000U，氨卞青霉素每次 50~100mL。

3. 脑积水

主要依赖手术治疗，包括正中孔粘连松解、导水管扩张和脑脊液分流术。

4. 脑性低钠血症

应适当限制液体入量，补充钠盐。

（四）对症和支持治疗

（1）急性期严密监测生命体征：定期观察患儿意识、瞳孔和呼吸节律改变，并及时处理颅内高压，预防脑疝发生。20%甘露醇 1g/（kg·次），每 4~6h 一次。

（2）及时控制惊厥发作：地西泮 0.3~0.5mg/次，并防止再发。

（3）监测并维持体内水、电解质、血浆渗透压和酸碱平衡：对有抗利尿激素异常分泌综合征表现者，积极控制脑膜炎同时，适当限制液体入量，对低钠症状严重者酌情补充钠盐。

第三节 病毒性脑膜炎

病毒性脑膜炎是由各种病毒引起的中枢神经系统感染，临床主要表现为发热、颅内压增高和意识障碍。若同时累及脑膜则称为病毒性脑膜脑炎，患儿可同时出现脑膜刺激征。

一、病因和发病机制

多种病毒均可引起脑膜炎、脑膜脑炎，其中约 80% 为肠道病毒（如埃可病毒、柯萨奇病毒、轮状病毒等），其次为虫媒病毒（流行性乙型脑炎病毒等）、腺病毒、单纯疱疹病毒、腮腺炎病毒及其他病毒等。可分为流行性和散发性两类：①流行性脑膜炎，多由虫媒病毒感染引起，如流行性乙型脑炎，由蚊虫传播，主要发生于夏秋季（7~9月），属传染性疾病；②散发性脑膜炎，为非虫媒病毒感染引起，感染途径多样，我国以肠道病毒引发居多，约占 80%。目前重症病毒性脑膜炎以疱疹病毒所致者为主，尤以单纯疱疹病毒脑炎最常见。

病毒侵入机体后，先在淋巴系统及颅外某些器官组织内繁殖，患儿可出现发热等感染中毒症状，待病毒增殖至一定浓度，即可透过血脑屏障侵入中枢神经系统，侵犯脑膜和（或）脑实质，引起脑膜炎或脑膜脑炎；同时，剧烈的免疫反应可导致脱髓鞘病变、血管和血管周围脑组织损害。

二、病理

病变可累及脑膜和（或）脑实质，软脑膜充血水肿，可见单核细胞、浆细胞和淋巴细胞浸润，它们常环绕脉管形成袖套样病变，血管内皮及周围组织坏死，胶质细胞增生可形成胶质结节。神经细胞呈现不同程度的变性、肿胀和坏死，并出现噬神经细胞现象。神经细胞核内形成包涵体，神经髓鞘变性、断裂。

三、临床表现

临床表现多种多样，主要取决于病变是在脑膜还是在脑实质。一般来说，病毒性脑膜脑炎较病毒性脑膜炎严重，重症者更易发生急性期死亡或后遗症。

（一）一般表现

起病急，多表现为发热、头痛、呕吐、意识障碍或精神异常。病前常有上呼吸道或胃肠道感染史。

（二）神经系统表现

因病变部位、范围和严重程度不同而表现各异。①颅内压增高表现：头痛、呕吐、血压升高、婴儿前囟饱满等，若出现呼吸不规则和瞳孔不等大，则提示有脑疝形成。②惊厥：多表现为反复惊厥，呈全身性或局灶性强直-阵挛发作、阵挛发作。③意识障碍：意识模糊、嗜睡或昏迷，部分患儿伴有精神症状和动作异常。④局灶性症状体征：常见肢体瘫痪、失语、颅神经麻痹等。如一侧大脑病变为主，可引起急性偏瘫；小脑明显受累则出现共济失调；脑干明显受累则出现交叉性瘫痪和中枢性呼吸衰竭；颅神经受累则出现吞咽困难、声音嘶哑等；自主神经受累可出现大小便功能失控、出汗或竖毛；基底节明显受累则出现手足徐动、扭转痉挛等。⑤病理征：可见肌张力增高及 Babinski 征阳性；若累及脑膜则出现较典型的脑膜刺激征，如颈项强直、Brudzinski 征和 Kernig 征阳性等。

病毒性脑膜炎病程多在 2~3 周，一般预后良好，但严重病例病程可达数周或数月，并可遗留癫痫、肢体瘫痪、智力低下、失语、失明等后遗症。

四、实验室和其他检查

（一）血常规

白细胞总数多正常或偏低，伴有持续高热时白细胞数可升高。

（二）CSF 检查

压力通常增高，外观清亮，白细胞总数多在 $(0~500) \times 10^6/L$，分类以淋巴细胞为主，蛋白含量正常或轻度增高，糖及氯化物正常，涂片或细菌培养均无细菌发现。

（三）病毒学检查

发病早期可从 CSF 或咽分泌物、大便中进行病毒分离及特异性抗体测定，有助于早期诊断。恢复期血清特异性抗体滴度较急性期高出 4 倍以上亦有诊断价值。

（四）脑电图

主要表现为高幅慢波，呈弥漫性分布，少数伴有癫痫样放电。无特异性，可作为诊断参考。

（五）影像学检查

CT 和 MRI 有助于确定病变的部位、范围和性质，可根据病情选用。

五、诊断和鉴别诊断

主要依据病史、临床表现及 CSF 检查做出初步诊断。在病原学检测结果明确前，多依靠排除其他中枢神经系统疾病做出诊断。注意以下鉴别。

（一）颅内其他病原感染

主要根据 CSF 外观、常规、生化和病原学检查，与化脓性脑膜炎、结核性脑膜炎、隐球菌性脑膜炎鉴别。

（二）中毒性脑病

因急性中毒性脑病临床表现及 CSF 检查与病毒性脑膜炎相似，故不易鉴别，需病原学检查协助诊断。

（三）颅内占位性病变

与颅内出血、脑肿瘤、脑脓肿、脑寄生虫的鉴别有赖于影像学检查。

六、治疗

（一）一般治疗

（1）加强护理，保证营养供给，维持水电解质平衡。

（2）对高热患儿可给予物理降温或药物降温，将体温控制在正常范围。

（3）有惊厥者可酌情选用安定、苯巴比妥等药物。

（4）降颅内压：可选用 20% 甘露醇和呋塞米。

（5）应用抗生素：对重症患儿或继发细菌感染者，应给予抗生素治疗。

（二）病因治疗

（1）疱疹病毒脑炎：选用阿昔洛韦 15~30mg/（kg·d），每 8h 静脉滴注 1 次；也可选用更昔洛韦 10mg/（kg·d），每 12h 静脉滴注 1 次。

（2）其他病毒感染：选用利巴韦林 10~15mg/（kg·d）。

（3）免疫球蛋白：静脉注射丙种球蛋白 400mg/（kg·d），连用 5d。

（4）其他：可选用干扰素、转移因子或中药等。

（三）肾上腺素

急性期可选用地塞米松 0.5mg/（kg·d）静脉注射，3d 为 1 个疗程，可抑制炎症反应、减轻脑水肿、降低颅内压，但尚有争议。

（四）康复治疗

对恢复期患儿或有后遗症者，应进行功能锻炼，并酌情给予针灸、按摩、高压氧等治疗，并给予营养神经药物，以促进神经功能的恢复。

第四节 小儿癫痫

癫痫是一组反复发作的神经元异常放电所致的暂时性中枢神经系统功能失常的慢性疾病。癫痫的患病率，在发达国家为 5‰（4‰~8‰），在发展中国家为 7.2‰，在不发达国家为 11.2‰，估计全球约有 5 000 万癫痫患者，中国占 3.6‰~7.0‰。儿童是癫痫的高峰人群，其中男性最为明显，9 岁以前发病者接近 50%，以后发病率随年龄升高而下降。至于癫痫的发病率与性别有关，男性的患病率与发病率均明显高于女性。我国 6 城市调查表明，男女发病率和患病率之比均为 1.3∶1。

癫痫患者多死于并发症肺炎。由癫痫发作直接导致死亡的占 6%～9%；死于意外事故，特别是溺水的占 10%～20%；原因不明的突然死亡，约占 10%。国内报道癫痫的死亡率为（2.42/10 万）～（7.82/10 万），真正因癫痫死亡（死于癫痫持续状态）的只占所有死因的 20%，40.2%因意外事件死亡，自杀者占 5.51%，不明原因死亡的为 4.13%。癫痫的发病率，城市略高于农村。不同地区之间患病率存在明显差异，不同种族之间的患病率也存在差异。

一、癫痫发作与分类

癫痫发作是大脑神经元异常放电引起的发作性脑功能异常。发作大多短暂并有自限性、重复性。由于异常放电所累及的脑功能区不同，临床可有多种发作表现，包括局灶性或全身性的运动、感觉异常，或行为认知、自主神经功能障碍。全身性发作时涉及较大范围皮质功能障碍，往往伴有程度不同的意识障碍。结合发作时的临床表现和相伴随的脑电图特征，国际抗癫痫联盟于 1981 年提出癫痫发作的国际分类，迄今仍是临床工作的重要指南。1983 年我国小儿神经学术会议将其简化，如表 9-1 所示。

表 9-1 癫痫发作的国际分类

Ⅰ.局灶性发作	Ⅱ.全部性发作	Ⅲ.不能分类的发作
单纯局灶性（不伴意识障碍） 运动性发作 感觉性发作 自主神经性发作 精神症状发作 复杂局灶性（伴有意识障碍） 单纯局灶性发作继发意识障碍 发作起始即有意识障碍的局灶性发作 局灶性发作继发全身性发作	强直-痉挛发作 强直性发作 痉挛性发作 失神发作 典型失神 不典型失神 肌阵挛发作 失张力发作 痉挛发作	

二、分类与病因

（一）分类

根据病因，可粗略地将癫痫分为三大类。

1. 特发性癫痫

特发性癫痫又称原发性癫痫。是指由遗传因素决定的长期反复癫痫发作，不存在症状性癫痫可能性者。

2. 症状性癫痫

症状性癫痫又称继发性癫痫。癫痫发作与脑内器质性病变密切关联。

3. 隐源性癫痫

虽未能证实有肯定的脑内病变，但很可能为症状性癫痫者。

（二）病因

随着脑的影像学和功能影像学技术发展，近年对癫痫的病因有了重新认识。与遗传因素相关者占癫痫总病例数的 20%～30%，故多数（70%～80%）患儿为症状性癫痫或隐源性癫痫，其癫痫发作与脑内存在或可能存在的结构异常有关。国内有报道 0～9 岁小儿症状性癫痫的病因是：围生期损伤 21.0%，脑发育不良 18.9%，颅内感染 10.5%，脑外伤 9.1%，颅内软化灶 8.4%，海马病变 4.9%，脑肿瘤 2.8%，脑血管病 2.1%，其他 22.4%。

1. 脑内结构异常

先天性或后天性脑损伤可产生异常放电的致痫灶或降低了痫性发作阈值，如各种脑发育畸形、染色体病和先天性代谢病引起的脑发育障碍、脑变性和脱髓鞘性疾病、宫内感染、肿瘤、颅内感染、产伤或脑外伤后遗症等。

2. 遗传因素

包括单基因遗传、多基因遗传、染色体异常伴癫痫发作、线粒体脑病等。过去主要依赖连锁分析和家族史来认定其遗传学病因。近年依靠分子生物学技术，至少有 10 种特发性癫痫或癫痫综合征的致病基因得到克隆确定，其中大多数为单基因遗传，系病理基因致神经细胞膜的离子通道功能异常，降低了癫痫发作阈值而患病。

3. 诱发因素

许多体内、外因素可促发癫痫的临床发作，如遗传性癫痫常好发于某一特定年龄阶段，有的癫痫则主要发生在睡眠或初醒时。女性患儿青春期来临时易有癫痫发作或加重等。此外，饥饿、疲劳、睡眠不足、过度换气、预防接种等均可能成为某些癫痫的诱发因素。

三、临床表现

（一）局灶性发作

1. 单纯局灶性发作

发作中无意识丧失，也无发作后不适现象。持续时间平均 10～20s，其中以局灶性运动性发作最常见，表现为面、颈或四肢某部分的强直或阵挛性抽动，特别易见头、眼持续性同侧偏斜的旋转性发作。年长儿可能会诉说发作初期有头痛、胸部不适等先兆。有的患儿于局灶性运动性发作后出现抽搐后肢体短暂麻痹，持续数分钟至数小时后消失，称为 Todd 麻痹。局灶性感觉性发作（躯体或特殊感觉异常）、自主神经性发作和局灶性精神症状发作在小儿时期少见，部分与其年幼无法表达有关。

2. 复杂局灶性发作

见于颞叶和部分额叶癫痫发作。可从单纯局灶性发作发展而来，或一开始即有意识部分丧失伴精神行为异常。50%～75% 的儿科病例表现为意识浑浊情况下自动症，如吞咽、咀嚼、解衣扣、摸索行为或自言自语等。少数患者表现为发作性视物过大或过小、听觉异常、冲动行为等。

3. 局灶性发作演变为全部性发作

由单纯局灶性发作或复杂局灶性发作演变为全部性发作。

（二）全部性发作

指发作中两侧半球同步放电，均伴有程度不等的意识丧失。

1. 强直-阵挛发作

此为临床常见的发作类型。包括原发性以及从局灶性扩展而来的继发性全面性强直-阵挛发作。发作主要分为两期：①开始为全身骨骼肌伸肌或屈肌强直性收缩伴意识丧失、呼吸暂停与发绀，即强直期。②紧接着全身反复、短促的猛烈屈曲性抽动，即阵挛期。常有头痛、嗜睡、疲乏等发作后现象。发作中 EEG 呈全脑棘波或棘-慢复合波放电，继发性者从局灶放电扩散到全脑。部分年长儿能回忆发作前有眼前闪光、胸中一股气向上冲等先兆，直接提示继发性全面性癫痫的可能性。

2. 失神发作

发作时突然停止正在进行的活动，意识丧失但不摔倒，手中物品不落地，两眼凝视前方，持续数秒钟后意识恢复，对刚才的发作不能回忆，过度换气往往可以诱发其发作。EEG 有典型的全脑同步 3Hz 棘-慢复合波。

3. 非典型失神发作

与典型失神发作表现类似，但开始及恢复速度均较典型失神发作慢，EEG 为 1.5 ~ 2.5Hz 的全脑慢-棘慢复合波。多见于伴有广泛性脑损伤的患儿。

4. 肌阵挛发作

此为突发的全身或部分骨骼肌触电样短暂（<0.35s）收缩，常表现为突然点头、前倾或后仰、两臂快速抬起。重症者跌倒，轻症者"抖"了一下。发作中通常伴有全脑棘-慢或多棘-慢波爆发。大多见于有广泛性脑损伤的患儿。

5. 阵挛性发作

仅有肢体、躯干或面部肌肉节律性抽动而无强直发作成分。

6. 强直性发作

突发的全身肌肉强直收缩伴意识丧失，使患儿固定于某种姿势，但持续时间较肌阵挛长，5~60s。常见到角弓反张、伸颈、头仰起、头躯体旋转或强制性张嘴、睁眼等姿势。通常有跌倒和发作后症状。发作间期 EEG 背景活动异常，伴多灶性棘-慢或多棘-慢波爆发。

7. 失张力性发作

全身或躯体某部分的肌肉张力突然短暂性丧失伴意识障碍。全身性失张力性发作者表现为患儿突然跌倒、头着地甚至头部碰伤。部分性失张力性发作者表现为点头或肢体突然下垂。EEG 见节律性或不规则、多灶性棘-慢复合波。

8. 痉挛

这种发作最常见于婴儿痉挛，表现为同时出现点头、伸臂（或屈肘）、弯腰、踢腿（或屈腿）或过伸等动作，其肌肉收缩的整个过程为 1~3s，肌收缩速度比肌阵挛慢，持续时间较长，但比强直性发作短。

（三）癫痫（或惊厥）持续状态和癫痫综合征

1. 癫痫（或惊厥）持续状态

凡一次性癫痫（或惊厥）发作持续 30min 以上，或反复发作而间歇期意识无好转超过 30min 者，均称为癫痫（或惊厥）持续状态。各种癫痫发作均可发生持续状态，但临床以强直-阵挛持续状态最常见。

2. 小儿时期常见的几种癫痫和癫痫综合征

大多数癫痫患儿均以前述某一种发作类型为主要临床表现。全身性发作中，以原发性或继发性强直-阵挛发作或阵挛性发作最常见。局灶性发作中以局灶性运动性发作和复杂局灶性发作居多，后者又称颞叶癫痫。部分患儿因具有一组相同发作症状与体征，属于某种特殊癫痫综合征，在治疗和预后的估计上有其特殊性。为此，国际抗癫痫联盟于 1989 年进一步提出了癫痫和癫痫综合征的分类。以下介绍儿科常见的几种癫痫综合征。

（1）伴中央颞区棘波的儿童良性癫痫：是儿童最常见的一种癫痫综合征，占小儿时期癫痫的 15%～20%。约 30%患者有类似家族史。多认为属常染色体显性遗传，但外显率低且有年龄依赖性。通常于 2～14 岁发病，9～10 岁为发病高峰期，男孩略多于女孩。3/4 的发作在入睡后不久及睡醒前。发作大多起始于口面部，呈局灶性发作，如唾液增多、喉头发声、不能主动发声或言语以及面部抽搐等，但很快继发全身性强直-阵挛发作伴意识丧失，此时才被家人发现，因此经常被描述为全身性抽搐。体检无异常。发作间期 EEG 背景正常，在中央区和颞中区可见棘波、尖波或棘-慢复合波，一侧、两侧或交替出现，30%的患儿仅在睡眠记录中出现异常。本病预后良好，药物易于控制，生长发育不受影响，大多在 15～19 岁前停止发作，但不到 2%的病例可能继续癫痫发作。

（2）儿童失神癫痫：大多于 3～13 岁发病，6～7 岁为高峰，近 2/3 为女孩，有明显遗传倾向。表现为频繁的失神发作，一日数次甚至上百次。每次发作数秒钟，不超过 30s，因而不跌倒，也无明显体位改变。患儿对发作中情况不能回忆，无头痛、嗜睡等发作后症状，体格检查无异常。EEG 为特征性全部性棘-慢复合波爆发，过度换气常可诱发特征 EEG 爆发图形和临床发作。药物易于控制，预后大多良好。

（3）婴儿痉挛（又称 West 综合征）：本病以 1 岁前婴儿期起病（生后 4～8 个月为高峰）、频繁的痉挛发作、特异性高幅失律 EEG 图形以及病后精神运动发育倒退为基本临床特征。痉挛发作主要表现为屈曲型、伸展型和混合型三种形式，但以混合型和屈曲型居多。屈曲型痉挛发作时，婴儿呈点头哈腰屈（或伸）腿状。伸展型发作时婴儿呈角弓反张样。痉挛多成串发作，每串连续数次或数十次，动作急速，可伴有婴儿哭叫。常于思睡和睡醒时加重。高幅失律 EEG 对本病诊断有价值，在不同步、不对称，并有爆发抑制交替倾向的高波幅慢波背景活动中，混有不规则的、多灶性棘波、尖波与多棘慢波爆发。睡眠记录更易获得典型高幅失律图形。其病因复杂，大致可分为隐源性和症状性两大类。后者是指发病前已有宫内、围生期或生后脑损伤证据，如精神运动发育迟缓、异常神经系统体征或头颅影像学改变等，治疗效果差，80%以上存在遗留智力低下。约 20%的婴儿痉挛病例属隐源性，病前无脑损伤证据可寻，若早期治疗，40%患儿可望获得基本正常的智力和运动发育。

（4）Lennox-Gastaut 综合征（简称 LGS）：本综合征以儿童期（1～8 岁）起病、频繁而多样的发作形式、慢-棘-慢（<3Hz）复合波 EEG 以及智力运动发育倒退为基本特征。25%

以上有婴儿痉挛病史。一天内可同时有多种形式发作，其中以强直性发作最多见，其次为肌阵挛发作或失张力性发作，还可有强直-阵挛发作、失神发作等。非快速眼动睡眠期较清醒时有更频繁发作。多数患儿的智力和运动发育倒退。EEG 显示在异常慢波背景活动上重叠 1.5~2.5Hz 慢-棘慢复合波。治疗困难，多种抗癫痫药物对 1/3 以上患儿无效，是儿童期一种主要的难治性癫痫。

（5）全面性癫痫伴热性惊厥附加症（GEFS+）：近年，国际多数学者建议不再把热性惊厥（FS）诊断为癫痫，而认定为一种儿童时期常见的癫痫综合征 GEFS+。然而，与一般 FS 不同，GEFS+患儿于 6 岁后继续有频繁的、伴发热或无热的痫性发作，总发作次数超过一般 FS，甚至可达数十次（二至百余次）。小于 3Hz 的慢棘-慢复合波为本病的 EEG 特征。GEFS+常有癫痫或 FS 家族史，一个家族中可有多种发作形式，多数仅表现为一般 FS，但部分于 6 岁后继续频繁的 FS 发作，称为 FS+。

GEFS+的发生受遗传因素影响，一些人根据家系分析认定属常染色体显性遗传，由于不完全外显率，导致了临床各种表型。也有学者主张为复杂性多基因遗传，以此解释 GEFS+的表型异质性。近年初步锁定本病的两个基因座分别在 19q 和 2q 上。

四、诊断

确定癫痫诊断，应力求弄清以下 3 个问题：①其发作究竟是否为痫性发作；②若系痫性发作，进一步弄清是什么发作类型，抑或属于某一特殊的癫痫综合征；③尽可能明确或推测癫痫发作的病因。

（一）相关病史

1. 发作史

癫痫患儿可无明显异常体征，详细而准确的发作史对诊断特别重要。癫痫发作应具有发作性和重复性这一基本特征。问清楚从先兆、发作起始到发作全过程，有无意识障碍，是局限性发作还是全身性发作，发作次数及持续时间，有无任何诱因，以及与睡眠的关系等。

2. 提示与脑损伤相关的个人史

如围生期异常、运动及智力发育落后、颅脑疾病与外伤史等。

3. 家族病史

癫痫、精神病及遗传代谢病家族史。

（二）体格检查

尤其是与脑部疾患相关的阳性体征，如头围不正常、智力低下、瘫痪、锥体束征或各种神经皮肤综合征等。

（三）辅助检查

癫痫定位检查的方法分为 3 大类，即①脑电生理检查，如各种 EEG；②脑形态学检查，如 CT、MRI 等；③脑功能显像，如 MRA、DSA、脑代谢显像及脑神经受体显像。

1. 脑电图（EEG）

EEG 是诊断癫痫最重要的实验室检查，不仅对癫痫的确诊，而且对临床发作分型和转归分析均有重要价值。EEG 中出现棘波、尖波、棘-慢复合波等痫样放电者，有利于癫痫的诊断。多数痫样波的发放是间歇性的，EEG 描记时间越长，异常图形发现率越高。若仅做常规清醒描记，EEG 阳性率不到 40%，加上睡眠等各种诱发试验可增至 70%，故一次常规 EEG 检查正常不能排除癫痫的诊断。必要时可进一步做动态脑电图（AEEG）或录像脑电图（VEEG），连续做 24h 或更长时程，可使阳性率提高至 80%~85%。若在长时程记录中出现"临床发作"，不仅能获得发作期痫性发放图形，还可弄清楚癫痫波发放的皮质起源区，区分原发性癫痫与继发性癫痫。实时的观察"临床发作"录像，能更好确认发作类型。若"临床发作"中无癫痫发作 EEG 伴随，癫痫发作的可能性就很小了。

2. 影像学检查

当临床表现或脑电图提示为局灶性发作或局灶性继发全身性发作时，应做颅脑影像学检查包括 CT、MRI，甚至功能影像学检查。

五、鉴别诊断

（一）婴幼儿擦腿综合征

发作时婴儿双腿用劲内收，或相互摩擦，神情贯注，目不转睛，有时两上肢同时用劲，伴出汗。本病发作中神志始终清楚，面红而无苍白青紫，可随时被人为中断，发作期和发作间期 EEG 正常，可与癫痫区别。

（二）婴幼儿屏气发作

多发生于 6~18 个月婴儿。典型表现是当遇到不愉快而啼哭时，立即出现呼吸停止，皮肤青紫和全身肌张力低下，可有短暂意识障碍，一般不超过 1min。再现自主呼吸后随即一切恢复正常。与癫痫的区别在于本病明显以啼哭为诱因，意识丧失前先有呼吸停止及皮肤青紫，EEG 无异常，随年龄增大发作逐渐减少，5 岁以后不再发作。

（三）睡眠障碍

1. 夜惊

夜惊常见于 4~7 岁儿童，属非动眼睡眠期的睡眠障碍。深睡中患儿突然坐起哭叫，表情惊恐，伴有瞳孔散大、出汗、呼吸急促等交感神经兴奋表现，不易唤醒。数分钟后即再度安静入睡。次日对发作无记忆。根据其发作的自限性，EEG 正常，可与癫痫区别。

2. 梦魇

梦魇以学龄前期或学龄期儿童居多。常发生在后半夜和动眼睡眠期，因噩梦而引起惊恐状发作。与夜惊不同，梦魇中患儿易被唤醒，醒后对刚才梦境能清楚回忆，并因此心情惶恐而无法立即再睡。根据其 EEG 正常、对发作中梦境的清楚回忆，可与癫痫鉴别。

3. 梦游症

梦游症也是非动眼睡眠期深睡期障碍。患儿从睡中突然起身，从事一些无目的的活动，如穿衣、搜寻、进食甚至开门窗等。发作中表情呆滞，自言自语地说一些听不懂的言辞。醒后对发作无记忆。与精神运动性癫痫发作的区别在于各次发作中梦游症的异常行为缺少一致性，发作中 EEG 正常，患儿易被劝导回床，也无发作后意识恍惚或乏力等表现。

（四）偏头痛

本病是小儿时期反复头痛发作的主要病因。典型偏头痛主要表现为视觉先兆、偏侧性头痛、呕吐、腹痛和嗜睡等。儿童以普通型偏头痛多见，无先兆，头痛部位也不固定。常有偏头痛家族史，易伴恶心、呕吐等胃肠道症状。实际上临床极少有单纯的头痛性或腹痛性癫痫者，偏头痛决不会合并惊厥性发作或自动症，EEG 中也不会有局灶性痫性波放电。

（五）抽动性疾患

抽动是指突发性不规则肌群重复而间断的异常收缩（即所谓运动性抽动）或发声（即声音性抽动）。大多原因不明，精神因素可致发作加剧。主要表现为以下 3 种形式。①简单性抽动：仅涉及一组肌肉的短暂抽动，如眨眼、头部抽动或耸肩等，或突然爆发出含糊不清的单音，如吸气、清喉、吸吮、吹气甚至尖叫声。②复杂性抽动：多组肌群的协同动作，如触摸、撞击、踢腿、跳跃等，缺乏目的性，成为不适时机的异常突发动作，或模仿性姿势。③Tourette 综合征：患者为多种运动性和语声性抽动症状持续 1 年以上的 21 岁以下儿童及青少年。可能与遗传因素有关。发作程度时轻时重，形式常有变化。5～10 岁之间发病，男孩更多见。初期可能仅为简单性抽动，以后发展为复杂性抽动，病情波动，并反复迁延不愈，甚至持续到成年。

（六）晕厥

晕厥是暂时性脑血流灌注不足引起的一过性意识障碍。年长儿多见，尤其青春期。常发生在患儿持久站立，或从蹲位骤然起立以及剧痛、劳累、阵发性心律不齐、家族性 QT 间期延长等情况中。晕厥前，患儿常有眼前发黑、头晕、苍白、出汗、无力等先兆，继而短暂意识丧失，偶有肢体强直或抽动，清醒后对发作情况不能回忆，并有疲乏感。与癫痫不同，晕厥患者意识丧失和倒地均逐渐发生，发作中少有躯体损伤，EEG 正常，头竖直-平卧倾斜试验呈阳性反应。

（七）癔症性发作

可与多种癫痫发作类型混淆。但癔症性发作并无真正意识丧失，发作时慢慢倒下，不会有躯体受伤，无大小便失禁或舌咬伤。抽搐动作杂乱无规律，瞳孔散大，深、浅反射存在，发作中面色正常，无神经系统阳性体征，无发作后嗜睡，常有夸张色彩。发作期与发作间期 EEG 正常，暗示治疗有效，与癫痫鉴别不难。

六、治疗

早期合理的治疗能使 90% 以上癫痫患儿的发作得到完全或大部分控制，多数患儿可不再复发。家长、学校及社会应树立信心，批驳"癫痫是不治之症"这一错误观念。在帮助患儿接受正规治疗同时，应安排规律的生活、学习、作息，并注意其安全。

（一）药物治疗

合理使用抗癫痫药物是当前治疗癫痫的主要手段。

1. 早期治疗

反复的癫痫发作将导致新的脑损伤，早期规则治疗者成功率高。但对首次发作轻微，且无其他脑损伤伴随表现者，也可待第二次发作后再用药。

2. 根据发作类型选药

常用药物中，丙戊酸与氯硝西泮是对大多数发作类型均有效的广谱抗癫痫药。而抗癫痫新药中，主要是托吡酯和拉莫三嗪，这两种药物具有较广谱抗癫痫作用。

3. 单药或联合用药的选择

近 3/4 的病例仅用一种抗癫痫药物即能控制其发作。对于应用一种药物不能控制者，应考虑选择 2~3 种作用机制互补的药物联合治疗。

4. 用药剂量个体化

从小剂量开始，依据疗效、患者依从性和药物血浓度逐渐增加并调整剂量，达最大疗效或最大血浓度时为止。一般经 5 个半衰期服药时间可达该药的稳态血浓度。

5. 长期规则服药以保证稳定血药浓度

一般应在服药后完全不发作 2~4 年，又经 3~6 个月逐渐减量过程才能停药。婴幼儿期发病、不规则服药、EEG 持续异常以及同时合并大脑功能障碍者，停药后复发率高。青春期来临易致癫痫复发、加重，故要避免在这个年龄期减量与停药。

6. 定期复查

密切观察疗效与药物不良反应。除争取持续无临床发作外，至少每年应复查一次常规 EEG。针对所用药物主要不良反应，定期监测血常规、血小板计数或肝肾功能。在用药初期、联合用药、病情反复或更换新药时，均应监测药物血浓度。

（二）手术治疗

各种抗癫痫药物（AEDS）对 20%~30% 的患儿治疗无效，称为难治性癫痫，对其中有明确局灶性癫痫发作起源的，可考虑手术治疗。手术适应证：①难治性癫痫，有缓慢发展的认知障碍及神经功能受损表现。②病灶切除后不致引起难以接受的新病灶。③证实无代谢性疾病。④体检发现有定位及定侧的皮质功能障碍。⑤MRI 定位在一个半球的局部病变。⑥三大常规检查（MRI、PET、V-EEG）有一致性定侧及定位表现。

近年对儿童难治性癫痫的手术治疗有增多趋势，其中 2/3 因颞叶病灶致癫痫难治而行病灶切除，术后约 60% 发作缓解，36% 有不同程度改善。其他手术方式包括非颞叶皮质区病灶切除术、病变半球切除术以及不切除癫痫灶的替代手术（如胼胝体切断术、软脑膜下皮质横切术）。

手术禁忌证包括：伴有进行性大脑疾病、严重精神智力障碍（IQ<70），或活动性精神病，或术后会导致更严重脑功能障碍的难治性癫痫患者。

（三）癫痫持续状态（ES）的急救处理

1. 尽快控制 ES 发作

立即静脉注射有效而足量的抗癫痫药物，通常首选地西泮，一般在 1~2min 内止惊，每次剂量 0.3~0.5mg/kg，一次总量不超过 10mg。原液可不稀释直接静脉推注，速度不超过 1~2mg/min（新生儿 0.2mg/min）。必要时 0.5~1h 后可重复一次，24h 内可用 2~4 次。静脉注射困难时同样剂量经直肠注入比肌内注射见效快，5~10min 可望止惊。静脉推注中要密切观察有无呼吸抑制。与地西泮同类的有效药物还有劳拉西泮或氯硝西泮。此外，苯妥英钠、苯巴比妥都属于抢救 ES 的第一线药物，其作用各有特色，可单独或联合应用。

2. 支持治疗

主要包括：①生命体征监测，重点注意呼吸循环衰竭或脑疝体征；②保持呼吸道通畅，吸氧，必要时人工机械通气；③监测与矫治血气、血糖、血渗透压及血电解质异常；④防止颅内压增高。

（四）其他

1. 干细胞移植

人类颞叶癫痫的主要病理改变是海马硬化，即选择性神经细胞丢失和胶质细胞增生。用移植细胞替代丢失的神经元，可修复损伤的神经系统，阻断颞部癫痫的发生与发展，并克服药物治疗和手术治疗的缺点，从根本上治愈癫痫。供体细胞主要是胚胎细胞，如将绿色荧光蛋白转基因骨髓基质干细胞移植至癫痫鼠后能够存活、迁移，并能够改善癫痫鼠的脑细胞功能。这可成为一种有效的癫痫治疗手段。

2. 神经肽 Y（NPY）

在中枢神经系统中，有相当数量的不同类型的中间神经元以它们各自所表达的一系列神经肽的不同而被区分，而中间神经元在调节中枢神经兴奋性的过程中，神经肽起着非常关键的作用。神经肽 Y（NPY）能够强有力地抑制人类齿状回的兴奋性突触传递，在动物模型中具有强大的抗癫痫作用。

第五节　小儿惊厥

惊厥是小儿时期常见的急症，是由大脑细胞群神经元的过量异常放电所致的大脑功能的暂时性紊乱，表现为全身或局部肌肉抽搐，可伴有不同程度的意识障碍。若惊厥持续超过 30min，或频繁惊厥中间无清醒期者，称为惊厥持续状态；当惊厥持续 20min 以上时，可致脑损伤。有时惊厥后产生暂时性肢体瘫痪，称为 Todd 麻痹。

一、病因

小儿惊厥可由各种原因引起，可发生于各年龄组，但以 2 岁内多见。

（一）感染性疾病

大多数伴发热，但严重感染可以不发热。感染性疾病又分为颅内感染性疾病与颅外感染性疾病。

1. 颅内感染性疾病

细菌性脑膜炎、脑脓肿、结核性脑膜炎、颅内静脉窦炎；病毒性脑膜炎、病毒性脑膜脑炎；隐球菌性脑膜炎；脑寄生虫病，如脑型肺吸虫病、血吸虫病、棘球蚴病、脑型疟疾及脑囊虫病等。

2. 颅外感染性疾病

可以是因感染所致的高热引起惊厥（热性惊厥）或为感染的中毒症状。常见的颅外感染有呼吸道感染（上呼吸道感染、急性扁桃体炎、中耳炎、肺炎等），消化道感染（细菌性胃肠炎、病毒性胃肠炎），泌尿道感染（急性肾盂肾炎），全身性感染和传染病（败血症、幼儿急疹、麻疹、猩红热、伤寒、感染性中毒性脑病及 Reye 综合征）。

（二）非感染性疾病

多为无热惊厥，但非感染性惊厥亦可为发热诱发。

1. 颅内非感染性疾病

主要为癫痫，可为原发性（多为遗传性）癫痫，亦可为症状性癫痫（颅脑外伤、颅内出血、脑肿瘤、脑血管病变、中枢神经感染后、中枢神经系统畸形、脑变性、脱髓鞘病及急性脑水肿等）引起。

2. 颅外非感染性疾病

（1）代谢性疾病：低血糖症、水中毒、低钠血症、高钠血症、低镁血症、低钙血症等。

（2）遗传代谢缺陷病：半乳糖血症、苯丙酮尿症、维生素 B6 依赖症、枫叶糖尿病、高氨基酸血症等。

（3）中毒性疾病：致中毒的药物有中枢兴奋剂、氨茶碱、抗组胺药、山道年、异烟肼等；致中毒的食物如毒蕈、白果、核仁、木薯、发芽马铃薯、霉变甘蔗等；致中毒的农药与杀鼠药如有机磷、有机氯、磷化锌等。

（4）各种原因引起的脑缺氧：窒息和心源性急性脑缺氧等。

二、诊断

详细询问病史，如惊厥发作年龄、发作形式、发作频度、发作持续时间，是否伴有发热，病变是静止还是进行性的；体格检查应全面，包括全身和神经系统的检查，注意与惊厥有关的异常特征，如智力异常、行为异常、皮肤异常色素斑（脱色斑与牛奶咖啡色斑）、头颅大小及外形异常、肝脾肿大、肢体活动情况异常、前囟异常、眼底及病理反射等；根据具体情况，选择性做实验室的辅助检查，以明确病因诊断。

（一）惊厥发作

对于任何突然发作、形式刻板及伴有意识障碍，都应想到惊厥发作的可能。若医生能看到发作过程，患儿瞳孔散大且对光反射消失，而患儿对发作过程不能回忆，则惊厥的诊断即可成立。脑电图检查是诊断小儿惊厥性疾病的重要辅助检查，若临床上有发作，脑电图呈痫样放电或弥漫性改变，惊厥的诊断可以确定。

需与惊厥鉴别的阵发性发作的疾病如下。

1. 屏气发作

见于 6 个月～4 岁小儿，在疼痛，或要求得不到满足时，突然急哭、屏气、发绀，严重者可有意识丧失和抽惊痉，但睡眠时不发作，脑电图检查正常。

2. 昏厥

多见于年长的女孩，发作前有长时间的站立，或有紧张、恐惧心理，发作时往往眼前发黑、面色苍白，然后倒下，脑电图检查多为正常。

3. 多发性抽动

多发生于 2～15 岁，常表现为不自主眨眼、缩鼻子、张嘴或努嘴、摇头、耸肩等，突然发作，但发作时患者意识清楚，若思想集中，可自控片刻，入睡后消失，脑电图检查正常或未见痫样放电。

4. 交叉性擦腿动作

见于婴幼儿，主要见于女孩，发作时面部涨红、多汗，两大腿夹紧，并屈腿上下摩擦外阴部，发作时患儿意识清楚，当转移注意力时可中止发作。

5. 癔症性抽搐

一般为年长儿，有情感性诱因，发作时患儿四肢似呈大幅度抽动，但患儿意识清楚，瞳孔不散大，对光反射敏感，发作后无昏睡，脑电图阴性，精神暗示治疗可中止发作，且患儿不会跌倒、自伤和大小便失禁。

6. 睡眠障碍

夜惊是入睡后不久突然坐起来、恐惧状，数分钟后安静下来，入睡。梦游是睡眠中小儿突然坐起来，下床做一些无目的动作。睡眠肌阵挛是入睡后不久肢体不规则的抽动。夜惊、梦游和睡眠肌阵挛常常和复杂部分性发作相混淆，而睡眠脑电图诱发试验对鉴别诊断很有价值。

（二）分析惊厥的病因

首先区别是感染性疾病还是非感染性疾病，感染性疾病是颅内感染性疾病还是颅外感染性疾病，同样地，对非感染性惊厥者要区别是颅内病变还是全身性系统性疾病。

重要的惊厥病因特点如下。

1. 热性惊厥

这是小儿惊厥最常见的病因，3%~4%小儿有过热性惊厥。热性惊厥最常见于6个月至5岁的小儿，最后复发年龄不超过6~7岁；先发热后惊厥，发热>38.5℃，惊厥发作多在初热的24h内；惊厥呈全身性，伴意识丧失，惊厥持续10min内，不超过15min，发作后很快清醒；多伴有呼吸道、消化道感染，而无中枢神经系统感染及其他脑损伤；惊厥发作后2周脑电图正常；患儿体格检查和精神运动发育正常，往往有家族遗传倾向。在下列情况下患儿虽为发热惊厥，但不能诊断为热性惊厥：①中枢神经系统感染；②中枢神经疾病，如颅脑外伤、颅内出血、占位、脑水肿及癫痫发作伴发热者；③严重的全身性代谢紊乱，如低血糖症、低钠血症、苯丙酮尿症；④明显遗传性疾病，如结节性硬化、多发性神经纤维瘤病等神经皮肤综合征；⑤新生儿期的有热惊厥。热性惊厥根据发作特点和预后不同分为两型。单纯性热性惊厥：发作为全身性，持续数秒至数分钟，不超过15min，24h内多无复发，发作后无神经系统异常。复杂性热性惊厥：发作呈局灶性，持续15min以上，24h内有重复发作，发作后为暂时性麻痹。前者发展为癫痫的有2%~3%，后者发展为癫痫的有50%左右。

2. 急性中毒性脑病

某些急性感染过程中，可能由病原体毒素、机体的过敏反应、脑血管痉挛、脑缺血缺氧、脑水肿、水电解质紊乱等引起脑病，可见于急性细菌性痢疾、肺炎、百日咳、伤寒、败血症等疾病的极期。除有原发性疾病的症状、体征外，常伴有急性的意识障碍、惊厥、昏迷等。腰穿示脑脊液压力增高，而脑脊液中蛋白和细胞数多为正常或升高。

3. 癫痫

大发作时意识丧失、瞳孔散大、对光反射消失、口吐白沫、四肢抽动、大小便失禁，具有反复发作史，间歇期脑电图呈两侧对称性同步放电。局灶运动性发作，呈部分性抽搐，多不伴意识障碍，脑电图呈局灶性痫样放电。

4. 中枢神经系统感染

一般均有感染症状，如发热、意识障碍；有中枢感染后的颅内高压症，如头痛、呕吐及脑膜刺激征，疑为中枢感染时应做腰穿，做脑脊液常规检查、生化检查和找病原体。脑炎者应做 EEG，化脓并发脑脓肿时做脑 CT 扫描。

5. 神经皮肤综合征

包括结节性硬化、多发性神经纤维瘤病、斯特奇-韦伯综合征及色素失禁症等，体检时应注意皮肤有无皮脂腺瘤、树叶状色素脱色斑、牛奶咖啡斑及面部葡萄酒色的血管痣，多有遗传性家族史。

6. 低钙惊厥

低钙惊厥为婴儿期常见的无热惊厥原因之一，可由维生素 D 缺乏性佝偻病、甲状旁腺功能减退（原发性或手术后）、慢性肾功能不全以及酸中毒纠正后发生的低钙引起，可表现为手足搐搦症、喉痉挛或全身性惊厥。大多数有佝偻病体征，血钙 $1.7 \sim 2.0$mmol/L（$7 \sim 8$mg/dL），血磷高于正常，心电图呈 Q-T 延长。

7. 低血糖症

婴幼儿和新生儿时期低血糖可导致惊厥，甚至意识障碍。大多由功能性疾病或肝脏疾病引起，病前常有食欲缺乏或减食、饥饿、感染、呕吐、腹泻等前驱症状，多为晨起惊厥，年长儿可伴有面色苍白、出汗、恶心、心悸等。血糖测定是必要的。

8. 维生素 B_6 依赖症

孕妇由于孕期呕吐而服用大量维生素 B_6，可使新生儿对其依赖，惊厥常发生于出生后数小时至数天内。而维生素 B_6 缺乏所致惊厥，常发生于 10 个月内，若静脉注射维生素 B_6 $25 \sim 100$mg，可使惊厥停止，可作为诊断性治疗。

9. Reye 综合征

常发生于婴幼儿，前驱期常有轻微的上呼吸道感染症状，随后出现顽固性呕吐、抽搐、昏迷，肝脏增大，血清 GPT 增高，血氨明显升高，血糖常降低。

10. 阿-斯综合征

系由完全性房室传导阻滞引起的急性脑缺血所致，心脏停搏 $5 \sim 10$s 就可致昏厥，停搏 15s 以上就发生惊厥，心脏听诊和心电图检查异常。

11. 高血压脑病

主要由急性肾炎、慢性肾炎、长期大剂量激素应用、嗜铬细胞瘤及肾血管畸形等所致，往往先有复视、一过性失明、头痛、呕吐、眼底动脉痉挛及视盘水肿，或视网膜出血、渗出，血压明显升高，当血压骤升时引起惊厥，甚至昏迷。

（三）惊厥发病年龄、季节及急慢性发作，对惊厥病因的鉴别诊断有帮助

1. 发病年龄

新生儿期，新生儿出生后 3d 内主要病因有产伤、颅内出血、窒息、低血糖，4~7d 常见病因有低钙血症、低镁血症、核黄疸、化脑和颅脑畸形；婴幼儿期，常见病因为热性惊厥、化脑、中毒性脑病及癫痫；学龄前期，病因多为中毒、颅脑外伤、中枢感染、肿瘤及癫痫。

2. 发病季节

热性惊厥终年可见。春季惊厥常由低钙血症、流脑引起；夏季多由乙脑、中毒性菌痢及肠道病毒性脑炎引起。

3. 急慢性发作

急性非反复发作的常见病因有热性惊厥、中枢神经系统感染、颅内出血、外伤及中毒等；慢性且反复发作的常见病因有癫痫、外伤、中枢神经系统感染及脑变性病等。惊厥伴有局灶性体征时多考虑脑内炎症、脑血管病变、脑肿瘤、脑脓肿等；急性起病，伴发热，多注意中枢神经系统感染，腰穿应列为常规检查。

三、治疗

惊厥发作时应尽快地控制，并积极寻找病因，给予治疗。

（一）一般处理

（1）保持安静，禁止一切不必要的刺激。

（2）加强护理，防止外伤。

（3）保持呼吸道通畅，及时吸去喉部分泌物，防止吸入性窒息。

（4）严重者给氧，减少缺氧性脑损伤。

（二）止痉

特别是对惊厥持续状态或频繁惊厥者应尽早控制惊厥。一般先给一次控制惊厥的负荷量，以尽快达到有效血药浓度，然后再给予维持量，以维持有效的血药浓度。

1. 地西泮

为首选药，静脉给药后数秒钟可进入脑组织，数分钟内于血和脑组织达到峰值，因再分布于 30min 后很快下降，其剂量为每次 $0.25 \sim 0.5$ mg/kg，速度为 1min 不大于 1mg，必要时可在 15~30min 后重复静脉注射，最大剂量每次不超过 10mg。不应肌内注射，因不易吸收；但直肠给药吸收较快。一般在用本药止痉后，用苯巴比妥每次 10mg/kg 维持。

2. 苯巴比妥钠

止惊效果好，维持时间长，不良反应少。苯巴比妥一次负荷量 15~20mg/kg，12h 后给维持剂量 4~5mg/kg，5 岁不超过 250mg，12 岁不超过 500mg。

3. 氯硝西泮

作用快，持续时间达 18~24h，剂量每次 $0.05 \sim 0.1$ mg/kg，静脉滴注或肌内注射，每天 1 次。

4. 水合氯醛

每次 50mg/kg 保留灌肠，止痉作用亦快，必要时 30~60min 后重复。

5. 丙戊酸钠静脉注射液

作用快，持续作用 10～12h，对心脏呼吸无抑制作用，每天剂量通常在 20～30mg/kg，当与肝酶诱导作用的抗惊厥药物合用时，每天剂量应增加 5～10mg/kg，与苯巴比妥联合应用时，苯巴比妥剂量应减少。

（三）对症治疗

热性惊厥者应给予药物降温和物理降温；伴有颅内压增高或频繁惊厥发作或癫痫持续状态者应给予甘露醇降颅内压，同时纠正水和电解质紊乱。

（四）病因治疗

对于病因应积极寻找并治疗，这在治疗惊厥时是不可忽视的。积极治疗中枢神经系统感染；纠正低血糖症、低镁血症、低钙血症；去除颅内肿瘤和颅内血肿；对于癫痫反复发作者应予以规范的抗癫痫药物治疗。

第六节　脑性瘫痪

脑性瘫痪（cerebral palsy）简称"脑瘫"，是指出生前到出生后 1 个月内由各种原因引起的脑损伤所致的非进行性综合征。主要表现为中枢性运动功能障碍及姿势异常，严重者可伴有智力低下、癫痫、行为异常、视听觉或语言功能障碍，会严重影响儿童的一生。发达国家患病率在 1‰～4‰，我国在 2‰左右。

一、病因

病因不一，可由多种因素引起，约 1/4 的病例找不到病因。足月脑瘫患儿出生前因素占主要地位，而早产脑瘫患儿出生时及新生儿期因素占主要地位。

（一）出生前因素

母孕早期感染、严重营养缺乏、中毒、放射线照射、胎儿期的发育畸形等。

（二）出生时因素

主要是各种原因（如胎盘早剥、脐带绕颈等）引起的脑缺氧，以及早产、颅内出血等。

（三）出生后因素

新生儿期严重感染、胆红素脑病（核黄疸）、惊厥、窒息等。

二、分类

（一）根据运动功能障碍特点分型

1. 痉挛型

最常见，占脑瘫的 60%～70%。病变波及锥体束。表现为肌张力增高，肌力差，肢体活动受限。上肢内收，肘腕关节屈曲，手指屈曲呈紧握拳状，拇指内收，双下肢伸直，大腿内收，髋关节内旋，踝关节跖屈，足尖着地，双腿交叉呈剪刀状。腱反射亢进，锥体束征阳性。

2. 手足徐动型

约占脑瘫的 20%。主要病变在锥体外系统。表现为难以用意志控制的不自主运动,当进行有意识运动时,不自主、不协调及无效的运动增多,例如当取拿某件物品时,不能用手顺利地去接触物体,往往将肢体高举,或伸向其他方向,摇晃肢体,全身用力,眼睛大,张口,颈部肌肉也收缩用力,极不协调。常有语言困难,多数患儿无惊厥,通常无锥体束征,智力发育障碍不严重。

3. 强直型

很少见。主要为锥体外系症状。全身肌张力显著增高,常伴严重智力低下。

4. 共济失调型

较少见。主要病变在小脑。症状表现为步态不稳、肌张力低下。

5. 震颤型

很少见。表现为四肢震颤。

6. 肌张力低下型

本型多为婴幼儿脑瘫的暂时阶段,以后大多转为痉挛型或手足徐动型。

7. 混合型

（二） 按受累的部位不同分型

①四肢瘫;②双瘫;③截瘫;④偏瘫;⑤双重性偏瘫;⑥三肢瘫;⑦单瘫。

三、临床表现

脑瘫以出生后非进行性运动发育异常为特征,临床表现由于受损的部位不同而异,但其共有症状为:①运动发育落后,主动运动减少。患儿不能完成同龄正常儿应能完成的动作。②肌张力异常,大多肌张力增高,但也可表现为肌张力低下,因不同的类型有其不同的表现。③姿势异常,其姿势与肌张力异常及原始反射延缓消失有关。④反射异常,一般表现为原始反射延缓消失,保护性反射延缓出现。痉挛性脑瘫可表现腱反射亢进、踝阵挛及 Babinski 征阳性。脑瘫患儿除运动障碍外,常合并其他功能障碍,常见的有智力低下、癫痫、斜视,其次有眼震、发音障碍、听力障碍、小头畸形、关节脱位等。

四、诊断

一般诊断不难。主要依据病史及体检。1/2 ~ 2/3 的患儿 CT、MRI 异常,但正常者不能否认脑瘫的诊断。影像学的检查往往只对查找病因、判断预后有参考价值。

早期诊断很重要。如小儿常有过度哭闹、入睡困难、喂养困难、过度敏感、易激惹、护理困难等表现时应做详细检查,以排除脑瘫的可能。

五、预防

积极做好孕妇及新生儿保健工作,如预防感染、早产、难产;分娩时防止窒息及颅内出血;提高对新生儿疾病的防治工作,如预防和治疗高胆红素血症等。

六、鉴别诊断

（一）脑白质营养不良

为遗传性疾病，起病于1~2岁或更晚。症状呈进行性加重，表现为步态不稳、痉挛性双侧瘫痪、惊厥、语言障碍、视神经萎缩等，最终呈去大脑强直状态。

（二）婴儿型脊髓性肌萎缩

患儿智力正常，腱反射消失，肌张力低下，可资鉴别。

（三）脊髓病变

包括脊髓炎、脊髓压迫症。截瘫呈进行性，双下肢可不对称，可有感觉障碍平面。当出现脑脊液循环障碍时，可见脑脊液蛋白量增加。

七、治疗

目的是促进各系统功能的恢复和正常发育、纠正异常姿势、减轻其伤残程度。

（一）治疗原则

早期发现、早期治疗有助于神经的分化和髓鞘的发育，容易取得疗效。

（二）综合治疗

1. 以功能训练为主

（1）体能运动训练：针对各种运动障碍和异常姿势进行物理学手段治疗。

（2）技能训练：重点训练上肢和手的精细运动，提高患儿独立生活技能。

（3）语言训练：包括听力、发音、语言和咀嚼吞咽功能的协同矫正。

2. 矫形器的应用

功能训练中，配合使用一些支具或辅助器械，有助于矫正异常姿势，抑制异常反射。

3. 手术治疗

主要用于痉挛型，目的是矫正畸形，恢复或改善肌力与肌张力的平衡。

4. 其他

如高压氧舱、水疗、电疗等，对功能训练有辅助作用。

5. 加强家庭训练

本病的康复是一个长期过程，家庭训练占有一定的位置，应加强其父母的信心及功能训练手法学习，在医生指导下共同制定训练计划，合理、适度地进行训练。

八、预后

轻症瘫痪、智力正常或接近正常者，瘫痪的肢体经过锻炼可得到改善，预后较好。瘫痪严重、智力低下者则较难恢复，常因感染、严重营养不良而危及生命。

第七节　重症肌无力

重症肌无力（myasthenia gravis，MG）是累及神经肌肉接头处突触后膜上乙酰胆碱受体（AChR）的自身免疫性疾病，临床表现为肌无力，且活动后加重，休息后或给予胆碱酯酶抑制剂后症状减轻或消失。

一、病因及发病机制

重症肌无力发病的基本机制是机体自身产生乙酰胆碱受体的抗体，使神经肌肉接头处突触后膜上的乙酰胆碱受体破坏，造成神经指令信号不能传给肌肉，使肌肉的随意运动发生障碍，但机体为何产生自身抗体，原因不清楚。临床观察到不少患者胸腺肥大，认为可能与胸腺的慢性病毒感染有关。本病也具有某些遗传学特征，研究发现不同的人群发病率不同，一些人类白细胞抗原（HLA）型别的人群发病率高，女性 HLA-A$_1$B$_8$ 及 HLA-DW$_3$、男性 HLA-A$_2$B$_3$ 人群发病率明显高于其他人群。

二、临床表现

根据发病年龄和临床特征，本病可分为以下三种常见类型。

（一）新生儿一过性重症肌无力

如果母亲患重症肌无力，其所生新生儿中有 1/7 的概率患本病。原因是乙酰胆碱受体的抗体通过胎盘，攻击新生儿乙酰胆碱受体。患儿出生后数小时或数天出现症状，表现为哭声细弱、吸吮吞咽无力，重者出现呼吸肌无力而呈现缺氧症状。体征有肌肉松弛、腱反射减弱或消失。很少有眼外肌麻痹、眼睑下垂症状。有家族史者易于识别。肌内注射新斯的明或依酚氯铵后症状立即减轻有特异性识别价值。本病为一过性，多数于 5 周内恢复。轻症不需治疗，重症则应给予抗胆碱酶药物。血浆交换治疗的疗效较好，至于为何重症肌无力母亲所生的新生儿多数无症状，原因可能是新生儿乙酰胆碱受体与母亲的乙酰胆碱受体抗原性不一样，不能被抗体识别而免受攻击。

（二）新生儿先天性重症肌无力

本病又名新生儿持续性肌无力，患儿母亲无重症肌无力，本病多有家族史，为常染色体隐性遗传。患儿出生后主要表现为上睑下垂、眼外肌麻痹。全身性肌无力、哭声低弱及呼吸困难较少见。肌无力症状较轻，但持续存在，血中乙酰胆碱受体的抗体滴度不高，胆碱酯酶抑制剂治疗无效。

（三）儿童型重症肌无力

本病是最多见的类型。2~3 岁为发病高峰，女性多于男性，根据临床特征分为眼肌型、全身型及脑干型。①眼肌型：最多见，单纯眼外肌受累，表现为一侧或双侧眼睑下垂，晨轻暮重，也可表现为眼球活动障碍、复视、斜视等，重者眼球固定。②全身型：有一组以上肌群受累，主要累及四肢，轻者一般活动不受严重影响，仅表现为走路不能持久，上楼梯易疲劳。常伴眼外肌受累，一般无咀嚼、吞咽、构音困难。重者常需卧床，伴有咀嚼、吞咽、构音困难，并可有呼吸肌无力。腱反射多数减弱或消失，少数可正常。无肌萎缩及感觉异常。

③脑干型：主要表现为吞咽困难及声音嘶哑，可伴有眼睑下垂及肢体无力。

三、预后

儿童型重症肌无力可自行缓解或缓解与急性发作交替，或缓慢进展。呼吸道感染可诱发本病或使症状加重。据报道眼肌型第 1 次起病后，约 1 年患儿自行缓解。以眼肌症状起病者，若 2 年后不出现其他肌群症状，则一般不再出现全身型症状，预后好。脑干型可致营养不良或误吸，预后较差。呼吸肌严重受累者可致呼吸衰竭而死亡。

四、诊断及鉴别诊断

根据病变主要侵犯骨骼肌及一天内症状的波动性（上午轻、下午重的特点）对病的诊断当无困难。同时采用下列检查进一步确诊。

（一）疲劳试验（Jolly 试验）

使受累肌肉重复活动后症状明显加重。如咀嚼肌力弱者可使其重复咀嚼动作 30 次以上，若加重以致不能咀嚼，此为疲劳试验阳性，可帮助诊断。

（二）胆碱酯酶抑制剂试验

1. 依酚氯铵（tensilon）试验

依酚氯铵 0.2mg/kg 或 0.5mg/kg，1min 后再给，以注射用水稀释 1mL，静脉注射，症状迅速缓解则为阳性。持续 10min 左右又恢复原状。

2. 新斯的明（neostigmine）试验

甲基硫酸新斯的明 0.04mg/kg（新生儿每次 0.1～1.15mg）肌内注射，20min 后症状明显减轻则为阳性，可持续 2h 左右。为对抗新斯的明的毒蕈碱样反应（瞳孔缩小、心动过缓、流涎、多汗、腹痛、腹泻、呕吐等）应准备好肌内注射阿托品。

（三）神经重复频率刺激检查

必须在停用新斯的明 17h 后进行，否则可出现假阴性。典型改变为低频（2～3Hz）和高频（10Hz 以上）重复刺激均能使肌动作电位波幅递减，递减幅度 10% 以上为阳性。80% 的病例低频刺激时呈现阳性反应，用单纤维肌电图测量同一神经支配的肌纤维，发现电位间的间隔时间延长。神经传导速度正常。

（四）AChR 抗体滴度测定

对 MG 的诊断具有特征性意义。90% 以上全身型 MG 病例的血清中 AChR 抗体滴度明显增高（高于 10nmol/L），但眼肌型的病例多正常或仅轻度增高。

五、治疗

（一）药物治疗

1. 胆碱酯酶抑制剂

常用者有下列数种。

溴化新斯的明：口服剂量为每日 0.5mg/kg（即吡啶斯的明 2mg/kg），每 4h 一次（5 岁内）；每日 0.25mg/kg（即溴吡斯的明 1mg/kg），分为每 4h 一次（5 岁以上）。逐渐加量，一旦出现毒性反应则停止加量。

溴吡斯的明（mestinon）：口服剂量为每日 2mg/kg，每 4h 一次（5 岁内）；每日 1mg/kg，每 4h 一次（5 岁以上）。逐渐加量，一旦出现毒性反应则停止加量。

安贝氯铵：口服剂量（成人）为每次 5~10mg，每日 3~4 次。

辅助药物如氯化钾、麻黄素等可加强新斯的明药物的作用。

2. 皮质类固醇

可选用泼尼松每日 1.5mg/kg 口服；也有人主张用大剂量冲击疗法，但在大剂量冲击期间有可能出现呼吸肌瘫痪。因此，应做好气管切开、人工呼吸的准备。如症状缓解则可逐渐减量至最小的有效剂量以维持治疗，同时应补充钾盐。长期应用者应注意骨质疏松、股骨头坏死等并发症。无论全身型或眼肌型患儿均可一开始即用皮质类固醇治疗，治疗后期可加用胆碱酯酶抑制剂。

3. 免疫抑制剂

可选用硫唑嘌呤或环磷酰胺，应随时检查血象，一旦发现白细胞低于 $3 \times 10^9/L$ 时应停用上述药物，同时注意肝肾功能的变比。

忌用对神经-肌肉传递阻滞的药物，如各种氨基糖苷类抗生素、奎宁、奎尼丁、氯丙嗪以及各种肌肉松弛剂等。

（二）胸腺组织摘除术

对胸腺增长者效果好。适应证为年轻女性患者中病程短、进展快的病例。对合并胸腺瘤者也有一定疗效。对全身型重症肌无力患儿，目前主张使用。手术后继续用泼尼松 1 年。

（三）放射治疗

如因年龄较大或其他原因不适于做胸腺摘除者可行深部 ^{60}Co 放射治疗。

（四）血浆置换法

如上述治疗均无效者可选用血浆置换疗法，可使症状迅速缓解，但需连续数周，且价格昂贵，目前尚未推广应用。

（五）危象的处理

一旦发生呼吸肌瘫痪，应立即进行气管切开，应用人工呼吸器辅助呼吸。但应首先确定为何种类型的危象，进而对症治疗。

1. 肌无力危象

为最常见的危象，往往由抗胆碱酯酶不足引起。可用依酚氯铵试验证实，如注射后症状明显减轻则应加大胆碱酯酶抑制剂的剂量。

2. 胆碱能危象

由胆碱酯酶抑制剂过量引起。患者肌无力加重，并出现肌束颤动及毒蕈碱样反应。可静脉注入依酚氯铵 2mg，如症状如重则立即停用胆碱酯酶抑制剂，待药物排出后可重新调整剂量，或改用皮质类固醇类药物等其他疗法。

3. 反跳危象

出于对胆碱酯酶抑制剂不敏感，依酚氯铵试验无反应。此时应停止应用胆碱酯酶抑制剂而输液维持。过一段时间后如对胆碱酯酶抑制剂有效时可再重新调整用量，或改用其他疗法。

在危象的处理过程中，保证气管切开护理的无菌操作，雾化吸入，勤吸痰，保持呼吸道通畅，防止肺不张、肺部感染等并发症是抢救成活的关键。

（郭　杰）

第十一章 骨科疾病

第一节 锁骨骨折

锁骨骨折是小儿最常见的外伤之一，占上肢骨折的第三位，50%以上发生在10岁以下的儿童。它的发病率虽高，但预后较好。

锁骨为S形的长管状骨，连接着肩胛骨与躯干。锁骨内部呈致密的蜂窝状结构，无明显的髓腔结构。外观上其外侧半向后弯曲，呈凹形。内侧半向前突出呈弓形。锁骨的外 1/3 的截面呈扁平状，内 1/3 的截面呈棱柱状，中 1/3 是内外两端的移行部位，而且中 1/3 段的锁骨直径最小，是锁骨在解剖学和生物力学中的薄弱点，所以骨折常发生在骨干的中 1/3 段和中外 1/3 交界处。

一、病因和病理

根据受伤类型可分为两种：

（一）间接暴力

最常见，如婴幼儿跌倒或者从床上和椅子上摔落地面时，手或肘部着地使暴力向上传导到锁骨而发生骨折。

（二）直接暴力

锁骨受到直接暴力的打击而发生骨折。若暴力过大，可造成粉碎性骨折。产伤是新生儿锁骨骨折的一大原因，锁骨骨折占产伤的第一位。产伤所致的锁骨骨折与许多因素有关，包括胎儿的体重、产式、产妇分娩的体位、接生者的经验等。剖宫产一般很少引起锁骨骨折。

锁骨骨折的基本类型一般可分为锁骨中段的骨干部骨折、锁骨外侧部骨折、锁骨内侧部骨折。

婴幼儿常为青枝骨折，年长儿童则多为完全性骨折，可以没有明显移位，但大多有向前成角和短缩重叠畸形。小儿开放性锁骨骨折极为少见。

二、临床表现和诊断

儿童锁骨骨折的诊断并不困难。一般有明显的外伤史，典型症状有患肩低垂，患儿常用健侧手托扶患侧肘部，以缓和患肢自身重量及胸肌和斜方肌对骨折断端的牵拉作用所致的疼痛。骨折局部有肿胀、隆起、骨擦音和触痛。应同时注意检查并记录有无呼吸急促、皮下气肿、血肿，患侧上肢有无肿胀以及感觉和运动功能有无障碍，以判断有无骨折端刺伤胸膜和锁骨下血管、神经。

婴幼儿如为青枝骨折，局部畸形、肿胀不明显，但活动患侧上肢或按压锁骨时，患儿有啼哭和叫痛。当外伤史不清或临床表现不明显时容易漏诊，应予高度注意。

新生儿产伤的锁骨骨折由于症状轻微或无症状而不易发现，常在出生后半月左右在锁骨部位发现有隆起的肿块、拍 X 线片后才被诊断。新生儿的锁骨骨折多表现为假性瘫痪，患侧上肢活动减少，拥抱反射（Moro 反射）不对称，应注意与臂丛神经损伤或肱骨急性骨髓炎相鉴别。

影像学检查：绝大多数锁骨骨折均可在常规的前后位 X 线片上发现，X 线片可以确定骨折的部位及移位的方向和程度。但锁骨内侧部骨折在常规的 X 线片上难以发现，此时 CT 检查有助于进一步观察胸锁关节。

三、鉴别诊断

新生儿锁骨骨折应与产伤麻痹（臂丛神经损伤）和肱骨急性骨髓炎相鉴别。臂丛神经损伤有产伤史，患肢完全麻痹，软弱无力，上肢活动消失。肱骨急性骨髓炎时有发热和炎症反应（如血象增高，血沉、C 反应蛋白升高等），起病时间较长时可在肱骨 X 线片上发现骨膜反应或骨质破坏。胸部 X 线片可以证实或排除有无锁骨骨折。

新生儿的锁骨骨折有时还需与先天性锁骨假关节相鉴别。先天性锁骨假关节为胚胎发育中锁骨内、外两个骨化中心未能正常融为一体所致。在新生儿表现为锁骨中外 1/3 交界处有假关节活动和局部包块，多发生在右侧锁骨。随着年龄的增长，局部畸形加重。X 线表现为锁骨中外 1/3 处假关节形成，两断端接近并表现为鳞茎状的团块。一般不产生临床症状和功能障碍，长期随访发现先天性锁骨假关节对锁骨长度的发育、肩锁关节、胸锁关节均无影响，不需要特殊治疗。

四、治疗

对新生儿及婴儿锁骨骨折的治疗，大多数临床医师认为一旦确诊，不论有无移位，给予适当固定是必要的。对无明显移位者，固定可防止因活动而导致的骨折移位；对骨折明显移位者，固定制动可防止移位加重，减少软组织损伤。固定可用"8"字绷带，或者将患肢屈肘 90°，用绷带将患侧的上臂和前臂固定于躯干，固定时间为 2 周。另外仰卧睡眠时可在患侧肩下垫软垫以防止患肩过度下垂。

轻度移位的儿童和青少年锁骨中段骨折以及青枝骨折，一般不需手法复位，为了舒适和减轻疼痛可将双肩用"8"字绷带固定 3~4 周。行"8"字绷带固定时，要注意"8"字绷带的走行方向，"8"字的交叉点在后背两个肩胛骨之间，不要搞反。固定时注意要松紧适度，双腋下可放一些棉垫，以避免过紧压迫腋下血管。固定期间要交代家长观察双上肢有无肿胀、麻木、发绀等异常情况，以便及时处理。也可采用"双圈法"固定，即用毛巾或绷带、棉花、纱布制成两个单独的软圈，套于两腋窝，将两圈在患儿的背后拉紧并用绷带固定，原理同"8"字绷带固定法。目前也有现成的"8"字固定支具可供使用。

当骨折严重移位，有刺破皮肤的危险时，也有人试行在固定前做闭合复位。一般需用局部麻醉，患儿取坐位，术者在患儿身后用膝部顶住两肩胛骨之间，再用双手向后牵拉两肩，助手可用手在前方沿皮下触摸辅助复位。复位后再用"8"字绷带外加石膏固定。

小儿锁骨骨折除非合并有血管和神经的损伤，需做手术进行探查和修复以及较少见的开放性骨折外，一般无手术适应证。个别情况下，如小儿将来要从事特殊行业，对外观有特殊要求或不能接受局部畸形愈合外形的，在向监护人充分说明手术的风险和各种并发症如骨折不愈合、感染、手术瘢痕增生后，也可手术复位内固定。因为虽然有移位的锁骨骨折常不易整复和保持良好的位置，但外形是可以接受的，且功能均很好。畸形愈合和局部骨痂形成的包块多可在 1 年内通过再塑形而消失。

锁骨骨折行开放复位手术时，在锁骨上方骨折部位做一个 2.5cm 长的小切口，在显露移位的骨折块时，应该特别小心，以免损伤锁骨下的神经血管（锁骨下动、静脉）和胸膜顶。解剖到锁骨后，尽量不剥离或少剥离骨膜，将选好的克氏针从锁骨的远侧端的断端顺行穿出至肩峰旁皮肤，然后将骨折处复位，再逆行钻入克氏针跨过骨折线到近侧端一段距离，多余针尾剪断去除，并将外端弄弯埋于皮下或置于皮外，以防肩部的活动导致克氏针向内侧移动而进入身体的重要结构。克氏针的粗细要合适，过细抗弯曲能力不足，过粗则有导致锁骨皮质劈裂的可能。术后上臂用吊带悬吊固定 1~2 周，骨折愈合后拔除克氏针。

传统的克氏针逆行髓腔内固定的缺点是可能出现松动、滑脱和针尾外露致局部感染、肩关节功能受限。故有人采用一端有螺纹的髓内针及空芯加压螺纹钉固定，固定强度可靠，术后功能恢复佳，并发症也较少，缺点是需要特殊器械，操作相对复杂。

其他有报道的内固定方法有钢板螺钉内固定和镍钛形状记忆合金锁骨环抱器等。钢板螺钉内固定对位佳，又牢固稳定，但切口长且骨膜剥离广泛，影响局部血供，易发生骨折延迟愈合及骨不连，甚至当拆除钢板后可发生再骨折。用镍钛形状记忆合金锁骨环抱器治疗粉碎性锁骨骨折只适用于中段骨折，且骨膜剥离也很严重，影响骨折愈合。

另外的一种治疗选择是经皮巾钳提拉复位逆行穿针内固定，需在 X 线透视下操作。但年龄较大者因锁骨粗大，而巾钳钳弓较细，复位时可致巾钳扭曲变形；肥胖儿童因皮下脂肪较多，经皮进巾钳时夹持不到锁骨，均不适合本疗法。不要忽略发生率较低的锁骨外侧部骨折和内侧部骨折。小儿锁骨外侧部骨折常为经骺板骨折而不像成人那样有真正的肩峰锁骨分离。小儿完整的骨膜管可保证骨折的愈合及塑形，轻度的移位和损伤可采取保守治疗，有严重的畸形时才需要手术复位及固定。

同样，锁骨内侧部骨折都貌似胸锁关节脱位。但大多是经骺板的损伤，CT 检查比较容易诊断。如果锁骨干端向前移位，其危险性小，塑形预后好；如果向后移位，则纵隔内的结构有受压和损伤的危险，患儿会有锁骨内侧或胸骨疼痛并伴有吞咽及呼吸困难，应先试行闭合复位，复位失败或复位后不稳定需行切开复位手术。

第二节　肱骨近端骨骺分离

肱骨近端骨骺由三个骨化中心发育而成，分别发育成肱骨头、大结节和小结节，在生后 4~6 个月、3 岁和 5 岁左右依次出现，于 7~8 岁三个骨骺融合成为肱骨近端一个骨骺，至 19~22 岁肱骨近端骨骺与肱骨干融合。因此，肱骨近端骨骺分离多发于 11~15 岁的青少年，最多见的是 Salter-Harris Ⅱ 型骨骺损伤。少数年幼儿童也可发生，由于此时的肱骨近段骨骺几乎都是软骨，所以多为 Salter-Harris Ⅰ 型骨骺损伤。Salter-Harris Ⅲ 型和 Ⅳ 型骨骺损伤则很罕见。对于年幼儿童的严重骨折或骨骺损伤，应怀疑为虐婴综合征。一般男孩多于女孩，为 (3~4) : 1。

一、发病机制

肱骨近端骨骺分离多为间接暴力所致，在前臂处于内收、伸直和外旋位时，外力沿肱骨干向上传导而造成骨折。常见的外伤方式是向后摔倒时，患者伸肘用手试图防止摔倒，由肱骨内收和前移产生的后外剪切应力而造成。另外，直接暴力或者摔倒时肩部外侧着地也可造成肱骨近端骨骺分离。干骺端常向前方移位，沿骨骺后面的骨膜附着一般比前面更为坚强，大多数情况下由于有较厚的骨膜套，骨折端会保持在一种稳定的位置上，后方骨膜袖的完整使之有很强的塑形潜能。但一旦骨膜被撕裂并向远端剥脱后，骨折端就变得很不稳定。

二、临床表现和诊断

肱骨近端骨骺分离是 5~15 岁的儿童肩部损伤中最多的一种损伤。有患肢功能障碍、局部肿胀和压痛等表现。对于完全移位的骨折，有上臂变短，呈伸直外展位，在接近喙突的腋前方形成异常突起。用手握住患侧屈曲的肘关节而另一手抓紧肱骨头时，可感觉到骨折断端的反常活动和骨擦音。无明显移位者可无上述症状。通过正侧位的 X 线拍片可以作出诊断。

三、治疗

婴幼儿的骨骺损伤为 Salter-Harris Ⅰ 型，如上臂出现缩短和外展畸形，应通过手法牵引来恢复上臂的长度和力线，牵引时使上臂外展 90°、屈肘 90°、外旋 15°~25°。一般不需麻醉，也不必追求精确的复位。然后对肩和上臂用 Velpeau 绷带固定 3~4 周。

6 岁以上的儿童和青少年多为 Salter-Hartis Ⅱ 型，如果没有移位，用 Velpeau 绷带固定 4 周即可。有轻度移位但成角畸形不超过 20° 者，可在无麻醉下试行轻柔手法复位，然后用 Velpeau 绷带固定 4 周，同样不必追求精确的复位。如果成角畸形超过 20°，则应该手法复位使之达到可以接受的位置。

因为肩关节是人体骨骼中活动范围最大而且不负重的关节，年龄越小生长潜力越大，一般 20° 以下的成角畸形以后可以通过自体塑形而获得纠正。肱骨上端伸出的骨性突出，可能会使上肢的内收和内旋受限，但在数年后这些骨突大多被吸收和塑形，肩关节的活动功能可以恢复正常。超过 11 岁的伴有严重移位的畸形不能完全纠正，常残留一定的缩短和成角。

年龄超过 11 岁或成角超过 20° 的移位骨折，一般手法复位不满意者，也可在麻醉后，在 C 形臂 X 线透视下复位，如复位后骨折稳定，可用 Velpeau 绷带固定 4~5 周，直至骨愈合到可承受肩关节徐缓活动的程度。如骨折不稳定，可在复位后从外侧的肱骨干经皮斜向插入 2 根克氏针穿过骺板固定，以维持复位后的位置。针尾埋于皮下，术后 3~4 周拔出。上臂于中立位固定。

手术切开复位的适应证：①患儿年龄较大，超过 11 岁，闭合复位未达到要求者；②肱二头肌长头嵌夹于骨折端；③少见的 Salter-Harris Ⅲ 型和Ⅳ型骨骺损伤；④骨折合并脱位；⑤开放性骨折。手术常采用肩部前内侧切口，暴露骨折端后容易得到满意的复位，可用螺钉或克氏针固定。术后用超肩石膏托或三角巾悬吊患肢。

第三节 肱骨干骨折

肱骨干骨折指的是由肱骨的胸大肌止点上缘至远端肱骨髁上间所发生的骨折。小儿的肱骨干骨折并不是很常见。

一、发病机制和移位

肱骨干骨折多为直接暴力所致，如摔倒时一侧上臂着地，骨折多为横断或粉碎型骨折。间接暴力所造成的多为斜行或螺旋形骨折。如果轻微外力造成肱骨干骨折，要注意是否为病理性骨折，仔细检查肱骨干骨折部位有无骨囊肿、骨纤维结构不良等基础病变。

肱骨干骨折后，由于骨折部位肌肉附着点不同、暴力作用方向及上肢体位的关系，可有不同的移位情况。

当骨折在肱骨的中上 1/3，在三角肌止点以上者，骨折的近端受到胸大肌、背阔肌和大圆肌的牵拉而向内收、内旋，骨折远端在三角肌的牵拉下向外、向上移位。

当骨折在肱骨的中下 1/3，即在三角肌止点以下者，骨折近端受三角肌、喙肱肌牵拉的作用而向外、向前移位，骨折远端受到肱二头肌和肱三头肌的牵拉作用而发生向上的重叠移位。

如果骨折位于肱骨干的下 1/3，由于患儿常将前臂悬吊于胸前，骨折远端常呈内旋位。

二、临床表现和诊断

一般均有明显的外伤史，局部疼痛、肿胀明显，压痛剧烈，上臂有成角畸形，触摸有反常活动和骨擦音，均可诊断骨折。摄 X 线片不仅可以确诊，还可明确骨折的部位、类型及移位的情况，以供手法复位时参考。

因为桡神经自腋部发出后，在三角肌粗隆部以下，紧贴着肱骨干，沿着从肱骨后侧自内后向外前方向斜向走行的桡神经沟走行，所以在肱骨中下 1/3 骨折时，由于骨折移位牵拉或者两骨折端的嵌夹均可造成桡神经的损伤。桡神经有损伤时，出现典型的垂腕和伸拇及伸掌指关节功能的丧失、前臂旋后不能、第 1~2 掌骨间背侧"虎口"区皮肤感觉丧失等表现，首次就诊时就应该详细检查并在病历上予以记录。

三、治疗

对于有明显移位的肱骨干骨折，应该根据 X 线片所显示的骨折部位和移位方向，首先行手法复位。复位的标准是不必强求端对端的完全复位，允许有 1.0~1.5cm 的重叠，成角畸形最好不超过 15°~20°，要避免发生旋转。复位达到要求后，对婴幼儿可将上肢用绷带固定于胸壁 4 周即可；较大的儿童可采用悬吊石膏管形或肩人字石膏固定。采用悬吊石膏时，石膏应上至腋窝下至掌骨头，肘屈曲 90°，前臂中立位；悬吊带的长度要合适，太长可致向前成角，太短可形成向后成角。患肢如放于外展支架上更可以减少因重力作用而引起的骨折端间分离作用。

对于斜行或不稳定的骨折，有严重的重叠，手法复位后位置仍不满意者，可用皮肤牵引达到并维持在可允许的位置；对皮肤或软组织条件不好不能做皮肤牵引者，或者粉碎性骨折和开放性骨折也可行尺骨鹰嘴牵引。

肱骨干骨折一般很少需要手术切开复位的。切开复位内固定的适应证有：因骨折端嵌入软组织或闭合复位和牵引不能达到功能复位的要求者；肱骨有多段骨折者；开放性骨折伤后时间在 8h 以内，经过彻底清创保证不会发生感染者；病理性骨折。

内固定方法根据骨折类型和患者的具体情况而定，可选用包括髓内针、接骨钢板、交叉克氏针、螺钉、可吸收棒或可吸收螺钉等各种方法。在使用内固定和骨折愈合后行取出内固定物的手术时，要十分小心，避免损伤桡神经。

肱骨干骨折伴有桡神经损伤在小儿比成人相对要少。在闭合性骨折中，桡神经的完全断裂非常少见，多为骨折端的挤压或挫伤引起的不完全性损伤，骨折保守治疗后桡神经功能几乎都能恢复。常规神经探查有可能增加不必要的手术和并发症。

在桡神经的功能尚未恢复前的观察期，应将腕关节置于功能位，并使用可牵引手指伸直的活动支架，进行被动的功能锻炼，以防止畸形或关节僵硬。同时定期做肌电图检查。如果受伤后 3 个月神经功能无恢复者，则应行桡神经探查术。

但对于发生桡神经麻痹的肱骨干开放性骨折，应在伤口清创和冲洗的同时探查桡神经。

第四节　肱骨髁上骨折

肱骨髁上骨折是指肱骨髁上 2~3cm 处的骨折，据统计约占儿童全身骨折的 1/4。肱骨髁上骨折也是儿童肘部损伤中最常见的骨折，占肘部骨折的 60%~70%。好发于 5~12 岁年龄组，男童多，约为女童的 2 倍。该骨折常并发肘部的血管和神经损伤，后遗症较多。

一、发病机制和分型

一般将肱骨骨折分为伸直型（包括伸直尺偏及伸直桡偏型）和屈曲型两大类，绝大多数骨折是伸直型，屈曲型仅占 3%~5%。

当跌倒受伤时肘关节呈伸直或半屈状，手掌着地，地面向上的反作用力传导到肱骨下端，可造成伸直型的肱骨髁上骨折。青枝型或不全骨折时后方的骨皮质尚未完全断裂，骨折向前成角；完全骨折时，骨折线多为前低后高的斜形，骨折的近端向前下方移位，有时可压迫或刺伤肘部前方的正中神经和肱动脉，骨折的远端则向后上方移位。

由于暴力可来自于肱骨髁部的前外侧或前内侧，从前后位的 X 线片上看，远端骨折块可向尺侧或桡侧方向移位，有人将他们分别称之为伸直尺偏型和伸直桡偏型肱骨髁上骨折。其中伸直尺偏型肱骨髁上骨折以后发生肘内翻的危险较大。

如果受伤时肘关节处于屈曲位，肘后部直接着地，外力自下而上，尺骨鹰嘴直接撞击肱骨的髁部，造成屈曲型的肱骨髁上骨折。伤后骨折的病理改变恰恰与伸直型相反。青枝或不全骨折时肱骨远端前方的骨皮质连续，而后方出现分离，形成向后成角；完全骨折时骨折近端向后移位，而骨折远端则向前移位，但移位一般不如伸直型那么严重。

按骨折的移位程度，1959 年 Gartland 提出另外一种实用性肱骨髁上骨折的分类：① Ⅰ型：骨折无移位；② Ⅱ型：骨折远折段后倾或同时有横向移位，后侧骨皮质仍完整；③ Ⅲ型：骨折断端完全移位，骨皮质无接触。

1988 年 Piton 等对此分类略加修改，把 Ⅱ型分为两个亚型，Ⅱa 型骨折单纯远折段后倾，后侧皮质完整；Ⅱb 型骨折有横向移位，或兼有远折段倾斜，但断端仍有接触。

二、临床表现

有明显的上肢外伤史，多因肘部伸展位手部着地受伤，伤后患肘肿胀、疼痛、运动明显受限，局部出现瘀斑，或出现肘部畸形。应检查桡动脉有无搏动，手部功能有无障碍，以判断有无合并血管、神经损伤。摄 X 线片即可了解骨折移位状态。

三、诊断和鉴别诊断

（1）有上肢外伤的病史。

（2）肘部出现肿胀或有瘀斑，不敢活动、压痛明显，或出现肘部畸形，如肿胀较轻、就诊早可检查肘三角是正常的。

（3）宜认真检查桡动脉搏动有无和手部功能情况以判断有无神经损伤。

（4）X 线片检查，应摄肘关节正侧位片以确定骨折的类型、移位情况，不仅确定诊断，也为复位提供依据。

（5）需与肱骨下端骨骺分离鉴别，肱骨小头未骨化以前很像肘关节脱位，但无骨擦音。

四、治疗

（1）骨折无移位或轻微移位者，肘关节功能位石膏托固定。

（2）骨折移位明显、肿胀不重，宜手法复位，复位后伸直型以过屈位石膏固定，但复位后 2~3d 及 1 周应来院检查复位情况。同时要注意局部肿胀加重而影响远端血运，主要表现剧烈疼痛，手部苍白或青紫、发凉，桡动脉减弱或消失，如出现应立即解除固定，以防止缺血性挛缩的发生。

（3）骨折移位明显、肿胀不重，复位后又不稳定者，可在 X 线指引下，在肱骨内、外髁经皮克氏针固定，以防骨折再移位，效果较好，术后以功能位石膏托固定。

（4）骨折移位明显、肿胀严重、手法复位困难者，可经尺骨鹰嘴横穿一克氏针，进行悬吊牵引或伸直位前臂皮牵引，待肿胀消退后，可在床边 X 线协助下进行整复，一般在 2~3 周有纤维连接即可去掉牵引，逐渐开始练习肘部活动。有时仍需功能位石膏托保护。

（5）合并有神经损伤者，常为桡神经损伤，约80%以上 8~12 周自行恢复，如超过 3 个月后仍不恢复方可手术探查。有神经损伤者应及时应用神经营养药物以促进其恢复。

（6）手术适应证为开放性骨折、肱动脉损伤、陈旧性移位骨折，以及合并神经损伤经观察无恢复者。

（7）选用小夹板固定者，应有一定经验，固定要松紧适宜，并留院观察，密切观察末梢血运，严防缺血性挛缩的发生。

（8）根据年龄的大小，石膏固定 3 周左右。

（9）肘内翻是肱骨髁上骨折常见的并发症，一般 5 岁以后可行肱骨下端截骨矫形术。

（10）肘关节僵硬，少数手法复位者有时并发骨化性肌炎或创伤性关节炎，尽可能行功能锻炼，如不能恢复可行关节松解术，术后应用 CPM 协助功能锻炼。

五、预后

此骨折属关节内骨折，固定时间 2~3 周，关节僵硬是常见的并发症，宜及早进行康复训练。

第五节　肱骨外髁骨折

肱骨外髁骨折较为常见，属儿童骨骺Ⅳ型损伤，是关节内骨折，好发于 4~10 岁儿童。

一、病因

跌倒时伸肘、手着地。桡骨头冲击肱骨小头而发生肱骨外髁骨折。

二、病理

根据移位情况分为：①Ⅰ型无移位；②Ⅱ型向外移位；③Ⅲ型翻转移位。

三、临床表现

肘部外伤后肘部疼痛，肘关节处于微屈位，活动明显受限，肘外方肿胀，有明显压痛，可扪到骨擦音和移位的骨块，肘三角外形破坏。

四、诊断和鉴别诊断

（1）有肘部外伤史。
（2）肘部以外侧为主的肿胀、压痛及活动障碍。
（3）肘关节正侧位片，可见骨折及其移位情况。

五、治疗

（1）Ⅰ型无移位，可行前臂旋后位，肘功能位石膏托固定。
（2）Ⅱ型轻度外移，可试行复位，如复位成功，石膏固定，如复位困难宜切开复位。
（3）Ⅲ型应切开复位。以双克氏针固定。
（4）对陈旧性Ⅲ型骨折，超过 3 个月者则复位困难，宜适当松解伸肌腱才可能复位，同样需克氏针固定。

六、预后

对晚期患者可发生骨迟延愈合或不愈合，骨块发生缺血性坏死，骨骺早闭及肘外翻畸形，以致发生迟发性尺神经炎。

第六节　肱骨内上髁骨折

肱骨内上髁骨折属于 Salter-Harris Ⅰ型或Ⅱ型骨骺损伤，好发于 7~15 岁的儿童。
肱骨内上髁骨化中心约在 6 岁出现，16~18 岁时与肱骨干骺端融合，该处是前臂屈肌总腱的起点，又是肘关节侧副韧带的止点，尺神经经过内上髁后侧的尺神经沟，所以肱骨内上髁骨折易发生尺神经的损伤。但肱骨内上髁不参与肱骨的纵向生长，故此骨折不影响肱骨的长轴生长。

肱骨内上髁骨折是由于肘关节在外翻位前臂屈肌急剧收缩，导致内上髁撕脱骨折。临床上分为四型：①Ⅰ型：骨骺无移位或仅轻微移位，但在任何平面骨骺移位≤5mm，X线片上仅见shenton线中断、不连续；②Ⅱ型：骨骺移位≥5mm，并向远端旋转移位至关节水平面；③Ⅲ型：移位的骨骺经破裂的关节囊而嵌入关节内，常合并桡骨头的软骨面的损伤；④Ⅳ型：除移位的骨骺嵌入关节内外，同时还伴有肘关节向外侧脱位。

一、临床表现

取决于骨折的类型。一般表现为肘关节处于屈曲位，局部疼痛，肱骨内上髁处肿胀，时有皮下瘀斑。体检局部有固定压痛，偶尔可扪及活动的骨折块。要注意有无尺神经损伤。X线片可显示骨折移位情况。但对于6岁以下的患儿，由于内上髁尚未骨化，临床检查所见肱骨内上髁处血肿可能比X线片所见更明显。若肱骨内上髁已经骨化，则摄健侧X线片有助判断肱骨内上髁的正常位置。

二、治疗

骨折无明显移位，可采用肘关节屈曲、前臂旋前位石膏托固定3周。

骨折移位超过5mm者一般均需手术切开复位内固定。若骨折在明显移位情况下畸形愈合，由于前臂屈肌及旋前圆肌起点向下、向外移位，可导致肘关节无力和外翻不稳定，影响肘关节的功能。对已有尺神经损伤者应手术探查。对6岁以下患儿可通过克氏针或缝合固定。大于6岁的患儿亦可用1枚松质骨螺钉经内上髁骨块进入肱骨远端固定。术后用石膏托固定肘关节屈曲90°、前臂旋前位，3~4周后去掉石膏，拔除克氏针，开始功能锻炼。

第七节　　桡骨头半脱位

桡骨头半脱位好发于2~5岁小儿，伤后则哭闹，患肢下垂不敢持物而就诊，经手法复位而愈。

一、病因

常常是由上楼梯或穿、脱衣服时被成年人猛然用力牵拉所致。

二、病理

小儿桡骨头不像成人呈漏斗状而成桶形，因而易从环状韧带部分拉出，此时局部滑膜可嵌夹在半脱位的关节间隙中。

三、临床表现

随着牵拉动作，小儿立即哭闹并拒绝用患肢活动持物，牵拉者有时可在牵拉时听到肘部弹响。患儿用健手托着患肢，肘关节半屈位，前臂旋前位，活动明显受限。

四、诊断和鉴别诊断

（1）有明显牵拉前臂史。
（2）患儿啼哭、患肢不能持物、活动明显受限。
（3）肘部无肿胀，呈轻度屈曲状，前臂内旋位。
（4）肘部 X 线片检查正常。

五、治疗

（1）经屈肘旋后前臂的手法复位后患肢立即能持物。
（2）嘱其家长注意今后避免牵拉前臂的动作。

六、预后

无不良影响，但伤后如不注意保护有可能复发。

第八节 股骨干骨折

股骨干是人体最长的管状骨，重而致密，向前外侧呈弓形。股骨后方有一股骨粗线，是一坚实隆起的嵴，为股骨坚强的支撑物，也是肌肉和筋膜的纵形附着线。

股骨近端的骨骺和骺板的发育是最复杂的。股骨头的骨化通常在出生后 4~6 个月内开始。股骨远端骨化中心在足月婴儿出生时即已出现，是人体生长最活跃的一个骨骺骺板单位，它的生长提供股骨长度的 7%，在女孩 14~16 岁干骺端闭合，男孩为 18~19 岁。

在股骨上 1/3 骨折，骨折近端因髂腹肌、腹肌牵拉而屈曲，臀中、小肌牵拉而外展，短外旋肌及臀大肌牵拉而外旋；骨折远端被腘绳肌、股四头肌牵拉向上，内收肌牵拉而内收，垂力作用向下。股骨中 1/3 骨折移位无一定规律，一般是近折端屈曲，远折端向前移位。股骨下 1/3 骨折，由于腓肠肌的牵拉，骨折的远折端向后倾斜，近折端内收向前移位。

一、临床表现

骨折多发生在股骨中段，呈斜行或横断骨折，局部剧烈肿胀和疼痛，有的可出现贫血，个别引起休克。患肢不能活动，触之即哭闹，并可触及骨擦音，肢体出现缩短和成角畸形。

二、诊断和鉴别诊断

（1）患肢剧烈肿胀，缩短和成角畸形，呈假性瘫痪。
（2）明显触痛。检查中不要建议做骨擦音检查以免加重患儿痛苦。
（3）血红蛋白和红细胞有不同程度降低。
（4）X 线摄片检查可证实骨折的部位和移位情况。

三、治疗

（1）发生后可用患肢绷带固定，将患肢伸直后贴于胸腹前壁固定或穿 Palik 吊带形外展固定。

（2）3 岁以下幼儿可行下肢悬垂皮肤牵引，须注意足趾血循环和保暖。

（3）水平牵引或 90°悬垂牵引，固定后注意观察足趾血运。

第九节　急性血源性骨髓炎

骨髓炎指骨组织的炎症，任何年龄的小儿均可发病。男性较女性多 3~4 倍。

一、病因

一般为血源性感染，少数由体外刺入或因开放性骨折所致。病原菌以金黄色葡萄球菌为最多，偶为肺炎球菌、沙门杆菌或其他化脓菌。原发感染可来自皮肤脓疱疹、齿龈脓肿或上呼吸道感染。

二、病理

血源性骨髓炎多由干骺端的营养血管处起病。此处血流速度减慢，致病菌繁殖和停留而发病。

骨炎症有血管怒张、水肿、细胞浸润，形成脓肿。初期炎症部位的骨组织有不规则的脱钙，是骨的破坏吸收，继发萎缩和废用所致。另一典型所见为干骺端的化脓性渗出和坏死。因渗出增多而致骨内压力升高，感染通过哈佛系统和伏克曼管扩散并有血栓形成，导致局部骨的血液循环障碍。骺板限制了炎症向骨骺扩散。

骨髓炎通过伏克曼管到骨膜下，推开骨膜。若感染仍未控制，脓液可穿破骨膜而进入软组织，或环绕骨面上下扩散。若干骺端位于关节内，如股骨颈部，脓液可破入关节而导致化脓性关节炎。

小儿骨髓炎可在血管内形成血栓，或从骨外膜剥脱使裸露的皮质骨及其下方的海绵骨血运断绝而成为大块死骨，在死骨四周形成肉芽组织与正常骨组织分开。这种肉芽组织包围的死骨称为死骨片。死骨形成后，骨外膜的修复过程表现为在死骨四周形成新生骨。骨包壳是指包绕死骨的新形成一层正常骨组织。最后骨包壳可产生窦道以引流脓性分泌物。骨包壳形成死腔，其中除死骨外并充以肉芽组织和寄生的细菌。

三、临床表现

（1）股骨远端和胫骨近端的干骺端是最多见的发病部位，其次是股骨近端，肱骨和桡骨远端。但任何骨都可受累。急性血源性骨髓炎可因病情严重程度、部位、感染的范围，患者年龄和患者的抵抗能力等不同使症状和体征各异造成诊断困难。

（2）有败血症的全身中毒症状，如高热、发冷和呕吐。

（3）新生儿和小婴儿一般很少有全身症状。新生儿发病后可不发热，但表现有烦躁不安、拒食和体重不增。

（4）患部疼痛剧烈呈持续性，轻微活动疼痛加重，疼痛是由于渗出使骨内压增高。患肢极少活动（假性麻痹）可误诊为麻痹性神经肌肉疾病。

（5）下肢发病时，患儿拒绝负重或有避痛性跛行。

（6）随病程发展，脓液穿破局部骨外膜，张力得到缓解，疼痛减轻。

四、诊断和鉴别诊断

（1）在患肢的干骺部轻触诊有压痛。检查时小儿持续哭闹，当手指轻触患处则哭闹突然加剧有助于定位。

（2）局部温度增高和患肢的环形肿胀。

（3）除非患骨位于皮下，否则不易在早期看到患处发红。

（4）邻近关节的肌群常有保护性痉挛，使关节处于较舒适位置。多数关节保持屈曲。

（5）邻近关节可能出现无菌性积液。

（6）X线片开始只见局部深层软组织肿胀。不久则出现肌肉肿胀，肌间隔影消失，干骺端局部渐有髓腔模糊、不规则脱钙和骨破坏。2周后可见骨膜下新骨形成，表明感染已扩散到骨皮质外。脓肿蔓延到骨干部髓腔后产生透亮区并渐增大。最终可能出现死骨，表现局部密度增高，其四周包绕的肉芽组织使死骨的界限分明。

（7）B超还可早期发现骨膜下脓肿。

（8）骨髓炎在发病24~48h即能借助骨扫描协助诊断，较普通X线片提早10~14d。骨扫描显示核素的浓聚增加，对新生儿有时不可靠。

（9）白细胞计数增高，且中性粒细胞比例加多，核左移。危重的病例白细胞检查可能正常。发热高峰时，血培养可能阳性。血沉快，一般作为疾病仍处于活动期的标志。

（10）必要时行CT和MRI检查。

（11）穿刺患骨如有脓液抽出即可明确诊断，又可定位并可做细菌培养以便选用药物。发病最初数日内常因注意危重患儿的败血症表现而忽视局部体征而误诊。

长管状骨的干骺部疼痛和肿胀均应想到急性骨髓炎的可能。为了得到良好疗效，早期诊断十分重要。

需鉴别的疾病有急性风湿热、化脓性关节炎、急性类风湿性关节炎、急性白血病、脊髓灰质炎、婴儿骨皮质增生症、维生素A中毒以及骨的恶性肿瘤（如尤文瘤）。仔细检查特别重要，如压痛部位、关节活动、肿胀部位和范围。

五、治疗方案及原则

影响急性骨髓炎的治疗有两个重要因素，一是病程所处阶段，二是患儿年龄。

（一）抗生素疗法

治疗急性骨髓炎主要靠抗生素疗法。一旦明确致病细菌就要尽快选用敏感抗生素。另外应尽可能用杀菌性抗生素，各种青霉素和各代头孢霉素均可。静脉给药可确保病变部位的有效浓度。抗生素治疗时间要够长，平均应连续静脉给药21d，否则易致感染复发或形成慢性感染。

急性骨髓炎的致病菌种与年龄组有关。因此在未得致病菌的条件下开始要选用广谱抗生素以求能对不同菌种均能奏效。

1. 新生儿期

致病菌多为B组溶血性链球菌和革兰阴性大肠杆菌。开始可用对青霉素酶稳定的青霉素类，如新青霉素Ⅲ75~100mg/（kg·d），分为6~8次给药，患儿的日龄要超过7d才能如此服药，否则还要酌情减少。对革兰阴性杆菌可加用氨基糖苷类，如庆大霉素、丁胺卡那霉素或羟羧氧酰胺菌素等。头孢噻肟、头孢曲松钠可供另外的选择。

2. 2 个月至 3 岁的患儿

本年龄组骨髓炎的致病菌多为金黄色葡萄球菌、表皮葡萄球菌和溶血性链球菌，流感杆菌较少。对这个年龄组的患儿最好选用可透入脑脊液的抗生素，如头孢噻肟或头孢曲松钠。另外，还可用新青霉素Ⅲ和氨苄西林联合应用，因二者可协同对抗耐氨苄西林的流感杆菌。

3. 3 岁以上的患儿

其病原菌多与成年人相同，均为金黄色葡萄球菌，通常先用新青霉素Ⅲ为好。

（二）外科治疗

患肢宜用厚垫支具或双瓣石膏板固定于功能位。病变位于肱骨上端或股骨上端的宜用牵引制动，使患儿舒适并预防病理性骨折。全身性支持疗法包括退热剂、静脉输液，贫血时可输新鲜血。尽可能用高蛋白饮食并补充多种维生素。

早期患者或抵抗力好或细菌毒力低下，经抗生素治疗 24～48h 内可明显见效，抗生素治疗持续应用 6 周，前 3 周可经静脉点滴，后 3 周改为口服。

诊断较晚、骨穿刺有脓的或 X 线片可见明显破坏的宜尽快引流。手术减压的同时全身用抗生素的原则不变，直至体温和血沉正常。急性感染控制后可开始患肢的锻炼，从不负重活动到部分负重，再根据 X 线片显示病骨情况而定。同时注意关节活动范围和肌力训练。

六、预后

（1）血源性骨髓炎的预后与下列因素有关：①患儿的年龄和健康状况；②治疗的早晚和是否充分；③致病菌的种类和毒性大小。本病的死亡率虽逐年降低，但早产婴和新生儿患暴发型败血症并发急性骨髓炎的仍可造成死亡。致死原因可以是肺部感染导致呼吸衰竭、心脏脓肿并发心力衰竭或脑脓肿。免疫力低下的患儿易患暴发型感染。

（2）最常见的并发症为化脓性关节炎。在穿刺骨病变时切勿将感染传播进入关节，一旦查出并发化脓性关节炎应尽早穿刺引流。

（3）并发病理骨折的也不罕见。治疗过程中特别是手术后一定要对患肢做保护性制动（石膏或牵引），万一发生病理骨折宜采用保守治疗。

（4）骺板破坏数日后可致患肢短缩或出现成角畸形，如膝内翻、膝外翻。婴幼儿的骺板破坏后，X 线片上可显示骨骺或干骺部消失，如股骨头、股骨颈、股骨上端部分缺失。有时经关节造影才能显示局部的解剖变化。

肢体过长是由于患部血运增加的缘故，属于后遗症而不是并发症。双侧肢体不等长，如果超过 4cm，对年龄小，生长潜力大的可做健侧骺固定术，年龄较大的儿童可行短肢的延长术。

第十节　先天性肌性斜颈

先天性肌性斜颈是小儿斜颈最常见的原因，由于一侧胸锁乳突肌挛缩所致，形成颈部歪斜，头偏向患侧，而下颌转向健侧，随年龄增长畸形日趋加重。1～2 岁内宜保守治疗，超过

3~4岁应手术治疗。

一、病因

原因不清，但与胎位异常有关，如臀位产发病率高达50%，另外难产或产伤也可发生，多认为是胸锁乳突肌缺血、肌肉纤维化的结果。从手术切除的纤维化肌肉中从未见到含铁血黄素，故不支持肌肉内出血的原因。

二、诊断和鉴别诊断

（1）30%~40%的难产或臀位产史。

（2）出生后2周左右颈部出现无痛性、硬性包块，1~2年后肿块消退，有的出现胸锁乳突肌挛缩。

（3）头向患侧偏斜，下颌向健侧，颈部活动受限，随年龄增长出现面部不对称。眼外眦到同侧口角的距离健侧大于患侧。

（4）摄颈椎正侧位片，除外颈椎畸形。

（5）需要鉴别的有无胸锁乳突肌挛缩的斜颈，可称为习惯性斜颈，或因视力障碍所致的症状性斜颈。还应与暂时性出现斜颈，寰枢椎半脱位相鉴别，可疑应做颈椎断层或CT检查。

三、治疗

（1）年龄在1~2岁以下，尤其6个月以下婴儿宜采用康复保守疗法。

（2）3~4岁以上，保守治疗无效宜手术治疗，可选用胸锁乳突肌切断术或延长术。

（3）为防止复发，术后可带颈托2~4周。

四、预后

保守治疗的婴幼儿能恢复正常，手术松解的患儿因病变重和术后粘连，少数患儿可能有复发。

（郭　杰）

第十二章　肝胆胰外科疾病

第一节　肝胆疾病

【胆道闭锁】

一、概述

胆道闭锁（biliary atresia，BA）是一种相对罕见的胆管梗阻性疾病，可引起新生儿黄疸。发病率世界各地各不相同，亚洲的胆道闭锁发病率稍高于西方国家。女性多于男性。

二、病理学

（1）早期病理学改变：肝脏变大、变硬、呈墨绿色；胆囊可能很小，充满白胆汁，甚至完全闭锁；显微镜下可见，胆道中被炎症细胞和纤维细胞包绕的小胆管，这些小胆管可能是原始胚胎性胆管系统残留的；肝实质纤维化、出现胆汁淤积变化，并且出现小胆管增生。易误诊为新生儿肝炎及代谢性疾病，需要早期识别这些改变并及时干预治疗，避免疾病进一步进展，进入终末期肝硬化。

（2）肝内胆管是狭窄、扭曲、不规则的，增生通常是肝细胞导管化和胆管板形成过程中受干扰所致。肝内胆管系统的受损程度决定了肝管空肠吻合术后的并发症情况。肝外胆管的改变主要由于梗阻所致。

三、发病机制

（1）宫内或围产期病毒感染：Ⅲ型呼吸道肠道病毒、轮状病毒、巨细胞病毒、EB病毒、人乳头瘤病毒。

（2）遗传因素：胆道闭锁本身不是遗传性疾病，但胆道闭锁综合征跟CFC1等基因突变有关，常合并下腔静脉中断、十二指肠前门静脉、肠旋转不良、内脏转位、心脏缺损、多脾症。

（3）胆管板重塑异常：妊娠期原始肝细胞分化形成门脉分支周围的胆管板，并且有间充质支持，后胆管板重塑形成肝内胆管。BA患儿肝门部胆管板重塑异常，间充质贫瘠的胎儿胆管持续存在。

（4）炎症或自身免疫介导的胆管损伤：人类组织相容性抗原、细胞粘附分子-1，共刺激分子（如B7、CD40）通过CD28介导的T细胞毒性作用，干扰素-γ、肿瘤坏死因子α等。

（5）对发育中的胆道系统的血管或代谢损伤。

（6）胰胆管畸形。

（7）暴露于毒素中。

四、临床表现

（1）黄疸超过 2 周，血清总胆红素升高，以直接胆红素升高为主。

（2）肝脏肿大。

（3）白陶土样便：新生儿期，患儿胎粪排出正常，早期粪便可成黄色，但尿液颜色逐渐变成深褐色，粪便颜色渐变白。

（4）贫血、营养不良、生长发育迟缓：由于营养素及脂溶性维生素吸收不足。

五、辅助检查

（1）大便颜色。

（2）肝脏触诊。

（3）生化检测：甲（乙、丙）型肝炎检测、TORCH 滴度、抗胰蛋白酶、血清脂蛋白-X、血清胆汁酸、常规肝功能试验加 γ-谷氨酰基转肽酶。

（4）凝血指标（凝血酶原时间、活化部分凝血活酶时间）。

（5）肝脏彩超检查：胆囊缺失或胆囊轮廓不规则。肝门部纤维块—肝门部高回声轮廓清晰的三角形区域。

（6）肝胆动态显影：在胆道闭锁中，肝细胞摄取是快速的，但即使在延迟图像上，也未见显像剂排入肠道。但需区别新生儿肝炎所致的肝细胞性黄疸，也可能有类似的表现。

（7）确认肝外胆管通畅：穿刺抽吸十二指肠液、内镜逆行胰胆管造影、近红外反射光谱学。

（8）针刺活组织检查。

（9）直接观察（开放或腹腔镜下）。

（10）术中胆管造影。

六、治疗

（一）手术治疗

1. 术前

提前补充维生素 K 数日，术前禁食 24h 以上，肠道准备需要卡那霉素口服配合甘油灌肠排空肠管，术前预防性静脉使用抗生素，完善血常规、生化全套和凝血功能检查。

2. 手术选择

Kasai 手术—肝门空肠吻合术，Roux-en-Y 肠吻合术。

3. 术后管理

（1）糖皮质激素：可以促进胆汁分泌、减少炎症，减少吻合口瘢痕形成。初始计量 4mg/（kg·d），时间持续 1~3 天，接着减量至 3、2、1 和 0.5mg/（kg·d），各 3 天，1 个周期 15d。可以重复 4~5 次，术后 4 周，对激素疗效显著的患儿会出现显著的胆红素下降和稳定的黄色粪便。

（2）抗生素治疗：手术开始时，开始静脉注射广谱抗生素（通常是头孢菌素类），并在术后继续使用，直到 C 反应蛋白小于 0.3mg/dl 或白细胞降至正常。出院后是否继续口服抗生素预防胆管炎，可根据外科医生的习惯。术后 4 周内抗炎治疗，有利于避免吻合口瘘。如果出现粪便变白及 C 反应蛋白升高，抗感染方案需要马上进行调整。

（3）促进胆汁排泄：术后持续胃肠减压及静脉补液 3~4d，直到肠蠕动恢复。术后第 5 天开始口服药物促进胆汁排泄（常用熊去氧胆酸或者牛磺酸）。

（4）营养：强调术后脂溶性维生素补充，特别是维生素 K。中长链脂肪乳可由门静脉吸收，为细胞代谢提供能量，并且能明显提高营养液中的热量值，促进患儿康复。

4. 术后并发症

（1）胆管炎：定义为发热患儿（>38.5℃）的血清胆红素升高（>2.5mg/dl）、白细胞升高和粪便颜色变白。胆囊炎是最常见并发症，40%患儿术后 2 年内会出现胆管炎发作。治疗上必须立即静脉注射抗生素治疗，推荐使用覆盖革兰阴性菌的广谱抗生素。如果单纯抗感染效果不佳，可以选择配合糖皮质激素治疗。治疗好转后，继续预防性口服抗生素，如磺胺甲噁唑（sulfamethoxazole，SMZ）。目前术中设计使用抗反流肠套叠瓣是能够显著降低胆管炎发生率的办法。

（2）门静脉高压症：门静脉高压症的临床表现包括食管静脉曲张、脾功能亢进和腹水。随着时间的推移，门静脉高压症的并发症发生率下降，如食管-胃底静脉曲张出血的频率和严重程度降低，可能是由于肝脏组织病理情况改善和侧支形成自发性门体脉分流有关。只要肝功能正常，门静脉高压症可以采用保守治疗。如果肝功能很差同时出现门静脉高压症的并发症，则需要肝移植治疗。

（3）肝肺综合征和门脉性肺动脉高压：肝肺综合征的特点是发绀、劳力性呼吸困难、缺氧和杵状指。病因可能是弥漫性肺内分流形成。

（4）肝脏恶性肿瘤：肝细胞癌和胆管癌。

（5）其他：术后可能会出现与脂肪、蛋白质、维生素和微量矿物质吸收不良相关的代谢问题，引起必需脂肪酸缺乏和佝偻病。

七、预后

影响预后因素：初始操作年龄在 60d 内、术后胆汁引流通畅、肝门部存在微细胆管结构、确诊时肝实质病变程度、外科技术因素。

【婴幼儿自发性胆道穿孔】

婴幼儿自发性胆道穿孔是一种少见的胆道系统疾病，2 岁以内发病者占 85%，多发于 1~3 个月婴儿。

一、病因

婴幼儿胆道穿孔的病因至今仍不清楚，有以下几种可能：

（一）先天性胆道发育异常

胆总管远端狭窄、结石或胆汁稠厚，引起胆总管内压力升高，而发生穿孔。另一原因为胰胆管汇合部发育异常，胰液反流入胆总管后使胰酶活化，胆总管壁受损而穿孔。

（二）胆道系统感染

穿孔与胆道黏膜感染有关，可能是疱疹病毒或乙型肝炎病毒等感染，感染引起胆管壁炎而致穿孔；也可能是肠道细菌通过门静脉系统达胆总管，特别在胆道小血管炎性栓塞以后，因血供差而致穿孔。

（三）胆管汇合部薄弱

胆总管、肝管、胆囊管交界处为先天性薄弱区，当胆总管内压增高时易穿孔。

二、病理

（一）胆道穿孔

约80%的胆道穿孔位于胆总管与肝管和胆囊管交接处附近，穿孔较小，直径约0.5cm。

（二）胆汁性腹膜炎

口径较大的穿孔，胆汁迅速流入腹腔，引起急性胆汁性腹膜炎；穿孔小，胆汁流入腹腔缓慢，被纤维组织包裹形成假性囊肿。

（三）伴发畸形

目前认为新生儿肝炎、胆道闭锁，胆总管囊肿及胆道自发性穿孔是同一病因的不同病理阶段。因此，本病可同时伴发胆总管狭窄、胆囊管闭锁及胆道囊性扩张等畸形。

三、诊断

（一）临床表现

1. 黄疸

出生后1~3个月出现黄疸，黄疸呈进行性加重，粪便变灰白色，尿色深黄。

2. 胆汁性腹膜炎

全身状况恶化，肠麻痹、呕吐、便秘、呼吸困难、腹胀、腹肌紧张，叩诊有移动性浊音。

3. 假性囊肿形成

肝下区触痛，可触及囊性肿物。

（二）实验室检查

白细胞数增高，中性粒细胞左移，血清胆红素增高，腹腔穿刺获淡绿色腹水。

（三）特殊检查

1. X线检查

有腹膜炎时，可见麻痹性肠梗阻影像。

2. B超检查

显示有无假性囊肿。

（四）诊断要点

（1）阻塞性黄疸。

（2）肠麻痹、肠梗阻（X线证实）、腹膜炎症状。

（3）腹腔穿刺可获胆汁。

四、治疗

诊断确定后尽早手术。

（1）腹腔内严重感染时第一期手术施行腹腔引流术，当胆总管扩张并有穿孔时，可在胆总管内放"T"形管。置"T"形管者，感染控制 2～4 周后，经"T"形管胆道造影，若肝外胆道正常，穿孔已闭合可拔"T"形管；当胆总管远端有梗阻时，应及早行二期引流术。

（2）大多数病例只做单纯腹腔引流。

五、预后

胆总管下端无梗阻，术后预后好。如果有梗阻，多需再次手术处理。

【先天性胆总管囊肿】

先天性胆总管囊肿为最常见的一种先天性胆道囊性扩张症。亚洲比欧美发病率高，在婴幼儿及少年时期发病，男：女为 1：4。

一、病因

（1）胰胆合流异常：包括胰胆共同通道过长（小儿共同通道>4～5mm，成人>8～10mm即可诊断）、缺乏括约肌包绕、汇合角度异常。

（2）囊性型的平滑肌纤维比梭状型更丰富，上皮细胞增殖，再空泡化障碍。

（3）胆总管管壁神经节细胞数量降低。

（4）女性患儿可能存在部分相关基因突变。

二、病理

（1）Ⅰ型：胆总管囊性或梭形扩张。

Ⅰa：胆总管囊性扩张。

Ⅰb：胆总管梭状扩张。

（2）Ⅱ型：胆总管憩室。

（3）Ⅲ型：胆总管末端囊肿脱垂型。

（4）Ⅳ型：肝内外胆管扩张。

Ⅳa 型：肝外与肝内胆管多发扩张型。

Ⅳb 型：肝外胆管多发囊肿。

（5）Ⅴ型：肝内导管囊肿（单个或多发性，如卡罗利病）。

三、诊断

（一）临床表现

1. 腹痛

常位于上中腹，胀痛或牵拉痛，有时绞痛，合并胆管炎时，腹部剧痛伴发热、恶心、呕吐。

2. 肿块

位于右上腹的肋缘下，巨大者可占全右腹。肿块光滑，呈球形，囊性感，界限清楚。小的囊肿，梭形不易触及。在感染、疼痛、黄疸发作时肿块增大，好转后缩小。

3. 黄疸

黄疸的深浅与胆道梗阻之程度有关，黄疸为间歇性发作，当胆汁顺利排出时黄疸可减轻或消退，严重黄疸时粪色变淡，甚至呈陶土色，尿呈浓茶色。

4. 发热、呕吐

在发作期体温达 38~39℃，恶心、呕吐是炎症引起的胃肠道反射性反应。

（二）实验室检查

疼痛发作时总胆红素特别是直接胆红素升高明显，碱性磷酸酶、转氨酶升高，血尿淀粉酶在合并胰腺炎时升高，缓解时正常。

（三）特殊检查

1. B 超检查

肝脏下方显示界限清楚的低回声区，并可了解肝内外胆管有无扩张及其程度范围。B 超是产前检查胆总管囊肿最好的筛查方法。

2. ERCP（逆行胰胆管造影）及 PTC（经皮肝穿刺胆道造影）检查

了解胰胆管解剖及病理。

3. CT 及 MRCP 检查

显示胆总管和肝内胆管扩张。

4. SPECT^{99m}Tc 亚氨基二乙酸显像

能准确显示囊肿部位及形态。

（四）诊断要点

腹痛、肿块、黄疸等三个间歇性症状；B 超可明确胆总管扩张大小；CT 及 MRCP 可明确肝内外胆管扩张及胰胆管影像。

（五）鉴别诊断

胆道闭锁、胰腺囊肿、肝包虫囊肿见相应章节阐述。

三、治疗

（一）手术治疗

1. 治疗原则

手术的原则是要尽量切除囊肿部位，并通过胆肠吻合重新建立胆汁引流通道。肝管侧或远端的残余囊肿在术后可能发生恶变，胰头中残留囊肿可导致腹痛和胰腺炎。

2. 术前准备

术前应治疗胆道感染。应通过静脉注射维生素 K1 纠正继发于胆汁淤积的凝血酶原时间延长。在蛔虫流行的地区需使用消除蛔虫的药物。

3. 手术选择

（1）胆肠吻合的方式有肝总管空肠吻合或者肝总管十二指肠吻合。

（2）手术方式可以选择开放手术、腹腔镜手术或机器人辅助腹腔镜手术。

（3）腔镜手术可以同时结合单孔技术。

（4）腔镜手术可以采用肝圆韧带与胆囊悬吊以辅助暴露视野。

4. 术中并发症

（1）门静脉损伤：可以通过保持剥离物尽可能靠近囊肿壁来预防。当出现严重的外周性炎症和粘连时，打开囊肿的前壁，小心地将囊肿的左、后壁与门静脉分离，有助于防止门静脉损伤。

（2）左右肝管横切性损伤：这种情况可能发生在肝分叉处较低且远离肝门时。在切除囊肿前，通过内部检查确定左右肝导管口，可以避免这种并发症。

（3）胰腺管损伤：通过 MRCP、ERCP 或围手术期胆管造影来了解胆胰共同通道的解剖结构是很重要的。内部检查远端胆总管以确定胆胰管共同通道的开口位置，有助于外科医生决定囊肿远端部分的分割位置。

（4）肠袢扭转：肝管空肠 Roux-Y 吻合时，空肠袢通过结肠系膜孔上提至肝门部时可发生扭转，上提与吻合前需仔细检查。

5. 术后管理

（1）在胃管引流完全消失后开始口服喂养，通常是在术后第 2 天或第 3 天。

（2）如果没有胆肠吻合口渗漏的迹象，则在第 5 天拔除腹部引流管。

（3）腹腔镜手术的并发症与开放手术相似或更少。术后早期并发症包括出血、吻合口瘘、胰瘘、肠梗阻。吻合口瘘和胰瘘常通过引流、静脉注射抗生素、胃肠减压和肠外营养来解决。

（4）显著的晚期并发症包括胆管炎、吻合口狭窄、肝内结石和肠梗阻。无吻合口狭窄或肝内结石的胆管炎使用抗生素治疗，而存在吻合口狭窄或肝内结石则使用内镜操作。胰腺内残物难以处理，部分或完全切除胰头可能是必要的。

【先天性肝内胆管扩张症】

先天性肝内胆管扩张症（Caroli 病）是一种肝内胆管呈多发性节段性囊性扩张，并与胆道系统相通的先天性疾病。1958 年 Caroli 首次描述，本病有四个特点：①肝内胆管呈节段性囊性扩张。②胆管结石、胆管炎和肝脓肿的发生率增高。③无肝硬化和门脉高压症。④伴发肾小管扩张或类似的肾囊性疾病。

一、病理与分型

Caroli 按组织结构分为两型。

（一）单纯型

在扩张胆管的周围，肝实质的色泽和质地正常，仅在囊壁和附近的胆管壁上有纤维组织增厚和乳头瘤样上皮增生。

（二）门静脉周围纤维化型

常伴有先天性肝纤维化，在肝小叶内胆小管增生，从门脉间隙到肝小叶周围均有纤维增生、肝硬化、门脉高压。

二、诊断

（一）临床表现

（1. 女性多见，儿童与青年多见。

（2. 右上腹疼痛、高热、寒战、黄疸。

（3. 门静脉高压、脾大、上消化道出血。

（4. 肝脏大小随胆计淤滞和感染程度而定。

（二）特殊检查

B 超、PTC、ERCP、CT、^{99m}Tc 肝扫描等检查可协助诊断。

（三）诊断要点

（1. 肝纤维化为主，表现为门脉高压、上消化道出血。

（2. 肝内胆管扩张为主，因胆计排泄不畅，易发生胆结石、胆管炎、肝脓肿。常见腹痛、发热、黄疸、食欲下降、肝大。

（3. B 超、CT、PTC 或 ^{99m}Tc 肝扫描，提示肝内胆管多发性节段性囊性扩张。

（四）鉴别诊断

1. 多囊肝

囊肿不与胆管相通，囊液不含胆汁，不伴发胆管炎，一般无症状。

2. 继发性肝内胆管扩张症

多有胆道狭窄或梗阻史，继发胆管扩张，梗阻解除后可恢复正常。

三、治疗

（1）内科治疗效果差，抗生素控制感染后尽早手术治疗。

（2）病变限于一叶，可行肝叶切除。

（3）病变累及左右叶，将左叶切除，右叶囊肿与空肠行 Roux-Y 术。如果全身情况差不能行肝叶切除，则可行暂时性经皮肝穿外引流，以减轻胆道炎症。为避免外引流胆计丧失太多，可行经皮肝穿胆道内引流。

【胆石症】

儿童胆石症发病率随着肥胖症的增加正在上升。主要类型为胆固醇结石，其他类型的结石包括来自溶血性疾病的色素结石，例如镰状细胞性贫血、遗传性球形红细胞增多症（hereditary spherocytosis，HS）和地中海贫血，发生率约为 15%。溶血导致升高的胆红素与钙结合，产生有色结石。发生胆石症的其他原因包括长期全肠外营养（total parenteral nutrition，TPN）、脱水、囊性纤维化、短肠综合征、回肠切除术、肥大细胞活化和使用口服避孕药等。

一、临床表现

（1）右上腹痛：典型症状在青少年中比在年幼的儿童中更为常见，胆绞痛的典型疼痛包括放射至右肩和肩胛骨的剧烈、痉挛性腹痛。它最常见于高脂饮食后，可持续数小时。

（2）恶心和呕吐：总体而言，大约 60% 的胆石症儿童和青少年有恶心、呕吐症状，年幼的儿童更常出现。

二、辅助检查

（1）超声检查：腹部超声是首选的影像诊断方法，检测胆结石的敏感性和特异性大于 95%。然而，超声检测儿童胆结石的敏感性低于成人。此外，超声可以识别胆总管和肝管的受累、胆囊炎症的证据以及肝脏和胰腺的其他异常。

（2）CT：对诊断胆石症几乎没有效用，并且会使儿童暴露于不必要的辐射中。

（3）核医学：如果超声发现结石，且患者具有严重的胆囊壁增厚（>4mm）、水肿和胆囊周围积液，核医学研究可以帮助确定患者是否存在急性胆囊炎。在急性胆囊炎患者中，放射性核素检查时肝脏可显影，但胆囊不显影，这可能是由于胆囊管阻塞而不会进入胆囊。

（4）磁共振胰胆管成像（magnetie resonance cholangiopancreat ography，MRCP）：作为非侵入性检查，可以评估胰胆解剖结构是否有狭窄、阻塞或与外伤相关的损伤的证据。使用 MRCP 的最大限制是需要镇静或全身麻醉。

（5）内窥镜超声：可以帮助识别在经腹超声上看不到的结石。

三、注意事项

（1）患有镰状细胞病的孩子。改善镰状细胞性贫血患儿的手术结果，最重要的原则是依赖于充足的水合作用和输血至可接受的血红蛋白水平 10g/L。

（2）在接受脾切除术的 HS 患者中，脾切除术前应进行右上腹超声评估胆石症。因为如果发现胆结石，同时切除胆囊相对简单。但是如果没有结石，则没有必要预防性切除胆囊。

（3）腹腔镜胆囊切除术中无需常规使用术中胆管造影。

（4）涉及患有已知或疑似胆总管结石的儿童或青少年。相关体征包括黄疸、尿色深和无胆汁便。处理方法是在进行腹腔镜胆囊切除术之前进行胆胰管成像（endoscopic retrograde cholangiopancreat ography，ERCP）和括约肌切开术。此外，在 ERCP 的可用性有限的情况下，进行胆总管探查可能是处理胆总管结石的安全方法。可以由经验丰富的外科医生通过腹腔镜进行，而对于经验不足的外科医生则可以采用开放式手术。

【急性非结石性胆囊炎】

急性非结石性胆囊炎被定义为没有胆结石存在的胆囊炎症，原因可能是由胆汁淤滞、缺血或两者兼而有之。风险因素包括 TPN、长期禁食、血容量不足、多次输血和败血症。症状与胆绞痛相似，但是右上腹疼痛可能更严重。诊断是通过超声显示胆囊壁厚度（>4mm）、水肿和胆囊周围积液而没有胆结石。

治疗：

（1）对于有症状的胆囊结石患儿，应行手术治疗。术前应常规排除胆总管结石。

（2）多孔腹腔镜胆囊切除术：一般采用 4 个小切口。在脐部引入一个 10mm 的 Trocar 作为观察孔（该孔可用于标本取出）。在患者中线右侧的上腹部插入一个 5mm 的 Trocar，然后在患者的右侧腹部放置两个辅助操作孔，一个在右中腹，一个在右下腹。对于这两个右侧器械，通常可以使用穿刺切口技术，因为它们在手术过程中不会互换。此外，在年龄较小的患儿中，3mm 的器械也可以用于这两个部位。

（3）对于经脐单孔腹腔镜胆囊切除术，需要使用大约 2cm 长的脐部切口。目前常用的单孔 Port 已有 4 个工作通道，且空间较为充足，可充分满足操作器械和观察器械的空间。同时，标本可通过 Port 轻松取出，无需延长切口。

【胆道蛔虫病】

胆道蛔虫病是肠蛔虫病的并发症。肠蛔虫病是最常见的寄生虫病，尤其是儿童多患此症。在肠道的蛔虫窜入胆道，引起胆道的阻塞等一系列症状。

一、病因

（1）寄生于空肠和回肠的蛔虫，由于肠蠕动紊乱后蛔虫乱窜，逆行进入十二指肠，有机会钻入胆道内。

（2）慢性胆道炎使 Oddi 括约肌丧失其收缩力。蛔虫可钻入胆道，同时将细菌带入胆道。

二、病理

（1）主要的病理变化是 Oddi 括约肌痉挛，由于虫体的活动造成机械性刺激，引起 Oddi 括约肌痉挛和胆管强烈收缩，造成右上腹绞痛。

（2）蛔虫钻入胆道及肝内胆道，同时细菌也进入胆道，胆汁淤滞可发生化脓性胆管炎，甚至并发肝脓肿；死虫体及虫卵形成结石的核心，发生胆结石症。

三、诊断

（一）临床表现

（1）阵发性右上腹剧烈绞痛呈"钻顶"感，患儿非常痛苦，辗转不安，呻吟不止，屈体捧腹，面色苍白，额面流汗；间歇期安静，活动自如，数十分钟后再发。

（2）呕吐，有时吐蛔虫。

（3）合并胆道感染时，寒战、高热及黄疸。

（4）体检可见

右上腹深压痛。无腹肌紧张，剧烈的腹痛与轻度压痛呈鲜明对比。合并胆道感染时，上腹部压痛明显。

（二）诊断要点

（1）右上腹剧烈疼痛，局部轻压痛，无腹肌紧张。

（2）有吐蛔虫史。

（3）B 超检查显示胆道内有虫体影像。

（4）静脉胆道造影显示虫体阴影。

四、治疗

(一) 非手术治疗

非手术治疗效果好，包括禁食、补液、解痉。解痉（阿托品 0.01mg/kg 肌内注射）、镇痛（哌替啶 0.5mg/kg 或异丙嗪 1mg/kg、氯丙嗪 1mg/kg 肌内注射）、驱蛔（左旋咪唑、哌嗪或阿苯达唑），为防止胆道感染，加用抗生素。还可以配合中药治疗。

(二) 手术治疗

1. 适应证

①5~7 天保守治疗仍不能缓解。②体温升高，白细胞增多，并发化脓性胆管炎。③胆道内蛔虫死亡不能排出。

2. 手术原则

胆总管切开取虫，用探条检查胆道是否通畅，在胆总管内置 "T" 管引流。胆囊无病变不需切除。

五、预后

绝大多数用非手术治疗能治愈。

【先天性肝脏异常】

先天性肝脏异常极为罕见。

一、病理

(一) 肝脏发育不全

缺如者不能生存。

(二) 异常肝叶

不是真正的副叶，多发生于肝右叶，呈舌状向下突出，似肝脏赘生物。

(三) 异位肝叶

部分原始肝组织与主肝分离，单独发育成异位肝叶。位于肝周围，门静脉附近，脾、后腹膜间隙内等，组织结构为正常肝胜组织，有独立系膜，可发生扭转。

(四) 肝脏左叶萎缩

因脐静脉于出生后闭塞，使肝左叶突然缺血，发生退行性变；左肝管或肝动脉左支受压，而引起左肝叶萎缩。

(五) 多发性肝囊肿

为肝内胆管异常所致，也称多囊肝。

二、诊断要点

许多患者无症状，多囊肝因囊肿增大，出现腹部肿块、腹胀和腹痛。辅助检查通过腹腔镜、B 超、放射性核素扫描、选择性血管造影等确诊。

三、治疗

（1）多囊肝一般不需手术，巨大囊肿做囊肿切除，肝内囊肿需做肝叶切除。

（2）异位肝叶系膜扭转需手术复位。

【肝脓肿】

肝脓肿多继发于身体其他部位的感染灶，致病菌以金黄色葡萄球菌及大肠杆菌多见。一般肝脏不易发生脓肿，当小儿抵抗力下降（多见于5岁以下，25%发生在1岁以内），肝脏受损害或细菌毒力过强时，可形成脓肿。

一、病因

（一）血源性感染

（1）门静脉途径：肝右叶汇集肠系膜上静脉血液，肝左叶汇集脾静脉及肠系膜下静脉的血液。所以消化道某部化脓性病变可引起相应部位的肝脓肿。

（2）肝动脉途径：全身各部位的化脓性病灶的细菌，都可经肝动脉血流进入肝脏，引起多发性脓肿。

（二）经胆道系统

胆道蛔虫带入大量细菌继发胆管炎也可引起肝脓肿。

（三）经淋巴系统

邻近器官或组织的炎症，如胆囊炎、膈下脓肿、脓胸等，通过淋巴系统侵入肝脏，产生脓肿。

（四）其他

外伤、肝肿瘤继发感染，手术后感染均可为肝脓肿发生的原因。

二、病理

（1）原发病不同，其病理过程也不同。细菌性肝脓肿开始时为密集或分散的小脓肿，经治疗后可融合成一个或数个较大脓腔。

（2）溶组织阿米巴经门静脉进入肝脏，阻塞肝内静脉末梢产生溶组织酶，导致局部肝脏缺血、坏死，形成阿米巴性肝脓肿。

（3）肝脓肿呈多发性或单发性。左右叶均可累及，两叶脓肿少，多数位于肝右叶。

三、诊断

（一）临床表现

（1）细菌性肝脓肿的主要症状是畏寒、发热、盗汗、恶心、呕吐、肝区痛、肝大及右季肋部叩击痛。肝实质深部脓肿可无压痛。

（2）阿米巴肝脓肿，有阿米巴痢疾史，粪便可查虫卵辅助诊断，病程长。症状是发热、消瘦，肝区疼痛、压痛。

（二）实验室检查

白细胞升高，中性粒细胞增加，肝酶、胆红素不同程度地升高。

（三）特殊检查

（1）X 线检查

肝阴影增大，右膈肌抬高，运动减弱，肝区可见气液平面，右侧胸膜反应。

（2）B 超检查

对脓肿诊断意义较大，显示低回声区，脓肿大小、位置、数目。

（3）CT 检查

扫描诊断率高。

（四）诊断要点

（1）高热、畏寒、盗汗、右上腹胀痛与压痛，肝区叩击痛。

（2）X 线检查显示右膈肌抬高，右胸膜反应。

（3）B 超显示肝区有低回声或无回声区，在 B 超指引下经皮肝穿刺抽脓。

（五）鉴别诊断

1. 右膈下脓肿

多继发于化脓性腹膜炎或腹部大手术后，寒战、高热、右肩牵涉痛 X 线检查见右膈下有液平面，右横膈升高。B 超显示右膈下有无回声区。

2. 右肾周围脓肿

右腰部疼痛伴尿频、尿急、尿痛；右腰部压痛。X 线平片可见胸腰脊柱弯曲凹面对患侧；B 超提示右肾周围有低回声或坏死组织回声。

四、治疗

（一）非手术治疗

（1）早期肝脓肿及多发性肝脓肿选用对大肠杆菌、金黄色葡萄球菌抗菌作用强的广谱抗生素。

（2）支持疗法，多次、少量输血，纠正贫血及低蛋白血症。

（3）多发性细菌性肝脓肿，不能手术时可行 B 超指引下穿刺排脓，并向脓腔内注入抗生素，放引流条。脓液培养及药敏试验对以后选用抗生素有参考价值。

（二）手术治疗

1. 适应证

（1）脓腔较大，穿刺抽脓有困难。

（2）较大的多发性脓肿。

（3）脓液黏稠或有坏死组织，不易穿刺排脓者。

（4）脓肿位于肝右叶前方或肝左叶。

（5）胆道蛔虫引起的肝脓肿，伴化脓性胆管炎，胆道阻塞者。

（6）已发生并发症，如脓肿穿破入胸腔和腹腔。

（7）局部体征如压痛、腹肌紧张、腹膜刺激症状明显者。

（8）症状严重经肝穿刺排脓不畅或病程长，局部症状明显者，应及早手术。

2. 手术方法

（1）脓肿切排引流，并置管冲洗。

（2）病程较长的厚壁脓肿行肝脏部分切除或肝叶切除术。

【肝棘球蚴病】

肝棘球蚴病又称肝包虫病，由于人吞食细粒棘球绦虫的虫卵，通过胃肠道，随肠壁血流至肝、心、肺及人体的任何组织器官，肝脏为主要感染器官。此病流行于畜牧业发达地区，我国西北地区多见。

一、病因

棘球细粒绦虫最常见的宿主为犬、人和各种家畜。主要传播者是终末宿主犬；家畜中有广泛的中间宿主，以绵羊最为常见。棘球绦虫的成虫在犬的肠道内生活，排出的虫卵污染食物后，被人误吞入消化道，在十二指肠孵化成蚴，穿过肠壁而达门静脉系统。肝脏为主要的感染器官，约占70%，肺次之，占20%，其他器官也可受累，形成囊肿。

二、病理

棘球蚴在肝脏变成空囊，增大后形成囊肿。囊内含有大量头节和子囊。囊肿的转归：①破裂入腹腔引起过敏性休克，甚至死亡，头节和子囊污染腹腔形成继发性囊肿。②破裂入脏器，如胆道、肠道，形成瘘管，并继发感染。③囊腔感染，细菌经胆道进入囊内，形成肝脓肿。④囊壁变厚，囊虫缺乏营养而死亡，囊壁钙化，囊内寄生虫发生干酪样变。

三、诊断

（一）临床表现

（1）患儿多居住于畜牧区，或与犬、羊有密切接触史。

（2）发病率男：女为2∶1，儿童期感染，20~30岁时因囊肿逐渐长大出现压迫症状就诊。由此可见病程较长，发展缓慢。

（3）早期囊肿体积小，可无症状。当囊肿增大时可出现压迫症状，位于肝上部时将横膈抬高压迫肺，位于肝下部时压迫胆道致黄疸或急性胆囊积液；压迫胃肠道时诱发恶心、呕吐等肠梗阻症状；压迫门静脉时可引起腹水，压迫下腔静脉时可引起下肢水肿。

（4）腹部体征：肝大，右上腹局限性肿块，轻度疼痛，囊肿位于肝上部时肝浊音界上升，位于肝下部时可直接扪及圆形肿块。如已有感染，则压痛明显，有腹膜刺激征，

（5）全身情况：贫血、消瘦、虚弱、发育障碍，个别出现恶病质。在病程中，出现各种过敏反应，如荨麻疹、全身瘙痒、呼吸困难、咳嗽、发绀、腹痛等。

（二）实验室检查

血中嗜酸粒细胞增高，绦虫皮内试验阳性率达90%~95%，补体结合试验阳性率达80%。

（三）特殊检查

1. 超声检查

可查明肝内脓肿大小、数目及位置。

2. 放射性核素扫描检查

可显示肝脏组织破坏或占位性病变。

3. 肝穿刺

获得典型棕褐色脓液即可确诊。

4. CT 扫描或腹腔镜检查

有助于诊断。

（四）诊断要点

（1）有流行病史及与犬、羊密切接触史。

（2）囊肿小时多无症状，患儿消瘦、贫血、虚弱。囊肿增大时右上腹出现肿块，伴胀痛，出现邻近器官压迫症状。

（3）嗜酸粒细胞增多，皮内试验及补体结合试验阳性，B 超提示肝区有无回声区。

（五）鉴别诊断

鉴别诊断包括先天性胆总管囊肿：肝脏肿瘤（如错构瘤）、胰腺囊肿、肠系膜囊肿（无症状或慢性腹痛，可触及囊性包块，活动度大，B 超及 CT 能协助诊断）。

四、治疗

（1）囊肿内囊摘除术

暴露囊肿，周围以干纱布保护，粗针穿刺抽吸尽内容物后，囊内注入 20%氯化钠溶液、3%过氧化氢溶液或 5%甲醛溶液。10min 后可杀死头节（对破入肺支气管、胆管者不宜使用甲醛溶液）。切开纤维包囊后将内囊及其中子囊整体摘除，外囊紧密内翻缝合。

（2）对有感染或胆瘘者，在清除内囊后置橡皮管引流 3~4 周后逐渐拔除引流管。

（3）多囊性肝棘球蚴病限于一个肝叶，或因感染胆瘘，肝实质受损，可考虑肝叶或肝部分切除。

五、预后

肝棘球蚴病单房囊型，手术摘除后预后较好，转移至肺、脑者则预后较差。

第二节　胰腺疾病

一、胰腺先天异常

（一）胰腺分裂

（1）在 10%的人群中存在，主要由于背侧胰管与腹侧胰管融合失败造成，是胰腺最常见的先天性异常。

（2）内镜下逆行胰胆管成像（ERCP）被认为是最明确和可靠的诊断方法。

（3）磁共振胰胆管成像（MRCP）是一种无创且能准确诊断胰脏分裂的方法。

（二）异位胰腺

（1）大约2%的尸检中可发现异位胰腺。常发生在胃、十二指肠、空肠和结肠等前肠分支，在胸腔和其他部位不常见，胃窦最常见。

（2）可引起胃出口梗阻，起源尚不清楚，可能是由于异常的上皮间质相互作用导致胚胎上皮转化为胰腺上皮。

（3）一些研究表明 Hedgehog 信号和 Notch 信号的缺陷是引起异位胰腺发生的原因。

（4）异位胰腺通常无症状，偶可在开腹手术或内镜检查时发现。其表面具有与正常胰腺相同的颗粒状腺泡外观，可见胰腺组织。

（5）异位胰腺通常不会发生炎症，可能是因其内含有较多引流通畅的导管，但偶尔会引起肠梗阻或出血。

（6）当在剖腹手术中遇到异位胰腺时，应切除，除非切除会存在严重并发症的风险。

（三）环状胰腺

（1）环状胰腺被认为是由于胰腹侧芽在绕十二指肠原基后部的过程中旋转不良造成的。当十二指肠被包围时，可被正常胰腺组织所阻塞。

（2）内胚层 Hedgehog 基因表达异常可能是环状和异位胰腺形成的原因。

（3）十二指肠闭锁和狭窄、肠旋转不良和唐氏综合征常伴发环状胰腺。

（4）常伴有胆汁性呕吐。X 线检查可以发现典型的双泡征。

（5）可采用十二指肠肠吻合术或胃空肠吻合术对梗阻性病变进行旁路手术。由于导管引流系统复杂多变，不应切除或分割环状胰腺。

（四）囊肿性纤维化

（1）是一种常染色体隐性遗传病，主要见于白种人，发病率约1/2500。

（2）囊肿性纤维化导致明显的胰腺功能不全。胰腺分泌物中碳酸氢盐含量一般较低，pH 值较低，总液量较低。浓缩的分泌物导致扩张的导管堵塞，这可能导致腺泡细胞变性、急性和慢性胰腺炎以及胰腺纤维化，进而影响脂肪和蛋白质的消化。

二、急性胰腺炎

【概述】

（1）急性胰腺炎是胰腺的一种急性炎症，其严重程度从轻度腹痛到暴发性坏死性胰腺炎和死亡不等。

（2）暴发性坏死性胰腺炎的组织病理学标本显示胰腺实质和胰周脂肪呈弥漫性点状坏死。

（3）如果急性炎症发作完全消退，然后又复发，称为急性复发性胰腺炎。

【病因】

（1）包括外伤、胆道结石、胆总管囊肿、导管发育异常、药物、代谢紊乱和感染。病因不明显，则称为特发性。

（2）由于胰腺固定在腰椎上，上腹部的创伤可使胰腺断裂或损伤该处的主胰管。

（3）胆道结石在儿童中发病率增加，可使胰管阻塞而引起胰腺炎。ERCP 对儿童安全有效，是结石取出的首选方法。

（4）天冬酰胺酶和丙戊酸被认为是会引起胰腺炎的药物。

（5）全身性疾病和代谢性疾病，如囊性纤维化、Reye 综合征、川崎病、高脂血症和高钙血症，以及病毒感染（如柯萨奇病毒和轮状病毒）和全身性细菌性败血症，也可引起胰腺炎。

（6）由于胆总管囊肿时胰管受压或胰管回流引起的胰腺炎，这是由于胰管头部的一长段胆胰合流引起的。其他罕见的导管异常，可能导致胰管的阻塞和胰腺炎的复发。

（7）尽管急性胰腺炎有许多病因，但它们似乎都有一个共同的胰腺非生理性钙信号传导途径，提前激活的是腺泡前酶。这些酶中特别是胰蛋白酶，可导致腺泡细胞损伤和细胞因子释放。这些细胞因子与激活酶在血管中播散、自由基的形成，以及血管活性物质如激肽、组胺的释放共同介导胰腺炎症。

【诊断】

（1）诊断标准至少包括以下两项：急性腹痛（尤其是上腹部），血清淀粉酶或脂肪酶高于正常值上限三倍，影像学表现特征性或与急性胰腺炎相符的腹部弥漫性压痛、腹膜炎的体征，腹胀伴有肠鸣音减少。

（2）严重的坏死性胰腺炎或出血性胰腺炎，出血可沿胰腺组织平面扩散，表现为两侧（Grey Turner 征）或脐（Cullen 征）的瘀斑。这些瘀斑形成一般需要 12d。

（3）淀粉酶水平升高有助于诊断，高淀粉酶血症也可能由炎症、创伤、肠道疾病（如穿孔、缺血、坏死或炎症）引起。

（4）脂肪酶已被建议作为一种替代标记物，但在胰腺癌、高脂血症、肾功能不全、胆囊炎、食道炎、肠道穿孔中可能也会升高。升高的脂肪酶在婴儿和幼儿中更敏感，有助于鉴别胰腺炎。

（5）腹部平片可显示在炎症胰腺附近有孤立的肠袢，称为前哨环。

（6）腹部超声在评估胰腺炎患者病情中是有价值的，但应用有限。它在评估胆道结石疾病作为胰腺炎的病因时已被证实，并且可以发现胆总管囊肿和胰脏假性囊肿。

（7）CT 提供了比超声更好的胰腺分辨率。它的主要作用是发现早期和晚期的并发症，如胰腺坏死、假性囊肿和积液，特别是更严重或症状复发且超声不明的患者。如有必要，CT 可结合介入手术引流积液。

（8）MRCP 对于复发性或不明原因胰腺炎的儿童，是评估胰管解剖的首选影像学检查。研究比较 MRCP 和 ERCP 在诊断上有很高的一致性。它的缺点是无法治疗干预，其空间分辨率差限制了较小儿童的导管可视化，并且在儿童年龄组通常需要麻醉镇静。

（9）儿童 ERCP 最常见的指征是诊断或治疗急性、复发或慢性胰腺炎。ERCP 术后并发症发生率低，治疗成功率高。括约肌 Oddi 测压法在没有解剖异常的情况下特别有用。

【治疗】

（1）主要是控制疼痛、静脉液体复苏、胰腺休息和监测并发症。液体复苏和维持的目标应是通过留置导尿测量尿量为 2ml/（kg·h），严重急性胰腺炎患者可能需要鼻胃减压。

（2）大多数患者接受组胺 H2 受体拮抗剂治疗，以减少十二指肠分泌素产生细胞暴露于胃酸，胃酸是胰腺分泌的一种强有力的刺激物。生长抑素在胰腺炎治疗中，可能更多的是减轻胰腺炎的并发症而不是治疗疾病本身。

（3）营养对胰腺炎患者至关重要，建议在72h内进行早期营养治疗。肠内营养（enteral nutrition，EN）已成为优于全肠外营养（total parenteral nutrition，TPN）的方法。轻到中度急性胰腺炎的病例通常在需要EN或TPN之前就已痊愈，更严重的病例应该通过鼻空肠管采用EN。

（4）适当的镇痛对减轻疼痛引起的生理应激至关重要。虽然曾经提倡哌替啶（杜冷丁），但哌替啶被认为会引起Oddi括约肌的痉挛，没有临床试验表明哌替啶优于其他麻醉镇痛药。同时，大剂量的哌替啶与癫痫、欣快感及药物相互作用的风险有关，这表明其他麻醉剂，如吗啡和芬太尼可能是更安全的替代品。

（5）随着胰腺炎进展的严重程度，需要密切监测患者多系统器官衰竭的指标。最新的成人数据表明预防性抗生素有降低死亡率和感染的风险，但这项研究没有达到统计学意义。必要时，亚胺培南是首选的抗生素。

（6）急性胰腺炎通常不需要手术探查。但对感染坏死性胰腺炎或胰腺脓肿的患者，需要进行探查。感染的胰腺坏死会显著增加死亡率。

【并发症处理】

（一）胰腺假性囊肿

胰腺假性囊肿是由于胰腺导管系统损伤后形成的创伤，或是胰腺炎的并发症。渗出的胰酶和消化的组织被纤维母细胞反应和炎症形成的空洞所包裹，这些空洞缺乏上皮衬里。急性假性囊肿在CT扫描上有不规则的壁，有压痛，通常在急性胰腺炎或创伤发作后不久出现。慢性假性囊肿通常为球形，壁厚，常见于慢性胰腺炎患者。急性假性囊肿在4~6周内成熟形成厚的纤维壁，方可引流，那些直径小于5cm的囊肿通常会自行吸收。

持续性或有症状的胰腺假性囊肿需要引流或切除。胰腺假性囊肿的三个主要并发症是出血、破裂和感染。出血是最严重的并发症，通常是由于囊肿的压力和侵蚀到附近的内脏血管。

（二）腹水

儿童胰腺外伤或胰腺手术后可出现腹水。如有怀疑，应进行CT、ERCP或MRCP评估导管的损伤。远端胰管损伤可以通过远端胰切除来治疗，近端损伤需要Roux-en-Y空肠嵌体吻合以保存胰腺组织。

（三）胰瘘

可在术后或非手术治疗中发生。大多数低流量瘘管可以自发闭合，但引流也可以持续几个月。长效生长抑素类似物减少了胰液渗出并加快瘘管闭合的速度，但对于顽固的瘘管似乎无效。胰腺瘘管的处理重点是维持营养，如果肠内营养增加了瘘管胰液的分泌，就需要静脉高营养。如果保守治疗瘘管失败，采用Roux-en-Y空肠吻合术进行手术治愈瘘管。

三、慢性胰腺炎

【概述】

慢性胰腺炎与急性胰腺炎的区别在于与炎症相关变化的不可逆性。本病可出现几个临床问题：①严重的顽固性疼痛，通常需要镇痛。②外分泌胰腺消化酶缺失导致的吸收不良，终生需要酶替代。③胰腺假性囊肿、胰腺腹水、胆道梗阻等危及生命的并发症。④胰腺癌的风险增加了 13 倍。⑤超过一半的患者出现胰岛素减少和明显的糖尿病。

【分型】

慢性胰腺炎可分为钙化型和梗阻型。钙化型在遗传性或特发性胰腺炎中最常见，在儿童中比梗阻型胰腺炎更普遍，与导管内结石、假性囊肿和侵袭性瘢痕形成有关。

梗阻型胰腺炎是由于解剖或功能性胰管阻塞。最常见的解剖因素是胰腺分裂，其次是胆总管囊肿。

【诊断】

慢性胰腺炎可表现为特征性的疼痛、胰腺功能减弱和影像学异常。大便脂肪增加、糖尿病和脂肪漏是胰腺功能不全的征兆。在 CT 扫描中，胰腺实质和导管内的钙化结石均有微小钙化。ERCP 和 MRCP 可以评估慢性胰腺炎的导管解剖异常，仅有 ERCP 提供了评估括约肌压力测量功能梗阻的方法。

【治疗】

慢性胰腺炎治疗的目的是减轻症状。急性加重的初期处理是控制疼痛和补充水分。对于有严重顽固性疼痛的慢性胰腺炎患者，ERCP 或 MRCP 可以帮助发现、定位可纠正的问题，如大结石或伴有远端导管扩张的狭窄。慢性胰腺炎的手术选择包括括约肌成形术、局限性胰腺切除、胰腺次全切除术、胰腺空肠吻合术。

四、胰腺功能紊乱

（一）先天性高胰岛素血症（congenital hyperinsulinism，CH）

（1）目前已知有 7 个基因突变会导致 CH，尽管大约一半的病例是尚未了解的遗传畸形引起的。

（2）CH 患者通常在出生后不久出现低血糖，尽管可能在较大的年龄才出现。患有 CH 的婴儿通常表现为巨大儿。症状可能是轻微的，如嗜睡、易怒，严重的有呼吸暂停、癫痫和昏迷。同时进行的胰岛素和葡萄糖测量显示胰岛素与葡萄糖的比例很高。这些患者不同于胰岛素瘤患者，后者通常有较高的胰岛素绝对水平。CH 另一个有力的指标是葡萄糖需要量大于 8mg/（kg·min）。由于胰岛素瘤的发生率较高，年龄大于 1 岁的患者发生低血糖时应评估这两种情况。

（3）维持 CH 患者的稳定包括频繁间断或连续的喂养，并根据需要添加静脉葡萄糖。建议建立中心静脉通路，因为足够的静脉通路是救命的，高浓度的静脉葡萄糖可能是必要的。维持正常血糖是防止潜在致残性低血糖脑损伤的关键。

（4）区分弥漫性和局部 CH 是手术计划的关键。PET-CT 已经取代了胰腺静脉采样作为描述局灶性与弥漫性疾病的最佳方法，灵敏度为 94%，特异性为 100%。

（5）术中超声检查可以提供具体的解剖学细节，以避免对胆道的损伤。对于局灶型，高代谢灶切除是有效的。手术并发症包括胆管损伤、胰腺功能不全以及因持续低血糖而需要再次胰腺切除术。

（二）糖原贮积症（glycogen storage disease，GSD）

（1）糖原贮积症 Ia 型（GSD Ia）和糖原贮积症 Ib 型（GSD Ib）的典型表现为婴儿因肝糖原亚单位无法将其去磷转化为葡萄糖而导致的严重低血糖。

（2）GSD Ia 是由葡萄糖-6-磷酸酶本身的失活突变引起的，而 GSD Ib 是由葡萄糖-6-磷酸酶转运体的失活突变引起的。

（3）当喂食间隔时间增加，肝脏无法从糖原储存中生成葡萄糖时，低血糖变得明显，临床上可诊断为低血糖、高胰岛素血症、肝肿大、肾肿大、酮症、高脂血症。

（4）持续输注高浓度葡萄糖需要中心静脉通路。

（5）成年幸存者在 25 岁以后发生肝细胞腺瘤的概率增加，并且有 10% 的恶性转化的风险，这些病人最终需要肝移植。

五、胰腺肿瘤和囊肿

（一）无功能胰腺内分泌肿瘤

（1）在儿童中可见的胰腺内分泌肿瘤包括胰岛素瘤、胃泌素瘤和血管活性肠肽瘤。血管活性肠肽瘤是一种产生血管活性肠肽（vasoactive intestinal peptide，VIP）的细胞肿瘤，仅在儿童中存在病例报告。

（2）只有 10% 的胰岛素瘤是恶性的，并且容易扩散到肝脏和胰周淋巴结。

（3）胰岛素瘤会引起低血糖症状，包括头晕、头痛、思维混乱、出汗和癫痫。

（4）胰岛素瘤的金标准测试是 72h 禁食，尽管研究表明 80%~90% 的胰岛素瘤患者分别在较短的 24h 或 48h 禁食后获得阳性结果。在禁食期间，要获得周期性的血糖水平。当患者血糖降至 50 mg/dL 以下且出现症状时，抽取血液检测血糖、C 肽、胰岛素原、胰岛素、β-羟基丁酸和磺酰脲。

（5）胰外胰岛素瘤很少见。大多数专家提倡同时使用经腹超声和 CT 进行初始定位，这可以识别出超过一半的肿瘤。磁共振成像可评估肝脏是否发生肿瘤。非手术定位失败时，可手术探查，术中最好用超声检查邻近胆道和血管结构。

（6）胰岛素瘤呈粉红色，坚硬，有囊性，通常易摘除。多数情况下，通过术前和术中分析，肿瘤可以定位，但对于无法定位的患者，不再建议盲切除远端胰腺。良性和恶性病变的区别是困难的，基于肿瘤的大小（2cm 往往是良性的）和是否有转移。硬的胰岛素瘤，引起周围组织皱缩、浸润，或引起远端胰管扩张，应假定为恶性，并切除边缘而不是摘除。恶性肿瘤可通过化学治疗（以下简称"化疗"）、生物治疗（如奥曲肽）、肝动脉栓塞/化疗栓塞、放射治疗（以下简称"放疗"）或射频消融术进行治疗。

（7）在胎儿中，胃泌素的主要来源是胰腺。出生后，胃窦成为主要来源。胃泌素瘤又称佐林格-埃利森综合征（Zollinger-Ellison syndrome，ZES），是由于胃分泌亢进伴严重消化性溃疡和产生胃泌素的肿瘤（典型的胰腺肿瘤）组成。胃泌素瘤现在被认为多是恶性的，特别是扩散到肝脏的病例，因此强烈主张切除它们。

（8）怀疑患有 ZES 的患者应进行胃泌素刺激试验，如果胃泌素水平升高 200 pg/mL 或以上，则为阳性。胰外肿瘤常发生于十二指肠壁。

（9）如果可能，应切除所有病变，以控制症状和防止转移。切除后治愈的患者应密切跟踪，因为复发是常见的。

（二）非肿瘤性囊肿

（1）先天性囊肿可能在体格检查或放射学检查中被偶然发现。先天性囊肿含有浑浊的草黄色液体。囊肿多见于胰腺远端，可在有正常胰腺边缘的情况下局部切除。胰腺头部病变应采用 Roux-en-Y 囊空肠吻合术进行内引流。

（2）先天性前肠重复畸形也可表现为胰腺囊肿。它们有胃或肠黏膜衬里，并与胰腺导管相通，囊肿分泌的胃酸可能导致胰腺炎发作。手术切除是必要的，包括剜除术、远端胰腺切除术，甚至胰十二指肠切除术。

（三）胰腺外分泌肿瘤

包括胰腺实性假乳头状瘤、胰腺导管腺癌、腺泡细胞癌和胰母细胞瘤。由于胰腺浆液性囊腺瘤的良性性质，其处理仍有争议，切除似乎可治愈。

（四）腺癌和胰母细胞瘤

（1）胰腺导管腺癌在成人中最常见，而其胚胎期的胰母细胞瘤在儿童中更常见。胰母细胞瘤被认为是胚胎胰腺祖细胞持续存在超过妊娠 8 周的结果。它往往在儿童早期就被诊断出来，在男孩和亚洲后裔中更常见。

（2）当肿瘤大于 5cm 时，超过一半有远处转移。血清 α-胎蛋白升高不一致。完全切除和适当的新辅助化疗和/或放疗，预后相对较好。复发是常见的，因此持续监测是必要的。

（3）胰腺导管腺癌在儿科文献中很少报道，也没有明确的推荐。腺泡细胞癌比较常见。完全切除两种类型的肿瘤似乎是必要的，并根据分期适当提供新辅助或辅助化疗。长期生存率随着早发现而提高。

（4）胰腺实性假乳头状肿瘤的发生频率稍低于胰母细胞瘤，也称为乳头状囊性肿瘤或 Frantz 肿瘤。女性优势，并来自外分泌细胞，没有腺泡或导管结构。临床症状通常包括可触及的腹部肿块和腹痛。这些肿瘤在诊断时可能体积非常大了，但它们生长非常缓慢，有报道称患者在诊断后不治疗可存活 20 年。尽管这些肿瘤很少转移，但是切除局部和远处转移瘤可大大提高生存率。

（游　焜）

第十三章　儿童眼、耳及口腔保健

第一节　眼保健

一、儿童视功能发育特点

（一）正常视功能发育特点

婴儿出生后，两眼球的解剖结构发育已接近完成，但功能尚未成熟。在其不断地生长发育过程中，逐渐成熟，最终达到成人状态。

学者 J. Lvwlon Smith 观察并记录 1—5 岁儿童视力的情况大致是：1 岁 20/200（0.1）、2 岁 20/40（0.5）、3 岁 20/30（0.6）、4 岁 20/25（0.8）、5 岁 20/20（1.0）。我国目前确定的不同年龄儿童正常视力下限为：3~5 岁为 0.5，6 岁及以上为 0.7。

（二）视功能发育异常

眼睛的结构与视功能的发育过程与身体其他器官一样，在正常情况下是比较稳定的。但如果受到内、外环境中各种有害因素的影响，则可发生异常，导致畸形或先天异常，出现视功能障碍。

（1）小眼球

由于原始视泡发生障碍引起眼球发育停滞而致，多并发角膜混浊、白内障、小晶状体、球状晶状体、远视等异常。

（2）眼组织缺损

由于胚裂闭合不全所引起的虹膜、睫状体、脉络膜、视网膜、视神经等部分组织缺损。多有严重的视力障碍、斜视、眼球震颤等并发症。

（3）眼白化症

先天性青光眼为先天性遗传性色素缺乏所致，表现为色素膜缺损、眼球震颤；同时伴有近视性散光及黄斑发育不全，视力显著减退。

（4）全色盲

全色盲在视网膜视锥细胞内，存在分别对红、绿、蓝光敏感的三种感光物质，当这些物质部分或全部缺损时，可引起先天性色盲。先天性色盲者中红、绿色盲者多见，蓝色盲比较少见，全色盲则更罕见。先天性色盲是一种由 X 染色体隐性遗传的色觉障碍，男性发生率约 5%，女性发生率不足 1%。患者对颜色不能识别、Sloaw 色盲试验测定不能完成，暗适应 ERG 缺损，常合并弱视、眼球震颤、光感敏症等；视力往往很差，多低于 0.1。

（5）先天性青光眼

先天性青光眼是因角、巩膜连接处的分化异常所致的畸形。由于引流异常，或由于前房角有永存的胎生中胚层，或者两种因素同时存在，导致正常的房水向外引流受阻，从而使眼内压升高和眼球扩大，最终视神经盘产生明显的病理凹陷。这是一种致盲率较高的眼病。

（6）先天性白内障

先天性白内障是最常见的、出生时即已发生的先天性眼部畸形。在我国，这是致盲的首位病因。

（7）先天性黄斑缺损

先天性黄斑缺损是黄斑的先天性发育缺陷。一般认为是在胚胎期由于某些病原菌感染所致，常伴有眼球震颤，多有中心视力严重障碍。

二、视力异常

视力异常主要包括视力低下及低视力。视力低下是指裸眼远视力低于相应年龄的正常值。各种屈光不正和眼病，如远视、近视、斜视和弱视等均可造成儿童的视力低下。低视力是指双眼的视功能减退达到一定程度，且不能用药物、手术或常规的屈光矫正方法（不包括+4.00D以上的阅读眼镜、针孔镜或望远镜等）来提高视力，从而使其生活和工作能力丧失者。

（一）远视

远视即眼在调节放松的状态下，平行光线（一般认为来自5m以外）经过眼的屈光系统后，所聚成的焦点位于视网膜之后，因而在视网膜上不能形成清晰的像。≤+3.00D的远视称为低度远视；+3.25D~+5.00D为中度远视；+5.00D以上为高度远视。

1. 分类与原因

（1）轴性远视：由于眼球前后轴较短所引起的远视。儿童大多数远视眼为轴性远视。

婴儿出生时由于眼球前后轴短，屈光度为2.00~3.00D，为生理性远视。之后其远视程度随年龄增长、眼球发育而逐渐减低，直到青春期时变为正视。眼球前后轴每缩短1mm约产生+3.00D远视。

在下述病理情况下，也可使眼球前后轴变短而引起远视：①眼眶肿瘤或炎症组织压迫眼球后极；②视网膜脱离使网膜前移；③视神经盘水肿使视网膜前移。

（2）曲性远视：由于各种原因，如先天性扁平角膜、外伤等，使角膜或晶状体等屈光面弯曲度变小，从而使屈光力下降。一般角膜曲度半径每增加1mm，可产生+6.00D远视。

（3）指数远视：常由于晶状体、房水、玻璃状体屈光指数变化所引起，如老花眼，即老年人眼晶状体屈光指数生理性下降所致。

2. 临床表现

（1）视力减退：6岁以下低中度远视的儿童由于调节能力很强，一般不表现出视力下降。但随着年龄增大、调节力逐渐减退、阅读量增加、阅读字体变小，特别是重度远视者会出现视力减退现象。

（2）弱视：由远视引起的屈光不正性弱视占弱视患儿的80%~90%，一般发生在高度远视，且在6岁前未给予适当矫正的儿童。

（3）内斜视：远视者未进行屈光矫正时，为了获得清晰的视力，在视远时即开始使用调节，视近时使用更多的调节，从而产生内隐斜或内斜视。当内斜视持续存在时，会引起斜视性弱视。

（4）眼睛疲劳：6 岁以内儿童低中度远视的儿童因为其调节幅度很大，近距离阅读的需求也较少，一般无任何症状。6 岁以后特别是 10 岁以后由于阅读量增加、阅读字体变小，开始出现视觉症状，例如眼酸、眼球或眼眶疼痛等；年龄再增大或重度远视者还可出现落泪、畏光、眼前闪光、复视以及眩晕、恶心、呕吐、记忆力减退、失眠等。

3. 矫治

（1）矫正方法：需配用远视眼镜（凸透镜）。

①6 岁以下的轻度远视一般属生理性，不必配镜矫正。但如出现视力减退、视疲劳症状或斜视（隐性或显性斜视），即使轻度远视也应散瞳验光、配镜，进行早期矫正，以预防斜视性弱视的发生。对高度远视患儿，更应及时验光配镜进行矫正。

②6~16 岁儿童的远视，应散瞳验光配镜。超过+3.00D 者，应经常戴用矫正眼镜；低于+3.00D 者，若临床症状不明显，可只在看书时戴；如出现明显的视力减退、视力疲劳或斜视，轻度远视也应戴镜矫正。

③16 岁以上的远视是否矫正，需根据视力、症状、工作性质或用眼情况决定。一般年龄越大，调节能力越差，越需配镜来矫正，尤其是读书写字或从事近距离工作时。

（2）配镜原则：矫正越完全（即散瞳验光确定的应矫正的度数配得越足），效果越好，但常以戴镜以后感到舒适、症状消失、视力正常为标准，应根据具体情况酌情调整。

①儿童作屈光检查应在用阿托品麻痹睫状肌的情况下进行。配镜的屈光度应从客观检查的结果中减去+1.50~+2.00D，以适应睫状肌的张力，但有斜视或眼睛疲劳明显时，应完全矫正。

由于儿童远视常随年龄增长逐渐过渡到正视，因此应定期（一般 2~6 岁每 6 个月 1 次，6 岁以上每年 1 次）散瞳验光，根据远视减轻情况及时更换合适的眼镜，以避免因长期矫正过多而引起近视。

②16 岁以上远视若无明显症状，验光可在不散瞳（未麻痹睫状肌）条件下进行，一般应配足镜片的度数，以使眼睛获得最佳视力。

4. 预防

（1）提供平衡膳食，保证合理营养。

（2）注意用眼卫生，减轻调节紧张和过度辐辏（多在户外活动，多视远处物体，避免注视过近、细小的物体）。

（3）定期检查视力，及时矫正可能出现的异常，预防斜视和弱视的发生。

（二）近视

近视是指眼在调节放松状态下，平行光线（即来自 5m 以外）经过眼的屈光系统后，所聚成的焦点位于视网膜之前，以致看远时物像在视网膜上形成一个模糊的弥散环而视物不清。临床上将≤-3.00D 的近视称为轻度近视；-3.25~-6.00D 为中度近视；>-6.00D 为高度近视。

1. 发生原因

目前认为系由遗传和环境两大因素综合作用所致。

（1）遗传因素：系常染色体隐性遗传。研究显示，家系中双亲均有高度近视的家庭，子代患高度近视者为 100%；双亲之一有高度近视者，子代患高度近视者 57.5%；双亲表现正常者，子代患高度近视者为 21.3%。

（2）环境因素

①视觉方面：a. 近距离注视；b. 低亮度色光，特别是蓝光可引起高度近视；c. 视觉图像：眼睛的视觉功能需经常受到视觉图像的刺激才可维持正常。

②非视觉方面：a. 睫状肌过度收缩：在昏暗光线下、走路、乘车看书或长期近距离用眼；b. 眼外肌压迫：经常过近看书，长期压迫内直肌可能导致眼轴延长；c. 饮食与营养：蛋白质缺乏可诱发近视，过量吃糖可影响晶状体的代谢导致近视；d. 温度：临床上常可观察到儿童高热之后近视度数增加，动物实验也观察到这种现象。

2. 分类及特点

（1）病理性近视：主要特点：①发病年龄早，近视度数高，常在-6.00D 以上，从儿童或青少年开始直到成年后眼轴仍不断加长，近视呈进行性发展；②家族性遗传因素较明显；③视力矫正不良；④由于眼轴不断加长，巩膜向后扩张，可导致后巩膜葡萄肿及眼底改变；⑤晚期易发生一些并发症，如黄斑出血、视神经萎缩、玻璃体液化或混浊、视网膜脱离等。

（2）单纯性近视：主要特点：①多在青少年时期发生，一般为中、低度（小于-6.00D），到成年后屈光度即稳定下来，不再发展；②家族遗传因素不很明显；③用适当的镜片可将视力矫正至正常；④眼球、眼底改变不明显，一般不出现并发症。

3. 临床表现

（1）远视力降低、近视力正常：在不使用阿托品等睫状肌麻痹剂时，如远视力<1.0（对数视力表<5.0）、近视力（33cm 处）>1.0 即为近视。

（2）视疲劳：如眼胀痛、头痛、恶心等。

（3）外斜视与弱视：由于看近时不用或少用调节，以致集合功能相应减弱，日久可发生外隐斜或外斜视；外斜视患儿视物时，因不能形成双眼单视，还可引起弱视。

（4）高度近视者往往发生玻璃体混浊或液化，以致眼前常感黑影漂浮；高度轴性近视者因眼球前后轴过长，外观可呈现眼球突出状态。

（5）眼底改变：病理性近视患者可出现豹纹状眼底、巩膜后葡萄肿；黄斑区可出现色素增生及出血。此外，在视网膜周边部可出现囊样变性，并易发生裂孔和视网膜脱离。

4. 矫治

首先应鉴别真、假性近视。对裸眼远视力<1.0、近视力≥1.0 的 13 岁以下儿童，用 1% 阿托品滴眼以麻痹睫状肌，每天 1 次，连续 3d。然后用检影法检查屈光度：凡近视度消失，呈现为正视或远视者为假性近视。假性近视不应佩戴近视眼镜，采取放松、缓解睫状肌痉挛的方法即可矫正。

（1）光学矫正：应佩戴凹透镜进行矫正，配镜和戴镜原则为：①配镜度数应以"获得较好视力"的最低度数为原则；②凡视力在 0.8 以下者均应佩戴眼镜；如不影响学习和工作，可暂不佩戴或只在看远物时佩戴；③中、高度近视的眼睛初次配镜时，由于眼睛不能立即适应完全矫正所需的度数，可采取分次配镜、逐步给足度数的方法；④高度近视者或屈光参差明显者（两眼屈光度在 2.00D 以上）可佩戴角膜接触镜，以避免高度凹透镜使视网膜物像过小或视网膜成像大小差异太大、融合困难所造成的屈光参差性弱视。

（2）屈光手术：目前常用准分子激光屈光性角膜切削术、准分子激光原位角膜磨镶术。

手术疗法有利有弊，应持慎重态度；手术年龄一般要求在 18 周岁以上且无特殊职业要求者。

（3）角膜矫形接触镜（OK 镜）：也称角膜塑形镜，是一种特殊设计的角膜接触镜（隐形眼镜），戴镜时通过机械压迫使角膜中央变平，可暂时性降低近视度数（-1.50 ~ -5.00D），提高裸眼视力，对控制儿童和青少年近视进展有一定的作用；但不能治愈近视，且必须坚持长期使用，一旦停戴，角膜形态逐渐恢复到原始状态，近视度数也会回到配镜时数据；OK 镜验配复杂，还必须严格按要求佩戴并定期随访观察；如使用不当有可能引起严重的并发症（例如角膜损伤、角膜缺氧，造成角膜溃疡和角膜上皮损害）。因而，验配 OK 镜属于医疗行为，一定要在正规医院，由专业医师权衡利弊后进行。

5. 预防

（1）注意用眼卫生：阅读、写字、看手机或平板屏、使用电脑和看电视时，都应注意姿势、角度和距离。①阅读时不可趴着、躺着；眼睛与读物的距离以 30~35cm 为宜；每次阅读、书写的时间不应连续超过 1h；课桌和椅的尺寸、阅读物字体的大小等应按要求设置；②学习场所应宽敞，采光和照明度要符合规定；光源最好在左上方，避免光线（或反射光）直射到眼睛；③有节制地看电视或用电脑。看电视时应坐在电视机的正面，眼睛与电视屏幕的距离至少保持在 3m 以上（即电视机对角线的 6~8 倍），高度与眼睛平行，以减少眼睛的紧张度。

（2）提高调节能力、缓解或消除眼肌的紧张

①远眺：向 5m 以外的远处眺望，每天 3~4 次，每次 5min。

②晶状体操：①先凝视眼前 20~30cm 处的近物（如手指或物品）1~2min，然后看 5m 以外目标 1~2min，如此反复连续作数次为一回；或加快远、近凝视交替速度（每分钟反复交替 8 次左右），15min 为一回，每天可反复进行多回；②将眼的视线从眼前 0.5m 处逐渐向远方移动，直至 5m 或更远，每天可反复进行多次。

③眼保健操：洗净双手，按揉时手法要轻缓，按揉面要小，做到穴位正确，以出现酸胀感觉为度。防止用力压眼球。一般每天上、下午各做 1 次；儿童做完家庭作业或晚上临睡前还可再增加 1~2 次。

（3）合理安排生活制度和饮食营养：保证充足的睡眠、必要的户外活动、适当的体育锻炼、合理的饮食安排和营养供给等。在保证足量的优质蛋白（动物蛋白和豆类蛋白）摄入的基础上，注意合理补充硒元素（动物肝脏、瘦肉、玉米、洋葱、海鱼等含量较高）、维生素 A（各种动物肝脏以及牛羊的奶汁、蛋黄中含量较多）及富含胡萝卜素的食品（胡萝卜素进入人体内能转化成维生素 A，这些食品主要有胡萝卜、南瓜、西红柿及绿色蔬菜等）；要控制蔗糖及甜食的摄入量。

（4）定期视力检查：学龄前儿童应每 6 个月、中小学生每年进行 1 次视力检查，及早发现并纠正近视。

（5）开展优生优育、控制遗传因素：男女双方均为病理性近视者时不宜婚育。

（三）斜视

斜视是指双眼的相对位置和（或）双眼单视功能的异常。国内报道 3~6 岁儿童斜视患病率约为 1%，国外报道为 2.7% ~ 7.2%。斜视因双眼单视功能的缺失，不仅影响美观，还可导致弱视等视觉功能障碍。

1. 分类

根据发病原因，分为共同性斜视和麻痹性斜视两大类。

共同性斜视是一种眼位偏斜，即双眼不能同时注视同一目标，但可进行同向及异向的共同运动，因此称共同性斜视。主要表现：当用任何一眼注视目标时，斜视角立即集中到另一眼上，但两眼的斜视度数相同（即第一斜视角等于第二斜视角）。第一斜视角是指用健眼注视时，斜眼出现的偏斜角度；第二斜视角是指用斜眼注视时，健眼出现的偏斜角度。共同性斜视绝大多数发生在儿童双眼视觉开始形成和发育过程中的 2~5 岁之间，以 2~3 岁更为集中，其中内斜视约占 80%，外斜视约为 20%。

麻痹性斜视主要因为支配眼外肌的神经核、神经或肌肉出现病变，使两眼不能协调地进行同向及异向共同运动，因此亦称为非共同性斜视。发病后一条或数条眼肌发生麻痹，致使眼球偏向与麻痹肌作用相反的方向，所以也称麻痹性斜视。

2. 检查方法

（1）病史：详细询问斜视发病时间、发病年龄、原因或诱因、伴随症状、进展情况、治疗情况、全身疾病史及家族史等。

（2）视力及屈光检查：用 1% 阿托品散瞳后，检查远视力、近视力和矫正视力。

（3）眼球运动、偏斜方向检查：通过命令（如向右看）或用玩具、灯光、声响诱导儿童向 6 个运动方向（右上→左上→左→左下→右下→右）转动眼球，以确定每条眼肌功能有无异常。还应注意斜视是恒定性还是间歇性，是否有代偿头位等。

（4）斜视角测定：需在医院眼科用专用仪器检查测定，也可用角膜光点反映法和三棱镜遮盖法进行简易的测定。①角膜映光法：检查者与患者相对而坐，在患者眼前 33cm 处持一小灯，并嘱患者注视此灯光。检查者留心观察患者双眼角膜上光点的位置，通过观察斜视眼角膜上光点反射的位置即可大致判断其斜度。由于此距离时角膜反射每毫米的移位约相当于 7.5°，因此如反射点在瞳孔边缘处，斜视度为 15°；在瞳孔缘与角膜缘之间为 30°；在角膜缘处为 45°；②三棱镜遮盖法：嘱患者注视 33cm 处的光点，检查者用纸板遮盖一眼，同时密切注意双眼的动向：当遮盖一眼时，如另一眼移向鼻侧属外斜视，如移向颞侧属内斜视；如遮盖右眼时，左眼向上移，遮盖左眼时右眼向下移，说明右眼上斜，反之是左眼上斜。

当用以上方法检查完偏斜性质后，再在斜视眼前放一个三棱镜（内斜者三棱镜底向外、外斜者三棱镜底向内、上斜时三棱镜底向下），逐渐增大三棱镜度数，直至交替遮盖双眼，不再出现眼位移动为止，此时三棱镜的度数即为斜视的度数。

3. 治疗原则

（1）共同性斜视：①矫正屈光不正：须散瞳验光并酌情配镜；②治疗弱视：斜视眼中约有半数以上伴有弱视，特别是内斜视更易伴有弱视，两者互相影响，因此治疗斜视应首先治疗弱视；③正位视训练：当弱视眼视力已提高至 0.6 以上或两眼视力相等但无双眼视觉者，即可做正位视训练（包括同时知觉训练、融合训练和立体视训练三逐功能的训练）；④手术治疗：经以上治疗不能使眼位完全矫正者，需进行手术矫治。手术宜及早进行。对于 7 岁以上儿童，手术一般只能恢复正常的眼位，而难以重建其双眼视觉功能。

（2）麻痹性斜视：①针对病因进行治疗；②对症治疗；③其他治疗，如超声波、音频电疗等；④手术：治疗 6 个月以上，发病原因已消除后发生眼肌功能麻痹，无法恢复者，可考虑进行眼肌移植术以矫正斜视。

4. 预防

婴幼儿期即开始定期检查，如发现远视或屈光参差，应密切观察；如已出现眼位偏斜，应给以充分的屈光矫正，直至双眼注视能力巩固为止。

（四）弱视

弱视是指视觉发育期内由于单眼斜视、屈光参差、高度屈光不正以及形觉剥夺等因素，引起的单眼或双眼最佳矫正视力低于相应年龄的正常视力下限（3~5 岁为 0.5，6 岁及以上为 0.7）、眼部检查无器质性病变；或双眼最佳矫正视力相差 2 行及以上、较差的一眼为弱视。弱视是儿童发育过程中常见的眼病，患病率为 2%~4%。弱视儿童由于双眼视觉发育紊乱，单眼或双眼矫正视力低于正常，没有完善的立体视觉，因而会出现立体视盲。

1. 分类

（1）斜视性弱视：发生在单眼性斜视，弱视眼有斜视或曾经有过斜视。由于眼位偏斜后引起异常的双眼相互作用，斜视眼的黄斑中心凹接受的不同物像（混淆视）受到抑制，导致斜视眼最佳矫正视力下降。

（2）屈光参差性弱视：当两眼屈光度相差较大（即屈光参差较大，两眼球镜相差 ≥ 1.50D 或柱镜相差 ≥ 1.00D）时，黄斑形成的物象大小及清晰度不等，使屈光度较大的一眼存在形觉剥夺，导致弱视。

（3）屈光不正性弱视：多发生在没有佩戴过屈光矫正眼镜的高度屈光不正患者，尤其是高度远视或高度散光，双眼最佳矫正视力相等或近似者，常为双侧性。一般远视 ≥ 5.00D、近视 ≥ 10.00D、散光 ≥ 2.00D 会引起弱视。

（4）形觉剥夺性弱视：在婴幼儿期因屈光间质混浊（如先天性白内障、角膜混浊）、上睑下垂遮盖全瞳孔、不适当地遮盖一眼使形觉刺激不足，剥夺了黄斑形成清晰物像的机会而引起的弱视。可为单侧或双侧，单侧比双侧更为严重。有研究表明，仅 7d 的不恰当单眼遮盖即可形成不可逆转的视觉剥夺性弱视。

2. 诊断

诊断弱视应至眼科作下列检查：外眼部及眼底检查、验光、斜视检查、固视性质检查、双眼单视检查、视网膜检查、融合功能检查、立体检查等。

（1）视力检查：不同年龄儿童正常视力下限不同，3~5 岁儿童正常视力下限为 0.5，Snellen 视力表两眼视力相差不超过 2 行；>5 岁儿童正常视力下限为 0.7，Snellen 视力表两眼视力相差不超过 2 行。

（2）屈光状态检查：必须充分麻痹睫状肌后进行检影验光，以获得准确的屈光度数。

（3）注视性质检查：直接检眼镜下中心凹反射位于 0~1 环为中心注视、2~3 环为旁中心、凹注视、4~5 环为黄斑旁注视、5 环以外为周边注视。

（4）电生理检查：例如视觉诱发电位（VEP），包括图形视觉诱发电位（P-VEP）和闪光视觉诱发电位（F-VEP），主要用于判断视神经和视觉传导通路疾患。婴幼儿可用 F-VEP 检查。

如果幼儿视力不低于同龄儿童正常视力下限，双眼视力相差不足 2 行，又未发现引起弱视的危险因素，则不宜草率诊断为弱视，应列为观察对象，定期进行复查。

3. 治疗

由于儿童的视觉发育存在敏感期，因此弱视的治疗效果与年龄有密切关系，年龄越小疗效越好。如果年龄超过了敏感期，疗效将变差甚至无效，一般 5~6 岁较佳，12 岁以后治疗无效。所以，一旦确诊，应立即开始治疗，治疗的基本原则为消除病因、准确的验光配镜和对优势眼的遮盖。

（1）消除病因：及时矫正斜视和已经存在的屈光不正，提高视力，恢复两眼视物功能；早期治疗先天性白内障或先天性完全性上睑下垂等。

（2）遮盖疗法：即遮盖优视眼，强迫使用弱视眼。应用遮盖法治疗时，必须间断性解除遮盖，并密切观察被遮盖眼视力的变化，避免被遮盖眼发生遮盖性弱视。由于弱视治疗效果易反复，因而待双眼视力平衡后，要逐步减少遮盖时间，慢慢停止遮盖治疗，以使疗效巩固。

（3）压抑疗法（光学药物疗法）：适于中、低度单眼弱视及对遮盖治疗依从性不好的儿童。治疗方法包括：①近距离压抑疗法：适用于最佳矫正视力≤0.3 的儿童。优势眼每天滴 1%阿托品散瞳，并戴矫正眼镜，使优势眼只能看清远距离；弱视眼在矫正眼镜上再加+3.0D，使之无须调节便能看清近距离；②远距离压抑法：适用于最佳矫正视力>0.3 的儿童。优势眼过矫+3.0D，使其只能看清近距离；弱视眼只戴最佳矫正眼镜，促使其看远。

（4）其他治疗：例如红色滤光片（波长 640nm）法、后像疗法、海丁格刷刺激等，主要适于旁中心注视者。视刺激疗法（CAM）对中心凹注视、屈光不正性弱视效果较好，可作为遮盖疗法的辅助治疗。

（5）综合疗法：对于中心注视性弱视，一般采取常规遮盖疗法或压抑疗法，联合视刺激疗法（CAM）、辅助精细训练；对于旁中心注视性弱视，可先采取后像疗法、红色滤光片或海丁格刷刺激转变注视性质，待转为中心注视后，再按中心注视性弱视治疗。也可以直接常规遮盖。

在弱视的治疗过程中，一定要定期复诊。复诊时间根据患儿年龄确定，一般年龄小，复诊间隔时间越短。1 岁儿童复查间隔为 1 周，2 岁儿童为 2 周，4 岁儿童可为 1 个月。

弱视治愈后可能复发。所以，不仅要早期发现、早期治疗，而且治愈后仍需追踪观察 2~3 年。

4. 预防

加强弱视知识的宣传教育对预防和治疗弱视、缩短疗程、提高治愈率具有重要作用。儿童视觉发育在 10 岁前为敏感期，其中 3 岁前为关键期。应定期为婴幼儿检查视力，一般 6 个月检查 1 次。对有弱视、斜视或屈光不正家族史的婴幼儿更应及早进行检查。发现斜视或注视姿势异常者，要及时检查和治疗。

（五）低视力

1. 定义及特点

1992 年世界卫生组织（WHO）于泰国曼谷召开的"儿童低视力处理"国际研讨会上确定，双眼中视力较好眼睛的最佳视力<0.3，但≥0.05 为低视力；<0.05 到无光感，或视野半径<10°者均视为盲。

2. 低视力的康复

有些眼病目前尚缺少有效的治疗手段和方法，经积极治疗后仍可能处于盲和低视力状态。对于这些患者应当采取积极的康复措施，尽可能使他们能像正常人一样地生活。

对于仍有部分视力的盲人和低视力患者来说，应当采用光学助视器和非光学助视器来改善他们的视觉能力，使他们能够利用残余视力工作和学习，获得较高的生活质量。目前使用的助视器有远用和近用两种。

（1）远用助视器：如放大 2.5 倍的 Galileo 式望远镜，可以帮助患者看清远方景物；但不适合行走时佩戴。

（2）近用助视器：①手持放大镜：是一种凸透镜，可使视网膜成像增大；②眼镜式助视器：主要用于阅读，其优点是视野大，携带方便；③立式放大镜：将凸透镜固定于支架上，透镜与阅读物之间的距离固定，可以减少透镜周边部的变形；④双合透镜放大镜：由一组消球面差正透镜组成，固定于眼镜架上，有多种放大倍数，可根据需要选用。其优点是近距离工作时不需用手扶持助视器，但焦距短，照明的要求高；⑤近用望远镜：在望远镜上加阅读帽而制成。其优点是阅读距离较一般眼镜式助视器远，便于写字或操作。缺点是视野小；⑥电子助视器：即闭路电视，包括摄像机、电视接收器、光源、监视器等，对阅读物有放大作用。其优点是放大倍数高、视野大，可以调节对比度和亮度，体位不受限制、无须外部照明，更适用于视力损伤严重、视野严重缩小和旁中心注视者，但携带不便。

非光学助视器包括大号字的印刷品、用于改善照明的设置、阅读用的支架、导盲犬等。对于视物或阅读时感到对比度差或眩光明显的低视力患者，给其戴用浅灰色的滤光镜可减少光的强度，戴用琥珀色或黄色的滤光镜片有助于提高对比敏感度。

此外，近年来研究成功并逐渐应用于低视力康复的技术和器具还有：声纳眼镜、激光手杖、字声机、触觉助视器、障碍感应发生器等。

三、结膜炎

结膜炎（conjunctivitis）是因感染、过敏、化学物刺激或外伤等原因引起的以眼结膜充血、渗出、乳头肥大和滤泡形成等改变为特征的结膜疾病；是眼科常见疾病之一。其中危害儿童健康最重要的结膜炎为新生儿淋病奈瑟菌性结膜炎、急性细菌性结膜炎（又称"急性卡他性结膜炎"，俗称"红眼病"）和衣原体性结膜炎（沙眼）。

（一）分类

结膜炎按其发生可分为：①外源性：由于受外界各种微生物感染或风尘、理化毒物等的刺激而产生炎症；②内源性：致病菌通过血行或淋巴感染结膜，或因邻近组织炎症蔓延而致。根据其病因可分为细菌性、病毒性、衣原体性、真菌性、变态反应性等。其中常见者为细菌、病毒或衣原体感染所致。衣原体感染者常被特称为沙眼。病程短于 3 周者为急性结膜炎，超过 3 周者为慢性结膜炎。

（二）临床特点

结膜炎的常见症状有异物感、烧灼感、痒、畏光、流泪；重要体征有结膜充血、球结膜水肿、结膜囊内有分泌物（脓性、黏脓性、浆液性等）、乳头增生、滤泡形成、假膜和真膜、结膜肉芽肿、假性上睑下垂（多见于沙眼等）、耳前淋巴结肿大等。由于本病发作时眼结膜因扩张的血管和出血使之成为红色，故俗称"红眼病"。

（三）诊断要点

1. 病史

感染性结膜炎多双眼发病，且常快速传染至密切接触人群（如家人或托幼机构儿童）。急性病毒性结膜炎在疾病早期多为一眼发病，数天后则对侧眼也受累。

2. 症状与体征

临床上可根据结膜炎的基本症状和体征如结膜充血、分泌物增多、眼睑肿胀等做出诊断；其中结膜滤泡和乳头出现的位置、形态、大小均是重要的诊断和鉴别诊断依据，例如沙眼的炎症上睑结膜较下睑严重，滤泡常出现于上睑结膜边缘部，而包涵体性结膜炎的滤泡增生性改变更常见于下睑结膜。此外，分泌物的多少及性质、真膜（假膜）、溃疡、疱疹、角膜炎及血管翳是否存在，耳前淋巴结是否肿大，都有助于诊断。

3. 实验室检查

结膜炎病因的确定需依靠实验室检查。实验室检查包括细胞学、病原体的培养和鉴定，以及免疫学和血清学检查等。

（1）病原学检查：结膜分泌物涂片可帮助诊断有无细菌感染，例如淋病奈瑟菌引起的结膜感染，在结膜上皮和中性粒细胞的细胞内可以找到成双排列的淋病奈瑟菌。必要时可做细菌和真菌的培养、药物敏感试验等。如无菌生长，则应考虑衣原体或病毒可能性，需做分离鉴定。另外，还可应用免疫荧光、酶联免疫测定、聚合酶链反应（PCR）等方法来检测病原体的抗原。检查患者急性期和恢复期血清中血清抗体的效价也有助于诊断病毒性结膜炎，特别是单纯疱疹病毒性结膜炎，其急性期的外周血中血清抗体滴度可升高4倍甚至更多。

（2）细胞学检查：结膜分泌物涂片检查 Gram 染色（鉴别细菌种属），Giemsa 染色（分辨细胞形态、类型）有助于临床诊断。结膜刮片的取材部位应选择在炎症最明显的区域，以提高检出率。细菌性结膜炎涂片多形核白细胞占多数。病毒性结膜炎则是单核细胞特别是淋巴细胞占多数。假膜形成（流行性角结膜炎）时中性粒细胞增多，提示结膜坏死。衣原体结膜炎涂片中性粒细胞和淋巴细胞各占1/2。过敏性结膜炎活检标本中见嗜酸和嗜碱性粒细胞，但结膜涂片中数量很少。

（四）治疗原则

针对病因治疗，局部给药为主，必要时全身用药。急性期不能用纱布、眼罩等包扎患眼（因包扎后眼内温度、湿度增高，更有利于细菌生长，而且分泌物不易排出，反使炎症加重）。

1. 滴眼剂滴眼

治疗结膜炎最基本的给药途径。对于微生物性结膜炎，应选用敏感的抗菌药物或（和）抗病毒滴眼剂。必要时可根据病原体培养和药敏试验选择有效的药物。重症患者在未行药物敏感试验前可用几种混合抗生素滴眼剂滴眼。急性期应频繁滴用滴眼剂，每次 1~2h。病情好转后可减少滴眼次数。

2. 眼膏涂眼

眼膏在结膜囊停留的时间较长，宜睡前使用，可发挥持续的治疗作用。

3. 冲洗结膜囊

当结膜囊分泌物较多时，可用生理盐水或3%硼酸水冲洗，每天1~2次。冲洗液切勿流入健眼，以免引起交叉感染。

4. 全身治疗

严重的结膜炎如淋病奈瑟菌性结膜炎和衣原体性结膜炎，除了局部用药外，还需全身使用抗生素或磺胺药。

（五）预后和预防

大多数类型的结膜炎愈合后不会遗留并发症，少数可因并发角膜炎而损害视力。结膜炎多为接触传染，因此要教育儿童养成勤洗手、洗脸、不用手和衣袖擦眼的卫生习惯。对传染性结膜炎患者应及时隔离，患者用过的卫生用具（毛巾、手帕、脸盆等）或接触过的物品（如钱币、键盘、钥匙或门把手等）要严格消毒。医务人员检查患者后要洗手消毒，防止交叉感染。对学校、托幼机构、游泳池等人员应进行卫生宣传、定期检查、加强管理。新生儿出生后应常规立即用1%硝酸银滴眼剂滴眼或涂0.5%四环素眼药膏，以预防新生儿淋病奈瑟菌性结膜炎和衣原体性结膜炎。

四、常见的结膜炎

（一）新生儿淋病奈瑟菌性结膜炎

主要是分娩时经患有淋病奈瑟菌性阴道炎的母体产道感染，发病率大约为0.04%，潜伏期2~5d（出生后7d发病者多为产后感染）。双眼常同时受累。有畏光、流泪，结膜高度水肿，重者突出于睑裂之外，可有假膜形成。分泌物由病初的浆液性很快转变为脓性，脓液量多，不断从睑裂流出。常有耳前淋巴结肿大和压痛。严重病例可并发角膜溃疡甚至眼内炎。感染的婴儿可能还并发有其他部位的化脓性炎症，如关节炎、脑膜炎、肺炎、败血症等。

（二）急性或亚急性细菌性结膜炎

急性或亚急性细菌性结膜炎又称"急性卡他性结膜炎"，俗称"红眼病"，多见于春秋季节，传染性强，起病急骤，来势凶猛，可在一定范围内（特别是学校、托幼机构等集体生活场所）暴发流行，也可散发感染。潜伏期1~3d，两眼同时或相隔1~2d发病。发病3~4d时炎症最重，以后逐渐减轻，病程一般少于3周。治疗原则为去除病因，抗感染治疗。①局部治疗：结膜囊冲洗：当患眼分泌物多时，可用3%硼酸水或生理盐水冲洗结膜囊；冲洗时要小心操作，避免损伤角膜上皮；冲洗液勿流入健眼，以免造成交叉感染；②全身治疗：严重者应全身及时、足量使用抗生素，尽量肌内注射或静脉给药。

（三）沙眼（衣原体性结膜炎）

沙眼是一种由沙眼衣原体引起的慢性传染性角膜结膜炎，偶有急性发作。因其在睑结膜表面形成粗糙不平、形似沙粒的外观，故名沙眼。多发生于儿童或少年期，常双眼发病。是导致盲目的主要疾病之一。

1. 病因病理

沙眼衣原体的抗原性有 12 种之多，其中地方性流行性沙眼多由 A、B、C 或 Ba 抗原型所致。沙眼衣原体的原发感染可使结膜组织致敏，再次暴露于沙眼衣原体时，可引起迟发型超敏反应，后者是沙眼急性发作的原因，也是重复感染的表现。

2. 临床表现

潜伏期 5~14d。轻度沙眼可无自觉症状，或仅有轻微的刺痒、异物感和少量分泌物；重者有畏光、流泪、疼痛等，常自觉视力减退。

沙眼衣原体主要侵犯睑结膜，首先侵犯上睑的睑板部上缘与穹隆部，以后蔓延至全部睑结膜与穹隆部，最后逐渐进展形成瘢痕。急性沙眼感染主要发生在学前和低年学龄儿童，但在 20 岁左右时，早期的瘢痕并发症才开始变得明显。其病变及临床特征如下。

（1）结膜肥厚、充血：由于出现血管扩张，以及结膜上皮下淋巴细胞及浆细胞等慢性炎症细胞弥散性浸润，使原本透明的结膜变得混浊肥厚，呈模糊充血状。

（2）乳头肥大：睑结膜面粗糙不平，呈现密集的线绒状小点，由扩张的毛细血管网和上皮增生而成。

（3）滤泡增生：初发时在上睑结膜出现散在的黄白色小点，不突出于结膜表面，夹杂在肥大的乳头之间，为沙眼早期诊断依据之一。以后滤泡逐渐增大，变成灰黄色半透明胶状扁球形隆起，大小不等，排列不整齐，易被压破，挤出物为胶样。

（4）角膜血管翳：首先在角膜上缘的半月形灰白区出现血管网充血，继而新生的血管伸入透明的角膜上皮与前弹力层之间，各新生血管之间伴有灰白色点状浸润，是角膜上皮对沙眼衣原体的一种组织反应，也是沙眼早期诊断的依据之一。由于血管细小，必须在放大镜或裂隙灯下方可看见。病情严重时，血管翳可侵及角膜表面形成灰白色混浊，严重影响视力。

（5）瘢痕形成：如沙眼持续数年甚至数十年，各种炎性病变（如滤泡、乳头等）发生破溃或坏死，逐渐被结缔组织代替而形成瘢痕。瘢痕常使视力减退，甚至可造成失明。

3. 诊断

典型的沙眼诊断并不困难。早期沙眼的确诊必须具备以下条件：①上睑结膜血管模糊，乳头肥大及滤泡形成等，主要是出现在睑板部上缘或上穹隆部及内、外眦部；②角膜上缘有血管翳；③必要时做睑结膜刮片，在结膜上皮细胞中可找到包涵体或培养分离出沙眼衣原体。

4. 治疗

（1）局部治疗：0.1%利福平眼药水或 0.1%酞丁胺眼药水或 0.5%新霉素眼药水点眼，每天 4 次，每次 1~2 滴。夜间可使用红霉素类眼膏，疗程最少 10~12 周。

（2）口服药物：对急性期、炎症广泛、刺激症状明显者，除以上治疗外，可口服红霉素 ［30~40mg/（kg·d）］，分 4 次服用，一般疗程 3~4 周。

（3）手术治疗：纠正倒睫及睑内翻是防止晚期沙眼瘢痕形成导致失明的关键措施。

5. 并发症

（1）睑内翻及倒睫：在沙眼的后期，病变可侵及睑板，睑板因瘢痕组织收缩而变短，加之睑结膜特别是睑板上沟部位因瘢痕而收缩，遂使睑板向内弯曲如舟状，形成典型的睑内翻倒睫。倒睫亦可单独发生，乃由于毛囊附近受病变侵犯后产生的瘢痕所致。倒睫的长期刺激，可使角膜浅层呈现弥散性点状浸润，继而上皮剥脱，形成溃疡，称沙眼性角膜炎或沙眼性角膜溃疡，此时患者有异物感、怕光、流泪、疼痛及视力模糊等症状。应及时做内翻矫正及电解倒睫术，以免造成严重的损伤。

（2）沙眼性角膜溃疡：在血管翳的末端有灰白色点状浸润，一旦破溃，即形成浅层溃疡，这些溃疡互相融合，形成小沟状溃疡。这种由沙眼血管翳与倒睫所引起的溃疡称为沙眼性角膜溃疡。前者以用药物治疗为主，后者应做手术矫正睑内翻倒睫。

（3）上睑下垂：由于上睑结膜及睑板组织增生肥厚，使上睑重量增加；同时病变侵及苗勒肌和提上睑肌，使提睑功能减弱，因而发生上睑下垂，治疗仍以沙眼为主。

（4）沙眼性眼干燥症：由于结膜表面瘢痕化，将结膜的副泪腺及杯状细胞完全破坏，泪腺导管在上穹隆部的开口也被封闭，黏液和泪液完全消失，结膜及角膜干燥，严重时结膜角膜呈弥散性实质性混浊，上皮角化、肥厚，形似皮肤、视力极度降低，此时应点鱼肝油或人工泪液（含有甲基纤维素）以减轻结膜、角膜干燥。或行泪小点封闭术，以减少泪液的流出。

（5）泪道阻塞及慢性泪囊炎：沙眼衣原体侵犯黏膜，可引起泪小管阻塞或鼻泪管阻塞，进而形成慢性泪囊炎。

6. 预防

主要是防止接触传染，勤洗手、用流动水洗脸、不共用脸盆和毛巾、不用脏手和不干净的手绢擦眼睛。有条件时应定期体检，以便早期发现、及早治疗。

第二节　耳保健

一、儿童听力发育特点

小儿出生时已经具有感觉外界声波的能力，但由于新生儿出生时鼓室无空气，听力低下比较明显，一般 3~7d 后听觉就比较好了。在耳边大声呼叫、摇铃时可引起宝宝睁眼、闭眼、惊吓、呼吸加快或减慢等反应。当突然听到较大的声音时，还可出现两上肢外展并伸直，手指张开，然后上肢屈曲呈拥抱反射，这些可作为新生儿听力检查的指标。小儿 2~3 个月时如果每次吃奶前听音乐，经 1 个月左右后只要听到音乐声即可有吸吮动作，反之则要考虑是否存在听力障碍。3~4 个月的小儿听力与视力的反射已建立，小儿听到声音可转头找声源。8 个月左右的小儿已能理解一些简单的词语，如其听力正常，当用普通说话的音量与其交流（例如询问其一些简单的问题，如找灯在哪儿，或呼其名字等），则会转头寻找物体或声源。

二、听力损伤

听力损伤也可称为聋，是各种听力减退的总称。1987 年 4 月全国残疾人抽样调查，我国听力残疾患者占人口总数的 2.037%，位居最常见的 5 种残疾（智力、视力、肢体、精神及听力）之首，并以每年 2 万~4 万人口发生听力障碍的速度递增。在耳聋患者中，感音神经性聋与传导性聋之比约为 6：4。目前对感音神经性聋尚无有效治疗手段。因此，对听力损伤的早期发现、早期诊断、早期干预尤为重要。

（一）分类及原因

听力损伤的分类方法很多，按解剖学分类，有耳蜗性聋和蜗后性聋；按病因分类，有遗传性聋、外伤性聋、感染性聋；按损伤时间分类，有先天性聋和后天性聋；按损伤程度分类，有轻度耳聋、重度耳聋；按病变性质分类，有传导性聋与感音神经性聋等。本节主要介绍解剖学及听力损伤出现时间的分类方法。

1. 按解剖学分类

（1）传导性聋：指由于外耳和（或）中耳病变，以致声波传入内耳的过程受到阻碍所引起的聋。病变存在于外耳或中耳，常见病因有：耳道堵塞性病变（外耳道异物、闭锁或肿瘤等）、中耳发育不良（中耳畸形或听骨链缺失）、中耳炎症（中耳炎、中耳结核）、肿瘤、耳外伤（鼓膜外伤性穿孔、听骨链损伤）等。

（2）感音神经性聋：由于耳蜗、听神经或听觉中枢等蜗后病变引起的耳聋。又可分为感音性聋（耳蜗损伤，如噪声性聋和药物性聋）、神经性聋（蜗神经损伤，如听神经病、听神经瘤等）、中枢性聋（脑干和皮质病变，如脑肿瘤、小脑脑桥角肿瘤等）。

（3）混合性聋：如导致传导性聋和感音神经性聋的病因同时存在，则可引起混合性聋。常见原因多为慢性化脓性中耳炎、耳硬化症等。

2. 按听力损伤时间分类

（1）先天性聋：指在出生时就已患有的耳聋，可发生在产前、产时及围产期。可有遗传性因素，也可为孕期、产时等原因引起。

（2）后天性聋：指出生以后获得的耳聋，常见原因有传染性疾病、中毒或外伤等。

（二）听力损伤程度的判断标准

1. 鉴定听力损伤程度的分级标准

以言语频率（0.5kHz、1kHz、2kHz）听阈的均值计算。

二级重听：听力损失 41~55dB HL。

一级重听：听力损失 56~70dB HL。

二级聋：听力损失 71~90dB HL。

一级聋：听力损失>91dB HL。

2. 根据患耳对语言测试能力的评估判定

①正常：能分辨 5m 的语言声；②轻度耳聋：谈话距离不能过大，通常在 3~4m；③中度耳聋：可在 1m 内谈话；④重度耳聋：一般仅能听到叫喊声，不能独自完成言语对话交流，需借助放大装置听到言语声并进行交流；⑤全聋：大声呼喊听不到，纯音测听在 90dB 以上。

（三）诊断

小儿耳聋的诊断要点包括详细的病史调查和完整的听力学检查。

1. 病史

①家族史：包括家族成员的耳聋病史、耳毒性药物过敏史或中毒史；②妊娠史：包括孕期（特别是妊娠早期）的感染史、用药史、是否接触有害物质等；③分娩史：包括产程、分娩方式是否正常，有无难产、助产史，有无新生儿窒息等；④小儿疾病史：包括新生儿溶血、感染、外伤史、用药史等；⑤伴随耳聋的其他病史：外耳、皮肤、眼部疾病以及先天性心脏病、肾病和内分泌疾病等。

2. 听力学评估

（1）小儿行为测听：即根据不同年龄儿童的发育特点，设计相应的听觉行为测试方法来测试儿童的听力。具体操作时，对幼小的孩子可用预先经过频率鉴定的发声玩具给声，在观察孩子出现对声音的反应时，使用声级计记录刺激声的强度。对1.5~3岁的儿童可利用听力计给声；对2.5岁以上的儿童则可使用游戏测听的方法，首先建立条件化反应，然后再利用听力计给声。

（2）中耳功能检查：主要检查儿童的中耳情况。

（3）客观听力检查：常用的方法有耳声发射测试、听觉脑干测试、稳态诱发电位等。其中耳声发射测试因其检测结果客观、灵敏、准确，已成为新生儿听力筛查的主要手段。

（4）语言能力评估：有助于判定儿童言语发育年龄、制订干预计划，以及对干预措施的效果评估。

3. 身体检查

身体检查包括对精神行为、言语及情感等发育的评估，全身性常规检查和必要的专科检查。

（四）预防原则

预防儿童听力残疾的关键是对耳聋患儿的早期发现和早期干预。由于传导性聋可通过手术或佩戴助听器矫正或改善听力，而对感音神经性聋缺乏有效的治疗手段，因此应强调早期预防。

1. 遗传性聋

做好遗传咨询和婚前指导、避免近亲结婚或生育等。

2. 非遗传性聋

①预防孕期感染风疹、单纯疱疹、巨细胞病毒、弓形虫和梅毒等；②预防和治疗新生儿黄疸、新生儿窒息等；③避免滥用对耳有毒性的药物，严格掌握有关药物的适应证和用药剂量。新生儿听力普遍筛查（UNHS）：1999年原卫生部、残联等十部委联合下发通知，首次把新生儿听力筛查纳入妇幼保健的常规检查项目。

三、急性化脓性中耳炎

急性化脓性中耳炎系中耳黏膜的急性化脓性炎症，是小儿常见病之一。

（一）病因

主要致病菌为肺炎球菌、葡萄球菌、溶血性链球菌、流感嗜血杆菌等，最常见的感染途径为经咽鼓管感染。感染病变主要发生在鼓室，但中耳其他部位也常被累及。由于婴幼儿咽鼓管短而平直，因此其鼻部及咽部感染（如急性鼻炎、腺样体炎、扁桃体炎等）易经咽鼓管进入中耳腔；急性呼吸道传染病（流感、麻疹、百日咳等）也可通过咽鼓管并发本病；在污水中游泳或跳水、不正确的擤鼻，皆可使细菌经咽鼓管进入中耳腔；营养不良及全身慢性病，使儿童抵抗力降低，也是易患中耳炎的原因之一。

（二）临床表现

1. 全身症状

急性期常有畏寒、高热、精神差等表现，重者可发生惊厥。年龄越小，全身症状越重。一旦鼓膜穿孔，脓液流出后，体温可很快下降并恢复正常，全身症状也可明显减轻。

2. 局部症状

①耳痛：为耳深部搏动性跳痛或刺痛，咳嗽、吞咽时加剧；耳痛常常昼轻夜重；婴儿常因耳痛而哭闹、摇头擦枕、不眠。一旦鼓膜穿孔，脓液流出，耳痛减轻或消失；②听力减退：听力逐渐下降，伴耳鸣，鼓膜穿孔、脓液流出后，听力反有所好转；③耳漏：外耳道有液体流出，开始为血水样，渐变为黏脓性或脓性分泌物。

（三）并发症

可并发急性乳突炎及耳源性脑膜炎、脑脓肿等。

（四）治疗

治疗原则为控制感染，保持引流畅通和病因治疗。

1. 全身治疗

及时应用足量广谱抗生素，直至症状消退后5~7d停药，以彻底控制感染。

2. 局部治疗

主要是通畅引流和中耳应用消炎药减轻局部炎症。

（1）鼓膜穿孔前：2%酚甘油滴耳，可消炎、止痛，穿孔后停用。如发现鼓膜外凸、耳痛加剧，或穿孔较小引流不畅，使用抗生素无效者，应行鼓膜切开术。

（2）鼓膜穿孔后：用3%过氧化氢溶液洗净外耳道脓液，然后向鼓室内滴抗生素药物，如0.3%氧氟沙星、0.25%~1%氯霉素、3%林可霉素等，直到中耳无脓为止。同时用1%麻黄碱生理盐水滴鼻，以利咽鼓管引流。炎症完全消退后，鼓膜穿孔多能自行愈合。遗留有干性穿孔者，可再行鼓膜修补术。

（五）预防

（1）加强小儿营养，增强身体抵抗力，积极预防和治疗上呼吸道感染。

（2）及时治疗耳邻近器官的感染灶。

（3）哺乳位置应取头高脚低位，不宜平卧位哺乳，以免乳汁经咽鼓管进入中耳腔。

第三节　口腔保健

一、儿童牙齿的发育

儿童牙齿发育的一般规律详见生长发育。

二、龋病

龋病是牙齿在内外因素的影响下，硬组织逐渐发生破坏和崩解的一种疾病。患龋病的牙齿称为龋齿。龋患率在不同民族、地区、年龄和性别之间有一定差异。我国 1998 年报告，5 岁年龄组龋患率城市为 75.69%，农村为 78.28%；龋均数为 2~3 个。牙齿硬组织遭到破坏后，缺乏修复和自愈能力，而在发病初期不易引起主观症状。因此，一旦发现，往往发展得比较严重。龋病再向纵深发展，则可引起牙髓炎、根尖周炎、牙槽脓肿等，影响儿童整个身体健康。因此，早期检查、早期发现、早期治疗，具有预防和保健的重要意义。

（一）病因

20 世纪 60 年代，Keyes 提出龋病三联（细菌、宿主和食物）因素理论，即只有在这三种因素同时存在的条件下，龋病才能发生。

1. 细菌的因素

致使龋病发病的细菌主要有变形链球菌和乳酸杆菌等。一般认为，变形链球菌等能黏附在牙齿的表面产酸，使局部环境的 pH 降低至 4.5~5.0，从而导致牙齿脱矿。此外，龋病一定要在菌斑这个生态环境才能发生，菌斑是附着于牙面的一种软而黏的不易被清除的物质，细菌寄居在其中生长、发育和衰亡。细菌在牙菌斑中代谢所产生的物质在条件适宜时致病。因此，若能控制牙菌斑即可在某种程度上控制龋病。

2. 宿主

是指牙齿对龋病的敏感性或抗龋能力，包括牙齿的形态、结构和位置，唾液及全身情况。

牙齿的窝、沟、点、隙处和钙化不良均易患龋病。龋病好发生于牙的滞留区，而不易发生在自洁区。牙齿排列拥挤、重叠、错位，与邻面接触不良，易嵌塞食物，也是菌斑聚集最多的地方，从而为龋病的发生创造了条件。唾液是牙齿的外环境，起着洗涤、缓冲、抑菌和抗菌的作用。唾液的量与质、缓冲能力的大小、抗体的含量与龋病的发生过程均有密切的关系。

3. 食物

食物中的糖类，尤其是蔗糖与龋病的发生密切相关。蛋白质、维生素、钙磷不足是龋病发生的重要条件。蔬菜、水果、肉类不易发酵，在咀嚼的过程中，可摩擦牙齿，帮助清洁；而糕点、饼干、糖果较易黏附在牙齿上，并容易发酵，因而有利于龋病的发生。

（二）病变程度及其特点

龋病的发展过程，是由浅入深，先破坏牙釉质，然后往深处发展，破坏牙本质，最后崩解形成龋洞。临床上所见的龋牙以质变为主，颜色和形状的变化是质变的结果。根据龋坏的程度可分为浅龋、中龋和深龋。

1. 浅龋（牙釉质龋或牙骨质龋）

牙面可有脱钙而失去固有色泽，呈白垩状；以后因染色而成黄褐色或黑色，患儿无自觉症状。检查时，探诊有粗糙感，如牙釉质或牙骨质浅层剥脱，即形成浅的龋洞。

2. 中龋（牙本质浅龋）

龋蚀已由釉质或牙骨质层进展至本质浅层。色、形、质的改变已经很明显，可见龋洞形成，探针可插入洞中，洞内有着色的软化牙本质，洞底距牙髓尚远。患儿一般无自觉症状，但对冷、热、酸、甜等刺激有激发痛，刺激除去后，症状即消失。

3. 深龋（牙本质深层龋）

龋蚀已发展至牙本质，接近牙髓腔，可见或探得较深龋洞。患儿对温度及化学刺激敏感，食物嵌入洞内，可感到明显的疼痛。探针检查洞底，常有酸痛感，表示龋蚀已接近牙髓，但是患儿无自发性疼痛。

龋蚀在 X 线片上呈黑色阴影，对难以确诊者（如邻面龋）可拍摄 X 线片口内片协助诊断。

（三）治疗

治疗原则在于终止龋蚀发展，保护牙髓活力，预防并发症。因此，愈早愈好。牙齿硬组织遭到破坏后，无再生能力，一般需要人工修复。主要方法是利用充填材料充填龋洞，恢复牙齿外形和功能，并保护牙髓。

（四）预防

（1）婴儿在萌出第一颗乳牙时就应进行口腔专科检查，使家长获得一些科学喂养和保健知识。

（2）儿童应养成良好的刷牙习惯，用保健牙刷和含氟牙膏每天刷牙，饭后漱口，少吃甜食、零食，多吃新鲜瓜果蔬菜、蛋、奶、肉类等食品，并定期进行口腔检查。

（3）氟化物防龋：适量的氟化物可有效预防龋的发生。氟化物与牙釉质相互作用，可形成抗酸性强的保护层，使牙釉质更为坚固。唾液中的氟化物可阻止牙釉质脱矿，促使受损牙釉质再矿化，达到防龋目的。最常用的方法是使用含氟牙膏刷牙，还可做氟化物局部涂布。

（4）窝沟封闭和预防性填充：窝沟是牙齿表面的沟裂，以咬合面的窝沟最多，在咀嚼压力的作用下食物残渣被压入其中很难去除和清洁，极易造成龋坏。1995 年我国第二次全国口腔健康流行病学调查显示，12 岁年龄组窝沟龋与平滑面龋的构成比为 90.32% 与 9.68%。第一恒磨牙的窝沟龋发生率最高。窝沟封闭是采用一些特殊材料制成的窝沟封闭剂，对易发生龋坏的点隙窝沟进行封闭，从而隔绝细菌和酸对牙齿的侵蚀，达到预防窝沟龋的目的。窝沟封闭的最佳时机，乳磨牙在 3~4 岁，第一恒磨牙在 6~7 岁，第二恒磨牙在 11~13 岁。窝沟封闭之后应每 6 个月至 1 年复查一次，若有脱落，应重新封闭。

三、其他常见口腔疾病

（一）牙龈及牙周病

儿童由于牙龈上皮薄、角化程度差，故受刺激后易发生炎症。乳牙冠部隆起，牙颈部明显收缩，龈缘处易积存食物残屑；加上乳牙替换期，乳、恒牙的脱落与萌出出现会暂时性牙列不齐并存生理间隙，极易引起牙垢堆积、食物嵌塞，引起牙龈炎甚至移行为牙周炎。临床可分为萌出性龈炎、不洁性龈炎、牙列拥挤性龈炎、张口呼吸型增生性龈炎及牙槽骨急性局部性破坏。处理原则主要为去除病因，加强口腔清洁卫生，控制局部感染，必要时行牙龈切除术。预防：儿童应尽早刷牙，定期检查，并建立口腔保健档案。3~6 岁儿童首先要养成良好的口腔卫生习惯，早晚刷牙、饭后漱口，注意平衡膳食、合理营养，少吃零食、甜食。乳恒牙的替换期是龈炎发病的高峰期。此期的儿童要定期清除牙菌斑和牙结石，保持口腔的清洁卫生。要培养儿童自我口腔保健意识，学会自己观察牙龈颜色与形态变化以及牙菌斑和牙结石的附着情况；定期更换牙刷，主动进行口腔卫生检查。

（二）鹅口疮

本病由白色念珠菌感染引起。多见于婴幼儿。主要特征为口腔黏膜表面形成散在的凝乳状斑点，略微突起；表面有假膜，不易擦去，强行擦去假膜可见黏膜下鲜红溢血的浅表糜烂面。重者可累及喉、气管、肺、食管、肠道等，但一般不影响吃奶，也无全身症状。治疗时用 1%~2% 碳酸氢钠溶液清洁口腔，每 2~3h 一次；然后用 1% 甲紫或青黛涂布患处，每天 3次；或用制霉菌素混悬液（每毫升 10 万 U）每天 3~4 次。对重症患儿可口服克霉唑 20~60mg/（kg·d），分 3 次服。

（三）地图舌

病因尚不清楚，可能与胃肠功能紊乱有关。好发于婴幼儿的舌尖、舌缘、舌背的前部，表现为舌黏膜暂时性丝状乳头的剥脱性炎症。其病变区因处于边剥脱、边修复状态，故似在"游走"，呈地图状。病程数月至数年，患儿全身症状，无须治疗。

（四）疱疹性口炎

由单纯疱疹病毒引起，多见于婴幼儿，且传染性强，可在集体机构引起小流行。本病有自限性。病初伴发热，可达 38~40℃。口腔黏膜充血、水肿，并出现散在的针头大小的疱疹，溃破后形成表浅溃疡，有时可汇集成大片溃疡，表面覆有灰白或微黄色假膜。疱疹多见于牙龈、舌、腭、唇黏膜。局部疼痛，患儿唾液增多、拒食、颌下淋巴结肿大、压痛。治疗原则为增强儿童抵抗力，服用抗病毒药物，同时服用抗生素预防细菌性继发感染。适当补充维生素 C 和复合维生素 B 可促进愈合。

（五）口角炎

本病可因儿童舔唇、咬手指等不良习惯引起，也可由于缺乏核黄素（维生素 B2）发生。其临床特点是两侧口角皮肤对称性出现潮红、脱屑、糜烂和皲裂。治疗原则是纠正儿童不良习惯，或对症服用核黄素；局部可用 0.1% 高锰酸钾或 0.5% 过氧化氢溶液清洗；加强锻炼，增强儿童抗病能力。

（六）全身性疾病在口腔的表现

幼儿在麻疹的前驱期可出现麻疹黏膜斑，即 Koplik 斑。表现为两侧颊黏膜充血，与磨牙相对之颊黏针尖大小灰白色或黄白色的斑点，微隆起，有红晕。斑点多时会发生融合。是早期诊断麻疹的重要依据。

小儿患水痘时，一般在出现皮疹之前，口腔黏膜出现有红晕的水疱，要预防破溃后的继发感染。

坏血病患儿可出现急性或慢性牙龈炎，发展至牙周病时，可破坏牙槽骨，引起牙齿松动脱落，应及时补充维生素 C，注意口腔清洁，控制继发感染。

糖尿病患儿易出现牙周病，表现为牙龈出血、疼痛、牙周脓肿、牙齿松动等。

血液病患儿可表现为以出血症状为主的牙龈炎。在注意口腔卫生的同时，忌行洁治术或拔牙术。

（陈晓光）

第十四章　儿童心理行为异常

第一节　儿童心理行为问题和不良习惯

儿童心理行为问题主要指发生在儿童期的心理行为偏异，狭义上等同于行为问题，广义上则泛指所有的心理社会问题，即那些在严重程度、持续时间上都超过相应年龄允许范围的异常行为。很多儿童在发育过程中都会经历某种心理行为的暂时性适应不良，如影响课堂纪律、集体活动时做小动作、不遵守纪律，或者由于情绪上和社交上不成熟所引起的怯懦退缩、攻击行为等表现，但随着儿童身心的成熟和发展、认知能力的提高、自控能力的增强可能会逐步减少，有些不符合社会规范的行为在成人的正确指导和教育下也可以逐步纠正。

与成人心理问题不同，儿童心理问题的表现与年龄及发育水平密切相关。儿童在不同年龄阶段占主导地位的、典型的、本质的特征，称儿童心理年龄特征。家庭、学校和社会对不同年龄段儿童有不同的教育期望和要求，只有将儿童的心理年龄特征和教育要求联系起来，才能对其是否存在心理行为问题做出切合实际的判断。

多数儿童在发育的某阶段都会经历各种心理行为方面的暂时性适应不良，经适当的行为指导可痊愈；若久拖不治，问题常变得复杂而严重，则会导致心理障碍发生。

一、吮手指

几乎所有的婴儿都喜欢吸吮手指，尤其是大拇指，如加以制止即会烦躁、哭闹。吮手指现象一般出现在婴幼儿期，是阶段性的，大多数在3~6岁期间逐渐放弃掉这种爱好，部分会将这一习惯一直保持到年龄很大时。

吸吮手指的习惯虽然可能会影响乳牙的排列，但对恒牙的发育并无危害。当放弃此习惯之后，吮手指对口腔和乳牙的不良影响也会逐渐消失。一般来说，婴幼儿吮手指并不意味其有情绪和躯体的问题，故不必刻意纠正。

但是，如果吮手指时间过多或较大年龄时仍不放弃，则要寻找是否存在情绪问题，如有则应纠正，必要时寻求心理专业人员的帮助。对这些孩子，当他们吮手指时，可以设法用有意义的事情吸引儿童转移其对吮手指的兴趣，或者进行行为矫正，以防过度吮手指导致皮肤受损及恒牙排列异常。

二、咬指甲

咬指甲多在感到无聊或想睡的时候出现，常发生在感到紧张刺激时，与情绪不稳有关。儿科医师经常看到这样的情况，十个指甲都被咬得光秃秃的，轻者边缘不整、不美观，严重者指甲下出血、感染，甚至发生甲沟炎。这类孩子往往不需要剪指甲，因为指甲随时会被咬掉，直到短得不能咬为止。多数孩子只咬手指甲，也有的手指甲脚指甲都咬。咬指甲行为可见于学龄前儿童，但更多见于学龄儿童，10%~30%的孩子有过这种行为，甚至持续到成年。

孩子咬指甲可能的原因如下。

（1）从父母处习得。

（2）为缓解紧张焦虑情绪。敏感易紧张的儿童更容易出现咬指甲行为，部分儿童可能伴有其他行为问题，如多动、抽动（不自主地突发、快速、重复、非节律性、刻板的单一或多个部位肌肉运动和发生抽动为特点）、睡眠不安等。

（3）对触觉过于敏感。可通过感统训练后，使咬指甲行为减轻或消失。

纠正咬指甲行为的要点是消除导致其紧张的因素，切勿过于急切地想要纠正该行为。更不要刻意提醒甚至加以训斥。鼓励和安排儿童多进行手工活动，学会放松的技巧；教导其在想咬指甲时以握拳等替代行为来代替，在矫正过程中，要有耐性并持之以恒，当取得进步时要及时肯定地予以表扬和鼓励。

三、任何东西都往嘴里塞

口唇除了能吃东西之外，对儿童尤其幼儿来说也是探索和认识事物的器官。口唇周围的皮肤感觉灵敏，舌部的神经也相当发达，可较好地感知物体形态、软硬、味道等性状。尤其是婴儿早期，因两手呈握拳姿势不会握持物品，单用口唇接触世界。3~4个月后随着手及手指动作的发育，逐渐学着通过双手接触外界事物来认识事物，如果此阶段照养者不鼓励婴儿用手来探知世界，那么用嘴来认识事物的行为还会继续下去，时间一长就形成了不良的行为习惯。长牙后，婴幼儿会用牙齿咬东西来探索，咬出声音并自得其乐。有时咬东西也是为了吸引家人关注。应让其有安全感，不感到寂寞，并鼓励他用手来参加游戏活动。

四、玩弄外生殖器

孩子在成长的过程中，不断地探索外部世界和自身世界。7~8个月开始，婴儿会偶尔摸自己的外部生殖器，就如同摸眼睛、鼻子一样。这种现象有时持续到2~3岁，以男孩多见。个别孩子在好奇心驱使下躲在没人的地方或者上床后、起床前在被窝里玩外生殖器，且次数逐渐增多。但是，这种行为并不受性欲或性幻想的驱使，只会产生感觉上的愉快，不会引起各种复杂的情感反应，因此不要过分关注，过分禁止反而会强化该行为。

父母师长对此的态度应为"表示理解，但不支持"。应注意内裤不能太紧，早给幼儿穿满裆裤，告诉儿童他外生殖器就如同眼睛、耳朵一样要好好保护。长辈尤其家长不能以显露或玩弄孩子的生殖器来嬉戏、逗乐；养成疲倦后上床、醒后即起床的习惯，不在床上玩耍和不要强迫躺卧。注意培养儿童多方面的兴趣，引导其积极的情绪特征。切忌打骂等体罚，或给孩子的行为贴标签。

五、爱哭

幼儿哭闹是非常常见的现象，尤其是在未学会说话之前，当渴了、饿了、烦了等不适产生时，婴幼儿就会用哭闹召唤照养人注意并对其加以护理，当需求不被理解或者不给予满足时，哭闹会愈演愈烈。若需求长时间得不到理解或满足，幼儿会失去安全感，变得更哭闹黏人甚至退缩和发育的退行性改变。

由于此时婴幼儿的表达能力还尚未充分发展，极其容易出现难以言传自身需求的情况，如果通过其他方式表达出来的需求不能及时被理解，他们也可能通过哭闹来发泄内心不满。

此外，和成人一样，婴幼儿在情绪不佳、身体不舒服受到惊吓等情况下，也会用哭来表达内心的不适。总之，哭闹对婴幼儿来说是一种正常的表达方式。先天气质较为消极和退缩的婴幼儿更容易哭闹，很多时候父母或师长会要求孩子"先不哭了再说"，希望等待停止了哭泣以后再解决问题；但应理解哭泣可能是儿童情感需求的一种表达方式。需要做的不仅仅只是制止，而是关心其情绪状态和哭泣的原因，对其当时的感情（悲伤或气愤）表示理解和接纳，进行情感反馈。切勿只讲道理，更勿严加批评，应接纳幼儿的情绪和心理需求，并教导其以语言表达情绪和需求，爱哭的习惯就会慢慢得以克服。

六、恐惧

恐惧是儿童成长过程中普遍存在的一种情绪体验，如怕黑、害怕陌生人、害怕亲密照养人（如妈妈）突然离开。恐惧并非绝对的坏事，而是儿童自我保护的心理表现，保护其免受惊吓和伤害。随着儿童成长，对事物认识的增加和自我保护能力的增强，恐惧的对象会发生变化，也会趋于减少。儿童害怕时的退缩哭闹是自然现象，只有严重和持续恐惧心理的儿童，须加以注意可能出现过于胆小和持续的行为退缩。一般来说，应理解儿童的恐惧，帮助其循序渐进，慢慢接近和接受所害怕的对象。若所害怕的是其年龄段所普遍的，不要强求立刻改变，可在其理解范围内做一些解释以消除顾虑。时机不成熟时不应强迫儿童面对所害怕的东西；恐惧不是弱点和过错，对胆小易恐惧的儿童不应取笑。

七、社会退缩行为

社会退缩是指儿童在陌生或熟悉的社会环境中表现出回避人际接触，少语少动或独自游戏的行为表现。常表现为过分安静、害羞、社会性孤独等状态。

幼儿常在陌生情景下表现出过分安静，不喜欢社交活动，以年幼儿童多见；而害羞则表现为与人交往时羞怯，常伴有紧张和焦虑；社会性孤独则是指虽乐于交往，但被同伴拒绝而表现出的独处行为。可以将儿童的社会退缩行为分为以下三种。

（一）主动性退缩

儿童对社交不感兴趣，离开同伴选择独处，沉湎于自己的活动，他人的活动与存在并不能吸引其注意。在参与社交时多独自游戏，主要是玩建构游戏或摆弄物体。

（二）焦虑退缩型

儿童希望交往，但因情绪过于焦虑，难于投入社交互动，在社会性游戏的参与中主要表现为无所事事但非常留意其他人的举动。

（三）被动退缩型

儿童希望交往却不善交往甚至被同伴拒绝，不得不独自玩夸张的游戏，表现出喧闹多动的行为及夸张的假想游戏。精力充沛好动，情绪积极。

早期儿童的社会退缩可以预测以后的内隐行为问题，与儿童的负面自我评价、害羞和焦虑相关。社会退缩尤其是极端的社会退缩是很稳定的，不是暂时性的行为问题。

社会退缩对儿童当下和未来的发展具有负面影响，是适应不良特别是内隐问题、社会适应能力不足的危险因素，部分儿童随着年龄增长而日益严重，与同伴排斥、孤独、消极的自我评价、学业困难等相关。

成年后容易出现情绪困扰和低自尊，在重要转折点上如结婚、生子、获得稳定的职业等方面落后或延迟。

对于有社会退缩行为的儿童，不应取笑或责骂，不应当众议论其缺点，不给儿童的退缩行为贴标签；而是根据其个性行为特征，创造宽松的环境，接受其退缩行为的存在，逐渐培养孩子与别人交往的能力，增加与人交往的机会，循序渐进不要勉强。尤其应注意女童过于害羞的特点，不要认为是理所当然，也不要认为是文雅而予以肯定，要意识到过于害羞可能是缺乏社交技能的表现，应及时恰当地予以引导。

八、小气

婴幼儿也会拥有许多个人物品，如玩具、衣帽鞋袜、小碗筷、小桌椅、小被子、毛巾、枕头，甚至有自己的小房间，随着年龄的增长，他会变得不再乐意与人分享玩具，不允许父母把零食以及旧衣物和玩具送给其他人，其他人接近或碰弄自己的物品也会大叫甚至情绪反应激烈。

这种"自私"是正常现象，是儿童维护自己的物权、所有权和支配权的表现，是其成长的必经之路。

照养人应把握物权萌芽的敏感期，帮助其树立正确的"物权观"，让其懂得珍惜拥有、合理支配，学习尊重、分享等社会规则。

照养人要注意尊重儿童的物权，在引导其分享时要尊重其态度和想法并加以引导。将儿童闲置的物品赠送之前应征得其同意后再送，在儿童自尊心得到尊重的基础上引导其分享。

九、妒忌

随着心理行为的发展，儿童的情绪趋于复杂，儿童一两岁时已开始有妒忌心理，如不让照养人抱别的孩子，若拿其他孩子的优点跟自己的不足比较儿童就会不高兴，甚至有激烈的情绪反应。

当众批评贬损孩子，除了让其产生不被父母接纳和信任的心理危机感之外，还会使其迁怒于被父母所称赞或亲近的同伴，产生妒忌、仇恨的心理。此时的妒忌愤怒情绪的结果是不满态度的表达。缺乏自信、过于争强好胜的孩子更容易出现妒忌，在消极情绪影响下，可能出现不当行为或攻击行为，如打人、咬人等。

妒忌心理从表面上可暂时使孩子得到自尊心的满足和安慰，但实际上妒忌满足的是个体的不当欲望，而不能使人努力进取，学人之长补己之短。若过强的妒忌心理处理不当，长此以往会影响儿童的个人发展。

在照养和教育中应积极关注儿童的优点和长处，以欣赏的态度帮助树立孩子的自尊心和自信心，不要当众批评数落其缺点。不要过多与别的孩子做横向的比较，尤其是不要频繁提到别的孩子的优点，而是自身前后比较，要激励、表扬其自身的进步。

十、人来疯

儿童会在客人来时或者家里人较多时出现异常兴奋的现象，动作多，说话多，有时还会有恶作剧等不当行为，当着客人的面要挟父母满足其要求，否则叫喊打滚。年幼的儿童神经系统发展还不成熟和完善，对新鲜的事物或陌生人易过于兴奋，出现手舞足蹈、自控欠佳、行为失当的现象。

人来疯并不少见，需父母师长正确引导。尤其当今家庭规模较小，平日家里较为冷清，学校生活规律无变化，当家中来客或学校来人参观对其表现出友好热情时，儿童就会一反常态。若父母师长不好意思马上管教，尤其平日管教过严或过松的儿童，其不当言行就会愈演愈烈。此外，儿童希望被关注，若感到来客没过多注意到自己，有可能"冷落"了自己，就会表现出出格言行昭示自己的存在以引起关注。

纠正人来疯的最好办法就是不理睬，人来疯的行为若未引起注意自然就会减少。也可以采用转移注意的办法，让其做一些感兴趣的事，如看书、听故事、画画等。平时要培养孩子稳定情绪的能力，教育其礼貌待人，可以让他参与接待工作，平日让其有表现自我的机会，父母家人多带其走亲访友，多经历社交场合消除儿童对陌生人的新鲜感。

十一、不听话

不听话这种逆反心理的现象是第一反抗期最突出的表现。反抗包括愤怒、不合作等表现，它是进一步成长的信号，应在尊重儿童自立的前提下加以引导，逐渐让孩子表现出合作的态度和行为。

应注意：若不损害儿童的健康和安全，不要随便干涉其自立行为；不贸然打断儿童的游戏或所做的事；不要一味强逼其"听话"，要理解其状态和处境，理解和倾听其说"不"的理由；改变说话的方法，不当众批评，不大声呵斥；尊重其自主意愿，让其有选择可做；顺其自然，让儿童自己掌握一些因果关系，如寒冷时需要添加衣服；此外，还可以让儿童从实践中体会力不从心，而不是简单制止；与儿童一起共同订立行为规范，违者惩罚，制定规则时强调共同参与而非强加，规则应合理且较为容易做到；注意事先提醒，耐心等待，不在其玩得正高兴的时候突然下令，而是提前告知，询问并稍作等待。儿童不听话时转移注意也不失为一个好办法，待其有进步应及时予以表扬。

十二、亲子冲突

两岁以后儿童开始有自己的想法，如忽视这一点就可能会引发冲突，可能冲突的内容多是生活小事，如穿衣吃饭不配合，但也会出现激烈的对立情绪。

这种对立并非绝对的坏事，亲子冲突是难以避免的，在冲突过程中，儿童可以体察自己的情绪，理解和察觉他人的情绪，可以获得对各种复杂情绪的了解和体验，并掌握表达情绪的技能，对健康的成长以及成功处理人际关系非常重要。其关键在于恰当的引导，在冲突中，父母要关注孩子的感受和想法，与其进行充分的交流，切忌简单制止和粗暴对待。

冲突产生后可以采用以下办法。

（一）改变环境和转移注意力

当孩子在屋里玩小刀时可以带他去户外玩耍。

（二）替换

如让孩子用笔在纸上画替代在墙上画。

（三）提供选择

如早上是穿蓝色衣服还是穿白色衣服。

（四）忽视或冷处理

有时儿童会做一些不当举动来吸引大人注意，如拿着扫帚挥来挥去，若父母对之不做任何反应，孩子会自觉无趣而停止。

（五）以身作则

若师长能够保持冷静和恰当处理矛盾，儿童自会习得良好行为。

第二节 儿童常见心理行为障碍

一、运动技能障碍

国外学龄期儿童运动技能障碍发病率 1.6%～6%，男性多于女性。运动技能障碍的儿童常合并多种其他障碍，包括注意缺陷、学习困难、情绪问题和心理社会适应困难，被称为 DAMP 综合征（Deficits in Attention，Motor Control and Perception），给患儿的日常生活带来了困难，并可严重影响到其学业成就，其障碍可能并不会随年龄增长而消失。

（一）病因

有效的运动技能是完整的神经运动结构功能、环境刺激、遗传、个体的心理动机相互作用的结果。

复杂的运动技能，如写字、喝水等动作需要一系列的复杂动作和多个动作相互协调，同时，正常智力水平、动作预设和计划，及时应对环境改变、进行动作修正和动作的协调同样重要。

导致动作障碍的原因是多种多样的，包括个体神经生理、环境和心理等诸多因素，而额叶运动区和辅助运动区、小脑、脑干、基底神经节等部位的轻微损伤被认为是主要原因。

（二）症状表现

动作技能障碍的表现是多样的，且程度轻重不一。常见的症状主要表现在肌张力异常，动作的计划性不足、控制性失调、持久性困难、稳定性缺乏、协调性缺陷等方面。大多数患儿从婴幼儿的发育早期开始就已表现出不同程度的运动发育迟缓或异常，表现为肌张力异常、动作姿势转换困难、精细或粗大运动的共济协调能力明显低于其年龄应达到的水平。

年长儿童主要表现在如下五个方面。

（1）动作笨拙：简单动作本身无异常，但复杂动作组织能力困难，完成技能性动作笨拙，尤其做精细动作慢，动作幅度大，难以长时间维持静态姿势。投掷物品时易出现身体失衡、手眼协调能力差，并常有视觉空间运动功能的障碍，如某种程度的立体视觉、认知作业的操作困难。不能顺利走纵横交错的迷宫，搭积木、搭建筑模型、玩球、描画和认识地图能力也很差。儿童的社会适应能力可能会受影响，尤其学习方面受到影响，出现书写困难。

除在进行复杂动作时有困难外，常有知觉、思维异常，语言可能有损伤、迟缓，可有某种言语困难（如影响到发音清晰度），咀嚼困难等，运动笨拙的具体形式也因年龄而异。

（2）偶然动作：患儿多伴有连带动作、舞蹈动作、震颤、肌肉抽搐，其中连带运动最常见。抽搐通常发生在面部、口部、头部、颈部和膈肌。

（3）运用障碍：也称协同障碍，儿童尽管肌力、感知觉均正常，实施运动的各神经肌肉结构是完整的，但不能组织实施一系列有效的随意动作和完成技巧性动作，或学习技巧性动作有困难。

（4）特殊技能运用障碍：表现为不能书写或书写困难、绘画和建构障碍、运动性语言障碍等。

（5）神经软体征：常发生于年龄小的儿童，随着年龄增长而消失。

诊断包括症状、体征确定和鉴别诊断等步骤，需了解发育史（尤其婴幼儿期运动能力发展情况），母孕期、围生期状况，家庭教育环境，儿童的学业成就（阅读、书写和算术能力等）等资料。对这些儿童不仅仅需评价其动作技能，还必须评价与其是否相关或伴随的障碍。

其要点是：①精细技巧、粗大动作的运动协调能力明显低于同龄儿童水平和其发育应有的水平；②智力正常或基本接近正常；③不是由于听视觉缺陷、神经系统疾病、肌病或关节疾病所引起。

运动技能障碍的早期发现应重视对高危儿童的随访，抚养与育儿方式不当也可能导致动作整合与精细动作能力缺陷，对在发育早期缺乏全面的感觉刺激、缺少运动技能形成过程训练的婴幼儿也应给予定期检查。

（三）预防和治疗

应重视各发育各时期的运动能力培养，根据不同年龄和运动发育迟缓的特点，制订训练内容。在指导家长进行运动技能训练时，要注意动作姿势质量和动作姿势的转换过程的训练，在学习运动技能的过程中避免过早训练与年龄不相适应的动作或跳过某个动作阶段，例如，没有经过爬行就直接进入站立和步行阶段。

应根据不同年龄和运动发育迟缓的特点，制订训练内容，按发育顺序先后达到抬头、翻身、独坐、爬行、独行、单腿站立、单脚跃跳等目标，从而达到增强躯干和肢体力量、身体协调性等的发展。感觉统合功能训练是4~12岁儿童重要和常用的康复治疗方法，其意义在于充分提供内耳前庭、皮肤碰触等感觉刺激，并科学、恰当地控制刺激输入的量和环境，促使儿童逐渐自觉地形成顺应和适应，进而激发其自信心和潜能，最终改善协调与控制能力。动作治疗是一种有效的矫正动作障碍、改善个体动作行为的治疗方法。治疗师常采用神经运动技能的目标训练方法，帮助儿童将需训练或特定的任务整合或分解为有效的动作行为模式，进行动作控制、动作学习，以促使儿童完成更加复杂的精细动作和协调动作。具体实施可采用：①将要训练的动作分解以互动形式录制在光盘里；②让患儿看互动光盘录像；③想象将要模仿的动作；④分步骤实施动作。在动作治疗中，根据儿童动作发展和心理发展的理论原则，采用紧张—放松控制练习、身体意识训练、动作想象训练、躯体感知训练等多种方法，向患儿提供系列动作活动训练，帮助循序渐进地发展走、跑、跳等基本动作技能，以提高动作协调、身体平衡、有意识控制身体各部位动作的能力，达到改善动作障碍，提高精细和复杂动作技能，增进心理健康的目的。在感觉统合功能训练和动作治疗的过程中，也可同时给予心理治疗，并使治疗与教育同时进行，并应采用治疗—游戏—教育三结合的原则，重视家长的参与作用。

二、孤独症谱系障碍

孤独症也称自闭症，是孤独症谱系障碍（又称广泛性发育障碍）中最为典型的一种。

多言语发育迟滞，言语交流能力极差，极端孤僻，不能发展人际关系，兴趣狭窄，游戏活动和行为习惯重复刻板，缺乏对物体的想象及灵巧运用的能力，不能进行想象性游戏和扮演性游戏，此外还常见感知觉以及智能等方面的障碍。孤独症多发生在 3 岁前，部分患儿出生后不久就表现异常，1/3~1/2 在出生后一两年发育基本正常，以后逐渐发现明显异常。男童患病约为女童的 4~9 倍。

（一）病因

孤独症的病因未明，目前的研究表明某些因素可能和孤独症发病有关，包括遗传、感染与免疫、孕期理化因子刺激等。一般认为，孤独症是多种生物学原因引起的广泛发育障碍所致，不是任何单独的社会心理因素引起的，可发生在任何阶层的家庭之中。

（二）症状表现

患儿多数外观正常，典型的孤独症主要表现为语言能力、社交能力、刻板的兴趣行为三个方面同时具有本质缺陷，即所谓的"三联征"。不典型的孤独症则只有其中之一或之二。同时，还有很多疑似孤独症患者不一定在三个方面存在严重缺陷，症状表现也不够典型，但在语言和社交能力上仍有比较明显的缺陷，难以用"孤独症"这一特定的标签来命名。故引入"孤独症谱系障碍"这一概念，把相关的行为表现看成是一个连续的谱系，程度从高到低，从典型孤独症到仅仅表现为社交能力方面的不足。

除了三大核心症状之外，孤独症患儿还有一些常见症状，涉及消化系统、感觉系统以及情绪行为异常等方面。

语言交流障碍：说话迟、少言或不语，常成为患儿就诊的首位原因。部分患者从小言语即未发育，部分则是 2~3 岁前有言语表达，继而退化甚至完全丧失语言能力，且不会运用手势、姿势或表情表达自己的要求或态度。不会与人交谈，分不清"你、我、他"。莫名自语，重复言语及"鹦鹉学舌"式模仿言语。语调平淡，时有无故尖叫。

社会交往障碍：不少患儿在婴儿期即"目中无人"，表现出回避目光注视，极少微笑，缺乏面部表情，对父母缺乏情感，不期待被抱起对亲密照养人无依恋，父母外出回来也无愉快表示。多独自玩耍，对其他小朋友不感兴趣。缺乏正常儿童的喜好，却对某种东西表现出特别的兴趣，如迷恋一块石头、一个勺子。

刻板的行为方式：行为刻板、重复，喜旋转，常做出双手拍打、身体转圈、前后摇摆等特殊动作。种类繁多，各个儿童不同时期表现不一。多固执于自己的行为方式，不愿或拒绝改变，如喜欢的玩具、睡眠的习惯和出门的路线等，出门一定要走某条路线，有路障和积水也不绕道。

感知觉障碍：患儿可表现出听觉、痛觉、视觉、触觉、本体觉等感知觉异常。感觉迟钝者可对疼痛无反应、充耳不闻、视而不见、久转不晕；感觉过敏者，听到稍大的声音就烦躁不安、捂上耳朵，稍有不适就哭闹不止。

智能障碍：25%患儿有轻度、50%有中重度智力低下，社会适应和生活自理能力普遍较低。部分患儿在智力低下的背景下，有某种超常能力，如背诵、识字、记名称、计数、推算、音乐感强等，这种能力被称为"岛性智力"。部分此类患儿甚至被称为"白痴学者"，他们的机械记忆能力极强但理解性记忆能力较差，可以速算但不会应用。

患儿还可能存在便秘、尿频或小便失控、消化不良和营养偏差、皮肤湿疹、易感冒、睡眠障碍等，其他常见的行为问题包括注意分散、多动、发脾气、攻击和自伤等。

（三）治疗

对孤独症患儿应早发现、早筛查、早诊断、早训练治疗。孤独症无单一的特效治疗，提倡训练、教育和特殊照顾以及药物的综合治疗。教育和训练是其主要的治疗方法之一，目的是改善他们在社会交往、自助能力、与环境协调配合的能力，以及学会规范自身行为和利用公共设施等基本的生存技能。

在交流交往的训练中，注视和注意力训练是最基本的，要及早进行。训练还要注意个别化，针对具体情况制订详细的计划和步骤，将要达到的目标分解成非常小的步骤一步一步让患儿掌握，做到坚持和长期性。

行为治疗可让患儿学会社会适应、认知以及运动方面的特殊技能。重点应放在促进孤独症儿童的社会化和语言发育上，并帮助其尽量把在医院或者学校习得的技巧移植到家里或其他场合。通过训练父母和特殊教育老师，让他们来实施行为治疗可取得最佳效果。常见的康复训练方法有结构化教学、应用行为分析等。

在对孤独症儿童的幼儿园及小学教育上，应为患儿提供个别化的日程或课程安排，对患儿的特殊能力应积极发现、培养和转化；对孩子的行为和行为方式理解和容忍；应用行为矫正等方法和技巧促进问题行为的改变；为积极训练和矫治患儿存在的缺陷提供帮助。

药物治疗尚不能改变孤独症的基本症状，但可通过药物改善其情绪、多动行为和自伤、攻击行为。

三、情绪障碍

日常情况下儿童有些情绪反应，如痛苦、悲伤、愤怒、烦恼等多是正常的，如同雨过天晴很快就会恢复正常。同时，有的儿童情绪问题的情绪发育阶段的突出化，不构成十分肯定的质的变化。儿童的情绪问题持续时间也会长达数周或数月，环境改善后仍不好转，并影响到生活、学习和人际互动，这就成为儿童情绪障碍。

儿童情绪障碍是指起病于儿童时期的焦虑、恐惧、强迫、抑郁等的一组情绪异常为主要表现的疾病，曾被称为儿童神经官能症、儿童神经症。

儿童情绪障碍不易明确分成不同的临床类型，并常有重叠。一般认为，特发于儿童期的情绪障碍很少延续到成人阶段，发生在这两个年龄阶段的情绪障碍多无必然的内在联系，由于儿童身心尚处于发育过程中，其症状表现与成人的神经症有较明显的差别。常见的类型有儿童分离性焦虑、儿童社交性焦虑障碍（儿童社交恐惧症）、儿童广泛性焦虑症、恐怖性焦虑障碍（儿童恐惧症）、抑郁症、强迫症、适应障碍、创伤后应激障碍和癔症。

（一）焦虑障碍

焦虑障碍是最常见的儿童情绪障碍，以不安和恐惧为主，这种恐惧无具体的指向性，但总感到有不祥的事要发生，犹如大祸临头一般而惶惶不可终日，无明显原因或不现实的、先占性的情绪反应，伴恐惧不安和心慌气促等自主神经活动亢进的焦虑性躯体不适症状。

小年龄儿童的焦虑易发生在与父母分离时，他们拒绝与父母分开，不愿上幼儿园，担心分开后父母不要自己、父母发生意外等；学龄儿童或较大儿童中尤其是性格胆小、多虑的孩子则常过分担心完不成作业害怕表现不好，或为一些在别人看来是微不足道的小事而紧张担忧。要区分看待的是，在儿童发育过程中可能出现的害怕、恐惧是切合实际的（如怕黑、担心与抚养人分离、怕陌生人）还是不切合实际的过分的担心。特发于童年的焦虑障碍主要包括儿童分离性焦虑、儿童恐惧症、儿童社交焦虑（儿童社交恐惧症）、儿童广泛性焦虑症等。

1. 病因

生物学、家族史和环境因素对焦虑的发生、发展都很重要。父母性格敏感、易紧张焦虑，孩子也自幼对躯体和外界变化敏感、胆小紧张，在不利的环境因素刺激下就容易发生焦虑，广泛性焦虑障碍儿童的生物遗传学因素更为明显。家庭和环境因素有：不恰当的教养方式（溺爱、忽视、虐待）、不安全性依恋、不稳定的家庭生活、父母离异、亲人亡故、学习负担过重等应激生活事件和创伤经历。由急性精神因素所引起的治疗效果较好，而慢性的、自幼即具有烦躁不安特征的，所谓具有素质因素的患儿预后不如前者。

2. 症状表现

焦虑有三种表现形式：一是主观的焦虑体验；二是外显的不安行为；三是生理反应。不同患儿这三方面的表现程度不一或以其中一种为主要的临床形式。

焦虑的情绪体验：没有明确对象和具体内容的担心。整天惶惶不安。年龄较大的儿童会诉说自己的紧张不安和烦躁，幼儿则多以哭闹来表示。

行为表现：烦躁、哭泣、吵闹而且难以安抚，或是显得胆小、黏人、惶恐，大龄儿可表现为发脾气、抱怨、不愿上学、注意力不集中、不安地走动等。

躯体和植物性神经功能表现为气促、心慌、多汗、口干、头晕、恶心、呕吐、腹部不适、食欲减退、尿频、遗尿便秘或便裤、睡眠不安、多噩梦、肌紧张、颤抖抽搐等。儿童的躯体不适主诉及植物性神经症状均较成人少。

焦虑障碍诊断是复杂的，因为对儿童来说焦虑可能是正常的和发展性适应的，如儿童对黑暗的恐惧，怕陌生人，担心与母亲的分离。区分是否正常焦虑的标准：是否切合实际，是否日常生活受限及其程度，以及结合正常同龄儿童的判断比较。对焦虑症状的病史采集，需要来自家长或抚养人、老师等长期相处的人等多方面的信息，包括儿童本人气质特点，儿童的生长发育过程、家庭教养方式和社会环境情况，焦虑障碍的家族史，焦虑是否是与特定的刺激有关，社会和家庭中是否对症状的存在有强化因素。

3. 治疗

采取心理治疗为主、药物治疗为辅的综合干预措施效果较好，对儿童的治疗应和对家长的教育结合起来。一般情况下，家庭、教师、心理医生三方积极合作才能使问题得到有效解决。

心理行为治疗：以支持性心理治疗和认知行为治疗为主；行为治疗包括系统脱敏、榜样示范法、角色扮演、想象、行为奖励、游戏疗法等。对3~4岁以后有一定认知能力的幼儿，教给其积极的自我语言，如"没关系的""会好起来的""我可以控制"，矫正其不恰当的信念。鼓励规律的生活，包括规律的户外活动及体育活动。

对于分离焦虑，建立应对分离的新反应方式，鼓励儿童和家庭尽量保持正常的生活。对于拒绝上幼儿园或上学的儿童，排除其他分离之外的恐惧因素，然后逐级练习，适应分离，使儿童尽快回归正常的学校生活。

家长的教育和家庭治疗：面对儿童的焦虑，家长不要做出焦虑的反应，更不要对其百依百顺或者是，严加训斥，而是要尽力保持冷静，弄清楚焦虑产生的原因，采取相应的处理办法，给儿童提供一个稳定和支持性的家庭环境对预防和治疗焦虑具有重要意义。家长需要参与治疗过程，了解焦虑发生和持续的原因，明确治疗目标、过程和预后。要教给父母和其他主要照养人应对儿童焦虑的策略，尽量减少心理社会刺激和创伤事件。

在家庭治疗中，通过对家族史和家庭状况的了解，家长本身有心理问题者需要同时进行治疗，改变家庭成员的精神躯体症状，焦虑、抑郁等问题，改变管束过多、关心过少、过分保护、苛刻要求的不良教养方式和不良的家庭功能。

学校和社会方面，需了解儿童在学校适应不佳，拒绝上学等有关的学校和社会因素，排斥分离所致的不愿上学的原因，如有被欺凌或担心学业失败、学习困难等，应给予相应处理。

药物治疗：严重焦虑时，可选择药物治疗，学前儿童尽量不用药。

4. 预后

分离焦虑和恐惧型焦虑症预后良好，症状往往随着年龄增长而减轻或消失，社交性焦虑和广泛性焦虑如果得到早期有效的治疗，则预后良好，但仍有以后发生同类或其他类型焦虑的倾向。

（二）应激反应和适应障碍

1. 病因

当儿童的生活发生明显改变或有应激事件后，出现的情绪和行为紊乱，症状不超过6个月。如初入幼儿园、上学、转学、改变居住环境、挚爱的亲人突然长期离开或死亡、自然灾害、突发事故。

2. 症状表现

其症状表现多样化：情绪上可为焦虑、抑郁，感到不能应付、无从计划等；行为上可以表现为儿童重新出现幼稚行为（尿床、吸吮手指、说话稚气），或发脾气、冲动的攻击行为。

应激相关障碍包括急性应激障碍、创伤后应激障碍、适应障碍三大类型。适应障碍在儿童中最为常见，一般预后良好。创伤后应激障碍少见，但预后不良。

（1）适应障碍：有明显的生活事件为诱因，尤其是生活环境或社会地位的改变，加上有一定的个性缺陷，产生以烦恼、抑郁等情感障碍为主，同时有适应不良的行为障碍或生理功能障碍，并使社会功能受损。病程往往较长，但一般不超过6个月，通常在应激性事件或生活改变发生后1个月内发病，社会功能受损，症状持续至少一个月。随着时过境迁，刺激的消除或者经过调整形成了新的适应，精神障碍随之缓解。应激因素消除后，症状持续一般不超过6个月。

（2）急性应激障碍：以急剧、严重的精神打击为直接原因，在受刺激后立刻（1h之内）发病。表现有强烈恐惧体验的精神运动性兴奋，行为有一定的盲目性；或者精神运动性抑制，甚至木僵。如果应激源被消除，症状往往历时短暂，社会功能严重受损。预后良好，完全缓解。排除癔症、器质性精神障碍、非成瘾物质所致精神障碍，以及抑郁症。

（3）创伤后应激障碍：由威胁性的或灾难性的心理创伤导致的延迟出现和长期持续的

精神障碍。

主要表现为：①反复发生闯入性的创伤性体验重现（病理性重现）、梦境，或因面临与刺激相似或有关的境遇，而感到痛苦和不由自主地反复回想；②持续的警觉性增高；③持续的回避；④对创伤性经历的选择性遗忘；⑤对未来失去信心。少数患者可有人格改变或有神经症病史等附加因素，从而降低了对应激源的应对能力或加重疾病过程。精神障碍延迟发生，在遭受创伤后数日甚至数月后才出现，社会功能受损，病程可长达数年。

3. 治疗

心理治疗为主，一般的方法如心理支持、疏导和认知调整。对创伤后应激障碍，推荐眼动脱敏再加工治疗，由受过专门培训的心理人员进行。症状严重者辅助小剂量精神类药物对症治疗，如镇静剂、抗抑郁剂、抗精神病药物。

4. 预防

（1）加强适应性培养、生活技能训练和承受挫折的耐受性。

（2）在改变环境之前做充分的心理和行为准备。

（3）在改变环境后的适应期中更多地关心孩子的表现。

（4）对气质属于适应性低的儿童应尤其重视循序渐进、强化训练。

（5）在重大的突发事件、灾难中，应及时在专业人员指导下采取保护儿童的应急措施和干预。

四、注意缺陷多动性障碍

注意缺陷多动性障碍又称多动症，是儿童期常见的心理行为问题之一，与同龄儿童相比，表现为明显注意集中困难、注意持续时间短暂、活动过度及行为冲动。虽然通常小学入学后才做医学诊断，但个别严重者在入学前症状明显、功能损害较重，也可做诊断以便尽早干预。注意缺陷多动障碍是一种脑发育性障碍，有其生物学基础。注意缺陷和多动或冲动是核心症状，此外还常伴有学习困难、对立违抗、情绪等问题。

（一）病因

关于注意缺陷多动障碍的病因和发病机制目前有各种不同的假设，一般认为是在多个微效基因的共同作用下，加上环境因素共同作用的结果。其病理机制的研究涉及生物化学、解剖学、遗传学等多个方面的内容。

（二）症状表现

症状可在 3 岁左右甚至更早即可出现，幼儿的多动症状更容易受到关注。在幼儿期表现为不分场、合过多地奔跑或爬上爬下、东奔西跑、静不下来，在幼儿园上课比同龄儿童显得坐不住、不专心，擅自离开座位。

注意缺陷表现为注意难以保持持久、易受外界刺激而分心、不注意细节、粗心大意，与之对话时心不在焉，不能按要求完成任务、回避或讨厌参加要求保持精神集中的事情、丢三落四。

可能的症状具体如下。

1. 注意缺陷

①在学习或其他活动中，往往不能仔细注意到细节，或常发生粗心所致的错误；②在学习或游戏活动时，注意往往难以持久；③与之对话时，往往心不在焉，似听非听；④往往不能听从教导以完成功课、日常家务（并非因为对立行为或不理解教导）；⑤往往难以完成作业或活动；⑥往往逃学，不喜欢或不愿意参加那些需要精力持久的作业，如做功课或家务；⑦往往遗漏作业或活动所必需的东西，如玩具、课本、家庭作业、铅笔或其他学习工具；⑧往往易受外界刺激而分心；⑨往往遗忘日常活动。

2. 多动—冲动

①手或脚往往有很多小动作，或在座位上扭动；②往往在教室里或在其他要求坐好的场合，擅自离开座位；③往往在不合适场合过多地奔来奔去或爬上爬下；④往往不能安静地参加游戏或课余活动；⑤往往一刻不停地活动，似乎有个机器在驱动他；⑥往往讲话过多；⑦往往在他人（老师）问题尚未问完时便急于回答；⑧往往难以静等轮换；⑨往往在他人讲话或游戏时予以打断或插嘴。

这些表现存在于两个以上场合，如在学校、医生的工作室（或诊室）、家等，在社交、学习、亲子互动等功能上有明显的损害。

（三）治疗

需医生、家庭和教师三方面合作，采用包括药物治疗、心理行为治疗、教育指导、特殊教育和功能训练在内的综合治疗。行为矫正是治疗学前儿童注意缺陷多动障碍的主要方法，需父母参与掌握相关原理的方法在生活中强化使用，认知行为治疗、家庭治疗、社会生活技能训练、执行功能训练也是常用的方法。此外，对家长和教师的相关知识教育十分必要。

6 岁以下幼儿原则上不选择药物治疗，仅在病情对多方面造成严重不良影响，并影响生活时才谨慎选择。

五、全面发育迟缓

（一）全面发育迟缓的概念

随着康复医学和发育行为儿科学的发展，目前越来越重视儿童早期的发育偏离和发育障碍。研究显示，早期积极的干预可以减少或减轻残疾（功能障碍）或残障（社会渗入性的）的发生。因此，在 2009 年我国专家提出了关于《规范神经发育障碍疾病的诊断开展神经遗传学的病因研究》，指出神经发育障碍性疾病（Neurodevelopmental Disabilities，简称 NDDs）是一组在一个或多个发育能区与已建立的神经发育常模比较在质和量上存在落后的疾病。全面发育迟缓指两个或两个以上的发育能区显著落后于同龄儿（发育能区包括粗大/精细运动、发音/发语、认知、社交/人格以及日常活动）。

全面发育迟缓诊断专用于 5 岁以下的儿童，当其临床严重程度不能在儿童早期进行可靠的评定时或因年龄太小而无法参与标准化测试时，我们可采用全面发育迟缓诊断。值得注意的是，这类儿童需要一段时间后再进行评定。研究显示人群智力障碍患病率为 1%~3%，而 5%~10% 儿童在发育早期会出现全面发育迟缓。

（二）预防

儿童有明显的智力低下大多数在婴儿期就容易识别，然而轻度弱智往往进入小学之后学习困难才发现。若发现有运动发育落后，对外界反应迟钝，语言发育差，表情呆板或有特殊面容者，应尽早到医院检查，以便及早诊断，做出相应的治疗。有些先天性代谢异常病，例如苯丙酮尿症、同型胱氨酸尿症、枫糖尿症、组氨酸血症、半乳糖血症、先天性甲状腺功能低下症（克汀病）等，若能在新生儿期做出诊断及时治疗，多数病儿智力可免受损害或病情得到控制。以苯丙酮尿症、克汀病为例，如能在生后 3 个月做出诊断及时治疗，多数智力可以恢复正常，超过 6 个月治疗，几乎不可避免的智力受到损害，如果 3~4 岁以后再治疗，患儿的身体发育亦有困难。

克汀并苯丙酮尿症，在早期症状不典型，很难发现，往往出生后数月之后才能发现，但这时却已到了难以治疗的程度，智力障碍很严重了。因此，有不少国家对上述遗传病在新生儿期就进行筛查。

（三）治疗

减少弱智儿童的发生，必须做好预防工作，加强宣传教育工作，避免近亲结婚，对严重遗传病尽量动员绝育术。避免早婚和超过 40 岁妇女高龄生育，因为容易使染色体异常发生先天愚型。做好产前保健检查，提高处理难产的技术，减少产伤，有条件的地区对新生儿进行遗传代谢病的筛查，及早发现，早期治疗，减少弱智儿童发生。

第三节　儿童智力障碍

一、认知发育的概述

认知是指人类的认识活动及获得并运用知识解决问题的心理过程。认知发育是指人类从生命开始理解和适应环境的过程，主要包括注意、知觉、学习、思维和记忆过程中发生的变化。

（一）认知发育的基本理论

1. 皮亚杰的认知发展理论

皮亚杰的认知发展理论把智力定义为促进儿童适应环境的一种基本生命功能，指出一个人内部的心理图式（即已有知识）和外界环境的不匹配能促进认知活动和智力的发展。在皮亚杰的认知发展理论中，智力基础是图式，是一种无法观察到的心理系统，一个图式就是一种思维或者活动的模式，而认知就是通过心理结构或者图式的改进和转换得以发展的。在皮亚杰的认知发展理论中，儿童是积极主动的探索者，能建构图式以达到思维和经验间的认知平衡，并通过组织和适应的过程中对图式进行构建和修改，从而使得认知不断发展。

2. 维果斯基的社会文化观

维果斯基的社会文化观认为认知发展发生于社会文化背景下，社会文化对认知发展产生影响作用；认为儿童在通过与拥有更丰富知识的社会成员的合作交往沟通中获得他们的文化价值观、信仰和问题解决策略。维果斯基的社会文化观强调了社会和文化对认知发展的影响。认为对儿童的认知发展应该从与儿童生活环境相互作用的 4 个紧密联系的层面来评价发展，即微观发生学、个体发生学、种系发生学和社会文化层面。每种文化都把信仰、价值观、习惯的思维方式或问题解决方法——即它的智力适应工具传递给下一代人，因此文化教会了儿童思考什么以及如何去思考。维果斯基认为，只有把认知发展放到个体所处的社会和文化情境中去研究才能得到最好的诠释。

3. 认知发展的信息加工理论

信息加工理论虽然至今尚未形成一个统一的信息加工理论体系，但核心内容是一致的，即人体在一个容量有限的系统中，通过使用不同的认知操作或策略对信息进行加工。1968年，心理学家阿特金森和希弗林提出了信息加工系统的多重存储模型，认为认知发展是由 3 个基本结构成分组成：①感觉记忆。即将感觉到的原始信息（外界刺激）当作一种影像暂时存储起来，等待进一步加工，这是信息加工的第一步。②短时（工作）记忆。信息加工的第二步，外界刺激被处理和短暂存储。在这个单元能暂时存储一定数量的信息，并运用这些信息帮助机体做一些特定的事情。③长时记忆。信息在这个单元被评估和分析，并且储备起来以备将来使用。长时记忆内容包括个体掌握的知识、个体对过去经历事件的印象及个体在加工信息和解决问题时运用的策略。此外，信息加工过程中还存在执行控制过程，即调节注意、决定如何处理从长时记忆中提取信息的过程。信息加工理论关注的是具体认知过程发展，把发展看作不同领域的技能的逐步掌握过程。

（二）认知发育的基本规律

根据皮亚杰认知发展的理论，将认知发育分为 4 个阶段：感知运动阶段（0~2 岁）、前运算阶段（2~7 岁）、具体运算阶段（7~11 岁）、形式运算阶段（11 岁以后）。这些认知发育阶段是代表了认知功能和形式的不同质的水平，每一阶段都是建立在前一阶段发展完成的基础之上，继续向前发展的。

1. 感知运动阶段（0~2 岁）

感知运动阶段是指出生至 2 岁，这时婴儿依靠行为图式来探索和理解周围环境。在这个阶段，婴儿能协调感觉输入与运动能力，形成行为图式，从而理解并影响周围环境。这个阶段婴儿认知发展迅速，尤其是感知运动发展中 3 个重要方面的发展，即问题解决技能、模仿和客体概念的发展。感知运动阶段是婴儿从反射性的有机体逐渐发展到反应性有机体的过程。

2. 前运算阶段（2~7 岁）

前运算阶段是指 2~7 岁这个阶段，这一阶段的儿童能够在符号水平上进行思维，即儿童能用某一事物代表或象征其他事物，如词汇或物体，从而使得他从有很强的好奇心、凡事都要动手操纵的婴幼儿，转变为使用符号且有思维能力的学前儿童。其中，语言可能是年幼儿童表现符号化的最明显的形式。前运算阶段的第 2 个重要特征是象征性游戏（假装游戏）的大量出现。这些象征性游戏积极促进了儿童社会性、情绪和智力的发展。

3. 具体运算阶段（7~11 岁）

具体运算阶段是指 7~11 岁这个阶段，此阶段儿童获得了认知操作能力，能够修改和重组已有的表象和符号，并能运用这些重要的新技能对客观事物和经验进行更有逻辑的思考。

4. 形式运算阶段（11 岁以后）

形式运算阶段是认知发展的最后一个阶段，出现在儿童 11 岁以后，这个阶段儿童开始更加理性和系统地去思考抽象概念和假设命题。形式运算的标志是假设演绎推理能力的发展，并逐渐出现归纳推理能力。皮亚杰认为，从具体运算推理到形式运算推理的转变是非常缓慢的，对刚进入形式运算阶段的儿童来说，也许需要 3~4 年的时间才能达到有计划的系统推理水平。

二、智力障碍的概述

智力障碍又称智力发育障碍，是指个体在发育时期智力明显落后于同龄正常水平，并有以社会适应行为缺陷为主要特征的发育障碍性疾病。

（一）病因及发病机制

智力障碍的发生是大脑在出生前、出生时和出生后的发育过程中受到单个或多个因素损害的结果，由遗传、环境及两者共同作用所致。

整个大脑发育时期，是神经细胞进行增殖、分化、突触形成、神经元之间相互连接的重要发生时期，此过程中的任何一个环节受到干扰和抑制，都有可能严重影响大脑的发育成熟，从而导致智力障碍（智力发育障碍）。世界卫生组织编制的《智力障碍术语和分类手册》中，将智力障碍的病因分为 10 类：①感染和中毒；②外伤和物理因素；③代谢障碍和营养；④生后大脑损伤；⑤原因不明的产前因素和疾病；⑥染色体异常；⑦未成熟；⑧严重精神障碍；⑨心理社会剥夺；⑩其他和非特异性的原因。在临床上做病因分类时，通常按病因的作用时间进行分类，即按出生前、出生时/围产期和出生后因素来分类。

（1）出生前因素：包括遗传因素和母孕期所有的环境有害因素，如感染、毒物、严重疾病、酗酒、吸烟、胎盘功能低下、放射性照射等。

（2）出生时/围产期因素：包括各种原因致围产期缺氧、分娩时产伤等。

（3）出生后因素：包括各种中枢神经系统感染、严重颅外伤、毒物、药物中毒、各种原因导致脑缺氧、退行性疾病、社会心理因素等。

（二）流行病学

智力障碍是儿童时期常见的严重疾病和残疾之一。由于调查方法和诊断标准的不同，各国家、各地区报道的患病率各不相同。据估计，智力障碍的患病率在 1%~3%，其中轻度占到 85%，中度占 10%，重度占 5%。在发展中国家，智力障碍的患病率相对发达国家高，巴基斯坦报道的智力障碍患病率高达 8%，而北欧发达国家报道的智力障碍患病率相对较低，均小于 1%。

智力障碍的特殊病因如下：

1. 常见的染色体疾病

（1）Down 综合征（21-三体综合征）：Down 综合征是染色体病中最常见的一种类型，是生殖细胞在减数分裂过程中，由于某些因素的影响发生 21 号染色体不分离所致。按核型分型，可分为标准型、易位型和嵌合体型 3 类。在活婴中发生率为 1/（600~800）。病因与母亲妊娠年龄、遗传因素、妊娠时使用化学药物、放射性照射及病毒感染等有关。其发病率随母亲妊娠年龄的增长而增高。

1）发育行为表型：标准型和易位型在表型上不易区分，嵌合体的临床表现示正常细胞所占比例而定，可以从接近正常到典型表现。出生时已有明显的特殊面容：眼距宽，眼裂小，外眼角上斜，有内眦赘皮，鼻梁低平，外耳小，舌常伸出口外，流涎较多。患儿体格发育迟缓，出生体重较正常儿低，骨龄滞后。乳牙萌出晚，囟门闭合晚。手指粗短，小指向内弯曲。

随着年龄增长，其智力低下表现逐渐明显。智商通常是中度低下，主要表现为口语记忆能力和口语处理能力的缺陷。语言能力比一般认知能力差，词汇理解力在成年早期还能继续提高。如果存活到成人期，常在 30 岁后出现老年性痴呆症状。大多数性情温和。

约 50% 患儿伴有先天性心脏病，主要是室间隔缺损、房间隔缺损和动脉导管未闭。因免疫功能低下，易患各种感染，白血病的发生率也增加 10~30 倍。有的患儿可伴癫痫症状或甲状腺功能减退。男性无生育能力，女性有极少数可生育的报道。

2）发育行为儿科的关注重点：应定期进行健康检查，包括先天性心脏病、眼科疾病、听觉损失和甲状腺功能减退等检查。随着先天性心脏病的诊断和手术干预技术的进步，患儿的预期寿命和生活质量明显提高。重要的是促进沟通能力的发育，以促进其他方面的发育，同时避免行为并发症。患儿学手语比口语容易，同时并不降低最终的口语水平。

（2）47，XXY 综合征（Klinefelter 综合征）：47，XXY 在男婴中的发生率是 1/700。典型的临床表现随年龄而异，现已成为最主要的性腺发育不全和不育的原因。染色体分析发现 47，XXY 即可确诊，其原因可能是父方第 1 次减数分裂出现错误，也可能是由于母亲第 1 次减数分裂或第 2 次减数分裂异常，还有一小部分原因是合子形成后有丝分裂异常。

1）发育行为表型：XXY 男性并无显著的五官畸形，可在童年出现轻度肌张力低下、斜颈、膝外翻和平足，高身材是下肢长度增加并持续到青春期所致。青春期和成年男子可能出现窄肩、缺乏男子气概的体形、乳房发育（30%~50%）、肌肉储备减少。睾丸曲细精管逐步纤维化导致微小睾丸，青春期和成年期睾丸激素产生不足，通常不育。受影响的成年男性还有乳腺癌、骨质疏松症、糖尿病、甲状腺功能减退症和自身免疫性疾病的风险。

早期发育延迟可表现为语言、大运动的发育延迟，语言表达往往比语言理解更差。前瞻性研究显示，高达 75% 的 XXY 患儿有以语言障碍为基础的学习障碍和阅读障碍。智商范围在均值上下，总智商介于 85~90。

XXY 的行为和情绪症状并不普遍，可有焦虑症状、注意缺陷（35% 有注意缺陷/多动障碍）、社会退缩、相对同伴和社会的不成熟。

2）发育行为儿科的关注重点：研究发现，在儿童期对 XXY 综合征的确诊有助于 11~12 岁时对其进行前瞻性睾酮替代治疗，有助于患儿男性体征的形成。而确诊发育迟缓的，应对言语、运动发育实施早期干预。XXY 的适龄儿童应进行语言、心理教育评估，学习障碍和阅读障碍评估。普遍存在的运动协调缺陷和书写问题，可接受课堂辅助。有行为问题时应接受行为评估和必要的干预。

（3）47，XYY 综合征：男婴中的发生率为 1/1000，但患儿直至成年都很少被察觉。其诊断一般是由于偶然性的产前诊断或有发育延迟或行为困难时行基因检测时确诊。多余的 Y 染色体是父源性的，与高龄产妇无相关性。

1）发育行为表型：大多数 47，XYY 男性表型正常。最一致的临床特征是身材高大，多数在第 75 百分位或以上。肌肉骨骼表现包括平足、运动痉挛性抽搐和原发性震颤。青春期发育与睾酮产生正常，生育一般不受影响。

对新生儿筛查确诊为 XYY 的患儿进行前瞻性研究表明，患儿认知水平在正常范围，但伴有语言学习障碍的轻度风险。更为常见的是动作协调障碍、书写运动问题。对产前与产后诊断的病例对比研究表明，出生后确诊的病例有更多的神经发育问题，包括发育迟缓、学习障碍、多动症和孤独症谱系障碍。XYY 可以有注意缺陷多动障碍的行为表现，包括多动、冲动和焦虑。47，XYY 男性的跟踪调查显示，患儿在儿童期和青春期并没有严重行为问题，10% 诊断为 XYY 的儿童有孤独症谱系障碍。

2）发育行为儿科的关注重点：患儿有发育迟缓的风险，故产前确诊病例应密切监测，从 6～12 个月开始进行发育评估，并早期干预。对于出生后诊断的患儿，应进行全面的语言和运动的评估、干预。伴有行为问题的患儿建议在指导下进行评估和行为干预，必要时予以药物治疗 ADHD 和其他情绪及行为症状。有社会交往缺陷的 XYY 儿童应进行孤独症谱系障碍的评估和训练。

（4）Turner 综合征（45，X 综合征）：又称先天性卵巢发育不良，是一种性染色体全部或部分缺失引起的先天性疾病。多数 45，X 孕体在妊娠早期即死亡，活产女婴中发病率约为 1/2500，与精子/卵子在减数分裂或受精卵在有丝分裂时，性染色体不分离有关；某些患儿有一部分细胞的染色体缺失，而另一部分细胞染色体完全正常，称为嵌合体，如 45，X/46，XX。此外，X 染色体结构发生改变，如长臂或短臂缺失、等臂染色体、环状染色体，也可引起本病。

1）发育行为表型：出生时即身材矮小，出生后身高增长缓慢，成年最终身高为 135～140 cm。典型的体征包括后发际低、颈短、乳距宽，肘外翻、膝外翻、脊柱可有后凸或侧弯畸形。约 35% 伴有先天性心脏病。患儿平均智商约为 90，但可能有空间知觉异常，导致出现学习困难。卵巢未发育或发育不全，青少年出现原发性或继发性闭经或缺乏第二性征，大部分患儿不能生育。特纳综合征患儿易合并自身免疫性疾病，桥本甲状腺炎多见，并常导致原发性甲状腺功能减退。患儿常有自卑、害羞、焦虑等表现，这是因为患儿对此病认识不多、不知如何面对所致。

2）发育行为儿科的关注重点：由于儿童期性腺发育不全不明显，因此任何不明原因的矮小女孩，若有可疑临床表型，均应进行染色体检查。在儿科内分泌医师的监测下使用生长激素、雌激素治疗，可使许多患儿达到正常成人的高度和第二性征的发育。10%～30% 的患儿会发展为甲状腺功能减退，建议每 1～2 年进行甲状腺功能的筛查。注意加强健康教育，鼓励和支持患儿参与社会活动。

（5）脆性 X 综合征（FXS）：脆性 X 综合征是最常见的 X 连锁智力低下遗传病，也是与孤独症谱系障碍最相关的单基因突变性疾病。国外报道 0.4‰～0.8‰ 的男性和 0.2‰～0.6‰ 的女性患有 FXS。其发病机制是 FMR1 蛋白基因 5' 末端非转录区的三联体重复扩增所致。"前突变携带者"三联体重复程度为中度扩增，其后代重复扩增风险很高，其结果是基因超甲基化，导致不能产生 FMR1 蛋白。

目前的诊断需要做 DNA 检测。通常 FMR 1 基因 CGG 在 5～44 之间重复。FMRP 是由这个基因产生的蛋白质，是传递突触成熟和可塑性的许多重要信息的转录调节因子。前突变（55～200 CGG 重复）在普通人群中常见（在 130～250 位女性中有 1 位和 800 位男性中有 1 位），并且是不稳定的，以至于女性的携带者可将全突变（大于 200 的重复）传给她的后代，男性的携带者仅传给他的女儿，因为精子只能在 X 染色体中携带这种前突变。全突变通常由于甲基化所致，这个基因很少或不产生 mRNA，因此很少或无 FMRP 产生。FMRP 的缺失或不足将出现 FXS。FMRP 水平的不足与 IQ 相关，FMRP 越少，IQ 越低。

1）发育行为表现：FXS 的身体特征包括大或突出的外耳，过长的脸，过度伸展的指关节。几乎所有这些男性在青春期开始前出现大睾丸。但是 30% 的 FXS 患儿没有很明显的身体特征，所以 DNA 检测不一定必须要依靠这些身体特征，任何一个孩子出现不明原因的发育迟缓都应该进行 DNA 检测。

大多 FXS 的男性患儿有智力障碍，大部分为中度智力低下。近 15% 的男性没有智力障碍，但有 ADHD 和学习障碍。在学龄期，FXS 男性有 3/4 表现出明显行为问题，包括刻板行为、ADHD、攻击行为和纪律问题。FXS 女性在认知和行为方面的异常通常比男性症状轻，通常不会有智力障碍，但会表现为学习障碍、注意力问题或 ADHD 并伴有害羞和社会焦虑。重复性语言在 FXS 的患儿中很常见。近 30% 的 FXS 的男孩有孤独症表现，另外 20% 患儿符合广泛性发育障碍未分类的诊断标准，2%~6% 存在孤独症表现的儿童都有 X 染色体脆性突变。即使没有孤独症的患儿也通常表现出眼神交流少，手部动作如拍手、咬手或重复性语言。所有孤独症谱系障碍或智力障碍的孩子都应做脆性 X 染色体 DNA 检查，以排除 FMR 1 的突变。

2）发育行为儿科的关注重点：尽早诊断才能更好地给予 FXS 患儿相应干预。根据认知损害程度和类型采取不同干预措施进行训练和教育，包括语音和语言训练、特殊教育支持。很多 FXS 患儿可针对性给予 ADHD 药物治疗，选择性 5-羟色胺再吸收抑制剂用以对抗焦虑，非典型的抗精神病药物用来治疗情绪不稳或过度兴奋等症状。大部分研究未能证实叶酸对行为和认知有确定的疗效。FXS 为单基因缺陷，将来存在基因治疗的可能。

2. 常见的遗传综合征

遗传综合征是指若干种症状同时遗传的疾病，大多是由 1 个或多个基因缺陷或染色体结构畸变或数目异常所致。可能是遗传所致，也可能是散发。以下简要介绍较常见的与发育行为相关的遗传综合征。

（1）Angelman 综合征：发病率为 1/（12 000~20 000）。引起本病的遗传因素涉及染色体 15q11-q13 区，绝大多数为散发。临床特点为共济失调和急速的上臂运动类似于"木偶样"动作，头颅短小，下颌前突，频繁的阵发性大笑。神经系统问题包括震颤、癫痫和共济失调。有严重的智力低下，伴有明显的运动技能发育延迟。

（2）Prader-Willi 综合征：发病率为 1/25 000。Prader-Willi 综合征致病基因位于 15q11-13，50% 存在父源染色体 15q11-13 缺失。临床特点为婴儿期生长障碍，随之饮食无节制导致明显肥胖，常伴身材矮小、手足异常（手足小）、特殊外貌及性腺发育落后。婴儿早期呈严重的肌张力减退。常伴不同程度的智力低下、行为问题、易怒、倔强和强迫症。

（3）Williams 综合征：发病率为 1/20 000。大多为散发，也有由父母遗传给子女的报道。遗传性和散发病例均由 7q11.23 区域微缺失所致。临床特点包括特殊面容：塌鼻梁、眼眶周围皮下组织肿胀、星状虹膜、嘴唇突出等，新生儿高钙血症和高钙尿症，心脏杂音（典型的主动脉瓣狭窄），发育迟缓，身材矮小，肌无力，关节松弛，疝气，胃食管反射等。童年后期出现性早熟和高血压；青春期血压可能升高，并出现高频感音神经性听力损失；成年时期可能伴有明显肾衰竭。常伴智力低下，个性友善。

（4）DiGeorge 综合征：目前估计的发病率约为 1/6000，由于 22q11.2 邻近基因缺失所致。临床特点包括生长迟缓、圆锥动脉干心脏缺陷（法洛四联症、主动脉弓中断、室间隔缺损、动脉干）、腭咽闭合不全和腭弓异常、相对宽的眼距、鼻梁扁平、小下颌等其他特殊面容。甲状旁腺发育不全或缺如，导致婴儿期严重的低钙血症和抽搐。胸腺发育不全或缺如，可导致严重的感染性疾病。常伴有轻至中度智力低下或特殊性非语言学习障碍。

（5）Rett 综合征：女性发病率为 1/（8000~10 000），是 Xq28 区的 MECP 2 基因突变所致。99.5% 的突变为散发。患儿出生后 6~9 个月前通常发育正常；9~16 个月时发育进程受阻，并有癫痫发作的可能。头围增长缓慢，逐渐出现小头畸形。2~3 岁时丧失已获得的有目的的手的技能，出现手部无目的的刻板动作，如扭曲手指、拍手、搓手或洗手样动作；出现孤独症样表现，丧失言语语言、社会交往的能力。5~7 岁时症状相对稳定，表现为严重智力低下和身体姿势异常。7~15 岁及成年表现为躯干运动共济失调和失用，以及进行性脊柱侧弯和后凸，一些患儿失去行走能力，但交流、认知功能及手的技能不再倒退，手的刻板动作较之前减少。

三、智力障碍的诊断与鉴别诊断

（一）诊断

1. 智力障碍的诊断标准

根据 DSM-V 的诊断标准，智力障碍（智力发育障碍）是指在发育阶段发生的障碍，包括智力和适应功能 2 方面的缺陷，表现在概念、社交和实用的领域中。必须符合下列 3 项诊断标准：

（1）经过临床评估和个体化、标准分的智力测验确认的智力功能缺陷，如推理、问题解决、计划、抽象思维、判断、学业学习和从经验中学习。

（2）适应功能的缺陷导致未能达到个人的独立性和社会责任方面的发育水平和社会文化标准。在没有持续支持的情况下，适应缺陷导致 1 个或多个日常生活功能受限，如交流、社会参与和独立生活，且在多个环境中，如家庭、学校、工作和社区。

（3）智力和适应缺陷在发育阶段发生，临床上可根据其智力功能受损的严重程度，分为轻度、中度、重度和极重度 4 个等级。

与智力障碍诊断相关的其他 2 个专业术语包括全面发育迟缓、未特定的智力障碍。①全面发育迟缓：专用于 5 岁以下个体，当其临床严重程度不能在儿童早期可靠地进行评估时。个体在智力功能的若干方面都无法符合预期的发育进程，且无法接受系统性智力功能评估，包括因年龄太小而无法参与标准化测试的儿童。通常这类儿童需要一段时间后再评估。②未特定的智力障碍（智力发育障碍）：专用于 5 岁以上个体，因为伴随感觉或躯体障碍，如失明或学语前聋，特定运动障碍或存在严重的问题行为或同时出现精神障碍，其智力缺陷（智力发育障碍）程度的评估使用只在当地可以采用的程度存在困难或不能进行。此诊断只应在特殊情况下使用，且需要一段时间后的再评估。

2. 临床诊断基本路径

（1）一般病史询问及体格检查。①病史采集：家族遗传史（三代家属史），产前、产时、产后的各种不良事件，生长发育史；②体格检查：特殊面容、行为特征、反应、视力、听力、皮肤毛发、肌力及神经反射等。

（2）发育和智力评估。筛查量表包括 DDST、DDST-Ⅱ、DST 等；诊断量表包括 Bayley 婴儿发育量表、Gesell 发育量表、Griffths 发育量表等；必要时，还可以进行其他针对特定能区的评估，如婴幼儿粗大/精细运动及平衡能力发育-Peabody 运动量表、婴幼儿语言发育水平评价-早期语言发展量表（LMS）、文莱社会适应行为量表、韦氏智力量表等。

（3）病因学检测：相应的实验室及影像学检查，包括遗传类检查，如染色体、CNV、基因检测；放射性核素检测内分泌系统疾病；血尿生化代谢物测定遗传代谢性疾病；头颅脑 CT 和 MRI 以及脑电图和脑诱发电位检测等。

（4）严重程度评估：包括功能受损评估、社会功能评估、提供治疗及康复的方案，必要时进行预后分析等。

（二）鉴别诊断

智力障碍需与以下疾病作鉴别。

1. 孤独症谱系障碍

孤独症谱系障碍儿童大部分有不同程度的智力障碍，但孤独症谱系障碍儿童以社会性和沟通能力缺陷为其主要特征，伴有刻板重复行为和狭隘的兴趣。而智力障碍儿童的社会性和沟通能力往往和其智力水平相符合，较少有刻板重复行为。

2. 注意力缺陷多动障碍

常有注意力易分散、多动、自控能力差，导致学习成绩差、适应社会能力差等，但检查其智力水平在正常范围内。

3. 儿童精神分裂症

主要是精神活动的异常，临床表现为感知觉障碍（多有幻听、幻想），思维、情感障碍，性格异常等，可有学习成绩差，对周围环境接触及适应不良。但智力水平在正常范围内。

4. 言语障碍

表现为明显的言语功能低下，如开口延迟、词汇贫乏、词不达意；在生活环境中常不能进行有效沟通而不合群，甚至出现行为问题。在智力测验中，语言智商明显低于操作智商，通常在 1 个标准差以上，但操作智商在正常范围内。智力障碍是全面能力的落后。

四、智力障碍的治疗决策

智力障碍病因繁多，尚有不少病因不详，治疗的选择有一定困难。目前的治疗原则是：以教育训练为主，药物治疗为辅。方式可选择住院或门诊治疗；以学校为基础，以社区为基础，社团组织参与的治疗。

治疗以医学治疗和康复治疗为主。

（一）医学治疗措施

（1）病因治疗：如先天性代谢病、甲状腺功能减退等，早期采用饮食疗法和甲状腺素类药物可以及早防止 MR 的发生。

（2）对症治疗：如活动过度、注意障碍等可用中枢神经兴奋剂或其他精神药物，合并癫痫可用抗癫痫药物。

（3）药物治疗：可用神经营养药物辅助治疗。

（4）饮食治疗：对某些疾病（如苯丙酮尿症）患儿，要提供特殊饮食。

（5）教育培训：特殊教育训练年龄越早，效果越好。最好是有计划、有目标地系统训练，按照 MR 疾病严重程度采用不同的训练方法，定期评估，有助于制订下一步的训练计划。

（二）康复治疗措施

如针灸、肢体训练、理疗等。智力障碍的干预强调医教结合，特别是进入特殊教育的智力障碍学生，界定其发育水平有利于教育目标的制定。

（三）随访

定期随访，以便了解治疗效果，制订新的治疗计划。一般最少 3 个月随访 1 次。随访的目的是为评估前一阶段治疗训练的效果，制订后一阶段的治疗训练方案。

（四）预防

（1）一级预防：规范婚前、产前检查，做好遗传性疾病的产前诊断。

（2）二级预防：①对婴幼儿定期进行检查和随访，及早发现发育偏离或异常，早期干预；②对环境因素导致的 MR 及早进行强化教育训练；③积极防治 MR 的各类情绪和行为障碍，与家长沟通，使家长在治疗中积极配合。

（3）三级预防：减少残疾，对症处理，达到或恢复最佳功能状态。

五、常见问题和误区防范

在诊疗过程中，对早期的发育迟缓常存在着一个认识上的误区，即认为"发育迟缓是暂时的，年龄大了，慢慢会好的"。儿童早期的全面发育迟缓，虽然症状相对较轻，与其年龄要求相对应，影响儿童日常生活功能也不是非常明显，字面上也容易给人暗示这可能是"暂时性"的，并且大脑有较强的可塑性和代偿性，可能随着年龄的增长，情况会有所改善，婴幼儿早期的发育迟缓并不一定都会变成精神发育迟滞/智力障碍，但是需要提醒的是，绝大部分的早期全面发育迟缓不会随着年龄的增长，自动弥补或追赶上其早期发育落后的缺口，相反，会随着年龄的增长，与正常发育儿童的差距越来越大。早期的全面发育迟缓，如果没有及时科学系统的康复干预，大多数发育迟缓幼儿随着年龄的增长，到了儿童后期和成年后会出现不可逆转的发育缺陷，最终发展成智力障碍。

针对儿童早期的全面发育迟缓，除了有医疗、康复和教育专业人员的系统专业指导和干预外，家庭康复、父母参与也非常重要。只有父母的参与，才能对儿童做到真正全方位、全天候、高强度的干预训练，同时能将儿童训练后获得的技能泛化，并应用到日常生活中，变成儿童真正掌握的技能。

此外，在婴幼儿发育迟缓/智力障碍诊断和治疗过程中，尚需要考虑相关神经、精神和行为方面的问题，需要及时进行共病的诊治，包括癫痫、痉挛性疾病、行为问题、注意力问题、精神疾病和感觉障碍等疾病，从而更好地提高患儿的生存质量。

（王　欣）

第十五章　小儿营养与营养障碍性疾病的护理

第一节　儿童能量和营养素的需要

营养是指人体获得和利用食物维持生命活动的整个过程。食物中经过消化、吸收和代谢能够维持生命活动的物质称为营养素。营养素分为能量、宏量营养素（蛋白质、脂类、碳水化合物）、微量营养素（矿物质和维生素）、其他膳食成分（膳食纤维和水）。儿童由于生长发育，对营养需求高，而自身消化吸收功能尚不完善，营养摄入不足或过多，均对儿童健康不利。

一、能量的需要

儿童所需要的能量主要来自于食物中的宏量营养素，主要由蛋白质、脂肪、碳水化合物提供，它们在体内产能分别为蛋白质 16.8kJ（4kcal）/g、脂肪 37.8kJ（9kcal）/g、碳水化合物 16.8kJ（4kcal）/g。它们提供的能量，是维持儿童健康的必要前提。能量单位是千焦耳（kJ）或千卡（kcal），1kcal＝4.18kJ，或 1kJ＝0.239kcal。

（一）基础代谢率（BMR）

基础代谢率是指在清醒、安静、空腹的情况下，人体各种器官为了维持生命进行最基本的生理活动所消耗的能量。婴幼儿基础代谢率较成人高，占总能量的 50%～60%，平均每日需能量 230kJ（55kcal）/kg，随年龄增长而降低，7 岁每日需 184kJ（44kcal）/kg，12 岁时接近成人，每日为 126kJ（30kcal）/kg。

（二）食物的热力作用（TEF）

食物的热力作用是指人体摄取食物引起的机体能量代谢的额外增多，主要用于食物的消化、吸收、转运、代谢、储存，与食物成分有关。三大营养素中蛋白质的热力作用最大，可使代谢增加 30%，脂肪为 4%，糖类为 6%。婴儿食物中蛋白质含量较高，此项能量占总能量的 7%～8%；年长儿多为混合食物，此项约占总能量的 5%。

（三）活动消耗

儿童活动所需能量与其身体大小、活动强度、活动持续时间及活动类型有关，个体波动较大，随年龄增长而增加，当摄入不足时，首先表现为活动减少。

（四）生长发育所需

生长发育所需为儿童时期所特有，与儿童生长的速度成正比，即随年龄增长逐渐减少。婴儿期此项能量占总热量的 25%～30%，6 个月以内的婴儿，每日需 167～209kJ（40～50kcal）/kg；6 个月至 1 岁每日需 63～84kJ（15～20kcal）/kg；1 岁以后发育减缓，能量随之减少，每日需 20kJ（5kcal）/kg；至青春期体格发育再次加速，能量需要再次增加。

（五）排泄消耗

排泄消耗是指在正常情况下每日摄入的食物中未被消化吸收而排出体外的损失部分，一般不超过总能量的 10%，腹泻时可成倍增加。

以上五个方面的总和为儿童所需的总能量。可根据小儿年龄、体重及生长速度估计每日所需的能量。1 岁以内婴儿平均每日所需总能量为 460kJ（110kcal）/kg，以后每 3 岁减42kJ（10kcal）/kg，15 岁时为 250kJ（60kcal）/kg。

二、营养素的需要

（一）宏量营养素

（1）碳水化合物　碳水化合物所产生的能量占总能量的 50%～60%，是最主要的产能物质。婴儿对碳水化合物的需要量相对较多，每日需 10～12g/kg，2 岁以上者每日需 8～10g/kg。此项若摄入过多即占到总能量的 80% 时，多余能量转变成脂肪储存于体内，导致肥胖；若摄入过少即低于总能量的 40% 时，机体动员脂肪保证能量的供应，可发生营养不良、水肿、酸中毒等。谷类和薯类食物是碳水化合物的主要来源。

（2）脂肪　是机体的第二供能营养素，包括胆固醇、磷脂，具有供能、协助脂溶性维生素的吸收、维持正常体温及保护器官等作用。构成脂肪的基本单位是脂肪酸，有两种，即 n-3 型 α-亚麻酸和 n-6 型 α-亚油酸，人体不能合成，必须由食物供给，称为必需脂肪酸。婴儿每日需脂肪约 4g/kg，脂肪所提供的能量占每日总能量的 35%～50%，随年龄的增长，脂肪占总能量的比例下降，年长儿为 25%～30%。乳类、肉、鱼、坚果及各种植物油等食物含丰富的脂肪。

（3）蛋白质　蛋白质的主要功能是构成机体细胞和组织，次要功能是供应能量，占总能量的 10%～15%。构成人体蛋白质的氨基酸有 20 种，其中 9 种是儿童必需氨基酸（亮氨酸、异亮氨酸、赖氨酸、色氨酸、蛋氨酸、苯丙氨酸、苏氨酸、缬氨酸、组氨酸）。蛋白质氨基酸的模式与人体蛋白质氨基酸的模式越接近的食物，生物利用度就越高，称为优质蛋白。婴幼儿生长旺盛，优质蛋白质的供给应达 50% 以上。优质蛋白主要来源于动物和大豆。1 岁内婴儿蛋白质的推荐摄入量为每日 1.5～3g/kg（人乳喂养儿 2g/kg，牛乳喂养儿 3.5g/kg，混合喂养儿 4g/kg）。食物的合理搭配及加工可达到蛋白质互补，提高生物利用度。如小麦、玉米等的赖氨酸含量低，蛋氨酸含量高，而豆类则相反，两者搭配可使氨基酸的种类和数量互相补充，发挥互补作用。食物加工（如豆制品的制作）可使蛋白质与纤维素分开，有利于消化。鱼、肉、蛋、乳类和豆类等含丰富的蛋白质。

（二）微量营养素

1. 矿物质

（1）常量元素：每日膳食需要量在 100mg 以上者为常量元素。体内除氢、氧、氮、碳四种基本元素外，钾、钠、氯、钙、镁、磷、硫亦为常量元素，在体内发挥重要作用。如钠、钾参与水、电解质平衡的维持；钙、磷、镁构成机体骨骼、牙齿等。

（2）微量元素：是体内含量很少，需通过食物供给，有一定生理功能的元素。碘、锌、硒、铜、钼、铬、钴、铁、锰、镍、硅、锡、钒、氟 14 种元素为机体必需微量元素。儿童若缺乏必需微量元素或其配比不合理，则发生微量元素缺乏病。其中铁、碘、锌缺乏症是全球最主要的微量营养素缺乏症。

2. 维生素

维生素是维持人体正常生理功能所必需的一类有机物质，其主要功能是调节人体新陈代谢，并不产生能量。按其溶解性分为脂溶性维生素（A、D、E、K）与水溶性维生素（B族和C）两大类。其中，脂溶性维生素来源于脂肪性食物，可储存于体内，无须每日供应，但排泄较慢，缺乏时症状出现较迟，过量又易中毒。水溶性维生素易溶于水，从肾脏排泄迅速，不易在体内储存，必须每日供给，过量一般不易发生中毒，若体内缺乏可迅速出现相应症状。

（三）其他膳食成分

（1）膳食纤维 一般由不易被消化的食物营养素如纤维素、半纤维素、木质素、果胶、树脂等至少五种构成物组成，主要来自于谷类、新鲜蔬菜、水果。膳食纤维吸收大肠水分，使大便软化且体积增加，促进肠蠕动。小儿每日宜摄入 20~30g。

（2）水 水是维持生命活动最基本的物质，参与体内所有的新陈代谢及体温调节活动。儿童水的需要量与能量摄入、食物种类、肾功能成熟度、年龄等相关，婴儿新陈代谢旺盛，对水的需要量多。婴儿每天需水量约 150mL/kg，以后每增长 3 岁每天减少 25mL/kg，至成人时每天需 40~45mL/kg。

第二节 儿童喂养与膳食

儿童喂养包括三个交叉阶段，以母乳或其他乳类为主要食品的哺乳阶段、在乳类之外添加辅助食品的过渡阶段及成人饮食阶段。供给儿童合理、均衡的营养，帮助儿童建立正确的膳食行为是促进儿童健康成长的重要环节。

一、婴儿喂养

婴儿喂养的方式可分为母乳喂养、混合喂养及人工喂养三种方式，以母乳喂养为首选。

（一）母乳喂养

母乳喂养是全球范围内提倡的婴儿健康饮食的重要方式，是 4~6 个月内婴儿天然的最好食物。

1. 母乳喂养的优点

（1）营养丰富、比例适宜：母乳中蛋白质、脂肪、碳水化合物的比例适宜，为 1：3：6，蛋白质以乳清蛋白为主，与酪蛋白的比例为 4：1，优于牛乳（1：4）。乳清蛋白在婴儿胃内形成的凝块较小，有利于消化吸收。母乳的脂肪酶使脂肪颗粒易于消化吸收，因含较多的不饱和脂肪酸，有利于婴儿神经系统的发育；母乳中 90% 以上碳水化合物为乙型乳糖，有利于脑的发育，还促进双歧杆菌和乳酸杆菌的生长，抑制大肠杆菌的繁殖，减少腹泻的发生；母乳中矿物质含量较低，有利于小儿肾脏发育，且吸收率远高于牛奶。如铁的含量与牛乳相似（0.05mg/dL），但其吸收率为 50%，明显高于牛乳；与牛乳相比，母乳中钙的含量虽较低，但由于钙、磷比例合理（2：1），易于吸收。

（2）增强婴儿免疫：母乳中含有丰富的免疫因子如初乳中的分泌型 IgA，有抗感染和抗过敏作用；含有较多的乳铁蛋白，对铁有强大的螯合能力，能夺走大肠杆菌、多数需氧菌及白色念珠菌赖以生存的铁，从而抑制它们的生长；母乳中的溶菌酶、巨噬细胞、淋巴细胞、补体等免疫活性物质，均可抵挡病原微生物的侵袭。

（3）哺喂方便：母乳温度适宜，不易污染，省时、经济、方便。

（4）增进母婴感情：母乳喂养时，婴儿与母亲皮肤直接接触，通过母亲抚摸、母婴对视，增进母婴感情，使婴儿获得安全感、信任感及愉悦感，有利于婴儿心理与智能的发育。

（5）哺乳有利于母体健康：促进子宫收缩，加快子宫复原，促进母亲产后身体的康复。哺乳可抑制排卵，减少受孕机会，有利于计划生育；哺乳还可降低乳腺癌和卵巢癌的发生率。

（6）乳汁成分的变化，有利于婴儿的生长发育：分娩后 4~5d 以内的乳汁为初乳；6~10d 为过渡乳；11d~9 个月为成熟乳；10 个月以后为晚乳。初乳量少，每日 15~45mL，色微黄，质略稠，含脂肪较少，而蛋白质多（主要为免疫球蛋白），加热后易发生凝固；其他营养素如维生素 A、牛磺酸和矿物质等均较丰富，对新生儿的生长及抗感染能力非常重要；过渡乳总量增多，脂肪含量高，蛋白质及矿物质逐渐减少；成熟乳的量达高峰，泌乳总量每天可达 700~1000mL，脂肪含量最高，但含蛋白质更少；晚乳总量和营养成分均有所下降。每次哺乳开始分泌的乳汁中蛋白质高于脂肪，之后脂肪含量逐渐增加，蛋白质含量越来越少，哺乳结束前的乳汁中脂肪含量最高。

2. 母乳喂养的护理

（1）产前准备：大力宣传母乳喂养的优点，做好孕妇产后哺乳的准备，保证孕妇合理营养，使孕期体重适当增加 12~14kg。做好乳头保健，妊娠后期可每日用清水擦洗乳头，乳头内陷者用两手指从不同角度按捺乳头两侧并向周围牵拉，每日一次至数次。

（2）重视乳母身心健康：取得社会和家庭的支持，保证乳母营养均衡，活动适量，睡眠充足，精神愉快。多进食汤汁类食物，为泌乳提供良好的条件。

（3）哺乳技巧指导：①尽早开奶、按需哺乳：新生儿生后 15min~2h 内尽早开奶，因吸吮对乳头刺激可反射性促进泌乳，且早开奶可减轻婴儿生理性黄疸，还可减轻生理性体重下降，减少低血糖的发生。②促进乳房分泌：哺乳前乳母先湿热敷乳房 2~3min，从外侧向乳晕方向轻拍或按摩乳房，促进乳房感觉神经的传导和泌乳。两侧乳房应先后交替进行哺喂，每次尽量使一侧乳房排空后再换另一侧，每次哺喂让乳汁排空，多余的乳汁用吸奶器吸出，以促进泌乳。③正确的哺喂方法：母亲洗手后用温水毛巾清洁乳头、乳晕。哺乳时可采取不同的姿势，使乳母全身肌肉放松，体位舒适，一方面利于乳汁排出，另一方面可刺激婴儿的口腔动力，便于吸吮。产后最初几日母亲可取半卧位，以后取坐位，哺乳一侧的脚可踏一小凳稍抬高，一手怀抱婴儿，使其头、肩部枕于母亲哺乳侧肘弯部；另一手拇指和其余四指分别放在乳房上、下方，手掌托住乳房，使婴儿含住整个乳头和大部分乳晕并不堵鼻。观察小儿吸吮吞咽情况，当奶流过急，母亲可取示、中指轻夹乳晕两旁呈"剪刀式"哺乳姿势喂哺，结束时，用示指向下轻按婴儿下颏退出乳头，避免在口腔负压情况下强行拉出乳头造成局部疼痛或皮肤损伤。每次哺喂后将婴儿竖起，头部靠在母亲肩上，轻拍背部使空气排出，然后将婴儿置于右侧卧位，以防溢乳。④掌握哺乳时间：2 个月以内的婴儿，宜按需哺乳，每次哺乳时间为 15~20min，以促进乳汁分泌。随婴儿成长，婴儿与母亲相互协调后逐渐按时喂养，一般每 2~3h 喂一次，随月龄增长添加辅食后减至每日 4~5 次。⑤评估喂养情况：

了解乳母膳食安排是否合理；哺喂时母、婴体位是否舒适正确；24h 内哺乳次数，每次持续时间，哺喂后婴儿是否安静入睡，观察大、小便有无异常，监测体重是否增长。

（4）哺乳禁忌及注意事项：乳母感染人类免疫缺陷病毒（HIV）或患有重症心、肝、肾等疾病，糖尿病、恶性肿瘤、精神病、癫痫时不宜哺喂。携带乙型肝炎病毒者及感染结核病的乳母，在医务人员指导下哺乳。新生儿患有某些疾病，如半乳糖血症遗传代谢病，是母乳喂养的禁忌证。注意防治乳房、乳头疾患，若乳汁排出不畅或喂哺时未将乳汁吸空导致乳汁淤积时，应及早进行局部热敷及轻轻按摩，避免乳腺炎的发生。

3. 断乳

是指由完全依赖乳类喂养逐渐过渡到多元化食物的过程。一般生后 4~6 个月起逐渐增加辅食，10~12 个月完全断奶，遇炎热季节或小儿患病可适当延迟，最迟不宜超过 1 岁 6 个月。WHO 建议母乳喂养应至 2 岁。

（二）混合喂养（部分母乳喂养）

母乳与配方乳或其他食物同时喂养婴儿的方法，有两种情况。

1. 补授法

由于母乳不足或其他原因不能完全由母乳喂养时，先喂母乳，将两侧乳房吸空后，再以牛乳或其他代乳品补充。

2. 代授法

母亲因故不能按时哺喂，可用牛乳或代乳品每日一至数次代替母乳，但母乳次数不少于每日 3 次，以免减少母乳分泌。可作为断奶前的准备。

（三）人工喂养

以配方奶或其他代乳品完全代替母乳喂养的方法，称为人工喂养。牛乳、羊乳、马乳等均为代乳品。

1. 鲜牛乳

牛乳中蛋白质含量高，以酪蛋白为主（占总蛋白量的 80%），在胃中形成的乳凝块大，不易消化；乳糖含量较少，主要为甲型乳糖，有利于大肠杆菌生长，易患腹泻；脂肪颗粒大，含不饱和脂肪酸仅为 2%，低于人乳的 8%，且缺乏脂肪酶，较难消化；含矿物质较多，增加婴儿肾脏负荷，尤其含磷高，磷易与酪氨酸结合，影响钙的吸收；缺乏各种免疫因子，易被细菌污染，使婴儿易患感染性疾病。

（1）鲜牛乳的配置：牛乳成分不适合婴儿，需经稀释、加糖、煮沸三个步骤使之适合婴儿的营养需求与消化能力。①稀释：生后 2 周内的新生儿在 2 份牛乳中加 1 份水，制成 2:1 奶；以后随日龄增长，逐渐在 3 份奶或 4 份奶中加 1 份水，制成 3:1 或 4:1 奶；婴儿满月后方可用全奶。②加糖：一般在 100mL 牛乳中加 5~8g 糖，称为 5% 或 8% 的糖牛乳。③煮沸：煮沸可达到灭菌目的，并使其中的蛋白质变性，在胃中凝块变小，利于消化吸收。可用巴氏消毒法（将奶加热至 65~68℃，持续 30min）及水浴法（将牛奶置于奶瓶中隔水蒸，煮沸不超过 5min，立即冷却），对奶质的破坏较少。

（2）奶量摄入的计算：根据婴儿每日需总能量 460kJ（110kcal）/kg，需水量 150mL/kg 计算。

例如：体重为 7kg 的婴儿，每日需总能量为

460kJ（110kcal）/kg×7＝3220kJ（770kcal）/kg

则每 100mL 牛乳中所含能量为 272kJ（65kcal）。

100mL 牛奶按 8% 比例增加糖后共得能量：

65+4×8≈97（kcal）［406（kJ）］≈100（kcal）

设每日需牛奶总量为 X，则

100：100＝X：770

X＝100×770/100＝770（mL）

每日需水量：150×7＝1050（mL）

牛奶以外需水量：1050−770＝280（mL）

全日牛乳量及水量平均分次喂哺。

2. 牛乳制品

（1）婴儿配方奶粉：以母乳营养成分为依据，对牛乳进行改造的奶制品。如提高乳清蛋白，降低酪蛋白；加入不饱和脂肪酸和乳糖；降低牛乳中的无机盐成分；补充适量维生素和矿物质，使成分接近母乳。不能进行母乳喂养时首选配方乳。一般市售婴儿配方奶粉100g 供能约 2029kJ（500kcal），故婴儿配方奶粉每日 20g/kg 即可满足需要。

（2）全脂奶粉：将鲜牛奶经过浓缩、喷雾、干燥制成，较鲜牛乳易消化，且便于储存。哺喂时加水冲调，按重量 1：8（1g 奶粉加 8g 水）或按容量 1：4（1 匙奶粉加 4 匙水）配成全奶。

（3）酸牛乳：在鲜牛乳中加乳酸杆菌、乳酸或柠檬酸等制成，其蛋白质凝块细小，易于消化且有一定的抑菌作用，适合消化不良的小儿。

3. 羊乳

与牛乳的营养价值相似，乳清蛋白较牛乳高，凝块较细、软，较牛乳易消化。缺点是叶酸和维生素 B12 含量较少，若长期单独喂养婴儿易出现营养性巨幼红细胞性贫血。

4. 其他

如豆浆、米粉、奶糕等，其营养价值比一般谷类高，但蛋白质含量低，不宜单独喂养婴儿，可作为 3 个月以上婴儿混合喂养和辅助食品使用，也可以用于奶类制品获得困难的地区或对牛乳蛋白过敏的婴儿。

5. 人工喂养注意事项

（1）选用合适的奶嘴：奶嘴软硬度与奶嘴孔大小应适宜，孔的大小以奶瓶倒置时液体呈连续滴出为宜。若滴速过快，婴儿来不及吞咽会引起呛咳；滴速过慢，则导致吸吮困难。

（2）测试乳液的温度：乳液的温度应与体温相似。哺乳前先将乳汁滴在成人手腕掌侧测试温度，若无过热感，表明温度适宜。

（3）避免空气吸入：防止婴儿在吸奶的同时吸入空气，哺喂时持奶瓶呈斜位，使乳液充满奶嘴及奶瓶的前半部。哺喂完毕将婴儿抱起，轻拍其后背，促其将吞咽的空气排出，防止溢乳。

（4）加强清洁消毒：配乳及喂乳前应洗手，每次配乳所用奶具应洗净、消毒。在无冷藏条件下，乳液应分次配制，哺喂后乳瓶中剩余的乳汁不得再喂。

（5）及时调整乳量：调配乳液应略超过所计算的乳量。婴儿食量存在个体差异，根据小儿的食欲、体重的增长情况及粪便性状，随时调整乳量，以免引起营养不良或消化功能紊乱。婴儿发育良好，大小便正常，食奶后安静，表明喂养方法得当。

（四）辅助食品的添加

一般4~6个月开始按顺序逐步添加各种辅助食品。

（1）辅食添加原则：辅助食品的添加应遵循由少到多、由稀到稠、由细到粗、由一种到多种循序渐进的原则，逐步过渡到固体食物。添加的食品，应单独制作，不能以成人食品代替，保证食品的结构和味道能被小儿接受。根据粪便的量、质、型及气味等，对辅食的质与量进行调整。天气炎热或患病时应减少辅食量或暂不添加，避免引起消化不良。

（2）辅食添加顺序：见表1-19-1。

表 1-19-1 　　辅食添加顺序

月龄	食物性状	添加辅食种类
4~6个月	泥状食物	米汤、米糊、稀粥、含铁配方、米粉蛋黄鱼泥、豆腐、动物血、菜泥、水果泥等
7~9个月	末状食物	粥、烂面、饼干、蛋、鱼、肝泥、肉末等
10~12个月	碎末食物	软饭、烂面、馒头、豆制品、碎肉、带馅食品等

二、儿童、少年的膳食安排

儿童、少年的膳食安排原则是满足该年龄阶段的生理需要，适合消化功能，合理调配制作，保证良好的食欲。

（一）幼儿期的膳食

幼儿的咀嚼和消化功能趋于成熟，乳牙逐渐出齐，食物选择种类逐渐多样化，食品性状由流质变为固体，主要食品由乳类变为谷类，进食相对稳定。注意食物制作应细、软、碎，易于咀嚼、便于消化。常变换食物品种与花色，创造良好的进食环境，鼓励小儿自我进食，定时进餐，不挑食、不吃零食，培养良好的进餐习惯和独立进食的能力。饮食次数以每日3餐，另加2~3次点心或乳品为宜。1岁以后小儿生长速度下降，对能量的需要减少，家长应注意不要强迫小儿进食，以免引起厌食。

（二）学龄前期儿童的膳食

学龄前期的儿童在饮食方面与成人逐渐接近，但要避免过于坚硬、油腻、辛辣的食品。此期也是视力和智力发育的关键时期，注意供给充足蛋白质、卵磷脂、脑磷脂，钙、磷、钾及维生素A、维生素D、维生素B_2。除正常三餐外可安排1~2次点心，以补充能量的需要。食谱应做到粗细交替，荤素搭配，注意色、香、味、美；食谱常更换，以促进儿童食欲，避免不良饮食习惯。

（三）学龄期和青春期少年的膳食

学龄期少年上午学习紧张，脑力和体力消耗较大，应提供营养价值高的早餐，有条件上午第二节课后加餐，如点心、牛奶或豆浆等。经常变换食物花色品种，提供足够能量、蔬菜和水果，注意看书、看电视时勿进餐，注意饮食卫生。

青春期是生长发育的第二个高峰，能量消耗大，应增加各种营养素如蛋白质、维生素及总能量的供给，尤其是优质蛋白质应占 40%~50%。此期钙、铁等营养素易缺乏，少女因月经期铁的流失，还应增加铁的补充。青春期少年喜欢小吃、快餐，易挑食、节食。根据这些特点，做好健康饮食指导。

第三节　蛋白质-能量营养不良

蛋白质-能量营养不良是指由于缺乏能量和（或）蛋白质所引起的一种营养缺乏症，多见于 3 岁以下的婴幼儿。主要表现为体重减轻，皮下脂肪减少和皮下水肿，常伴有各个器官不同程度的功能紊乱。临床常见三种类型：消瘦型、水肿型、介于两者之间型。

一、病因

（一）长期摄入不足

喂养不当是营养不良的主要原因。小儿摄入不足常见于母乳不足而未及时添加其他乳品；奶粉配制过稀；未经添加辅食过渡而突然断奶；长期以淀粉类食品（粥、米粉、奶糕）为主等。较大小儿多为婴儿期营养不良的继续，或因偏食、挑食、不吃早餐及吃过多零食等所致。

（二）消化吸收障碍

消化系统解剖或功能的异常及疾病如唇裂、腭裂、幽门梗阻、过敏性肠炎、迁延性腹泻及肠吸收不良综合征等。

（三）需要量增加

急、慢性传染病（如麻疹、肝炎、结核）恢复期、生长发育快速期（如早产、双胎）等因需要量增多造成相对缺乏；糖尿病、发热性疾病、大量蛋白尿、甲状腺功能亢进、恶性肿瘤等使营养素的消耗增多导致缺乏。

二、病理生理

（一）新陈代谢异常

（1）蛋白质：蛋白质摄入不足或丢失过多，使体内蛋白质代谢出现负平衡，当血清总蛋白浓度<40g/L、白蛋白浓度<20g/L 时，导致低蛋白性水肿。

（2）脂肪：体内脂肪大量消耗致血清胆固醇浓度下降。脂肪代谢主要在肝脏进行，体内脂肪大量消耗，当超过肝脏的代谢能力时，可导致肝脏脂肪浸润及变性。

（3）碳水化合物：摄入不足、吸收不良或消耗过多可致低血糖。轻度时症状可不明显，重者可引起低血糖甚至猝死。

（4）水、盐代谢：脂肪大量消耗，故细胞外液容量增加，低蛋白血症可进一步加剧而出现水肿；ATP 合成减少影响细胞膜上钠-钾-ATP 酶的运转，钠在细胞内潴留，细胞外液呈低渗状态，易出现低渗性脱水、酸中毒、低钠、低钾、低钙和低镁血症，并有锌及其他微量元素的缺乏。

（二）各系统功能改变

（1）消化系统：由于消化液及酶的分泌减少，酶活性减低，肠蠕动减弱，菌群失调，影响各种营养素消化吸收，易发生腹泻。

（2）循环系统：重度营养不良者可出现心肌收缩力减弱，心排血量减少，血压偏低，脉细弱。

（3）泌尿系统：肾小管重吸收功能减低，尿量增多而尿相对密度下降。

（4）神经系统：神经系统调节功能失常，精神抑郁但时有烦躁不安，表情淡漠、反应迟钝、记忆力减退及条件反射不易建立。

（5）免疫系统：非特异性与特异性免疫功能均明显降低，极易并发各种感染，严重者结核菌素试验呈阴性。

三、护理评估

（一）健康史

评估患儿的喂养史、饮食习惯及生长发育情况，有无母乳不足、喂养不当及不良饮食习惯；有无消化系统解剖或功能上的异常；有无急、慢性疾病；是否为双胎、早产等。

（二）身体状况

测量体重、身长（高）及皮下脂肪厚度，与正常标准相比较。判断是否营养不良及其程度；了解有无精神改变、水肿、肌张力减低，有无维生素或矿物质缺乏症状。

体重不增是营养不良患儿的早期表现，随后体重下降，皮下脂肪逐渐减少以致消失，消瘦明显。皮下脂肪逐渐减少的顺序是首先累及腹部，其次为躯干、臀部、四肢，最后为面颊部。随营养不良程度的加重，出现皮肤苍白、肌肉萎缩、肌张力低、体温低，严重时出现呕吐、腹泻及精神症状，易发生营养性缺铁性贫血等并发症。

（三）辅助检查

有无血清总蛋白、白蛋白、维生素及微量元素浓度降低，有无血清酶活性、血糖、血浆胆固醇降低而生长激素反有升高。

（四）心理-社会状况

评估患儿的心理个性发育状况，家长的文化程度，家庭经济状况；了解父母对育儿知识的掌握情况及对本病的性质、发展、预后及防治的认识程度。

（五）治疗原则

早发现、早治疗，采取综合性治疗措施：祛除病因，治疗原发病；调整饮食及补充营养物质；促进消化和改善代谢功能；控制继发感染；治疗并发症。

四、护理诊断

（1）营养失调，低于机体需要量　与能量或蛋白质摄入不足、吸收障碍有关。

（2）有感染的危险　与机体免疫功能低下有关。

（3）潜在并发症　营养性缺铁性贫血、低血糖、维生素A缺乏。

（4）知识缺乏　与患儿家长缺乏营养知识、缺乏科学喂养技能有关。

五、护理措施

（一）一般护理

（1）环境与休息：保持室内空气新鲜，温湿度适宜，避免受凉，少去公共场所。合理安排生活作息制度，保证患儿精神愉快和充足的睡眠；进行适当的户外活动和体育锻炼，促进新陈代谢，有利于生长发育。

（2）饮食护理：根据患儿营养不良的程度及消化吸收能力，逐渐增加营养的摄取。饮食调节的原则是：由少到多、由稀到稠、循序渐进、逐渐补充，直到恢复正常。①Ⅰ度营养不良患儿开始可供给能量 250～330kJ（60～80kcal）/kg，以后逐渐递增，达每日 585kJ（140kcal）/kg，当体重接近正常后，恢复供给正常需要量。②Ⅱ、Ⅲ度营养不良患儿消化功能较弱，能量供给从每日 165～230kJ（40～55kcal）/kg 开始，逐步少量增加；若消化吸收能力恢复，可逐渐增至 500～727kJ（120～170kcal）/kg，并按实际体重计算所需能量。待体重恢复，可供给正常生理需要量。蛋白质供给量从每日 1.5～2.0g/kg 开始，逐步增加到每日 3.0～4.5g/kg，除乳制品外，可给以蛋类、肝泥、鱼泥、肉末等高蛋白食物。供应的食物中还应含丰富的维生素及矿物质。③帮助患儿建立良好的饮食习惯，纠正偏食、挑食、吃零食等不良习惯。

（二）对症护理

（1）用药护理：遵医嘱给予各种助消化酶（胃蛋白酶、胰酶等）和 B 族维生素等口服以助消化；给予蛋白同化类醇剂如苯丙酸诺龙，每次肌内注射 10～25mg，每周 1～2 次，连续 2～3 周，每日口服元素锌 0.5～1.0mg/kg，以促进蛋白质的合成和增加食欲；必要时少量多次输血或氨基酸、脂肪乳等静脉营养物质。

（2）病情观察：密切观察病情变化，尤其是重度营养不良患儿在夜间或清晨时易发生低血糖，表现为头晕、出冷汗、面色苍白、神志不清等，应立即遵医嘱静脉注射葡萄糖溶液。维生素 A 缺乏引起的干眼症者，可用生理盐水湿润角膜及涂抗生素眼膏，同时口服或注射维生素 A 制剂；腹泻、呕吐患儿易引起酸中毒，发现病情变化及时报告医师。对每天的进食及食物耐受情况做好记录，定期测量体重、身高及皮下脂肪的厚度，以评估疗效。

（3）预防感染：注意饮食卫生，加强口腔护理，预防口腔炎；保持皮肤清洁、干燥，防止皮肤破损；重度营养不良患儿皮下脂肪少，要注意勤翻身、床铺平整、松软，做好保护性隔离，防止交叉感染。重症患儿可输新鲜血浆或丙种球蛋白，以增加抵抗力。

（三）心理护理

患儿多有反应差、认知能力下降及情绪抑郁等，应多关心患儿，使其保持良好情绪。对于住院患儿，鼓励父母陪伴，给其树立战胜疾病的信心，早日恢复健康。

六、健康教育

向家长讲解营养不良的原因及预防方法，介绍科学育儿知识，重点帮助家长给婴幼儿拟定科学合理的喂养方法，纠正和培养良好的饮食习惯；合理安排生活作息制度，坚持户外活动，保证患儿精神愉快和充足的睡眠；按时接种疫苗，预防传染病，做好生长发育的监测。

第四节　维生素 D 缺乏性佝偻病

维生素 D 缺乏性佝偻病，简称佝偻病，是儿童体内维生素 D 不足使钙、磷代谢紊乱，导致以骨骼改变为特征的慢性营养性缺乏症。多见于 3 个月至 2 岁小儿，是我国儿童重点防治的四种疾病之一。

一、病因

（一）围生期维生素 D 不足

母亲妊娠期，特别是后期维生素 D 营养不足，如母亲严重营养不良、肝肾疾病、慢性腹泻，以及早产、双胎或多胎均可致生后婴儿维生素 D 储存不足。

（二）日光照射不足

是引起本病最主要的因素。体内维生素 D 主要来源于皮肤内 7-脱氢胆固醇，经紫外线照射生成。小儿户外活动少，城市高层建筑多，紫外线不能透过玻璃；空气烟雾、尘埃重，我国北方冬天日照短，紫外线照射不充足等。

（三）摄入不足

天然食物及母乳含维生素 D 少，牛乳钙、磷比例（1.2∶1）不当，若日光照射不足，又未及时添加维生素 D 制剂，亦可患佝偻病。

（四）需要增加

婴幼儿生长发育快，尤其是早产、双胎、多胎儿体内储存的维生素 D 不足，出生后生长速度较足月儿快，对维生素 D 需要量相对大，若未及时补充，易患佝偻病。

（五）疾病和药物的影响

慢性腹泻、肝胆疾病、慢性肾脏病影响维生素 D 的吸收与利用；长期服用抗惊厥药物如苯妥英钠等，可加速维生素 D 分解为无活性的代谢产物；糖皮质激素有对抗维生素 D 对钙的运转作用。

二、发病机制

维生素 D 缺乏性佝偻病是机体为维持正常血钙水平而对骨骼造成损害的结果。长期严重维生素 D 缺乏时，血钙、磷水平降低，血钙降低刺激甲状旁腺功能代偿性亢进，甲状旁腺素（PTH）分泌增加加速旧骨溶解，释放骨钙入血，以维持血钙浓度正常或接近正常水平。但 PTH 同时也抑制肾小管对磷的重吸收使尿磷排出增加，血磷降低。当血清钙、磷浓度不足时，骺软骨正常生化和钙化受阻，软骨细胞失去增殖、分化和凋亡的正常程序，骨基质不能正常矿化，成骨细胞代偿增生，碱性磷酸酶分泌增多，骨骺端临时钙化带被新形成、未钙化的骨样组织堆积，失去正常形态，成为参差不齐的阔带，骨骺端增厚，向两侧膨出，形成临床所见的肋骨"串珠"和"手、足镯"征，骨生长停滞。扁骨和长骨骨膜下的骨质也矿化不全，骨皮质渐为不坚硬骨样组织代替，骨膜增厚，骨质疏松，容易受肌肉牵拉和重力影响发生弯曲变形，甚至病理性骨折；颅骨骨化障碍表现为颅骨变薄和软化、颅骨骨样组织堆积出现"方颅"。

三、护理评估

（一）健康史

了解喂养史，是否早产、双胎或多胎，是否添加维生素 D 和含钙制剂，了解居住环境、户外活动及生长发育状况，有无胃肠、肝肾疾病及服用抗惊厥等药物史。

（二）身体状况

根据患儿的不同年龄，重点检查该年龄阶段可能出现的骨骼变化。了解有无神经精神症状及肌张力、智力等发育异常。

佝偻病分为四期。

（1）活动早期（初期）：多见于 6 个月以内，特别是 3 个月以内的小婴儿，主要表现为神经兴奋性增高，如易激惹、烦躁、睡眠不安、易惊、多汗、枕秃。常伴有与室温、季节无关的多汗，尤其是头部多汗，致婴儿摇头擦枕，形成枕秃。

（2）活动期（激期）：初期患儿未经恰当治疗，可发展为激期。除上述症状外，主要是骨骼改变和运动功能发育迟缓。①头部：3~6 个月婴儿易出现颅骨软化（可有压乒乓球样的感觉）；7~8 个月以上小儿发生方颅，前囟过大或延迟至 2~3 岁闭合；乳牙萌出推迟，至 10 个月才出牙，且牙釉质发育差，易患龋齿。②胸部：肋骨和肋软骨交接处骨样组织堆积膨大呈钝圆形隆起，上下排列形成肋骨串珠；肋骨钙化不良，膈肌附着部位的肋骨长期受膈肌牵拉而内陷，形成一条沿肋骨走向的横沟，称为肋膈沟或赫氏沟；1 岁左右小儿多发生鸡胸或漏斗胸，可影响呼吸功能，易患呼吸道感染。③四肢：6 个月以后的小儿腕和踝部骨骼形成钝圆形隆起，形成"手镯"或"脚镯"；1 岁左右小儿站立行走后可引起"O"形或"X"形腿；重症者轻微外伤即可引起长骨骨折。④脊椎：患儿会坐或站立后，因韧带松弛可引起脊椎后凸或侧弯畸形。⑤骨盆：严重患儿发生骨盆畸形，形成扁平骨盆，女婴成年后可致难产。⑥运动功能发育迟缓：由于低血磷致肌肉糖代谢障碍，使全身肌肉松弛，肌张力降低和肌力减弱，坐、立、行等运动功能发育落后，腹肌张力低下、腹部膨隆如蛙腹。⑦神经、精神发育迟缓：重症患儿神经系统发育迟缓，表情淡漠，语言发育落后，条件形成缓慢；免疫力低下，易合并感染和贫血。

（3）恢复期：患儿经治疗及日光照射后，临床症状和体征逐渐减轻而消失。骨骺软骨恢复正常，骨生长线重新出现。

（4）后遗症期：临床症状消失，但由于婴幼儿期严重的佝偻病，可遗留不同程度的骨骼畸形或运动功能障碍，多见于 2 岁以上小儿。

（三）辅助检查

（1）血生化改变：初期血清 25-（OH）D_3 下降，PTH 升高，血钙下降，血磷降低，碱性磷酸酶正常或稍高。激期除血钙稍低外，其余指标改变更加明显。恢复期血钙、血磷逐渐恢复正常。后遗症期血生化正常。

（2）X 线检查：初期常无骨骼改变，X 线检查可正常或钙化带稍模糊。激期 X 线长骨片表现为钙化带模糊或消失，干骺端呈毛玻璃样、杯口样改变，骨骺软骨带明显增宽，骨质疏松，骨密度减低，可见骨干弯曲畸形或青枝骨折，骨折可无临床症状。治疗 2~3 周后骨骼 X 线改变有所改善，骨质密度逐渐恢复正常。后遗症期 X 线检查骨骼干骺端病变消失。

（四）心理-社会状况

因年龄小，无须住院治疗，轻症患儿心理问题不突出。重症患儿因遗留不同程度的骨骼畸形，年长儿易出现如自卑、焦虑、不合作等心理问题，从而影响心理健康及社会交往。此外，还要注意居住环境空气是否污染，日光照射是否充足等。

（五）治疗原则

治疗目的在于控制活动期，防治骨骼畸形。

四、护理诊断

（一）营养失调，低于机体需要量

与日光照射不足及维生素 D 摄入不足有关

（二）潜在并发症

骨骼畸形、骨折和维生素 D 过量中毒。

（三）有感染的危险

与免疫功能较低有关。

（四）知识缺乏

与患儿家长缺乏佝偻病的预防及护理知识有关。

五、护理措施

（一）营养失调的护理

（1）增加户外活动：指导家长每日带患儿进行一定时间的户外活动，接受太阳光照射。气候适宜时，生后 2~3 周即可让婴儿逐渐进行户外活动，冬季在不影响保暖的情况下，保证每日 1~2h 户外活动时间，即使室内活动也要多开窗，让紫外线能够透过；炎热天气避免阳光直接照射，可在阴凉处活动，尽量多暴露皮肤。有研究显示，每周安排母乳喂养的婴儿进行 2h 的户外活动，仅暴露面部和手部，可维持其血 25-（OH）D_3 浓度在正常范围的最低值。

（2）补充维生素 D 及钙丰富的食物：提倡母乳喂养，适时添加辅食，给予富含维生素 D、钙、磷和蛋白质的食物。无母乳喂养者哺以维生素 D 强化牛奶或配方奶。

（3）遵医嘱给予维生素 D 制剂：目前不主张采用大剂量维生素 D 治疗，原则上以口服为主。一般每日口服维生素 D 制剂 50~100μg（2000~4000IU）或 1，25-（OH）$_2$$D_3$ 0.5~2.0μg，连续服用 1 个月后复查效果，达到预期后改为预防量（400IU/d）。对有并发症的佝偻病或无法口服者，可一次性肌内注射维生素 D 20 万~30 万 IU，2~3 个月后改口服预防量。对 3 个月以内的患儿及有手足搐搦症病史者，可同时加服钙剂。补充维生素 D 时应注意观察有无过量中毒表现，如出现症状立即停服维生素 D。

（二）防治骨骼畸形和骨折的护理

患儿衣着柔软、宽松，避免早坐、久坐、久站、久行走，防止脊柱和下肢畸形。护理操

作应轻柔，避免强力牵拉发生外伤或骨折。对已有骨骼畸形患儿，采取主动和被动运动的方法进行矫正。如胸廓畸形，可让患儿做俯卧位抬头展胸运动；下肢畸形可做肌肉按摩，"O"形腿按摩大腿外侧肌群，"X"形腿按摩大腿内侧肌群，畸形严重者可手术矫正。对于外科手术矫治者，指导家长正确使用矫形器具。

（三）预防感染

保持环境空气清新，阳光充足，温湿度适宜，避免受凉，少去人群集中的场所，避免交叉感染。加强体育锻炼，增加户外活动，增强机体抵抗力。

六、健康教育

向孕妇或患儿家长讲述佝偻病的健康知识，鼓励适当户外活动，多晒太阳，选择富含维生素 D、钙、磷和蛋白质的食物；新生儿出生 2 周后每日给予维生素 D 400~800 IU 口服；婴幼儿除增加户外活动时间外，给予预防剂量维生素 D 和钙剂，并及时添加辅食，如预防用药，要告知家长过量服用可造成中毒。

（田晓睿）

第二篇　新生儿疾病

第一章　新生儿黄疸

第一节　新生儿黄疸

新生儿黄疸是指新生儿的皮肤和巩膜呈现黄色。新生儿黄疸的发生是因为新生儿的血液中含有过量的胆红素，它是一种红细胞黄色素。

新生儿黄疸症状十分常见，特别是在妊娠 37 周前出生的早产儿和母乳喂养的新生儿中。新生儿黄疸的发生通常是因为新生儿的肝脏还未成熟难以排除血液中的胆红素。在某些情况下，潜在的疾病可能会导致黄疸。

新生儿黄疸分为两大类，即生理性黄疸和病理性黄疸。应了解其各自的特点，加以鉴别。

一、生理性黄疸

（1）60%足月儿和>80%的早产儿于出生后 2~3d 出现，4~5d 达高峰，足月儿 2 周内消退，早产儿可延迟到 3~4 周。

（2）一般情况良好，无异常伴随症状。

（3）每天血清胆红素升高小于 85.7μmol/L。

（4）血清胆红素足月儿<221μmol/L，早产儿<257μmol/L。近年来国内外许多学者通过大量临床流行病学调查和研究认为东方人和美国印第安人足月新生儿生理性黄疸血胆红素值范围为 171~239μmol/L，较西方人与白种人要高。但由于多种因素对生理性黄疸程度的影响，目前对生理性黄疸的诊断争议较多。

二、病理性黄疸

病理性黄疸的特点为：

（1）早：黄疸于出生后 24h 内出现。

（2）重：黄疸血清胆红素足月儿>221μmol/L，早产儿>256.5μmol/L 或每天上升超过 85μmol/L。

（3）长：黄疸持续时间长，足月儿>2 周，早产儿>4 周。

（4）黄疸退而复现。

（5）血清直接胆红素>26μmol/L。

具备以上其中任何一项即可诊断为病理性黄疸。

第二节　新生儿黄疸的病因病理

一、新生儿生理性黄疸的病因病理

（一）胆红素生成多。胆红素生成较多的原因如下。

（1）红细胞破坏多：胎儿在宫内处于低氧环境，红细胞代偿性增多，但寿命短，出生后血氧含量增高，过多的红细胞被迅速破坏。

（2）旁路胆红素来源多。

（3）血红素加氧酶含量高：在出生后 7d 内含量高，产生胆红素的潜力大。

（二）肝功能不成熟

（1）肝摄取胆红素能力差：肝细胞内 Y 蛋白、Z 蛋白含量不足，使肝对胆红素摄取不足。

（2）肝结合胆红素功能差：肝内葡萄糖醛酸转移酶含量低且活力不足，形成结合胆红素的功能差。

（3）肝排泄胆红素功能差：排泄结合胆红素的功能差，易致胆汁淤积。

（三）肠-肝循环因素

新生儿刚出生时肠道内正常菌群尚未建立，不能将进入肠道的胆红素转化为尿胆原（粪胆原），且新生儿肠道内 β 葡萄糖醛酸苷酶活性较高，将肠道内的结合胆红素水解成葡萄糖醛酸和未结合胆红素，后者又被肠壁吸收经门静脉达肝脏。

（四）肝脏胆红素代谢障碍

由于肝细胞摄取和结合胆红素的功能低下，使血清未结合胆红素升高。常见的病因：缺氧和感染、Crigler-Najjar 综合征、Gilbert 综合征、Lucey-Driscoll 综合征、药物（如磺胺、水杨酸盐、吲哚美辛、毛花苷 C 等）、先天性甲状腺功能低下。

（五）胆汁排泄障碍

肝细胞排泄结合胆红素障碍或胆管受阻，可致高结合胆红素血症，但如同时伴肝细胞功能受损，也可有未结合胆红素的升高。常见的病因：新生儿肝炎、先天性代谢性缺陷病、胆管阻塞。

二、新生儿病理性黄疸的病因病理

（一）早期新生儿病理性黄疸

早期新生儿病理性黄疸指出生 1 周以内的新生儿，常见原因有三大因素。

1. 围产因素

占新生儿病理性黄疸的 17%~39%。

（1）宫内窒息：导致肝脏的缺氧或淤血，缺氧可以抑制肝脏葡萄糖醛酸转移酶的活性，淤血则减少肝脏循环的灌注，影响肝脏对胆红素的代谢。

（2）体内出血：头颅血肿、颅内出血或其他内脏出血，红细胞中的血红蛋白经过一系列代谢转变为胆红素而出现黄疸。一般在 2d 后发生高胆红素血症，并持续几天，新生儿由于这种原因发生黄疸的并不少见。

（3）肠肝循环增加：多见于开奶晚，进食少的新生儿，胎便排出延迟，胎便内的胆红素经肠黏膜吸收而使血清胆红素浓度升高。

（4）产前使用缩宫素：缩宫素具有抗利尿作用，使孕妇血浆渗透压及血清钠发生改变，引起胎儿相应改变，胎儿的低渗状态导致红细胞肿胀，失去可变形性，引起溶血增加。如限制孕妇输入无钠溶液在 500ml 以内可防止发生。另外与缩宫素用量亦有关，如<2.5U 无影响，2.5~5U 则胆红素水平增加 15%，>5U 可增加 30% 以上。

（5）红细胞增多症：见于胎-胎输血、胎-母输血、扎脐延迟及小于胎龄儿，一般在出生后 48h 后黄疸加重，患儿可有多血貌，血红蛋白>220g/L，静脉血血细胞比容>65% 为其特征。

2. 溶血因素

这是引起早期新生儿高胆红素血症的重要病因。其共同特点为：黄疸出现早，进展快，程度重，以间接胆红素增高为主，同时伴贫血、肝脾肿大和网织红细胞增高。

（1）同族免疫性溶血病：由于母婴血型不合导致母亲产生针对胎儿红细胞的免疫抗体，通过胎盘进入胎儿血循环后可引起红细胞破坏，产生大量胆红素。确诊依靠溶血病血清学检查。最常见的为 ABO 血型不合溶血病。我国 ABO 血型不合妊娠占 27.6%，发生新生儿溶血病者占出生数的 11.9%（其中临床型占 4%，亚临床型占 7.9%）。母 O 型，婴 A 型或 B 型的占 95%。其次为 Rh 血型不合溶血病，较少见。我国汉族人中 Rh 阴性者仅占 0.34%，母婴 Rh 血型不合仅 5% 胎儿发病，但较严重。

（2）遗传性球形红细胞增多症：在新生儿易漏诊，胆红素可迅速上升，伴有血细胞比容下降。家族中有患本病和 40 岁以下患胆石症的成员，可做末梢血涂片，观察红细胞形态或做红细胞脆性试验。

（3）血红蛋白病：由于血红蛋白肽链数量和质量缺陷所致，如地中海贫血。

（4）红细胞酶异常：红细胞 6-磷酸葡萄糖脱氢酶（G-6-PD）、丙酮酸激酶、己糖激酶缺陷病，均可致溶血，胆红素升高，G-6-PD 缺乏是一种不完全性显性伴性遗传病，病理基因在 X 染色体上，男性多于女性。红细胞酶异常是我国南方地区新生儿高胆红素血症的重要原因，广东发病率为 5.8%~6.3%，广西为 9.2%，发病机制为由于酶缺乏，使 RBC 不能防御氧化剂的作用，细胞内氧化物累积使血红蛋白变性聚集成亨氏小体，进而损害细胞膜，使其变形能力下降，发生溶血。一般常在一些诱因下发生溶血，如感染、窒息、酸中毒、进食蚕豆等。临床上主要表现为溶血性贫血和高胆红素血症，尤其在新生儿发病，病情凶险，易引起核黄疸。诊断需测高铁血红蛋白还原率及 G-6-PD 活性。

3. 感染因素

新生儿感染如重症肺炎、败血症、化脓性脑膜炎等均可使黄疸加重，有时黄疸是新生儿败血症的唯一表现。应根据病史（胎膜早破、急产、难产致过多产科操作等）、感染途径（皮肤、脐部、呼吸道等）、中毒症状（反应差、拒奶、发热或体温不升）、辅助检查（血白细胞>20.0×10⁹/L 或<5.0×10⁹/L，杆状核分类>20%，血、分泌物细菌培养）等全面分析。

（二）晚期新生儿病理性黄疸

晚期新生儿病理性黄疸指出生后 2~4 周的新生儿，常见的病因有三个方面。

1. 感染因素

随着日龄增加与外界环境接触增多，新生儿屏障功能及机体免疫功能还不完善，易患感染性疾病并因此导致胆红素升高，直接胆红素、间接胆红素均升高。应详细询问病史，认真查体，尤其应注意皮肤感染灶及脐部情况，并做相应辅助检查明确诊断。

2. 母乳性黄疸

由美国人 Arias 于 1980 年首先报道，其临床主要特征是新生儿以母乳喂养后不久即出现黄疸，发病有逐年增高趋势。其特点为单纯母乳喂养，黄疸以未结合胆红素为主，肝功能正常，有时胆红素可高达 255~510μmol/L（15~30mg/dl），除黄疸外、生长发育良好，不伴贫血，无任何临床症状，原因为母乳中 β-葡萄糖醛酸苷酶活性高，使肠肝循环增加所致。诊治方法为停母乳 3~4d，如胆红素下降 50%，则可诊断，并起到治疗作用。临床上将母乳性黄疸分为早发型和晚发型。早发型与生理性黄疸出现及高峰时间均相似，但早发型在出生后第 3~4d 胆红素的峰值可超过生理性黄疸的平均值，而晚发型母乳性黄疸高峰多在出生后 2~3 周。母乳性黄疸的诊断主要是排除诊断，也可进行试治性诊断。对疑为母乳性黄疸的患儿可试停母乳改喂配方奶，3~5d 后黄疸减轻，胆红素降到原有水平的 50% 以上，考虑为母乳性黄疸。早发型母乳性黄疸应予治疗，避免发生胆红素脑病。

3. 结合胆红素升高常见病因

（1）新生儿感染性肝炎：多为宫内感染，由母亲垂直传播，多数由病毒引起，特别是乙型肝炎病毒，此外巨细胞病毒、风疹病毒、单纯疱疹病毒、柯萨奇病毒、EB 病毒等，亦可见到弓形体原虫及梅毒螺旋体感染。起病常隐匿而缓慢，主要表现为阻塞性黄疸、肝脏肿大、肝功受损，患儿可伴呕吐、厌食、体重不增、尿色深黄、大便颜色变淡，严重者大便颜色呈白陶土色，重症可发展为肝硬化。化验检查血清结合和未结合胆红素均升高，结合胆红素多 >25.5μmol/L（1.5mg/dl），谷丙转氨酶升高，甲胎球蛋白阳性（正常新生儿约至出生后一个月时转阴），也可做病毒分离或病毒血清学检查。临床有三大特征，分别为阻塞性黄疸、肝大、肝功异常。

（2）先天性胆道闭锁：病因尚不清楚，有学者认为胆道闭锁是炎性病变导致胆道管腔阻塞的结果，与新生儿肝炎属同一范畴。初生时多无异常，常在出生 3~4 周发现婴儿黄疸并渐加深，极期呈黄绿色，大便颜色变淡，渐趋白色，尿色深，同时伴肝脾肿大，以后渐出现肝硬化征象，如不治疗，多于 1 岁内死亡。血清胆红素先为结合胆红素增高，待肝功能受损，未结合胆红素亦增高。应早期诊断，早期手术。

（3）胆汁黏稠综合征：早产儿或早期有严重溶血致高胆红素血症患儿较多见，小胆管被黏稠的胆汁阻塞，引起继发性梗阻性黄疸，大便颜色变淡，血清结合胆红素升高，随着日龄增加及给予消炎利胆治疗后，多数患儿可恢复。

（4）先天性代谢缺陷：由于机体缺乏某些代谢酶，使异常代谢产物在肝脏积累导致肝功能受损、肝硬化，如半乳糖血症、抗胰蛋白酶缺乏症、果糖不耐受症、糖原累积病及脂类累积病（尼曼匹克病、戈谢病）等。

第三节　新生儿黄疸的检查

一、病史

（一）母亲妊娠史

胎次、流产、死胎、输血、妊娠并发症、产前感染和羊膜早破等。

（二）家族史

父母血型、兄弟姐妹中黄疸、肝大等家族史。

（三）分娩过程

分娩方式、难产、产伤、窒息和脐带结扎时间等。

（四）用药史

母亲是否用过催产素、镇静剂或麻醉剂、母婴有无特殊用药史。

（五）喂养史

是否母乳喂养、人工喂养以及乳量是否充足等。

二、体格检查

评估黄疸需要在光线明亮的环境下进行。

（一）黄疸的色泽

若为新鲜橘黄色或伴有苍白，多为高未结合胆红素血症；若为灰黄色或黄绿色，多为高结合胆红素血症。

（二）黄疸的分布

一般黄疸首先出现于面部，尤其是鼻部。随着黄疸程度加重逐渐向躯干及下肢延伸。常常根据黄疸的分布情况，快速和粗略估计胆红素水平。

（三）伴随症状及体征

一般情况，有无病态；黄疸的发展与演变；粪便颜色变化；是否有皮肤苍白，出血点或脓疱疹；有无呼吸困难、肝脾大；神经系统症状等。

三、实验室检查

（一）胆红素监测

传统的检测方法是静脉血偶氮法测定血总胆红素值（TSB）及结合胆红素值。缺点是检测不及时。目前已经广泛应用微量血胆红素测定代替 TSB，方法简便快速，有利于动态观察。但是，只能测定血总胆红素值，当血清总胆红素 FA 过高时，与 TSB 的线性相关性降低。经皮胆红素仪测定（TCB）法只用于筛查，不作为临床诊断的指标。目前，已经有葡萄糖氧化酶、过氧化酶方法测定血清未结合胆红素（游离胆红素），有助于预测核黄疸的发生。

（二）孕妇血型及抗体检测

有不明原因死胎、流产或严重新生儿黄疸史的孕妇应进行 ABO 和 Rh 血型检查，不合者对孕妇需进行血中抗体测定，如 IgG 抗 A 或抗 B、Rh 血型抗体。

（三）一般实验室检查

红细胞、血红蛋白、网织红细胞和有核红细胞检查；母婴 ABO 和 Rh 血型检查；红细胞脆性试验；尿常规、尿胆原、血培养、血沉和 CRP；甲状腺和垂体功能测定。

（四）肝功能检查

（1）反映肝细胞损害酶类：丙氨酸氨基转移酶（ALT）、天门冬氨酸氨基转移酶（AST）、腺苷脱氨酶（ADA）、谷胱甘肽硫转移酶（GST）等。

（2）反映胆汁淤积的血清酶类：碱性磷酸酶、γ-谷氨酰胺、亮氨酸氨基肽酶、5'-核苷酸酶。

（五）致敏红细胞和血型抗体检测

（1）改良直接抗人球蛋白试验：阳性提示红细胞已经被致敏，提示新生儿可能发生同族免疫性溶血病，以 Rh 血型不合可能性较大，ABO 血型不合阳性率较低。

（2）抗体释放试验：是新生儿溶血病的确诊试验。

（3）游离抗体试验：阳性表示血清中存在游离的 ABO 或 Rh 血型抗体，提示新生儿溶血病的可能。可用于评价溶血病新生儿换血治疗后的效果。

（六）影像学检查

（1）B 型超声检查：腹部肝胆 B 超。

（2）CT 和 MRI：头颅 CT（颅内出血）、MRI（核黄疸）、胆管和胆囊 CT（胆管扩张和胆囊增大）。

（3）磁共振胆管成像：用于淤胆型婴儿肝炎综合征与胆道闭锁的鉴别诊断。

（4）放射性核素扫描：用于婴儿肝炎与胆道闭锁的鉴别诊断。

（七）病理检查

经皮肝脏穿刺活检、腹腔镜检查及选择性肝活检和剖腹探查及肝活检。

第四节　新生儿黄疸的治疗

一、光照疗法

光照疗法是一种降低血清未结合胆红素的方法。我国多使用的是荧光管（蓝光或白光）作为光源的双面光疗。影响光疗效果的因素为光源性质与强度、单面光源或多面光源、光源-光照对象距离、暴露在光照下的体表面积及光照时间。

（一）原理

光疗通过转变胆红素产生异构体，使胆红素从脂溶性转变为水溶性，不经过肝脏的结合，经胆汁和尿排出体外。

（二）光源的选择

胆红素能吸收光线，以波长 450~460nm 的光线最强。蓝光的波长主峰在 425~475nm，是人工照射的最好光源；绿光的波长主峰在 510~530nm，易于穿透皮肤。

（三）光疗方法

分单面光疗和双面光疗。灯管距离患儿正面皮肤的距离为 25~30cm。连续光疗是指连续 24~72h 照射治疗；间断光疗是指照射 6~12h 后停止 2~4h 再照，或者 8~12h 后停止 12~16h 再照，根据具体病情而定。有研究提示，连续光疗和间断光疗的疗效相同，后者可减少不良反应。

（四）光疗不良反应

光疗不良反应包括发热、腹泻、皮疹、青铜症、生殖腺 DNA 损伤、视网膜损伤、结膜充血、角膜溃疡、血清核黄素减低、早产儿低钙血症等。

二、换血疗法

换血是指以血库血液置换出患儿血液达到降低血液及细胞外液中胆红素浓度。换血主要用于母婴血型不合的溶血病，可以及时换出抗体和致敏红细胞、减轻溶血、降低胆红素水平、防止胆红素脑病；同时纠正贫血，防止心力衰竭。

（一）换血指征

（1）产前诊断明确的新生儿溶血病者，出生时脐带血血红蛋白低于 120g/L，伴有水肿、肝大、心力衰竭者。

（2）早期新生儿血清胆红素水平达到表 2-1-1 中的换血标准。

表 2-1-1　胆红素/白蛋白参考换血推荐标准

危险因素	胆红素/白蛋白（mg/（dl·Alb），g/dl mmol/（L·Alb），mol/L	
≥38 周	8.0	0.94
35~36+6 周一般情况好；或≥38 周有高危因素或新生儿溶血病或 G-6-PD	7.2	0.84
35~36+6 周有高危因素或新生儿溶血病或 G-6-PD	6.8	0.80

（3）有早期胆红素脑病症状者，需综合其他因素考虑换血。对于轻度胆红素脑病，换血疗法的有效率、成本效益较好，安全性尚可，可作为其抢救治疗首选。对于中重度胆红素脑病尤其是重度，换血疗法的有效率有限，风险较高，需权衡利弊，做好应急准备、谨慎操作、严密监护，减少严重不良反应发生。

（4）早产儿及前一胎有死胎、全身水肿、严重贫血等病史，应酌情降低换血标准。

（5）出生后一周以上，体重较大、一般情况良好、无胆红素脑病的症状者，即使胆红素水平大于 428μmol/L，而结合胆红素占 86μmol/L 以上，也可以先用其他方法治疗。

（二）血液的选择

（1）新生儿溶血病时换血血源的选择 Rh 血型不合时，采用和母亲相同的 Rh 血型。ABO 血型不合时，最好采用 AB 型血浆和 O 型红细胞混合后换血，也可以选用抗 A 及抗 B 效价<1∶32 的 O 型血液。

（2）有明显贫血和心力衰竭的新生儿，可以用血浆减半的浓缩血液纠正贫血和心力衰竭。

（3）应选用新鲜全血，目前提倡成分输血，主张红细胞与血浆比例为 2∶1。

（三）换血量及速度

换血量为 150~180ml/kg；换血速度选择在 1.6~1.7ml/（L·min），在 90~120min 内完成换血。

（四）术前准备

（1）禁食 4h，抽出胃内容物，苯巴比妥 10mg/kg 肌内注射，患儿约束四肢，接监护仪。

（2）如伴窒息、缺氧、酸中毒、心力衰竭、休克、低血糖、低蛋白血症等，须先纠正。

（3）高胆红素血症，无心力衰竭者换血前 1h 用白蛋白 1g/kg 静脉慢注，Rh 溶血病严重贫血应先以浓缩 RBC 作部分换血，待 Hb 上升至 120g/L 以上再行双倍量换血。

（4）冲洗链接管道，抽吸肝素生理盐水（6.25U/ml）冲洗并充满管道，由活塞排净气泡。

（5）换血量计算。通常为新生儿血容量的 2 倍，新生儿血容量一般 80ml/kg，因此换血量一般为 150~180ml/kg。

（五）换血方法

（1）血管交替抽注法。脐静脉或脐动脉插管。因对血流动力学的影响较大，缓慢费时，同一导管中的进、出致无效腔增加，效果不及双管同步法，已经淘汰。

（2）双管同步抽注法。开辟两条血管通路，抽与注同时进行，同步、等量、等时。以桡动脉或颞浅动脉抽血，大隐静脉、腋静脉或股静脉注血血流较畅。由于穿刺针套管较细、软、短（约 1.6cm），抽血不及脐动脉顺畅，如固定不牢，有松脱出血的危险。也有学者采用外周静脉-静脉同步换血，以股静脉或颈内静脉抽血，另一外周静脉输血的方式换血，胆红素的换出率约 48.82%。

（3）全自动三管换血法。建立三条血管通路，三部输液泵同步末梢血管换血，两部输入，一路静脉泵入血浆，一路静脉泵入红细胞，一部自动脉泵出，泵入速度总和等于泵出速度。

（六）换血步骤

（1）做桡动脉穿刺

连接延长管和两个串联三通管，第一个三通管接肝素盐水的注射器，第二个三通管作为抽出患儿血液用；做周围静脉穿刺，连接三通管，与换入血滤管及注射器相接。另一条周围静脉同时按每 100ml 供血输入稀释的 10% 葡萄糖酸钙 1~2ml。

（2）手动法

（1）抽血速度 2~5ml/（kg·min）。

（2）每次抽血量：体重>2kg 者为 20ml/次，1~2kg 者为 10ml/次，<1kg 者为 5ml/次。

（3）抽血次数：总换血量÷每次抽血量。

（4）抽血间隔时间：5~15min。

（5）总换血时间：90~120min。

（3）全自动法。排血装置：三通管连接动脉留置针，一端接肝素盐水（6.25U/ml），速度 30ml/h，另一端接延长管排废血，输液泵置于延长管上，排血速度为 30ml/h 加输血速度。

开始换血速度 100ml/h，10min 后 120ml/h，30min 后 150~200ml/h。余量 30ml 时停止排血，换血时间约 150min，TBS 换出率 48.41%。

（4）换血前后做肝功能、血生化、胆红素、血糖、血常规、换血中检测血气、血电解质等检查。

（5）检测血压、血氧饱和度并记录呼吸、心率、体温、尿量、每次进出血量等各项临床参数。根据血压调节抽注的速度（血压偏高时多抽少注，血压偏低时多注少抽）。

（七）换血后处理

（1）检测生命体征，每间隔 1h，共 4 次，以后改每间隔 2h，共 4 次，注意心功能情况。

（2）换血后的 4h 内每间隔 1~2h 测血糖，及时纠正低血糖及暂时性高血糖。

（3）高胆红素血症换血后给予蓝光治疗，次日复查血清胆红素水平，当其反跳至 342μmol/L 以上时，考虑再次换血。预防性抗生素及维生素 K1 应用 3d。

（4）有报道称换血后贫血的发生率约为 47.56%，术后 3~5d 内每隔 1~2d 验血 1 次，Hb<100g/L 时需输与换入血同型浓缩红细胞（RBC）。白细胞（WBC）及血小板（PLT）的降低可望在 3~5d 恢复，酌情输注 PLT。

（5）监测电解质，常见高钠、低钾、低钙应及时纠正；有报道甲状腺素 T4、血清总蛋白和白蛋白降低。

（6）注意穿刺针的脱落及出血，每间隔 2h 推注少量肝素生理盐水，以保持管道的通畅，备再次换血之用。

（7）情况稳定，换血后 8h 开始喂奶。

（八）换血的并发症

（1）血制品。传播感染如乙型肝炎、巨细胞病毒（CMV）感染、HIV、败血症；WBC 所致的非溶血性发热反应、人类白细胞抗原（HLA）同种免疫、输血相关移植物抗宿主病。

（2）心血管。心律失常、心力衰竭、空气栓塞致心搏骤停。

（3）血生化。低血糖、低钙、低镁、高钾、低钾、高钠。总蛋白与白蛋白下降，WBC 下降，T_4 下降。血浆渗透压增高。

（4）出血性。血小板减少、出血。

（5）血管性。栓塞、血栓形成、坏死性小肠结肠炎。

（6）早产儿脑室内出血（IVH）、极低体重儿婴儿视网膜病变（ROP）。

（九）换血的不良反应

低钙血症、血糖异常、血小板减少、代谢性酸中毒、心力衰竭、呼吸暂停等。

三、药物治疗

（一）酶诱导剂

1. 苯巴比妥（鲁米那）

（1）功效：镇静、抗癫痫、催眠和抗惊厥等。

（2）用法用量：口服苯巴比妥，每天每千克体重 5mg，分 3 次，每隔 8h 服 1 次；肌内注射，每天每千克体重 5mg，分 2 次。在应用时，可先采取肌内注射，后改为口服给药的方法。在应用苯巴比妥治疗过程中，应反复检查血清胆红素的含量，如低于 0.08~0.1mg 以下时，应考虑停药。经治疗后无效，可改用其他方法进行治疗。

（3）不良反应：用药后可出现头晕困倦等后遗症，久用可产生耐受性及成瘾性，多次连用需要警惕蓄积中毒，少数患者可出现皮疹、剥脱性皮炎等过敏反应。一般应用 5~10 倍催眠量时可引起中度中毒，10~15 倍时引起重度中毒，血液浓度高于 8~10mg/100ml 时，就有生命危险。

2. 尼可刹米（可拉明）

（1）功效：尼可刹米具有中枢兴奋作用，能够有效地减少胆红素脑病及其后遗症的发生。

（2）用法用量：口服，100mg/（kg·d），分 2~3 次。

（3）不良反应：出汗、恶心、呕吐、咳嗽、喷嚏、皮肤潮红、皮疹等。剂量过大时可出现血压升高、心悸、震颤、肌肉僵硬或抽搐、心律不齐、高热。严重者可致癫痫样惊厥，随之出现昏迷。惊厥发作反过来加深昏迷且对呼吸兴奋药和其他中枢兴奋药无效。惊厥发作可静脉滴注安定类或硫喷妥钠加以控制。有时嗜睡，反应略差。

（二）阻断肠肝循环

新生儿在出生早期其正常的肠道菌群系统尚未完全建立，服用含益生菌的制剂可以促进新生儿正常肠道菌群的建立。正常肠道菌群可以使肠道内胆红素还原成尿胆原、粪胆原排出体外。随着益生菌的增殖，其代谢产物会降低肠道酸碱度，从而抑制肠道中 β-葡萄糖醛酸酶的活性，使结合胆红素难以分解为游离胆红素，阻断肠肝循环，减少胆红素的重吸收，降低胆红素水平。双歧杆菌和乳酸杆菌不仅可以产生各种维生素，如维生素 B1、维生素 B2、维生素 B6、维生素 B12、烟酸和叶酸等以供机体所需，还能通过抑制某些维生素分解菌来保障维生素的供应。另外，双歧杆菌还可以降低血氨改善肝脏功能。有研究表明枯草杆菌二联活菌颗粒（微生态制剂妈咪爱）、双歧杆菌三联活菌散（培菲康）、双歧杆菌乳杆菌三联活菌片（金双歧）、鲍氏酵母菌、布拉氏酵母菌散（亿活）等对新生儿黄疸具有确切的治疗作用。

（三）白蛋白

（1）功效。主要适用于早期新生儿、早产儿和重度黄疸儿。白蛋白是血浆中含量最多的蛋白质，可以结合血浆中未结合胆红素，使之不能透过血脑屏障，减少核黄疸的发生，并能加快胆红素的转运，降低血浆未结合胆红素的水平。

（2）用法用量。用法一般是每千克给予 1g 的白蛋白，然后再加入葡萄糖水 10~20ml，静脉滴注，如果是心力衰竭的新生儿要禁用，如果没有白蛋白，可用血浆，每次 10ml 每千克，静脉滴注，白蛋白和血浆一般每天用一次，可以根据胆红素水平的高低用 1~2 次。

（四）静脉注射用免疫球蛋白（IVIG）

IVIG 主要用于新生儿 ABO 溶血病患儿，它能与单核巨噬细胞上的 Fc 受体结合，阻断网状内皮系统 Fc 受体与致敏红细胞相互作用，阻断溶血过程，减少红细胞的破坏，进而减少胆红素的生成。

用法用量：一般是采用一次大剂量的疗法，每千克使用 1g 免疫球蛋白，于 6~8h 内持续静脉滴注，一次大剂量注射疗法，每千克每天给予 400mg，连续注射 3d。

（五）肾上腺皮质激素

（1）功效。活跃肝细胞酶系统，加强葡萄糖醛酸与胆红素结合的能力。但肾上腺皮质激素常有副作用，一般不作常规处理。

（2）用法用量。泼尼松每天 1~2mg/kg，分 3 次口服，或氢化可的松 6~8mg/kg 或地塞米松每天 1~2mg 加 10% 葡萄糖 100~150ml 静脉滴注。疑有感染者在有效感染药物控制下慎用。

（六）药用炭

可吸附肠道中的未结合胆红素，阻断其被肠道重吸收，有利于胆红素排出体外。口服药用炭是新生儿黄疸的一个有效辅助治疗手段，但是其安全性和有效性还需要进一步评估，目前还很少应用于临床。

（七）中药治疗

新生儿黄疸最常用的中药是茵栀黄口服液和茵栀黄注射液。它们是由茵陈、栀子、黄芩、金银花 4 种中药提纯而制成的中药制剂，具有清热解毒，利湿退黄的功效。其退黄机制可能是作为结构性雄烷受体激动剂，诱导 UGT1A1 和 MRP2 的活性，促进胆红素的结合和排泄。

（王战胜）

第二章　新生儿呼吸系统疾病

第一节　新生儿窒息与复苏

一、概述

新生儿窒息是指由于分娩过程中的各种原因使新生儿出生后不能建立正常呼吸，引起缺氧、酸中毒，严重时可导致全身多脏器损害的一种病理生理状况，是围产期新生儿死亡和致残的主要原因之一，正确复苏是降低新生儿窒息死亡率和伤残率的主要手段。2004 年 7 月由我国卫生和计划生育委员会、中华医学会围产医学分会、中华护理学会妇产科学组与美国儿科学会、新生儿科研究院共同建立了中国新生儿复苏项目，并成立复苏专家委员会，结合《国际新生儿复苏指南》先后 3 次制订及修改《中国新生儿复苏指南》，促进了新生儿复苏技术的规范化培训和推广，提高了我国新生儿复苏技术水平，降低了新生儿窒息的发生率和死亡率。目前，国内新生儿窒息诊断大多仍单独使用 Apgar 评分，与发达国家的诊断状况相差较大。

二、关于新生儿窒息诊断的变迁

（1）Apgar 评分的应用。Apgar 评分是由 Dr. Virginia Apgar 在 1953 年提出来的用于快速评估新生儿出生后一般状况的方法。Apgar 评分由 5 项体征组成，5 项体征中的每一项授予分值，1 分或 2 分，然后将 5 项分值相加，即为 Apgar 评分的分值。Apgar 评分作为评估新生儿出生时生命状况和复苏效果是一种简洁实用的初筛指标。

（2）关于脐动脉血气。近 10 年来，有研究认为应增加脐动脉血气作为新生儿窒息的诊断标准。脐动脉血气代表新生儿在产程中血气变化的结局，能揭示有无缺氧、酸中毒及其严重程度，反映窒息的病理生理本质，被认为比 Apgar 评分更客观、更具有特征性。新生儿窒息的本质是由于胎盘/胎儿血流气体交换障碍导致低氧血症、高碳酸血症及代谢性酸中毒。发生严重酸中毒和窒息且 pH<7 的新生儿其主动脉最大血流和主动脉舒张压明显降低，甚至不能测出，致冠状动脉血流灌注下降而加重心肌缺血缺氧，但经合适心肺复苏及使用肾上腺素，主动脉舒张压（正常为 20mmHg，1mmHg＝0.133kPa）上升，从而使冠状动脉血流灌注增加。加强心肺复苏应该将纠正低氧血症及增加冠状动脉灌注作为重点。近年来国内外均提出，Apgar 评分对诊断新生儿窒息的敏感度高，特异度较低，而脐动脉血气（酸碱度和碱剩余）指标特异度高，敏感度较低，两者结合可增加其准确性。

（3）国内外对新生儿窒息诊断标准的探讨。1996 年美国儿科学会联合美国妇产科医师学会更改了新生儿窒息的诊断标准，即必须同时具备以下 4 条。

（1）出生后严重代谢性酸中毒（脐动脉血 pH<7）。

（2）Apgar 评分 0~3 分持续>5min。

（3）有神经系统症状如惊厥、昏迷及肌张力低下等。

（4）有多器官损害。并明确指出：低 Apgar 评分并不等同于窒息，如将 Apgar 评分作为诊断窒息的唯一标准，则是对 Apgar 评分的误解和滥用。

三、关于我国新生儿窒息诊断的几点专家共识

（1）关于 Apgar 评分的应用。Apgar 评分在国际上已用了半个世纪，目前我国也还在应用，尽管仍存在问题和缺陷，但仍不失为新生儿出生时最简洁实用的初筛评估方法，但是要注意如下问题。

（1）由于 Apgar 评分的缺陷，单纯用 Apgar 评分诊断新生儿窒息，有一定局限性，不能将 Apgar 评分作为诊断窒息的唯一标准。

（2）Apgar 评分可作为评价窒息严重程度和复苏效果的部分手段，但不能完全指导复苏，因为它不能决定何时应开始复苏，也不能对复苏过程提供决策。复苏程序要按照新生儿复苏指南流程图的要求进行。因为复苏措施是改变 Apgar 评分的要素，因此在评分时应用的复苏措施也应同时记录。

（2）关于脐动脉血气分析。如上所述，Apgar 评分敏感度较高而特异度较低，脐动脉血气（酸碱度和碱剩余）特异度较高而敏感度较低，两者结合可增加准确性。因此建议，在二级及以上或有条件的医院，对出生后怀疑有窒息的新生儿，应常规做脐动脉血酸碱度检查，Apgar 评分要结合脐动脉血酸碱度的结果做出窒息的诊断。单纯 Apgar 评分低，但酸碱度正常，不能诊断为新生儿窒息，可诊断为"低 Apgar 评分"。在无条件做脐动脉血气分析的医院，仅 Apgar 评分异常，也可称之为"低 Apgar 评分"。但考虑到目前国际、国内的疾病诊断编码的现状，对于"低 Apgar 评分"，目前仍可列入新生儿窒息的诊断。

（3）关于国际新生儿窒息的诊断标准。关于国际上用的必须同时具备 4 条的诊断标准，对于目前我国情况来说太苛刻，全部符合此 4 条标准者，实际已是缺氧缺血性脑病（应属于严重窒息）。如严格按此 4 条诊断，会造成部分漏诊，故结合目前国情在我国尚不能推广。但是如果此 4 条皆具备，可肯定为重度窒息。

中华医学会围产医学分会新生儿复苏学组组织相关专家讨论，提出关于结合 Apgar 评分及脐动脉血气酸碱度诊断新生儿窒息的具体方案如下。

（1）新生儿出生后仍做 Apgar 评分，在二级及以上或有条件的医院出生后即刻应做脐动脉血气分析，Apgar 评分要结合血气结果做出窒息的诊断。①轻度窒息：Apgar 评分 1min≤7 分，或 5min≤7 分，伴脐动脉血 pH<7.2。②重度窒息：Apgar 评分 1min≤3 分或 5min≤5 分，伴脐动脉血 pH<7.0。

（2）未取得脐动脉血气分析结果的，Apgar 评分异常，可称之为"低 Apgar 评分"。考虑到目前国际、国内的疾病诊断编码的现状，对于"低 Apgar 评分"的病例，Apgar 评分≤3 分列入严重新生儿窒息；Apgar 评分≤7 分列入轻或中度新生儿窒息（mild or moderate，ICD-9 code 768.6/ICD 10 code21.1）的诊断。

（3）应重视围产期缺氧病史，尤其强调胎儿窘迫及胎心率异常，在有条件的医院常规定时做胎心监护，呈现不同程度胎心减慢、可变减速、晚期减速、胎心变异消失等，可作为新生儿窒息的辅助诊断标准，尤其是对于没有条件做脐动脉血气的单位，可作为诊断的辅助条件。

四、新生儿复苏

（一）快速评估

（1）是否足月？

（2）羊水是否清？

（3）是否有哭声或呼吸？

（4）肌张力是否好？

如以上任何一项为"否"，则进行以下初步复苏。

复苏方案：①建立通气道，有指征需气管插管。②建立呼吸，指复苏囊+面罩或+气管插管正压通气。③促进循环，指胸外按压，常需配合气管插管通气。④用药。

（二）初步复苏

（1）保暖。将新生儿放在辐射暖台上或因地制宜采取保暖措施。

（2）体位。置新生胎儿头轻度仰伸位。可在其肩胛下垫一折叠的毛巾。

（3）吸引。娩出后先吸球或吸管（8F 或 10F）先口咽后鼻腔清理分泌物。应限制吸管的深度和吸引时间（<10s），吸引器的负压不超过 100mmHg（13.3k Pa）。

（4）擦干。快速擦干全身。

（5）刺激。用手拍打或手指弹患儿的足底或摩擦背部 2 次以诱发自主呼吸，如果这些无效则需要正压人工呼吸。

（6）常压给氧。出生后如呼吸、心率正常，但有中心性发绀，则常压给氧。

（三）气囊–面罩正压人工呼吸

新生儿复苏成功的关键是建立充分的正压人工呼吸。

1. 指征

（1）呼吸暂停或抽泣样呼吸。

（2）心率<100 次/min。

（3）持续的中心性发绀。

2. 方法

（1）最初几次正压人工呼吸需要 30~40cm H_2O，以后维持在 20cm H_2O。

（2）频率 40~60 次/min（胸外按压时为 30 次/min）。

（3）充分的正压人工呼吸应显示双肺扩张，迅速的心率增加是正压人工呼吸有效的主要指标。

（4）面罩型号要正好封住口鼻。

（5）经过 30s 的充分正压人工呼吸后，如有自主呼吸，心率>100 次/min，可逐步减少并停止正压人工呼吸。如自主呼吸不充分，或心率<100 次/min，需继续用气囊面罩行正压人工呼吸或气管插管。如心率<60 次/min，继续正压人工呼吸或气管插管并开始胸外按压。

（6）持续气囊面罩正压人工呼吸（>2min）可产生胃充盈，常规插入 8F 胃管。

（四）胸外按压

1. 指征

充分正压人工呼吸 30s 后心率<60 次/min，开始胸外按压，同时继续正压人工呼吸或气管插管。

2. 方法

（1）胸外按压深度：前后胸径（5~6cm）的 1/3。

（2）胸外按压部位：胸骨下 1/3 处，乳头线下方。

（3）胸外按压频率：现采用较慢的频率，往往需要两人操作，配合默契，按压时停止通气，通气时停止按压，不可同时进行。

3. 胸外按压和正压人工呼吸

比例为 3:1，2s 内 3 次胸外按压 1 次正压呼吸。30s 重新评估心率，如心率<60 次/min，除继续胸外按压外，考虑使用肾上腺素。

4. 气管插管

（1）指征：①胎粪存在，且婴儿无活力。②需要长时间正压通气。③气囊—面罩通气效果不佳。④需要胸外按压者。⑤需要用肾上腺素。⑥特殊指征：早产儿注入表面活性物质，膈疝。

（2）气管插管方法：插管成功的关键是使用喉镜镜片挑起会厌（软骨），才能很好地暴露声门，使管顺利插进。最初 NRPG 的方法都是要求将镜片前端直接压住会厌，使它不致倒下盖住声门，但实践说明这一方法比较生硬不易掌握。

（五）药物

（1）肾上腺素。在 30s 的正压人工呼吸和胸外按压后，心率持续<60 次/min 考虑注射肾上腺素。剂量是 0.1~0.3ml/kg 的 1:10000 溶液，必要时 3~5min 重复 1 次。经外周静脉或者脐静脉给药。

（2）扩容剂。有低血容量的新生儿、怀疑失血或新生儿休克且对其他复苏措施无反应时考虑扩容。推荐生理盐水，首剂 10ml/kg，经外周静脉或脐静脉缓慢注射。

（3）纳洛酮。是一种拮抗剂，具有竞争性作用，类型为阿片受体，该药物亲和力高，能通过血液屏障，竞争性与阿片受体结合，可以有效地对 β-内啡肽释放进行抑制，从而改变细胞 Ca^{2+} 通道，降低神经毒作用，缓解新生儿水肿状态，利于提高脑血流量，对细胞膜稳定性具有保护作用，利于患儿呼吸功能、代谢功能的调节与改善，对新生儿窒息的预防具有重要作用。通常静脉滴注 0.1g/kg 纳洛酮，待患儿呼吸好转后根据患儿病情对药物剂量调整，以 5~20μg/kg，加入至 5% 葡萄糖注射液中，持续滴注 8h，1 次/d，若患儿病情十分严重，则在进行静脉滴注前，先予以患儿肌内注射 0.2mg 的纳洛酮，再进行静脉滴注，新生儿复苏后需要密切监测患儿的呼吸、心率、血压、皮肤颜色等症状。

经过以上处置心率<60 次/min 或持续发绀或人工呼吸失败，考虑可能有气道畸形、肺部问题或者先天性心脏病等。如果无心跳>30min，考虑停止复苏。

第二节　新生儿湿肺

一、概述

新生儿湿肺症又称新生儿暂时性呼吸困难（TTN）。是一种自限性疾病，多见于足月或接近足月的新生儿，临床特点为轻度呼吸窘迫、轻度发绀、三凹征等，给予低浓度（$FiO_2 <$ 0.40）吸氧即可缓解病情。

二、发病机制

本病是由于胎儿肺液清除延迟导致的暂时性肺水肿。胎儿在子宫内肺泡是充有液体的，在经产道分娩时，约 1/3 的肺泡液由于骨产道对胎儿胸廓的挤压，通过气管、口鼻排出；新生儿出生后，建立自主呼吸，肺泡充气，同时余下的肺泡液进入肺间质，主要由肺淋巴系统转运。因此，湿肺发病的高危因素包括未开始分娩的剖宫产和急产，胎儿没有经过产道对胸廓的挤压，使部分肺泡液未能从气道排出；早产儿体重小、胸廓小，分娩时受挤压程度小，再加早产儿血浆蛋白低、胶体渗透压低，不利于肺液吸收，临床常见早产儿发生湿肺，而且由于早产儿本身肺发育不成熟，若肺液吸收缓慢，进一步影响肺表面活性物质（PS）的生成和活性，可使病情进展加重；此外，延迟结扎脐带或挤压脐带，引起胎盘–胎儿间输血，导致婴儿中心静脉压升高，可影响淋巴系统对间质液体的吸收和转运，增加发生湿肺的可能；其他危险因素还有母亲过多使用镇静剂、围生期缺氧、糖尿病母亲婴儿、多胎妊娠等。

三、临床表现

足月儿多见，尤其是未发动宫缩的剖宫产儿，出生后很快（<6h）出现呼吸困难。轻症只表现呼吸频率增快，缺氧征不明显，哭声响亮，吸吮有力；较重者呼吸急促，频率可>80次/min，伴有轻到中度发绀、鼻翕、三凹征等，此外，患儿反应低下，喂养困难，吃奶时青紫加重，甚至呼吸暂停；听诊肺部呼吸音减低，有时可闻湿啰音或捻发音；早产儿往往病情严重，可发生呼吸衰竭，需要呼吸支持。

本病为自限性疾病，临床症状大多在 12~24h 缓解，有些较重患儿症状可持续 48~72h，治愈后肺部不留任何后遗损害。

四、诊断

（1）依据病史、临床表现及肺影像学检查。TTN 一般于出生后立即或数小时内出现呼吸困难，轻症者症状持续数小时逐渐减轻，重症病例呼吸困难严重，症状可持续数天。

（2）X 线表现。两肺纹理粗多，呈网条状阴影或云雾状斑片影；较重患儿胸 X 线片可呈毛玻璃样改变，甚至"白肺"；心影轻度增大；病程 12~24h 后，由于肺泡液逐渐吸收转移，胸部 X 线片可见叶间胸膜积液影（见于右肺上、中叶间）和少量胸腔积液。有些还可见过度充气表现。

以上 X 线表现多在 48~72h 吸收，与临床缓解过程一致。

（3）实验室检查。血气分析：轻症患儿血气可以正常，或由于呼吸频率快而表现轻度

CO_2 降低；重症可出现低氧血症、高碳酸血症和代谢性酸中毒。

五、鉴别诊断

（1）新生儿呼吸窘迫综合征（NRDS）。早产儿湿肺常较重，临床与轻型 NRDS 不易区别，除注意胸部 X 线片鉴别外，主要根据病程，NRDS 病程长，需氧和呼吸支持时间也较长，即使是 I～II 期 NRDS，病情需 1 周以上才能缓解。

（2）新生儿感染。宫内或产时感染，如肺炎或败血症，早期可能只表现呼吸窘迫（全身炎症反应表现），应注意孕产史中有无感染的高危因素，监测全身感染中毒症状和实验室依据（血常规、C-反应蛋白、血培养等），如存在高危因素或实验室检查有可疑，或呼吸窘迫在 4～6h 内无改善，应考虑使用抗生素。

（3）中枢性过度通气。多见于有围生期窒息的足月儿，由于中枢神经系统缺氧后的脑水肿或存在较严重的代谢性酸中毒，引起呼吸增快，胸部 X 线片常是正常的，血气常表现呼吸性碱中毒或混合性酸碱失衡。

（4）吸入综合征。患儿有围生期窒息史，有的羊水被胎粪污染，出生时常需要复苏，复苏后很快表现呼吸困难，胸部 X 线片主要显示斑片影（羊水吸入）或粗颗粒影（胎粪吸入），可伴有肺不张或肺气肿，临床病情也较湿肺更重，病程更长，胸部 X 线片病变吸收较湿肺慢。

六、治疗

（1）轻者无须特殊处理，注意保温，加强监护和对症治疗。

（2）氧疗。呼吸急促和发绀时给予氧疗并做血气分析。吸入氧浓度通常小于 60%。如果氧浓度增加，而且 100% 氧无效，给予 NCPAP。以上治疗无效，进行气管插管呼吸机通气。

（3）抗生素。在排除败血症和肺炎以前要给予广谱抗生素。

（4）喂养。若呼吸频率<60 次/min，可以经口喂养。若呼吸 60～80 次/min，为了防止误吸应避免经口喂养，给予鼻饲。若呼吸>80 次/min，需进行静脉内营养。

（5）输液和电解质控制液速，保证足够水分。

（6）利尿。肺内湿啰音多时，可用呋塞米 0.5～1mg/kg，并注意纠正心力衰竭。

第三节 新生儿感染性肺炎

一、概述

感染性肺炎是新生儿感染的最常见形式和死亡的重要病因。据统计，发达国家足月儿和 LBWI 发病率分别为 1% 和 10%；而围产期死亡率为 5%～20%。

二、病因

肺炎由细菌、病毒、原虫及真菌等不同的病原体引起。根据感染发生的时间分为宫内、分娩过程中或出生后感染性肺炎。

（1）宫内感染性肺炎（又称先天性肺炎）。母亲妊娠期间原发感染或潜伏感染复燃，或孕母细菌、原虫（如弓形虫）、支原体等病原体经血行通过胎盘屏障感染胎儿，引起胎儿病毒或菌血症以及肺部感染。病原菌以病毒为主，如风疹病毒、巨细胞病毒、单纯疱疹病毒等；细菌以大肠埃希菌等革兰阴性菌多见。

（2）分娩过程中感染性肺炎。胎膜早破、产程延长、分娩时消毒不严格、孕母有绒毛膜炎、泌尿生殖器感染，胎儿分娩时吸入污染的羊水或母亲宫颈分泌物，均可致胎儿肺部感染。早产、滞产、产道检查过多更易引起肺部感染。常见病原体为大肠埃希菌、肺炎球菌、克雷白杆菌等。

（3）出生后感染性肺炎。可通过以下途径感染：①呼吸道途径：与呼吸道感染患者接触。②血行感染：常为败血症的一部分。③医源性途径：由于医用器械，如吸痰器、供氧面罩、气管插管等消毒不严，或通过医务人员手传播等引起感染性肺炎；机械通气可引起呼吸机相关性肺炎（VAP）。出生后感染性肺炎以细菌感染为主，病原体以大肠埃希菌、克雷伯菌、金黄色葡萄球菌、凝固酶阴性的葡萄球菌（CONS）多见。病毒则以呼吸道合胞病毒、腺病毒多见；沙眼衣原体肺炎等亦有上升的趋势。另外，早产儿、广谱抗生素使用过久易发生念珠菌肺炎。

三、临床表现与诊断

（1）宫内感染性肺炎。多在出生后 24h 内发病，出生时常有窒息史，复苏后可出现气促、呻吟、发绀、呼吸困难，严重者可出现呼吸困难、循环衰竭、DIC、持续肺动脉高压。血行感染者常同时伴有黄疸、肝脾肿大和脑膜炎等多系统受累症状和体征。病毒感染者出生时可无明显症状，而在出生后数天甚至 1 周左右逐渐出现呼吸困难、进行性加重，严重者甚至进展为 CLD。

（2）分娩过程中感染性肺炎。发病时间因不同病原体而异，一般在出生数天至数周后发病。细菌性感染在出生后 3~5h 发病，Ⅱ型疱疹病毒感染多在出生后 5~10d 出现症状，而沙眼衣原体感染出生后常有眼结合膜炎病史，3~12 周逐渐出现气促、断续咳嗽、喘憋、肺部哮鸣音、湿啰音等肺炎症状和体征。

（3）出生后感染性肺炎。根据不同的病原体而表现不同。细菌性感染性肺炎常同时合并全身感染，故感染中毒症状较重。呼吸系统表现为气促、鼻翼翕动、发绀、吐沫、三凹征等。肺部体征早期常不明显，病程中可出现双肺细湿啰音。呼吸道合胞病毒性肺炎可表现为喘憋，肺部听诊可闻及哮鸣音及细湿啰音。金黄色葡萄球菌肺炎易合并脓气胸。

（4）呼吸机相关性肺炎。根据 Medun 提出的诊断标准：①机械通气时间>48h 后发生的肺炎。②体温>37℃呼吸道吸出脓性分泌物，肺部闻及湿啰音，外周血常规白细胞增多（>$10×10^9$/L）。③胸部 X 线提示肺部浸润阴影。④支气管分泌物培养出病原菌。⑤原有肺部感染者，上机前和上机后 48h 分别痰培养病原菌不同。

四、辅助检查

（1）病原学检查。血培养、尿培养和病毒分离，血清特异性抗体等检查有助于病原学诊断。出生后立即行胃液和外耳道分泌物（应在出生后 1h 内）涂片、细菌培养找白细胞和病原体；酌情行鼻咽部分泌物、肺泡灌洗液（气管插管患儿）细菌培养。

（2）非特异性检查。①病毒感染性肺炎周围血常规白细胞大多正常，也可减少；脐血Ig M>200~300mg/L 或特异性 Ig M 增高对产前感染有诊断意义。②可酌情行 C-反应蛋白（CRP）、血清降钙素原（PCT）、白细胞介素 6（IL-6）等检查，细菌感染上述指标常升高，有效抗生素治疗后下降。

（3）胸部 X 线平片。是诊断肺炎的重要依据，应动态检查。不同病原体感染性肺炎胸部 X 线改变有所不同。宫内感染性肺炎第 1 天胸部 X 线片可无改变，24h 后显示为间质性或细菌性肺炎改变。病毒性肺炎以间质性病变、两肺膨胀过度、肺气肿为主；细菌性肺炎常表现为两肺弥漫性模糊影，密度不均；金黄色葡萄球菌合并脓胸、气胸或肺大疱时可见相应的 X 线改变。

五、治疗

（1）呼吸道管理。应及时吸净口、鼻、气道分泌物，保持呼吸道通畅，酌情行雾化吸入。

（2）胸部物理治疗

（1）体位引流：呼吸道分泌物多或患有肺不张的患儿，可根据肺部不同部位病变，采用不同姿势，以利于分泌物引流及肺扩张，每 2h 更换体位一次。

（2）叩击/震动：应用无创性叩击器或医护人员的手指、手掌紧贴患儿胸壁（手指方向与肋间平行）。应在喂养或吸痰前 30~45min 改变体位后进行，持续时间不超过 10min。叩击速度 100~120 次/min，每个部位反复 6~7 次。机械通气时、ELBW 不宜应用。

（3）供氧：有低氧血症或高碳酸血症时可根据病情和血气分析结果选用鼻导管、面罩、鼻塞 CPAP 给氧或机械通气治疗，使血气维持在正常范围。

（4）抗病原体治疗：细菌性肺炎可参照败血症章节选用抗生素。衣原体肺炎首选红霉素；病毒性肺炎可针对不同的病毒选用不同的抗病毒药物。

（5）支持疗法：纠正循环障碍和水、电解质及酸碱平衡紊乱，每天输液总量 60~100ml/kg，输液速度应缓慢，以免发生心力衰竭及肺水肿；保证充足的能量和营养供给，酌情静脉输注血浆、白蛋白和免疫球蛋白，以提高机体的免疫功能。

第四节　新生儿肺出血

一、概述

新生儿肺出血通常表现在危重患儿肺水肿基础上，气管插管内出现粉红色或血性分泌物，严重者也可表现为口鼻腔大量涌血，大量致命性出血可以导致失血性休克，是一种严重的综合征，早产儿较足月儿更多见。

二、病因

本病源于含血浆的渗出增加或出血性肺水肿，导致肺毛细血管内压力升高，当压力升高超出毛细血管承受水平导致肺出血发生。通常发生在出生后第 2~4d，常见病因如下。

（1）围产期缺氧。原发疾病以窒息、NRDS、MAS、肺发育不良、颅内出血等严重缺氧性疾病为主。

（2）感染。

（3）低体温。多见于早产儿硬肿症的终末期。

（4）充血性心力衰竭。常见于早产儿动脉导管未闭（PDA）及较严重的先天性心脏病患儿等。

（5）全身出凝血机制异常性疾病。

三、临床表现

（1）症状。反应弱，呼吸促，呻吟，发绀，早产儿可以表现为频繁呼吸暂停。气道内出现粉色或红色分泌物，从鼻腔、口腔流血或血性液体，或于吸痰、插管时可吸出血性分泌物，甚至口鼻喷血。

（2）体征

（1）一般状态：皮肤苍白、发绀、部分患儿有出血点，反应低下、呈休克状态。

（2）肺部体征：呼吸音减低，可闻及密集细湿啰音。应注意的是患儿早期不一定有口鼻出血症状，如病情突然加重，同时肺部出现细湿啰音，应高度怀疑肺出血，及早治疗。

四、辅助检查

（1）胸部 X 线检查。无特异性，可表现为斑片状阴影，大小不一，密度均匀，可广泛分布于两肺，也可只局限于某一肺叶，大量出血时，可见"白肺"，同时可能有肺部原发病的表现。X 线表现变化较快，阴影可 2~3d 吸收，与肺炎病变不同。

（2）血液检查。严重者可出现血色素下降，有些患儿出现凝血功能障碍。

五、治疗

（1）积极治疗原发病。针对引起肺出血的高危因素如感染、缺氧、寒冷、心衰、PDA、出凝血机制障碍等，采取相应措施，同时对易感患儿高度警惕，争取早发现，早治疗。

（2）综合治疗。保温、供氧、纠正酸中毒，适当控制入量，液量 80~100ml/（kg·d），出血引起贫血者可输新鲜血，血压下降者可给予血管活性药多巴胺、多巴酚丁胺 5~10μg/（kg·min）输入，心功能不良者给予强心剂等。

（3）止血药。气管滴入巴曲酶（立止血）>0.2U 加注射用水 1ml，或 1∶10000 肾上腺素 0.1~0.3ml/kg，可重复 2~3 次。同时可用立止血 0.5U 加注射用水 2ml 静脉给药。

（4）若患儿由于全身出凝血机制异常性疾病导致肺出血，可应用新鲜冷冻血浆输注，或补充相应的凝血因子。

（5）正压通气对怀疑肺出血的患儿，可早期应用 NCPAP，压力 6~8cm H_2O，配合其他治疗，可控制病情。但对已经有口鼻腔出血或病变广泛的患儿必须立即气管插管进行机械通气。

方式：IPPV+PEEP。初调值：FiO_2 60%~80%，PIP 25~30cm H_2O，PEEP 5~7cm H_2O，频率 40 次/min，吸/呼比 1∶1。

用机 30~40min 后，若 PaO_2 仍低于正常，可适当增加给氧浓度和通气压力。但应注意发生气压伤的可能性亦增加。

六、并发症及处理

（1）休克。由缺氧、感染、失血等因素引起，需监测血压，纠正缺氧，补充血容量，输血，还可应用血管活性药物等治疗。

（2）脑缺氧、脑水肿。患儿烦躁不安或惊厥，应用镇静剂、脱水剂。

（王战胜）

第三章　新生儿消化系统疾病

第一节　新生儿呕吐

一、概述

呕吐是新生儿期的常见症状，可以由生理因素所造成，也可能是消化功能紊乱或消化道梗阻的主要表现。新生儿尤其早产儿的食管下端括约肌发育不成熟、胃容积小、排空时间延迟以及消化道自主神经调节功能低下，消化道对激素及酶的反应迟钝，以上特点都使其容易发生呕吐。

二、病因与发病机制

（1）胃黏膜受刺激所致的呕吐。新生儿出生时所吞咽的羊水、产道血液等刺激胃黏膜可引起呕吐，呕吐常在未进食前发生，呕吐物为泡沫样或咖啡色液体。新生儿出血症、应激性溃疡也可致呕吐。

（2）胃食管反流（GER）。是新生儿呕吐最常见的原因，国内报道新生儿检出率为64.8%，其中早产儿的发生率80%，足月儿为51.7%。

（3）贲门痉挛。可能与食管 Anerbach 丛神经节细胞缺如或退化变性有关，从而造成食管下端不能随吞咽而松弛的结果。

（4）幽门痉挛。主要是新生儿幽门神经肌肉功能暂时性失调，无解剖学上的异常。

（5）喂养不当。如喂奶过多或不足，配方奶多变、过早添加辅食、奶头不合适、喂奶姿势不正确，都可引起新生儿呕吐。

（6）感染。胃肠道感染（感染性腹泻或坏死性小肠结肠炎）或其他感染（败血症、脑膜炎、肺炎、泌尿系感染等）均可引起消化功能紊乱而发生呕吐。

（7）先天性代谢性疾病。表现持续性呕吐，除此之外还有相应症状，如糖代谢障碍者有腹泻、黄疸、肝大，肾上腺皮质增生者有性征异常、色素沉着、失水等。

（8）外科疾病。主要是消化道畸形，约占新生儿呕吐的1/3。如新生儿食管闭锁、肥厚性幽门狭窄、肠闭锁、肠旋转不全、巨结肠。

三、临床表现

（一）常见呕吐的临床表现

（1）溢乳：乳汁从口角溢出，是贲门开放时，胃收缩而使胃内容物溢出。

（2）一般呕吐：可只吐一口，或连吐几口，吐后患儿可恢复安静入睡。

（3）喷射性呕吐：大量的胃内容物经口腔及鼻孔喷涌而出，易发生呕吐物吸入气道，严重者可致窒息、发绀。

（二）不同疾病所致呕吐的特点

（1）喂养不当：吸奶过多、过快或吞咽大量空气，以溢奶为主，呕吐物为食入的奶液。

（2）吞入羊水：病史中有难产、窒息、过期产史，未开奶即呕吐，开奶后加剧，1~2d内自行停止。

（3）幽门痉挛：开奶后才出现呕吐，间歇性发生，呈喷射状，无腹胀。

（4）食管闭锁并食管气管瘘：出生后开始喂奶即呕吐伴呛咳，有发绀和窒息，排胎粪后无正常大便。

（5）肠闭锁或狭窄：出生后即出现呕吐，呕吐物为胆汁或粪便，无胎粪或少胎粪排出。

（6）感染性疾病：消化道、呼吸道等感染性疾病常伴有呕吐同时有原发病的各种表现，呕吐随原发疾病好转而改善。

四、诊断

（一）病史

（1）呕吐出现时间：①生后 1~2d 内出现者应考虑咽下综合征、消化道畸形、缺氧缺血性脑病、颅内出血引起的颅内压增高等；每次进食时均发生呕吐、咳嗽、青紫，应考虑食管闭锁。②生后 3~7d 出现的呕吐可能是幽门痉挛、胎粪排出延迟、喂养不当和各种感染引起，应首先排除消化道畸形引起的不完全梗阻。③生后 7d 以上者多考虑与感染、喂养不当等有关。

（2）呕吐物性状：吐出物为原乳者提示病变在食管；吐乳凝块者提示病变在幽门、十二指肠上端；含胆汁者应除外十二指肠壶腹以下的肠道畸形；贫血者应考虑新生儿出血症、胃食管反流和食管裂孔疝。

（3）呕吐的特点：喂奶后立即呕吐者可能为胃食管反流、贲门痉挛、喂养不当所致；喂奶后半小时以上呕吐者可能是幽门痉挛、感染或肠道畸形等所致。呕吐呈持续性多见于消化道梗阻；间歇性者多见于幽门痉挛、肠旋转不全，喷射性呕吐多见于肥厚性幽门狭窄。

（4）生后 24~48h 不排胎粪或量少者应注意肠梗阻的可能性；生后 3~5d 仍排出胎粪者并有腹胀提示先天性巨结肠。

（二）体征

持续腹胀提示肠梗阻、坏死性小肠结肠炎，右上腹肿块提示幽门肥厚性狭窄；便秘、腹胀、肠形较粗大、下腹部粪块多提示先天性巨结肠。

（三）辅助检查

（1）X 线检查：腹部平片见空气积于腹内梗阻部位之上，显示有诊断意义；有钙化影者可诊断胎粪性腹膜炎，有门脉积气可诊断坏死性小肠结肠炎。

（2）X 线肠道造影：怀疑有肠道畸形、梗阻、胃食管反流、肥厚性幽门狭窄、食管闭锁等，X 线平片不能诊断者可用稀薄钡餐或碘水剂造影，以明确诊断。

（3）食管检查及食管 pH 测定：将一根 pH 探头插入食管下段括约肌上方，对该部位 pH 进行监测，以诊断胃食管反流，阳性率高达 90% 左右。还可做食管压力测定、分析食管括约肌的功能状态，当食管下端括约肌压力<1.33kPa（10mmHg），提示括约肌功能不良。

五、治疗

（1）对因治疗。喂养不当者，应避免空气吸入过多，进食后要竖抱拍背，倾斜 30° 抱半小时后让患儿平卧，或将床头抬高 30°。消化功能紊乱者给予益生菌口服，咽下综合征者可暂不处理，1~2d 自行好转，或可给予 1% 碳酸氢钠洗胃，暂禁食 2h，后正常饮食。幽门痉挛者，哺乳前 15min 口服 1/1000 阿托品 3~4 滴，至症状消失，一般症状在几天内停止。

（2）对症治疗。纠正水、电解质、酸碱平衡紊乱，补充能量，必要时采用静脉营养。

（3）手术治疗。呕吐频繁或考虑外科性呕吐时应禁食，给予常规补液，维持水、电解质及酸碱平衡。根据不同病症行外科手术治疗。术后送入 NICU 严密观察病情变化，给予肠外营养（PN）支持治疗，纠正水、电解质代谢紊乱，合理使用抗生素等。

第二节　新生儿腹泻

一、概述

新生儿腹泻是新生儿时期常见疾病之一，易导致水、电解质紊乱，对新生儿健康威胁甚大。

二、病因及发病机制

（一）感染性

（1）细菌性：大肠埃希菌是引起新生儿腹泻最常见的细菌，致病性大肠埃希菌（ETEC）是新生儿腹泻的常见病原体，侵袭性大肠埃希菌（EIEC）引起的腹泻多为散发性。

（2）病毒性：以轮状病毒为多见。

（3）真菌性：多发生在长期应用抗生素后，以白色念珠菌为多见。

（4）寄生虫：滴虫、梨形鞭毛虫都可引起新生儿腹泻。

（二）非感染性

（1）喂养不当或肠道外感染。

（2）吸收不良。

（三）抗生素相关性腹泻

是指由于应用抗生素导致肠道菌群失调，而继发的腹泻。多发生于应用抗菌药物后 5~10d，早在用药第 1 天迟至停药后 6 周发病，症状多为水样、糊状便，轻重不等，轻微自限性腹泻至播散性结肠炎，严重者可合并电解质紊乱和酸碱平衡失调甚至发生假膜性肠炎。

三、临床表现

（1）消化道症状。轻症表现为一般消化道症状，1 天腹泻次数多在 10 次以下，偶有呕吐、食欲缺乏，全身情况尚好，可有轻度脱水及酸中毒；重者可急性起病，也可由轻型病例发展而成，腹泻 1 天 10 次以上，呕吐频繁，短时间内即可出现明显脱水、酸中毒及电解质紊乱。

（2）全身情况。重症患儿可出现全身症状。如高热或体温不升、精神萎靡、腹胀、尿少、四肢发凉、皮肤发绀等。部分病例可并发坏死性小肠结肠炎，也有的病例可先以全身症状起病，然后出现消化道症状，类似败血症表现。

（3）脱水、酸中毒。新生儿失水程度的估计与婴儿一样，分为轻度、中度和重度。新生儿酸中毒症状不典型，常表现为面色灰暗、唇周发绀、鼻翼翕动和（或）唇色樱红、呼吸深快等。

四、诊断

（1）细菌性腹泻。早期大便培养阳性率较高，疑有败血症或其他部位感染者应及时做相应的检查、培养及药物敏感试验；病毒性腹泻可在病程 5d 内做粪便病毒分离，或双份血清病毒抗体测定，直接检测大便标本中轮状病毒抗原的酶免疫试验是最敏感的方法；真菌性腹泻大便镜检可见真菌孢子及菌丝，大便真菌培养可获阳性结果。

（2）血气及血生化测定。新生儿电解质紊乱或酸碱失衡缺乏典型的临床表现，故应及时测定血气、血电解质或心电图。

（3）肠道吸收功能的试验。

（4）过敏原测试。

五、治疗

治疗原则：预防脱水，纠正脱水，继续饮食，维持肠黏膜屏障功能。

（一）饮食及营养维持

一般腹泻只需继续母乳喂养，或将新生儿配方奶稀释成 1：1 或 2：1（奶：水）的比例，奶量从少量开始逐步增加。对于慢性迁延性腹泻多有乳糖不耐受，可用替代食品。

（1）无乳糖婴儿配方奶粉。以麦芽糖糊精或葡聚糖类替代乳糖的无乳糖婴儿配方奶，其他成分不变。

（2）豆奶。以黄豆为基础的经特殊制造的配方奶，黄豆不含乳糖，蛋白质以黄豆蛋白为主，但不宜长期服用。

（二）液体疗法

（1）预防脱水。口服补液盐（ORS）。每包内含氯化钠（食盐）3.50g+碳酸氢钠（苏打）2.5g+氯化钾 1.5g+葡萄糖粉 20g，加水 1000ml 稀释，为 2/3 张液，张力过高，新生儿应慎用。如需应用应稀释到 1/2 张为妥，凡频繁呕吐或出现脱水症状者均应静脉补液。

（2）第 1d 补液

（1）液体总量：应包括累积损失量、生理需要量和异常继续丢失量（新生儿细胞外液多，体表面积大，累积损失量和维持量均相对较多。胎龄、日龄越小，需要量相对越多）。

（2）液体配制及输液速度：新生儿腹泻常用液体及张力见表 2-3-1。

表 2-3-1 所需液体的张力

脱水程度	总张力	累计损失	继续丢失	生理需要
等渗	2/3~1/2	1/2	1/3~1/2	1/5
低渗	2/3~等张	2/3	2/3~1/2	1/5
高渗	1/5~1/3	1/3	1/3	1/5

（三）控制感染

（1）细菌感染性腹泻。针对不同病原，选用高效窄谱抗生素，达到杀灭病原菌而又避免破坏其他肠道菌群，以起到间接保护肠黏膜屏障的目的。有条件可根据便培养细菌药敏试验，选用敏感抗生素，否则可选用氨苄西林、阿莫西林、多黏菌素 E、小檗碱或庆大霉素，但后者对小儿有一定的肾毒性和耳毒性等不良反应，虽口服吸收量较少，但其用药剂量不应过大、疗程不宜过长。严重者可选用三代头孢菌素（头孢他啶、头孢哌酮、头孢噻肟、头孢呋辛）或新型喹诺酮类药物。

（2）病毒性肠炎性腹泻。不必使用抗生素。

（3）真菌性肠炎性腹泻。应停用抗生素，给予制霉菌素，每次 12.5 万~25 万 U，每天 2~3 次口服；或克霉唑 20~30mg/（kg·d），分 3 次口服；或咪康唑 10~20mg/（kg·d），分 3 次口服或静脉滴注。

（4）抗生素相关性腹泻。应停用抗生素，如病情不允许也应换用抗生素，选用对梭状芽孢杆菌敏感的药物，如甲硝唑、万古霉素等。

（5）肠黏膜保护剂的应用。作用为吸附病原体和毒素，维持肠细胞的吸收和分泌功能，使腹泻水分减少，还可与肠道黏膜糖蛋白相互作用，增强其屏障作用。蒙脱石散 0.5g/次，第 1d 3 次，以后每天 2 次。

（6）微生态疗法。目的在于恢复肠道正常菌群，重建肠道天然生物屏障保护作用，常见有双歧杆菌乳杆菌三联活菌（金双歧）、地衣芽孢杆菌活菌（整肠生）等。

第三节 新生儿消化道出血

一、概述

消化道出血是新生儿科常见的急症，新生儿尤其早产儿因凝血功能未完善、感染、应激、喂养不耐受等导致消化道出血发病率甚高。临床表现为呕血、便血，大量消化道出血可导致急性贫血及失血性休克。

二、病因

（1）新生儿出血症如 VKDB、凝血因子缺乏、血小板减少等。

（2）感染性疾病新生儿败血症、NEC、感染性肠炎、肠道炎症性病变。

（3）先天性畸形先天性胃壁肌层缺损致胃穿孔、小肠憩室等。

（4）局部损伤应激性溃疡出血、胃管或空肠管置管损伤、喂养配方奶不当等。

三、诊断

（1）病史。了解患儿家族史、喂养史；其他部位出血情况如合并紫癜、淤斑、血尿；使用药物情况如激素、布洛芬/吲哚美辛；有无近期感染、腹胀腹泻、黄疸等。

（2）临床表现。消化道出血可以是显性出血，也可以是隐性出血。经鼻胃管有持续的鲜红色吸引物提示上消化道活动性出血，咖啡样吸引物表明出血缓慢或停止。便血为鲜红色常提示下消化道出血，也可因上消化道出血迅速经肠道排出所致。失血量少可无明显症状，出血量大则有烦躁不安、嗜睡、心率增快、呼吸急促、四肢发凉、尿少或无尿等表现，甚至失血性休克。

（3）实验室检查。应包括血常规、尿常规、便常规、血型、大便或呕吐物的隐血试验、出凝血功能、肝肾功能、血气分析、感染指标等。Hb 和 Hct 测定、红细胞计数有助于估计失血的程度。考虑急性上消化道出血时，新生儿胃镜检查安全可靠，是当前首选的诊断方法。

四、鉴别诊断

一旦见到呕血或便血，诊断成立后主要是对出血的病因进行鉴别诊断，同时排除咽下综合征造成的消化道出血假象。

五、治疗

对消化道出血的患者，应首先对症止血、纠正失血性休克，然后查找出血的部位和病因，以决定进一步的治疗方针和判断预后。

（1）一般治疗。加强护理，静卧，密切观察生命体征，烦躁不安者适当镇静；开放胃管引流，病情稳定者母乳或低渗透压配方少量试喂养，大出血者绝对禁食；必要时气管内插管人工通气以保证呼吸道通畅。

（2）纠正失血性休克、补充有效循环血量。首选晶体液如生理盐水，或新鲜冰冻血浆；出血严重、Hct 下降明显者，可适量输浓缩红细胞或新鲜全血。

（3）根据出血原因和性质选用药物

（1）黏膜损害、炎症性疾患引起的出血：①局部止血 1%~2% 碳酸氢钠分次洗胃，或冰生理盐水加去甲肾上腺素配成 1/10000 溶液洗胃。②黏膜保护剂可选用谷氨酰胺、硫糖铝、蒙脱石散、云南白药等，经胃管注入。③H_2 受体拮抗剂如西咪替丁、雷尼替丁、法莫替丁。④质子泵抑制剂奥美拉唑等。⑤凝血酶制剂以适量生理盐水溶解成每毫升含 50~500U 的溶液，胃管注入或经胃镜局部喷洒，每 4~6h 1 次。

（2）新生儿出血症：无论何种出血，均应首先静脉缓慢注射维生素 K 1 1~2mg，连续 3d；卡巴克洛（安络血）、酚磺乙胺、新鲜冰冻血浆、凝血酶原复合物等可适当使用。

（3）防治感染：有感染指征时使用强力有效的抗生素，同时输注血浆、IVIC 等。

（4）内镜下止血。经内镜可大致确定局部出血病灶，直视下选用高频电凝、微波、激光、热凝等方式止血，还可喷洒止血剂、注射血管收缩药或硬化剂，放置血管缝合夹子等。

（5）外科治疗。经保守治疗，活动性出血未能控制，休克进展，宜及早考虑手术治疗。但外科手术需要尽量准确判断出血部位，以决定手术探查切口。只有出血不止或屡次出血，中毒休克严重，考虑为胃穿孔、NEC 肠坏死穿孔等危及生命者，才需要急症探查手术。

第四节　新生儿肠梗阻

一、概述

肠梗阻是新生儿时期最常见的急症之一，一般占新生儿外科病例的 25% 左右。很多先天性畸形都可以引起肠梗阻，而其预后的好坏是与诊断的早晚有很大的关系。因此，必须早期做出正确诊断，早期施行适当的手术。

临床特点是出生后 24~48h 即有胆汁性呕吐、腹胀和胎便排出少或无，这些是各种类型新生儿肠梗阻的常见症状。由于频繁呕吐丢失胃液、胆汁、胰液和肠液，而很快导致血容量减少、脱水和酸碱失衡，因为呕吐物的吸入可导致气道阻塞，引起化学性和细菌性肺炎等呼吸道并发症。腹胀与梗阻部位的高低成正比，低位梗阻的腹胀明显，严重者横膈抬高而影响呼吸。

二、分类

新生儿肠梗阻中各种类型的发病率在各个国家和地区之间略有差异，但肠闭锁与肠狭窄最常见（约 40%），其次是先天性巨结肠（25%~30%），肠旋转不良伴肠扭转（10%~15%），胎粪性肠梗阻（国外约 15%，国内甚少），其他原因如内疝、环状胰腺等比较少见。

常见的各种新生儿肠梗阻分类如下。

（1）机械性肠梗阻腔外梗阻。肠闭锁、狭窄（十二指肠、空肠、回肠、结肠）环状胰腺，肠旋转不良（十二指肠梗阻或肠扭转），肠道重复症，胎粪性腹膜炎（肠粘连），内疝、外疝嵌顿，肠套叠，肛门直肠畸形，腔内梗阻，胎粪性肠梗阻，凝乳块肠梗阻，胎粪性便秘（胎粪阻塞综合征）。

（2）功能性肠梗阻。先天性巨结肠，新生儿坏死性肠炎，小左结肠综合征，慢性肠无力症等。

三、病因

（1）肠旋转不良的胚胎学病变。胃肠道的发育过程已为人们所充分了解，如若在胚胎期肠道以肠系膜上动脉为轴心的旋转运动不完全或异常，使肠道位置发生变异和肠系膜的附着不全可引起肠梗阻。在胚胎的第 5~10 周，消化管生长的速度远远超过腹腔的生长，因此中肠不能容纳在腹腔内而被挤到脐带底部，形成一个暂时性脐疝。到了第 10 周时，腹腔的容积增加，因此中肠又逐渐回纳到腹腔内。此时正常的肠旋转即开始，亦是最关键的时期，如果在中肠放置阶段发育不正常，就可发生肠旋转不良。①肠不旋转：随肠旋转中肠由空肠、回肠、盲肠、升结肠的顺序相继回到腹腔，盲肠与阑尾退回腹腔，初位于右上腹，渐降至右髂窝。中肠在旋转过程中某个阶段发生中止，盲肠部位于中上腹或右上腹部，并有片状腹膜粘连带或索带（Ladd 索带），跨越于十二指肠第二部的前方，附着于右侧腹后壁；或盲肠在十二指肠前压迫十二指肠，引起十二指肠完全性或不完全性梗阻。②中肠扭转：正常旋转的肠系膜与腹后壁有广泛的固定，肠旋转不良中的肠系膜未能全面地附着，仅在肠系膜上动脉根部有一小段附着于腹后壁，小肠自空肠至右半结肠悬挂在肠系膜根部，极易环绕肠系膜发生顺时针方向扭转，即中肠扭转。肠扭转引起绞窄性梗阻，时间过长可引起中肠梗死性坏死或穿孔。

（2）肠闭锁与肠狭窄的胚胎学病变。在胚胎第5~12周时，肠道的发育过程可分三个阶段。

胚胎早期小肠已形成一个贯通的管腔，此后管腔内上皮细胞增生致使管腔闭塞，出现暂时性充实期。不久即在闭塞的管腔内出现很多空泡，继而空泡彼此相互融合，遂使管腔再度贯通。如果在此再管腔化阶段发生障碍，即形成肠闭锁或狭窄，此即肠道再管腔化障碍学说，仅适用于十二指肠闭锁。对于小肠闭锁的病因已有许多实验性报告及临床观察，如由于宫内肠扭转、肠套叠、脐环内肠曲嵌闭，胚胎时期腹膜炎，肠系膜血管的原发缺损等所致的肠闭锁均有所见。一般认为，肠管血运障碍是空、回、结肠闭锁的原因。

（3）先天性巨结肠的胚胎学病变。由于胚胎外胚层神经嵴的神经母细胞在第12周前发育停顿，没有移行到肠壁内，形成肠壁肌间神经丛的神经节细胞先天性缺如，临床表现为先天性巨结肠，这是新生儿肠梗阻的常见原因之一。

（4）母体因素。病毒感染、糖尿病、妊娠期应用药物、先兆流产、羊水过多、毒血症、胎盘出血、早产或过期产等，畸形的发生率增高。一组74例羊水过多病例中，严重胎儿畸形的发生率可达27%，其中胃肠道梗阻约占8%。

（5）遗传因素。有一种常染色体隐性遗传疾病，称为黏稠病，由于胰腺囊性纤维化而致胎粪异常黏稠，因而发生胎粪性肠梗阻，在我国较少见。但临床上可见到另一种无囊性纤维性病变的胎粪性肠梗阻病例。

家庭史的同胞中有同样畸形或其他畸形者，则畸形的发生率可能会有所增加。

四、临床表现

胆汁性呕吐、腹胀、胎便延迟排出是新生儿肠梗阻的三个主要症状。呕吐液呈绿色或含胆汁，提示有机械性肠梗阻，但也可有不含胆汁的病例。高位梗阻时呕吐的发生时间较低位梗阻更早。如十二指肠闭锁在出生后第1d就开始呕吐，且次数频繁。而巨结肠和肛门闭锁，由于梗阻部位低，多在出生后2~3d才出现呕吐，次数也较少。并且多先腹胀然后出现呕吐。在不完全性肠梗阻如肠旋转不良，呕吐往往是间歇性的，有时数天不吐，以后又再出现。呕吐伴有呼吸困难和发绀者往往与呼吸道有关，如膈疝及食管闭锁伴有食管气管瘘。

出生时就有腹胀，常提示存在巨大囊性包裹性胎粪性腹膜炎。低位肠梗阻在出生后24~48h后才出现腹胀，高位梗阻者腹胀甚轻，在呕吐或胃肠减压后且呈舟状腹。

正常婴儿应在出生24h内排出50~250g暗绿色黏性胎便，如肠闭锁病例，在胎儿早期就已形成肠梗阻，在出生后就不可能排出正常胎便，或仅排出少许油灰样物质，并非正常的胎便。有些肠梗阻如肠旋转不良，虽然在出生后即可有梗阻症状，但在胎儿后期曾经有些羊水及消化液通过肠道而抵达结肠，所以出生后仍然可以有少量胎便排出。巨结肠病例的胎便排出量少且持续数天。详细了解胎便的性质和量，对诊断是有帮助的。

五、诊断

任何婴儿的呕吐物呈黄绿色，24h内不排胎便或有进行性腹胀就要高度警惕肠梗阻的存在，进而给予检查，以期早期确诊。

（1）一般情况。观察新生儿的一般情况亦很重要，嗜睡和肌张力低下可能是继发于肠穿孔和腹膜炎、败血症的早期症状。呼吸次数超过每分钟40次提示肺炎或气道内有分泌物。先天性畸形常是多发性的，当发现一种畸形时应想到有其他畸形存在的可能。如先天愚型者同时有肛门直肠畸形，黄疸常伴有高位肠梗阻等。

（2）腹部的形状和对称性。若上腹部膨胀在呕吐后腹部平坦或凹陷，多说明是高位梗阻。若上腹部膨胀，同时见到从左到右的胃蠕动波则多为幽门梗阻。若腹部极度膨隆，皮肤发亮，腹壁静脉曲张，多为低位肠梗阻、胃肠道急性穿孔和一般晚期的梗阻病例。在早产儿常因腹壁菲薄，可见到正常的蠕动波，轻扪时可触及到扩张的肠曲，扪及肿块可能是钙化块、肠重复或坏死肠曲的团块。压痛是肠穿孔和肠坏死的重要体征，但在小婴儿难以判断和做出评价。在腹部扪诊时婴儿的怪相表情、哭吵、抬举小腿等表示有疼痛。新生儿肠穿孔和腹膜炎常不显示腹肌痉挛，仅表现为腹胀，并伴有腹壁水肿发红、淤点出现。腹部听诊对新生儿诊断帮助不大；然而肠蠕动音消失，有助于诊断败血症的肠麻痹。腹水时心音可传导至腹部。阴囊肿大是提示腹内有液体的另一征象，常是继发于肠穿孔的表现。常规用小指做直肠指检，除外隐匿于皮肤深皱褶内的肛门闭锁。由于新生儿的直肠与乙状结肠交界部较低，可触及直肠狭窄，检查时排出大量的深绿色胎便，可以排除肠闭锁，但不能排除巨结肠。如排出少量的灰色样物表示有梗阻，接着排出坚硬白色胎粪和正常胎便，可能是胎粪性便秘或者为巨结肠。

（3）腹部X线检查。直立位侧位片和仰卧位腹部平片能提供有用的诊断资料，对诊断新生儿肠梗阻很有价值。第一张片子应包括胸部在内，以便排除其他病变，并可检查胃管的位置。正常婴儿在第一次呼吸时就吞入空气，空气约在30min内到达近端小肠，3~4h后到达结肠，大约6h到达直肠。一般出生12~18h正常婴儿的直立位片应该无气液平面。因此，如果摄片显示扩张肠管同时有气液平面是典型的肠梗阻表现。但在新生儿期根据小肠黏膜褶和结肠袋形以区别小肠与结肠是比较困难的。在未呕吐和不做吸引的情况下，以吞入空气作为对比剂，可显示上消化道梗阻，如十二指肠闭锁可显示典型的双气泡症。上消化道部分性梗阻时，平片不能做出诊断，需应用造影剂。常见的部分性十二指肠梗阻是肠旋转不良。低位肠梗阻者为了区别肠闭锁、胎粪性肠梗阻和巨结肠，应做钡剂灌肠摄片，并能诊断结肠闭锁，对肠旋转不良的诊断亦有决定意义。

六、治疗

在检查时应采取保温措施，置胃肠减压，建立可靠的静脉输液通道，常用10%葡萄糖溶液加入林格氏乳酸钠溶液，剂量依据血容量减少的临床症状和体重减轻情况而定。检验血糖、胆红素、尿素氮、血细胞压积、血气分析、电解质、血型。肠穿孔和败血症病例需做血培养。轻微梗阻可通过禁食水、胃肠减压、静脉补液、灌肠通便等治疗缓解，可口服益生菌，电解质紊乱引起的麻痹性肠梗阻给予补充电解质，根据临床和X线检查诊断为肠梗阻严重者，需进行手术治疗，以解除梗阻和恢复肠道的通畅。术前应用广谱抗生素，通常用先锋霉素和甲硝唑。进行几小时必要的术前准备，纠正高胆红素血症、低血糖、呼吸窘迫、失水和电解质紊乱。应根据不同的病因进行不同的手术，以解除梗阻和恢复肠道的通畅。如肠闭锁和肠狭窄需行肠吻合术。肠旋转不良需行Ladd′s术，将肠管排列恢复到肠管胚胎期旋转前的位置，即十二指肠和空肠置于右侧腹，盲肠和结肠置于左侧腹。肛门直肠畸形则可以根据不同的类型采用经会阴或经骶会阴或经腹骶会阴手术。术后应用呼吸管理、心电监护、抗生素应用和静脉营养等措施来降低并发症的发生和提高存活率。

（王战胜）

第四章　新生儿神经系统疾病

第一节　新生儿缺氧缺血性脑病

一、概述

新生儿缺氧缺血性脑病（HIE）是围生期急性缺氧缺血导致的最常见中枢神经系统疾病。尽管多种综合治疗包括亚低温治疗已用于中重度的 HIE，但是其不良的神经发育预后仍没有根本改变。虽然很多国家包括我国已经普遍接受了美国妇产科学会的关于严重产时窒息（可导致脑瘫的严重产时窒息）的诊断标准，并作为临床诊断 HIE 的依据，但是 HIE 的诊断与临床分度缺少神经病理学依据，因此很难用于准确的预后分析；同时，由于缺氧缺血损伤的异质性即病因、程度、表现形式、持续时间及脑发育成熟度的不同，HIE 的神经损伤类型可表现多种形式。因此，客观准确地描述脑损伤的结构、代谢、功能和发育异常是 HIE 治疗和预后评价的必然需求。

二、病因及发病机制

缺氧是新生儿缺氧缺血性脑病的主要病因，缺氧缺血性损伤可发生在围产期各个阶段。出生前、出生时、出生后均可发生。缺氧后可引起脑血流动力学改变、脑细胞能量代谢障碍、自由基损伤、细胞内钙超载、兴奋性氨基酸堆积以及神经细胞凋亡等，多种发病机制交互作用，逐渐导致不可逆的脑损伤。

三、临床表现

（一）轻度

出生后 24h 内症状最明显，以后逐渐减轻。无意识障碍。其特点为过度兴奋状态，如易激惹、对刺激反应过强、肌张力正常或增高，拥抱反射活跃，颅神经检查正常，前囟不紧张，无惊厥发生，脑电图正常。很少留有神经系统后遗症。

（二）中度

患儿有意识障碍，如嗜睡或意识迟钝、出现惊厥、拥抱反射减弱、肌张力减退、呼吸暂停，前囟可饱满，脑电图检查可异常。

（三）重度

出生后即处于浅昏迷或昏迷状态，呼吸不规则、暂停或呼吸衰竭，出生后 12h 之内开始惊厥，浅反射及新生儿反射均消失，肌张力低下，瞳孔对光反射消失，前囟膨隆，脑电图呈现暴发抑制波形，死亡率高，幸存者多留有神经系统后遗症。

四、诊断

（一）临床表现

临床表现是诊断 HIE 的主要依据，同时具备以下 4 条者可确诊，第 4 条暂时不能确定者可作为拟诊病例。

（1）有明确的可导致胎儿宫内窘迫的异常产科病史以及严重的胎儿宫内窘迫表现［胎心<100 次/min，持续 5min 以上，和（或）羊水Ⅲ度污染或者在分娩过程中有明显窒息史］。

（2）出生时有重度窒息：指 Apgar 评分 1min ≤3 分，并延续至 5min 时仍 ≤5 分；和（或）出生时脐动脉血气 p H≤7. 00。

（3）出生后不久出现神经系统症状，并持续至 24h 以上，如意识改变（过度兴奋、嗜睡、昏迷），肌张力改变（增高或减弱），原始反射异常（吸吮、拥抱反射减弱或消失），病重时可有惊厥，脑干症状（呼吸节律改变、瞳孔改变、对光反应迟钝或消失）和前囟张力增高。

（4）排除电解质紊乱、颅内出血和产伤等原因引起的抽搐，以及宫内感染、遗传代谢性疾病和其他先天性疾病所引起的脑损伤。

（二）辅助检查

可协助临床了解 HIE 时脑功能和结构的变化及明确 HIE 的神经病理类型，有助于对病情的判断，作为估计预后的参考。

（1）脑电图：在出生后 1 周内检查表现为脑电波活动延迟（落后于实际胎龄）、异常放电、缺乏变异、背景活动异常（以低电压和暴发抑制为主）等。早期脑电图很重要，不仅能评估脑病的程度和明确癫痫发作，还有助于判断早期预后。动态脑电图对判断预后也有帮助。出生后 1 周脑电图检查好转，结合临床状况改善，可能有较好的远期结局。

（2）颅脑 B 超：可在 HIE 病程早期（72h 内）开始检查；有助于了解脑水肿、脑室内出血、基底核、丘脑损伤和脑动脉梗死等 HIE 的病变类型。脑水肿时可见脑实质不同程度的回声增强，结构模糊，脑室变窄或消失，严重时脑动脉搏动减弱；基底核和丘脑损伤时显示为双侧对称性强回声；脑梗死早期表现为相应动脉供血区呈强回声；数周后梗死部位可出现脑萎缩及低回声囊腔。B 超具有可床旁动态检查、无放射线损害、费用低廉等优点。但需有经验者操作。

（3）头颅 CT：待患儿生命体征稳定后检查，一般以出生后 4~7d 为宜。脑水肿时，可见脑实质呈弥漫性低密度影伴脑室变窄；基底核和丘脑损伤时呈双侧对称性高密度影；脑梗死表现为相应供血区呈低密度影。有病变者 3~4 周后宜复查。要排除与新生儿脑发育过程有关的正常低密度现象。CT 图像清晰、价格适中，但不能做床旁检查，且有一定量的放射线。

（4）头颅 MRI：对 HIE 病变性质与程度评价方面优于 CT，对矢状旁区和基底核损伤的诊断尤为敏感，有条件时可进行检查。常规采用 T1 WI，脑水肿时可见脑实质呈弥漫性高信号伴脑室变窄；基底核和丘脑损伤时呈双侧对称性高信号；脑梗死表现为相应动脉供血区呈低信号；矢状旁区损伤时皮质呈高信号、皮质下自质呈低信号。弥散成像（DWI）所需时间短，对缺血脑组织的诊断更敏感，病灶在出生后第 1 天即可显示为高信号。MRI 可多轴面成像、分辨率高、无放射性损害，但检查所需时间长、噪声大、检查费用高。

（三）监测脏器功能

（1）肾功能检查：血清肌酐、BUN 和肌酐清除率。重度 HIE 可有肾功能不全，甚至急性肾衰竭。

（2）心肌酶和肝酶：能辅助评估心脏和肝脏缺氧缺血性损伤的程度。如有心肌酶和肝酶不正常时，应警惕是否有其他脏器的缺氧缺血性损伤。心肌肌钙蛋白Ⅰ可反映 HIE 的严重程度。

（3）凝血功能：包括凝血酶原时间、部分凝血活酶时间和纤维蛋白原。（4）动脉血气：出生时的脐血血气分析可以反映患儿缺氧的严重程度。（5）有发热或惊厥者应做腰穿除外 CNS 感染。

（4）特殊感官的评估

（1）筛查听力：需要机械通气的 HIE 患儿发生耳聋的风险增加，因此应该做全面的听力测试。

（2）视网膜及眼科检查。

（5）临床分度。HIE 的神经症状在出生后是变化的，症状可逐渐加重，一般于72h 达高峰，随后逐渐好转，严重者病情可恶化。临床应对出生 3d 内的新生儿神经症状进行仔细地动态观察，并给予分度。HIE 的临床分度见表 2-4-1。

表 2-4-1　HIE 临床分度

项目	轻度	中度	重度
意识	兴奋抑制交替	嗜睡	昏迷
肌张力	正常或稍增高	减低	松软或间歇性伸肌张力增高
吸吮反应	正常	减弱	消失
拥抱反应	活跃	减弱	消失
惊厥	可有肌阵挛	常有	有，可呈持续状态
中枢性呼吸衰竭	无	有	明显
瞳孔改变	正常或扩大	常缩小	不对称或扩大，对光反射迟钝或消失
EEg	正常	低电压，可有痫样放电	暴发抑制，或等电位线
病程及预后	症状在 72h 内消失，预后好	症状在 14d 内消失。可能有后遗症	症状可持续数周。病死率高。存活者多有后遗症

五、治疗

(一) 支持疗法

(1) 维持良好的通气、换气功能,大多数重度 HIE 患儿最初几天需要呼吸支持。机械通气的作用是维持血液气体和酸碱状态在生理范围内,防止缺氧、高氧、高碳酸血症和低碳酸血症。尤其是低碳酸血症可能会导致严重的脑血流灌注不足和细胞碱中毒,与神经发育的不良预后有关。可酌情应用 5% 碳酸氢钠纠正代谢性酸中毒,24h 之内使血气分析达到正常范围。

(2) 维持各脏器血液灌流,使心率和血压保持在正常范围,研究显示平均动脉压>35mmHg 时,才能避免脑灌注减少。严重 HIE 患儿常因心肌功能不全、毛细血管渗漏综合征和低血容量发生低血压。因此,需要正确治疗低血压。多巴胺或多巴酚丁胺可以增加 HIS 患儿的心输出量。多巴胺 2~5μg/ (kg·min),静脉输注,如效果不佳,可加用多巴酚丁胺 2~5μg/ (kg·min) 及保护心肌、改善心肌能量代谢的药物等。

(3) 维持血糖在正常高值 (5.0mmol/L),以保证神经细胞代谢所需能源,避免发生低血糖和高血糖,因为两者都可能加重脑损伤。及时监测血糖,调整静脉输入葡萄糖浓度,一般 6~8mg/ (kg·min),必要时可 8~10mg/ (kg·min)。根据病情尽早开奶,保证热量摄入。必要时可给予静脉营养。

(二) 对症处理

(1) 控制惊厥:首选苯巴比妥,负荷量为 20mg/kg,止惊效果不好时,可 10min 后追加 5~10mg/kg,12h 后给维持量 5mg/ (kg·d),根据临床及脑电图结果增加其他止惊药物并决定疗程,如苯妥英钠、10% 水合氯醛,地西泮类药物等。应用多种抗惊厥药物时,可明显抑制呼吸,应密切观察呼吸情况,必要时进行呼吸支持。

(2) 降低颅压:如有颅压高表现,可应用甘露醇 0.25~0.5g/kg,静脉推注,酌情 6~12h 1 次,必要时加呋塞米 0.5~1mg/kg,争取 2~3d 内使颅压明显下降。出现呼吸节律异常时应用纳洛酮,剂量 0.05~0.1mg/kg 静脉注射。

(三) 亚低温治疗

是一种物理治疗方法,可降低脑组织耗氧、保护血脑屏障。可以在短时间内降低患儿的脑细胞死亡数量,保护患儿的脑神经,通过将患儿的体温降低到预定水平,从而达到治疗目的,而常规治疗显效慢。对缺氧缺血性脑病新生儿在常规治疗的基础上配合亚低温治疗仪治疗,可显著改善患儿缺氧症状,同时能够很大程度地保护神经功能。亚低温治疗一般于发病 6h 之内使用,持续 48~72h,建议孕周大于 35 周以上新生儿使用,监测患儿肛温温度保持在 34~35℃。

(四) 新生儿愈后的治疗及早期干预

对脑损伤较严重的患儿,应有计划地进行随访和早期干预。可在出院后及早开始康复训练,早期可进行婴儿操 (抚触) 及视听训练,之后根据患儿情况,在康复医师的指导下进行系统的康复治疗,多数患儿能恢复正常生长发育。

第二节　新生儿颅内出血

一、概述

颅内出血（ICH）是新生儿期常见疾病，病死率高、容易遗留长期神经系统后遗症或致残。依据出血部位的不同，颅内出血主要分为脑室周围-脑室内出血、硬脑膜下出血、蛛网膜下腔出血、脑实质出血，其他还可见到小脑出血以及丘脑、基底核等部位出血。

二、类型

（一）脑室周围-脑室内出血（PIVH）

PIVH 是早产儿当中一种常见的颅内出血疾病，而其出血主要发生于患儿侧脑室前角尾状核头上方的生发层基质。该病症之所以多发于早产儿，尤其是胎龄低于 32 周的早产儿，主要与其存在的生发基质有关。而足月出生的新生儿出现该病症，则主要是由于难产、窒息，从而促使患儿的脑静脉压增高，导致脑血管自动调节受损。

（二）硬脑膜下出血（SDH）

由硬膜下血窦及附近血管发生机械性损伤（即破裂）引起出血，常见损伤部位为上矢状窦、下矢状窦、直窦和横窦，严重病例可以发生大脑镰和小脑幕撕裂。常见于各种原因导致的难产、高位产钳助产的新生儿，以及巨大儿或者头围过大新生儿。目前随着产科技术的提高，SDH 发生率明显降低。

（三）蛛网膜下腔出血（SAH）

出血原发部位在蛛网膜下腔，出血来自软脑膜动脉间的小血管吻合支或蛛网膜下腔静脉。硬膜下、脑室内、小脑等其他部位发生出血后也可向蛛网膜下腔扩展。原发性蛛网膜下腔出血在新生儿期较为常见，病因主要包括缺氧、酸中毒、低血糖等，产伤也可导致严重 SAH。

（四）脑实质出血

常见原因包括：①由缺氧所致的脑实质出血常呈点状及片状。②因感染或不明原因的局部小血管破裂也可出现小片状出血。③早产儿Ⅳ级 IVH 伴有脑实质出血胎龄越小发病率越高，出血原因主要与早产儿脑的特殊发育机制有关，另外与早期严重疾病、特殊治疗及出凝血机制也有密切关系。④脑血管畸形所致脑实质出血一般突然发病，无明显诱因，无法预料，多在出血后外科手术和尸解时才能做出最后诊断。

（五）其他部位出血

①小脑出血（CEH）可以是原发性小脑出血，也可以由第四脑室周围生发基质出血、脑室内出血、后颅凹部位硬膜下出血、SAH 等扩展而来，早产儿较足月儿多见。常见病因包括产伤、缺氧以及早产儿各种疾病病理生理过程中脑血流动力学改变等。②丘脑、基底核区域出血，该区域的血液由大脑中动脉在颅底水平段发出的豆纹动脉分支供应，这些小血管很细，并且与主干血管成 90°，故很容易受血流动力学影响而破裂出血。新生儿期发病率较

低，其病因可能与疾病导致局部脑血流动力学改变有关。

三、诊断

（一）病史

有难产、产伤、宫内窘迫、出生窒息、出生后长时间复苏抢救、宫内感染、过度早产、极低出生体重儿、胎儿生长受限、母亲使用抗凝血药物、家族中有遗传性出血性疾病史、需要气管插管机械通气支持、严重感染伴血小板降低和凝血功能障碍等因素均容易引起新生儿颅内出血。应该注意监测患儿的神经系统，及时进行影像学检查。

（二）临床表现

新生儿颅内出血的临床表现与出血部位、出血程度密切相关。

1. 脑室周围—脑室内出血

早产儿PIVH依程度不同在临床上表现有3种类型。

（1）临床无表现型：见于出血量较少的病例。此型最为常见，国外报告此型占50%左右，在我国所占比例更高，与我国早产儿的孕周、体重相对较大有关。这些病例多在早产儿出生后常规头颅B超筛查中发现。

（2）断续进展型：症状在数小时至数天内断续进展，由出血量较大或渐进性出血所致。此类出血不多见，首先表现为肌张力兴奋性增高，如烦躁不安、易激惹、脑性尖叫、肌震颤、惊厥、呕吐，继而出现皮质抑制症状，如神志异常、四肢张力低下、运动减少、呼吸异常。部分患儿存活，更严重者全身病情进一步恶化而死亡。

（3）急剧恶化型：极少见，发生在短时间内严重出血的早产儿。在数分钟至数小时内病情急剧进展，很快出现意识障碍、眼球固定、凝视、光反射消失，前囟紧张、隆起，可有强直性惊厥、中枢性呼吸抑制、肌张力低下、肢体松软。患儿常在短时间内死亡。

2. 硬膜下出血

严重后颅凹出血（横窦和直窦破裂）时患儿的神经系统症状进展迅速，表现为不安、尖叫、抽搐。由于出血压迫脑干、中脑、脑桥，患儿表现出严重意识障碍、昏迷、瞳孔不等大、对光反应异常或固定、散大，容易出现心动过缓、中枢性呼吸衰竭，短时内即可危及生命。少量的下矢状窦或上矢状窦出血，临床无症状或仅表现易激惹等，如果出血量继续增多也可使双侧脑半球受压而出现脑组织水肿，出现明显神经系统症状。当出血扩展至小脑幕附近，可出现脑干压迫使病情突然恶化，还可能出现局限性惊厥、偏瘫、动眼神经受累、眼斜视等。还有些患儿在新生儿期无异常，但由于慢性硬膜下渗出，数月后出现头围增大。

3. 原发性蛛网膜下腔出血

出血量很少时无或仅有轻微异常表现，如激惹、肌张力异常等；出血对脑皮质的刺激可诱发惊厥。大量SAH时病情常急剧进展，大量血液存留于脑间隙及后颅凹，患儿表现为嗜睡、反应差、反复呼吸暂停、反复惊厥、肌张力低下，从而危及生命。

4. 脑实质出血

①单纯点片状脑实质出血，出血量少，可很快被吸收，不易发现，临床无明显的神经系统症状。②早产儿Ⅳ级IVH伴有脑实质出血常表现为反应差、顽固呼吸暂停、反复惊厥、

肌张力低下，容易危及生命。③脑血管畸形所致脑实质出血可发生于新生儿期任何时间，临床常表现为突然发生的频繁抽搐，部分患儿有定位体征。

5. 小脑出血（CEH）

严重者因脑干受压出现严重呼吸功能和心动过缓，意识障碍明显，可短时间内死亡。

6. 丘脑、基底核区域出血

此部位出血范围一般局限，急性期临床常无特殊表现。

（三）影像学检查

1. 颅脑超声筛查

对早产儿PIVH筛查与诊断的首选方法，因为颅脑超声对此类出血具有特异性的诊断价值，优于CT与MRI，但是对于其他部位颅内出血的诊断价值不足。影像学检查对脑室周围-脑室内出血程度的判断根据出血发生发展的过程，按Papile分度法将出血分为Ⅳ度。

Ⅰ度：单纯室管膜下生发基质出血或伴极少量脑室内出血。

Ⅱ度：出血进入脑室内。

Ⅲ度：脑室内出血伴脑室扩大。

Ⅳ度：脑室扩大，同时伴脑室旁白质损伤或发生出血性梗死。

2. 头颅CT检查

CT是诊断颅内出血的金标准，但是要注意检查的时机，过早和过晚检查均可能出现阴性。

3. 头部磁共振（MRI）检查

也可作为诊断颅内出血的金标准。

四、治疗

（一）一般性治疗

（1）止血：维生素K_1、巴曲酶（血凝酶）、酚磺乙胺等常用止血药物均可使用；有凝血功能障碍的患儿及时补充凝血因子；血小板严重降低的患儿及时输注血小板。

（2）维持内环境稳定以及脏器功能正常、纠正缺氧和酸中毒、维持电解质平衡、维持水平衡。

（3）发生惊厥时，可给予苯巴比妥等对症治疗。

（二）连续腰椎穿刺

对于出血后脑积水的患儿，此为常规治疗方法，指征是影像学检查确诊为梗阻性脑积水存在，且侧脑室进行性增大，每次腰穿放液宜在8~10ml，频率可最初每日一次，以后逐渐延长间隔时间，隔2d一次，隔3d一次，使脑室不再增大，且逐渐减小。总疗程2周至1个月，要有头颅彩超的动态监测。

（三）手术治疗

如果脑积水进展迅速，腰穿往往效果不佳。而且连续腰穿有继发感染的风险，操作的成功率也与操作者的经验、手法相关。如果连续腰穿效果不理想，脑室扩大进行性加重，则需要外科手术干预。对于危及生命的较大血肿，出现脑干压迫症状的患儿，须由神经外科紧急处理。手术治疗的主要目的是引流出过多的脑脊液，降低脑室内压力，减轻对脑室周围脑实质的压迫。常见的脑室引流手术有直接脑室外引流、头皮下放置储液囊引流、脑室帽状腱膜下引流三种术式。

（四）脑实质损伤的治疗

对出血造成的脑实质损伤，在采取止血等恰当医疗措施的同时可以适当脱水、选用神经细胞营养药物等。

第三节　新生儿化脓性脑膜炎

一、概述

新生儿化脓性脑膜炎是因化脓性细菌引起的颅内化脓性感染。多继发于败血症。

二、病因及发病机制

（1）病原菌一般认为与败血症一致，但并非完全如此，因有些脑膜炎可无败血症，病原菌可直接侵入脑膜或只有短暂的菌血症后即引起脑膜炎。1周以内感染以革兰阴性杆菌为主，尤以大肠埃希菌最多，其他如变形杆菌、铜绿假单胞菌、克雷白杆菌、不动杆菌、沙门菌等均可为化脑病原菌；1周后感染者则以革兰阳性球菌为主，尤以葡萄球菌多见，其次为肺炎球菌、链球菌等。国外以 GBS 最多，其他如李斯特杆菌及大肠埃希菌性脑膜炎均易见到。至于脑膜炎双球菌、流感杆菌性脑膜炎则很少见。

（2）感染途径

①产前感染：极罕见，如母亲患李斯特菌菌血症时，该菌可通过胎盘感染胎儿导致流产、死胎、早产。

②产时感染：患儿常有胎膜早破、产程延长、难产等病史。

③产后感染：为国内新生儿化脑最常见的感染途径。病原菌以金葡菌最多，大肠埃希菌次之，多由脐部、受损皮肤与黏膜、呼吸道、消化道、泌尿道等侵入血液循环再到达脑膜。

三、病史与临床表现

（一）病史

（1）宫内感染有孕母妊娠晚期感染史、羊水早破18h以上或羊膜绒毛膜炎病史。

（2）产时感染有产程中吸入被病原菌污染的产道分泌物或断脐不洁史。

（3）出生后感染多因密切接触者有呼吸道感染史。新生儿败血症、脐炎、皮肤感染史以及反复接受侵入性操作史。

（二）临床表现

1. 一般表现

与败血症相似，但常常更重。

2. 特殊表现

（1）神志改变：烦躁、精神萎靡、嗜睡、易激惹、惊跳、突然尖叫等。

（2）眼部的异常：双眼无神，双目发呆，落日眼，眼球震颤或斜视。

（3）颅内压增高表现：前囟紧张、饱满或隆起，骨缝分离，由于新生儿颈肌发育很差，颈项强直较少见，常缺乏脑膜刺激征。

（4）惊厥：30%~50%可出现惊厥。可仅表现眼睑或面肌小抽动如吸吮状，一侧或局部肢体抽动，可出现划船、踏车样动作，亦可出现阵发性发绀、呼吸暂停等。

四、辅助检查

（一）脑脊液检查

（1）压力：>2.94~7.84kPa（30~80mm H_2O）。

（2）外观：混浊或毛玻璃样，也可血性，少数可清晰。

（3）白细胞：>20×10^9/L。

（4）蛋白：足月儿>0.1~1.7g/L；早产儿>0.65~1.5g/L。若>6g/L，预后差。

（5）葡萄糖：<1.1~2.2mmol/L（20~40mg/dl）或低于同期血糖的50%。

（二）涂片及培养

是确诊病原菌的可靠依据。

（三）血常规

白细胞增多，以中性增高为主，多见核左移及中毒颗粒。血红蛋白及血小板减少。

（四）免疫学检查

乳胶凝集试验、对流免疫电泳、免疫荧光技术检查可测定菌体抗原。脑脊液鲎珠溶解物试验阳性者可确诊为革兰阴性细菌感染。

（五）头颅B超及CT检查

可以帮助诊断脑室膜炎、硬脑膜下积液、脑脓肿、脑积水等，还可随访疗效。用于尽早发现及监测并发症。

五、并发症

（一）硬脑膜下积液

是化脓性脑膜炎最常见的并发症。有研究表明，硬脑膜下积液发生率一般为10%~60%，若常规做硬脑膜下穿刺，其发生率可高达80%。

（二）脑脓肿

发病原因为炎症累及下丘脑和垂体后叶，导致抗利尿激素不适当分泌。临床表现为低钠血症、血浆渗透压降低、脑水肿加重、低钠性惊厥、意识障碍，甚至昏迷。

（三）脑积水

分为交通性脑积水和非交通性脑积水。临床表现为惊厥、头围增大、呕吐、烦躁不安，头部静脉扩张。其他各种神经功能障碍，如耳聋、失明、继发性癫痫、智力低下、精神运动发育障碍、行为异常。

（四）脑室管膜炎

是化脓性脑膜炎最严重的并发症，多导致患儿死亡或遗留有严重的后遗症，如脑瘫、智力低下等。

六、治疗

（一）抗菌治疗

选择能通过血脑屏障良好的抗生素。越早越好，当病原菌尚未明确前，可根据本地区的常见病原菌选用抗生素，应选用易透过血脑屏障、毒性小的杀菌药物。氨苄西林钠剂量每天 200~300mg/kg（每 8h 1 次），头孢噻肟每剂 50mg/kg，早产儿日龄不足 14d，足月儿不足 7d，每天 12h 1 次；超过上述日龄，则每 8h 1 次。头孢曲松负荷量 100mg/kg，后 80mg/kg，每 24h 1 次。用药次数：早产儿不足 14d，足月儿不足 7d，每天 1 次，超过上述日龄，则每 12h 1 次。用药后 48~72h 应复查脑脊液，如病程无好转，则需更换抗生素；培养阳性者则按药敏选药。疗程 2~3 周。

（二）肾上腺皮质激素的应用

对控制脑水肿，减少炎症渗出及并发症，减轻中毒症状等均有作用。地塞米松每天 0.6mg/kg，每 6h 1 次，连用 4d，考虑糖皮质激素的潜在不良反应，目前应用仍有争议。

（三）脱水剂的应用

有严重颅压高症状者需用 20% 甘露醇，每次 0.25~1g/kg，每天 2~3 次，或加用呋塞米每次 1mg/kg，静脉滴注。

（四）一般治疗和支持疗法

加强护理，及时对症处理，应用血浆血，还可予丙种球蛋白支持治疗。

第四节 新生儿惊厥

一、概述

新生儿惊厥是新生儿期常见的症状。可由多种原因引起，表现亦多种多样，有些预后良好，而有些则病情凶险，还可能影响新生儿脑的发育，产生神经系统后遗症。

二、病因及发病机制

（一）并发症

围产期合并症窒息缺氧或产伤，引起缺氧缺血性脑病（HIE）或颅内出血（ICH）。HIE 主要见于足月儿，惊厥常发生在出生后第 1d，可表现为微小型惊厥、多灶性甚至强直型惊厥。ICH 包括蛛网膜下腔出血、硬膜下出血和脑实质出血，多与产伤有关，已较少见。值得注意的是，早产儿窒息缺氧后常发生脑室内出血，出血量多者常在 1~2d 内病情恶化死亡。

（二）感染

先天宫内感染、围产期感染或出生后感染，可引起脑炎、败血症、脑膜炎或脑膜脑炎。病原多为细菌或病毒。新生儿化脓性脑膜炎症状常不典型，易漏诊，临床诊断败血症和惊厥的患儿均应做脑脊液检查。先天宫内病毒感染的患儿常有全身多脏器功能损害表现，如小头畸形、黄疸、肝脾大、皮肤出血点、淤点、淤斑、血小板减少、白内障、视网膜脉络膜炎、耳聋等。

（三）代谢紊乱

这些疾病惊厥常表现为局灶性或多灶性阵挛型惊厥。原因有：低血糖、低血钙、低血镁、低血钠或高血钠、胆红素脑病、维生素 B_6 依赖症、遗传代谢缺陷（先天性酶缺陷）等。

（四）药物相关性惊厥

包括药物中毒和撤药综合征。

（五）其他

先天脑发育不全、染色体病、基因缺陷病等，如良性家族性惊厥、色素失禁症、神经纤维瘤等。

三、诊断

（一）病史

母体孕期病史及用药史、家族遗传史、围产期窒息史、出生后喂养情况、黄疸情况、有无感染等。

（二）临床表现

出现不同的惊厥表现（惊厥类型）。

（1）微小型：最常见，26%～50%的新生儿惊厥表现为微小惊厥，可由多种病因引起，可与其他发作类型同时存在，可损伤脑组织。表现为呼吸暂停、眼强直性偏斜、反复眨眼、吸吮、咀嚼，单一肢体的固定姿势，上下肢游泳及踏车样运动等。

（2）局灶性阵挛型：身体某个部位局限性阵挛，常起自一个肢体或一侧面部，然后扩大到身体同侧的其他部位，通常意识清醒或轻度障碍，无定位意义，多见于代谢异常，有时为蛛网膜下腔出血或脑挫伤引起。大多预后较好。

（3）多灶性阵挛型：由一个肢体移向另一个肢体或身体一侧移向另一侧的游走性、阵挛性抽动。常伴意识障碍，可影响呼吸引起发绀，常见于 HIE、ICH、中枢神经系统感染等，亦反映神经系统损害较重。

（4）强直型：四肢强直性伸展，有时上肢屈曲、下肢伸展伴头后仰，常伴呼吸暂停和双眼上翻、意识不清，是疾病严重的征象，表示有脑器质性病变而不是代谢紊乱引起的。常见于胆红素脑病、严重中枢神经系统病变，如晚期化脓性脑膜炎、重度颅内出血或早产儿较大量脑室内出血等，预后不好。

（5）全身性肌阵挛型：表现为肢体反复屈曲性痉挛，有时躯干也有同样痉挛。此型在新生儿少见，表示有弥漫性脑损害，预后不良。脑电图（EEG）显示暴发抑制类型和逐渐演变成高峰节律紊乱。

（三）体征

（1）接生时需认真检查脐带胎盘有无畸形、感染、老化等表现。

（2）体格检查：除观察了解惊厥发作的临床表现、神经系统体征外，还要注意有无其他部位的畸形（如：小头畸形，皮肤的改变如皮疹、黄疸、色素沉着或脱失，有无感染灶、有无眼部发育异常、有无特殊气味等）。

（四）辅助检查

（1）全血细胞计数、血小板计数、出凝血时间、凝血酶原时间等，对于评价感染或出血有意义。

（2）生化检查：血糖、血生化、肝肾功能、血气分析、血乳酸、血氨、尿筛查及血串联质潜测定等，协助诊断各种代谢紊乱导致的惊厥。

（3）血培养、血 TORCH-Ig M 或 PCR 测定；脑脊液检查，包括涂片、常规、生化和细菌培养；脑脊液 TORCH-Ig M 或 PCR 测定；在诊断感染及除外中枢神经系统感染非常必要。

（4）影像学检查：头颅 CT、头颅 B 超及磁共振检查，对于判断惊厥的解剖学上的病因，如出血、梗死、先天畸形和先天性感染是重要的方法。

（5）脑电图：对病因诊断意义不大，但对于了解病情及预后有一定参考价值。目前采用床边视频脑电图进行动态监护，可同时录下异常放电和惊厥动作，减少漏诊。

（6）眼底检查：注意有无先天性白内障、视网膜炎、脉络膜炎等。

（7）对于原因不明且临床惊厥持续难止者，可于临床发作时试用维生素 B6 100mg 静脉注射协助诊断。

四、治疗

（一）一般治疗

保暖，保持呼吸道通畅，监护生命体征，维持水电及酸碱平衡。

（二）病因治疗

尽量去除或缓解引起惊厥的原发病因。

（1）HIE、TCH：维持内环境稳定，限制液量，降低颅内压，控制惊厥发作。

（2）低血糖：新生儿血糖低于 2.6mmol/L，应予治疗。10% 葡萄糖 2~4ml/kg，缓慢静脉输入，并以 4~8mg/（kg·min）的输糖速度维持输液，同时密切检测血糖，维持血糖在正常水平（2.6~6.5mmol/L）。加奶后，可逐渐减少输糖量，顽固性低血糖需要积极查找病因，必要时可加用激素治疗。

（3）低血钙：10% 葡萄糖酸钙 2ml/kg+10% 葡萄糖等量稀释，静推 1ml/min，6~8h 1次。病情缓解后减 1/2 量，血钙正常 3d 后改口服。葡萄糖酸钙输注速度不应超过 0.5ml/min（50mg/min），应在心电监护下给药，同时尽量避免药物外渗（应签署知情同意书）。

（4）低血镁：低血钙者可同时有低血镁，给 25%~50% 硫酸镁 0.2~0.4ml/kg，静脉缓慢输入或深部肌内注射。静脉给药时需注意检测呼吸及血压。

（三）抗惊厥药物治疗

（1）苯巴比妥钠：首选药，负荷量 15～20mg/kg，静脉滴注或肌内注射，可分 2 次给药。如果为惊厥持续状态，可予苯巴比妥钠 5～10mg/kg，每隔 15～30min 一次，直至发作停止或累计量达到 40mg/kg。惊厥停止后 12～24h 给维持量 5mg/（kg·d），分 2 次给药，间隔 12h。如果惊厥发作频繁或持续，应静脉注射苯巴比妥钠，当病情稳定后，可改为口服。注意监测苯巴比妥钠血清浓度，有效血浓度为 20～40μg/ml、有个体差异，累积负荷量大于 20mg/kg 时，尤其是静脉注射或联合其他抗惊厥药时，可能会导致呼吸抑制或血压下降，应密切观察患儿情况。

（2）苯妥英钠：作用快、效果好。负荷量 10～20mg/kg，缓慢静脉滴注，负荷量可分两次静脉滴注，间隔 20～30min。12h 后可给维持量 3～4mg/（kg·d），分 2 次静脉滴注或口服。有效血浓度 15～20μg/ml，应监测血浓度，且不宜长期使用。

（3）氯硝西泮：安全有效，每次 0.05mg/kg，缓慢静脉滴注（2～5min），20min 后可重复一次。半衰期较长，平均 9h，每天可用 2～3 次。

（4）地西泮：因其可抑制新生儿的呼吸，现已少用。剂量 0.3～0.5mg/（kg·次），缓慢静脉滴注，可 15～20min 后重复。

（5）水合氯醛：剂量每次 50mg/kg，口服或加等量生理盐水后灌肠。注意有消化道出血时，应避免使用。

（6）脱水剂。现已很少使用。如有占位效应的颅高压，必要时可给 20%甘露醇，每次 0.25～0.5g/kg，每 8h 或每 6h 1 次。

（王战胜）

第五章　新生儿循环系统疾病

第一节　新生儿先天性心脏病

先天性心脏病是指在胚胎发育时期由于心脏及大血管的形成障碍或发育异常而引起的解剖结构异常，或在胎儿期解剖结构正常但出生后应自动关闭的孔洞及通道未能闭合，但并非所有的解剖结构异常都称之为先天性心脏病。正常情况下，人只有一条上腔静脉，由左侧无名静脉及右侧无名静脉汇合，收集头颈部、上肢和胸壁的静脉血回流入右心房。而有一种畸形称为左侧上腔静脉永存，或称为双侧上腔静脉畸形，是胎儿期心脏的左前主静脉与左 Cui-ver 管不闭合所致。这种畸形存在两条上腔静脉，右侧上腔静脉收集右侧上半身的静脉血正常连接右心房，而左侧上腔静脉收集左侧上半身的静脉血。如果左侧上腔静脉连接冠状静脉窦，由于冠状静脉窦开口于右心房，则左侧上半身的静脉血正常回流至右心房，血流的方向没有任何异常，故虽有畸形，但不能称之为先天性心脏病。如果左侧上腔静脉连接左心房，则左侧上半身的静脉血就流入了左心房，与肺静脉回流入左心房的动脉血混合进入了体循环，就会引起发绀，血流方向发生了明显的改变，属于体静脉异位引流畸形，可以称为先天性心脏病。心脏结构异常引起血流的方向、流速、流量异常，即血流动力学异常，先天性心脏病畸形本身并无意义，重点在于畸形引起的血流动力学异常，这也是先天性心脏病出现各种临床表现的基础。

一、室间隔缺损

（一）概述

左右心室室间隔的完整性遭到破坏，导致左右心室的异常交通，是最常见的左向右分流的先天性心脏病。

（二）临床表现

取决于左向右分流的分流量大小。

1. 症状

分流量小的室间隔缺损患儿可无症状，分流量大的室间隔缺损患儿有气促、多汗、喂养困难，声音嘶哑。出生后容易反复发生下呼吸道感染。

2. 体征

营养发育落后，心前区隆起，心界扩大，心率增快，心脏杂音，肝脏增大。

（三）检查项目

（1）体格检查：心前区隆起，心界扩大，胸骨左缘第 3、4 肋间全收缩期反流性杂音，可伴有震颤。分流量大的室间隔缺损心尖部可闻及舒张期杂音。肝脏增大。

（2）超声心动图。

（3）心电图。

（4）胸片。

（5）CT 和 MRI。

（6）心导管检查和心血管造影。

（四）治疗

1. 内科治疗

分流量小的室间隔缺损不需治疗。分流量大的室间隔缺损的治疗是主要针对心力衰竭的治疗。

（1）利尿剂：呋塞米 1~2mg/（kg·d），每天 2 次；或氢氯噻嗪 1~2mg/（kg·d），每天 2 次；螺内酯（安体舒通）1~2mg/（kg·d），每天 2 次。

（2）血管转换酶抑制剂：卡托普利 1~2mg/（kg·d），每天 2 次。

（3）正性肌力药：地高辛 0.01mg/（kg·d），每天 2 次。

（4）限制液体入量，保证热量。

（5）如合并肺感染，应给予针对性抗生素治疗。

2. 介入治疗

采用经皮室间隔缺损封堵术。

3. 手术治疗

深低温停循环，直视下行室间隔缺损修补术，手术可经心室切开或心房切开经三尖瓣进行，流出通道部位的缺损则可经肺动脉切开后修补。心尖肌部的缺损暴露比较困难，有时需要心尖部左室切开修补，目前更常用联合心导管介入方法堵闭肌部室间隔缺损。

（1）适应证：①中型或大型室间隔缺损合并心力衰竭经过药物治疗无改善，喂养困难，生长迟缓，反复呼吸道感染。②大型室间隔缺损合并肺动脉高压，即使无临床症状。③年长室间隔缺损患儿，随访过程缺损不见缩小，肺体循环比>2：1。④室间隔缺损合并主动脉瓣脱垂及反流或右室流出道梗阻。

（2）禁忌证：合并严重的肺血管病变是手术治疗的唯一禁忌证。

二、房间隔缺损

（一）概述

由于原始心房间隔的发育、融合、吸收异常，导致出生后在心房间隔上仍残留房间孔，为常见的左向右分流型先天性心脏病之一。

（二）临床表现

1. 症状

缺损小者可终生无症状，缺损较大者吸吮、剧烈哭闹时可出现暂时性青紫，活动后心悸、气促及易疲倦。

2. 体征

心前区饱满，搏动活跃，心脏杂音。

（三）检查项目

（1）体格检查：心前区饱满，胸骨左缘第 2、3 肋间可闻及收缩期喷射性杂音，较柔和，常不超过 3/6 级，向两肺传导；肺动脉瓣区第二音常呈固定分裂。

（2）超声心动图。

（3）心电图。

（4）胸片。

（四）治疗

1. 内科治疗

缺损小的房间隔缺损无需治疗。缺损大的房间隔缺损主要采用针对心力衰竭的治疗。

2. 介入治疗

（1）适应证：①年龄：通常 ≥3 岁。②直径 ≥5mm，伴右心容量负荷增加，≤36mm 的继发孔型左向右分流 ASD；缺损边缘至冠状静脉窦、上、下腔静脉及肺静脉的距离 ≥5mm；至房室瓣距离 ≥7mm；房间隔的直径 > 所选用封堵器左房侧盘的直径。③不合并必须外科手术的其他心脏畸形。④外科术后残余分流。

3. 手术治疗

深低温停循环，直视下经右房行房间隔缺损修补术。

（1）适应证：由于已知并发房性心律失常、右心室功能不全、肺动脉高压，最终导致充血性心力衰竭的所有患者应当通过手术或心导管关闭房间隔缺损。

（2）禁忌证：阻力型肺动脉高压。

三、动脉导管未闭

（一）概述

胎儿时期连接肺动脉和主动脉的动脉导管在出生后未能正常关闭，是最常见的先天性心脏病之一。

（二）临床表现

与分流量有关，分流量小，可无明显临床表现。

1. 症状

气促、喂养困难、多汗、体重不增、声嘶，反复呼吸道感染，晚期可有咯血。

2. 体征

生长发育落后，胸廓畸形（心前区凸出、鸡胸、郝氏沟），心界扩大，心率增快，心脏杂音，周围血管征（+），肝脏增大。

（三）检查项目

（1）体格检查：生长发育落后，呼吸喘促，心前区隆起，心界扩大，心率增快，胸骨左缘第1、2肋间可闻及连续性杂音，常伴有震颤，周围血管征（+），肝脏增大。

（2）超声心动图。

（3）心电图。

（4）胸片。

（5）心导管和心血管造影。

（四）治疗

1. 内科治疗

主要是针对心力衰竭的治疗（见室间隔缺损的治疗），如合并感染，应用抗生素抗感染，同时预防心内膜炎的发生。

2. 介入治疗

经皮动脉导管未闭封堵术。

适应证：①年龄≥6月，体重≥4kg。②漏斗型PDA，最窄直径>2mm。③不合并外科手术解决的心内畸形及阻力性肺动脉高压。

3. 外科手术治疗

不符合介入治疗指征，且为大分流的动脉导管未闭应尽早手术，以免发展为不可逆的肺动脉高压或患感染性心内膜炎。手术分两种，未闭动脉导管结扎术和未闭动脉导管离断并缝闭术，后者适用于动脉导管特别短而粗者。本病手术治疗简便，效果好。

四、肺动脉瓣狭窄

（一）概述

由于肺动脉瓣口狭窄导致右室射血困难的先天性心脏病。

（二）临床表现

1. 症状

轻者无症状，重者有气促、发绀，剧烈活动后晕厥、猝死。

2. 体征

青紫、心脏杂音。

（三）检查项目

（1）体格检查

面颊、指端呈暗红色或青紫色，心前区饱满，左侧胸骨旁可触及右室抬举样搏动，胸骨左缘第2、3肋间可闻及收缩期杂音及喀嚓音，可伴震颤，P_2减弱。

（2）超声心动图。

（3）心电图。

（4）胸片。

（5）心导管和心血管造影。

（四）治疗

1. 介入治疗

轻度以上的典型肺动脉瓣狭窄及部分发育不良型肺动脉瓣狭窄均可选择经皮球囊肺动脉瓣成形术。

（1）绝对适应证：典型肺动脉瓣狭窄，心输出量正常时经心导管检查跨肺动脉瓣压差≥50mmHg，最佳年龄2~4岁，其余各年龄均可进行。

（2）相对适应证：①典型肺动脉瓣狭窄，心电图示右室大，右室造影示肺动脉扩张、射流征存在，但经心导管检查35mmHg≤跨肺动脉瓣压差<50mmHg者。②重症新生儿肺动脉瓣狭窄。③重症肺动脉瓣狭窄伴心房水平右向左分流。④轻、中度发育不良型肺动脉瓣狭窄。⑤典型肺动脉瓣狭窄伴有动脉导管未闭或房间隔缺损等先心病，可同时进行介入治疗者。

2. 外科手术

典型的肺动脉瓣狭窄通常采用直视下瓣膜切开术。发育不良型肺动脉瓣狭窄，单纯瓣膜切开通常不能解除右室与肺动脉之间的压力阶差，需将部分增厚的瓣膜切除，还需补片扩大瓣环及近端肺动脉，以解除梗阻。

五、法洛四联症

（一）概述

儿童最常见的青紫型先天性心脏病，包括肺动脉狭窄、主动脉骑跨、室间隔缺损和右心室肥厚，其中肺动脉狭窄及室间隔缺损是最主要的病变。

（二）临床表现

（1）症状：发绀，呼吸困难、缺氧发作、活动耐力降低、蹲踞现象。
（2）体征：生长发育迟缓，青紫，杵状指（趾），心脏杂音。

（三）检查项目

（1）体格检查：青紫；杵状指（趾）；胸骨左缘第2、3肋间可出现收缩期喷射性杂音，可伴有震颤，肺动脉瓣第二心音减弱或消失；胸骨左缘第3、4肋间可出现收缩期杂音。
（2）胸部X线片。
（3）心电图。
（4）超声心动图。
（5）磁共振和CT。
（6）心导管和心血管造影。
（7）实验室检查。

（四）诊断

出生后数月出现青紫，可伴缺氧发作，心前区收缩期杂音伴肺动脉瓣第二心音减弱；心电图示右心室肥厚及电轴右偏；胸片示肺血少，心影呈"靴形"；结合超声心动图、MRI或CT、心导管和心血管造影可确诊。

（五）治疗

手术治疗：包括心内纠治术和姑息手术。在体外循环条件下行根治术，包括切除右心室流出道肥厚肌束，分离狭窄的瓣膜，修补室间隔缺损，手术年龄以 5~8 岁为宜。近年来，心脏杂交技术可通过股动脉插入导管封堵体肺侧支，简化手术过程，提高成功率。若症状严重，亦可在 3 岁内行姑息性手术，建立体-肺循环交通，增加肺循环血流量以改善缺氧，为日后行根治术创造条件。

六、房室间隔缺损

（一）概述

一组以房室瓣周围的间隔组织缺损及房室瓣异常为特征的先天性心脏畸形，由于胚胎时期心内垫房室组织发育缺陷所致，也称心内膜垫缺损。它分为完全型、部分型和过渡型三类。

（二）临床表现

（1）症状：分流量和反流量不大患儿可无症状；分流量和反流量大，可出现气促、多汗、喂养困难，体重不增，反复下呼吸道感染。

（2）体征：生长发育落后，呼吸喘促，胸前隆起，出现郝氏沟，心前区搏动增加，心界扩大，心率增快，心脏杂音，肝脏增大。

（三）检查项目

（1）体格检查：生长发育落后，呼吸喘促，胸前隆起，心前区搏动增加，心界扩大，心率增快，胸骨左缘下部可听到反流性杂音，向胸骨方向传导，第一心音柔和，第二心音响亮且固定分裂，肝脏增大。

（2）超声心动图。

（3）心电图。

（4）胸部 X 线片。

（5）磁共振。

（6）心导管和心血管造影。

（四）诊断

二维超声心动图已成为诊断房室间隔缺损的常规手段。在怀疑合并主动脉或心脏外血管畸形时，可行 MRI 检查。心导管检查可评估肺动脉高压程度、肺血管病变程度，以确定是否适合手术及估计手术的效果。

（五）治疗

手术治疗：完全型房室间隔缺损应当在 3~6 个月间手术。单纯部分型房室间隔缺损一般在 1~2 岁手术。过渡型房室间隔缺损的手术时间根据室间隔缺损大小而定，缺损越大，手术时间应越早。

第二节　新生儿危重型先天性心脏病

先天性心脏病（简称先心病）是由于胚胎时期心血管发育异常而形成的畸形，占新生儿畸形的首位。新生儿先心病的发生率为（7~9）/1000 活产婴儿，早产儿的发生率为足月儿的 2~3 倍，严重和复杂的畸形不经医治 30% 在出生后 1 周内死亡，25% 死于 1 个月内。近年来由于医学科学的发展和新技术的应用，先心病的诊断和治疗取得了很大的进展，早期诊治，病死率明显降低。本节介绍几种新生儿期常见的危重型先心病。

一、完全性大动脉转位

（一）概述

完全性大动脉转位是新生儿期最常见的青紫型先心病。其发病率约占新生儿先心病的 13%，若不及时治疗，30% 死于出生后 1 周内，50% 死于出生后 1 个月，90% 死于 1 岁以内。

（二）病因及病理生理

胚胎发育 5~7 周时，动脉干被纵隔分成肺动脉和主动脉，因某些原因，此纵隔未呈螺旋形扭转或扭转不良，即形成主、肺动脉换位。

（三）临床表现

（1）临床症状：取决于体肺循环间血液的混合程度、缺氧情况、心室功能、伴随畸形及肺血管床状态。本病以男婴多见，男：女为（3~4）：1。出生时体重大都正常，外貌健康，但出生后 1~5d 出现明显青紫、气急、进行性低氧血症，以及充血性心力衰竭。如动脉导管为血流交换的自然通路，则随动脉导管的闭合患儿青紫症状加重，甚至突然死亡。如合并较大的室间隔缺损，则青紫及酸中毒可不甚明显，症状出现较晚。

（2）体格检查：由于主动脉靠近胸壁，可听到主动脉关闭的单一响亮的第二心音。常无杂音或杂音轻微，杂音明显者多合并其他畸形，如伴大型室间隔缺损者，胸骨左缘可闻及全收缩期杂音。

（四）辅助检查

（1）PO_2：在 2.67~4.00k Pa（23~30mmHg），吸氧后无好转。

（2）心电图：显示电轴右偏，右房扩大，右室肥厚，伴大型室间隔缺损、肺血量增多者可表现为双室肥厚。

（3）X 线检查：表现为新生儿早期心脏进行性扩大，增大的心脏主要位于左侧，前后位示心脏轮廓呈蛋形，上纵隔影狭窄，缺少主动脉影，肺血管影增加。

（4）超声心动图：辨认主动脉与肺动脉位置的异常，多个切面探查可以辨认两大动脉的起源，右前位的主动脉出自右心室，左后位的肺动脉出自左心室，超声心动图还可以探查伴随畸形，对多数患儿可做出最后诊断。

（5）心导管及选择性心血管造影：可用来诊断完全性大动脉转位及其伴随畸形。在新生儿期心导管检查术主要用于球囊导管房间隔撕裂术，增加体、肺循环的交通，以挽救患儿的生命。右室、左室和升主动脉的选择性双相造影，可用来确诊，尚可观察左室流出道梗阻情况及冠状动脉的型别。

（五）治疗

（1）前列腺素 E：球囊导管房间隔撕裂术前后可应用前列腺素 E 扩张动脉导管，药物控制动脉导管开放，增加两循环间的交通。

（2）球囊导管房间隔撕裂术：一旦诊断明确，对青紫严重的患儿迅速进行球囊导管房间隔撕裂术，利用球囊导管将卵圆孔周围的房间隔撕破，增加体循环的混合，减轻发绀和缺氧，延长生命。

（3）手术治疗：近年来主张早期进行解剖根治术，若扩大房间隔缺损后病情改善，根治术年龄可推迟到 6~12 个月。

二、左心发育不良综合征

（一）概述

左心发育不良综合征是指一组以左心室发育不良为共同特征的先心病，包括主动脉弓发育不良、主动脉瓣闭锁、二尖瓣发育不良、闭锁和狭窄以及左心室腔发育不良，其发生率占新生儿先心病的 10.2%，是新生儿常见的危重型先心病，多在一周内死亡。

（二）临床表现

病情进展迅速，一般于出生后 12~24h 内或迟至出生后数天出现呼吸困难、青紫及进行性心力衰竭和心源性休克，皮肤苍白或发绀、肝大、脉搏细弱、血压下降等。心脏听诊无特征性杂音，肺动脉瓣第二心音常亢进，可听到奔马律以及来自未闭动脉导管连续性杂音。

（三）辅助检查

（1）X 线检查：心脏呈中度至重度扩大，心胸比>0.60，肺血增多，肺静脉淤血。

（2）心电图：表现为电轴右偏，P 波高尖，右心房、右心室肥厚，左心前区导联不出现左心室的特征性图形。

（3）超声心动图：对诊断有重要意义，可发现左心室明显缩小，主动脉瓣及二尖瓣闭锁，主动脉或主动脉弓发育不良，右心室、右心房可增大，肺总动脉明显扩大，常伴有肺动脉高压。

（四）治疗

目前尚无根治手术，一般以对症治疗为主，预后差，平均存活时间仅 4~5d。

三、主动脉缩窄

（一）概述

主动脉缩窄也是新生儿期常见的致死性心脏病，发生率占新生儿先心病的 9.5%。新生儿期主动脉缩窄常伴有主动脉弓管状发育不良及室间隔缺损、动脉导管未闭等其他畸形，男性患儿多见。

（二）临床表现

患儿有喂养困难、呼吸急促、心动过速、肝肿大、水肿等心力衰竭的症状。股动脉搏动较上肢明显减弱。上下肢血压不同，上肢血压多增高，下肢血压降低。由于缩窄的部位不同，应检查两上肢的搏动和血压，加以比较。青紫常不明显，或有差异性青紫（下肢青紫而上半身正常）。可以没有心脏杂音，收缩期杂音可来源于缩窄部本身、室间隔缺损或主动脉瓣，常有肺动脉瓣第二心音亢进。心力衰竭多发生于出生后1周至1个月，如不能手术治疗，严重患者多在2个月内死亡。

（三）辅助检查

（1）X线检查：常提示心脏扩大，肺血管影增多，有时呈典型肺静脉淤血。

（2）心电图：单纯性主动脉缩窄示电轴右偏及右心室肥厚，如合并室间隔缺损可表现为左、右心室肥大。

（3）超声心动图：二维超声心动图于胸骨上探查，可直接见到主动脉缩窄的位置及形态。多普勒可记录到主动脉狭窄段收缩期湍流图形，并可探查其他畸形。

（4）心导管检查及逆行主动脉根部造影：可精确判断缩窄的部位、长度及所伴随畸形的性质。

（四）治疗

（1）内科治疗：控制心力衰竭，出生1周内出现严重心力衰竭，可应用前列腺素E维持动脉导管开放以减轻心脏负担。

（2）手术治疗：宜尽早应用经皮球囊导管做扩张术或施行手术治疗。手术方法为切开左锁骨下动脉的近端用以修补缩窄的主动脉。近年来已有经导管放置支架成功解除缩窄的报道。

四、肺动脉瓣闭锁

（一）概述

肺动脉瓣闭锁是右心发育不良的一部分，也是新生儿期危重先心病之一，占新生儿先心病的9%~16%。大多数右心室腔狭小，发育不良，少数右心室腔正常或稍大，伴三尖瓣发育不良，合并动脉导管未闭常见，是一种比较严重的心脏畸形。

（二）病理生理

根据是否伴有室间隔缺损分为两大类：一类为室间隔完整者。右心室排血受阻，压力升高，收缩期右心室血反流入右心房，通过未闭的卵圆孔或房间隔缺损发生右向左分流。肺循环血液由主动脉经动脉导管或侧支循环血管分流一部分来满足。因此肺内气体交换少，不能满足机体需要，主动脉内的血为混合血，患儿有发绀。严重右心室发育不良时，右心室血液可经扩张的心肌窦隙逆流至冠状动脉。另一类为伴有室间隔缺损者，由于肺动脉瓣闭锁，肺动脉发育不良，主动脉根部增宽、右移并骑跨于室间隔上，同时接受左、右心室来的动静脉血液，因此本型可视为极重型法洛四联症或假性动脉单干。

（三）临床表现

室间隔完整者出生时生长、营养均好，数小时至数天出现青紫且逐渐加重，呼吸急促，有缺氧发作及心力衰竭。多于出生后短期内死亡。如伴有动脉导管未闭，可以存活1~2周甚至数月，动脉导管关闭时发绀突然加重。体格检查可见心尖搏动在剑突处最强烈，第二心音单一，在胸骨左缘下部最清楚；可无心脏杂音，如伴三尖瓣关闭不全，可于胸骨左缘下端听到吹风样收缩期杂音；肝脏肿大。

（四）辅助检查

（1）X线检查：室间隔完整者心影可正常或增大。肺动脉段凹陷或正常。肺野血管影正常或减少，取决于动脉导管开放程度。合并室间隔缺损者心外形轻度增大，右心房、右心室增大。

（2）心电图：心电轴正常或右偏，右心房增大、右心室肥厚。右心室严重发育不良者，右心室电势可不明显，相反甚至有左心室肥厚的表现。

（3）超声心动图：二维超声检查可见肺动脉瓣闭锁，结合多普勒超声检查，可证实无血流通过而明确诊断。右心室发育不良，三尖瓣活动度小，关闭延迟，左心室增大。伴有室间隔缺损者超声心动图除可见肺动脉瓣闭锁外，还可见右心房、右心室扩大，主动脉扩张，骑跨于右心室上。

（4）心导管检查和心血管造影：右心导管不能插入肺动脉，右心造影也不能显示肺动脉，造影剂滞留于右心室腔并向右心房反流，如有室间隔缺损则造影剂通过缺损注入主动脉。

（五）治疗

（1）出生后早期发绀明显的病例，可应用前列腺素 E 维持动脉导管开放改善缺氧，并需注意纠正酸中毒、低血钙、低血糖及其他电解质紊乱。

（2）心导管检查时应同时做球囊房间隔造口术以减轻右心负荷。

（3）根据右心室发育情况采取不同的手术方法：如右室腔发育接近正常时，手术切开肺动脉瓣；如右心室发育不良则除切开肺动脉瓣外，还要进行体—肺循环分流术、结扎动脉导管。

第三节　新生儿持续肺动脉高压

新生儿持续肺动脉高压（PPHN）是指出生后肺血管阻力持续性增高，使由胎儿型循环过渡至正常"成人"型循环发生障碍，而引起的心房和（或）动脉导管水平血液的右向左分流，临床出现严重低氧血症等症状。PPHN 约占活产新生儿的 0.2%，但在所有呼吸衰竭新生儿患儿中伴有不同程度的肺动脉高压的比例可高达 10%，并有相对较高的死亡率。经典的 PPHN 多见于足月儿或过期产儿，但近年来由于极低或超低出生体重儿存活率增加，支气管肺发育不良（BPD）并发的肺动脉高压开始受到重视；这种慢性肺动脉高压可出现在新生儿后期，甚至在新生儿重症监护病房（NICU）出院后在儿科病房被诊断。

一、新生儿 PPHN

（一）PPHN 发生的相关因素

（1）围产期窒息或肺实质性疾病。PPHN 继发于肺实质性疾病，伴或不伴有窒息的胎粪吸入综合征（MAS）、呼吸窘迫综合征（NRDS）、肺炎或败血症等。上述因素导致新生儿肺血管不能适应出生后的环境而舒张，肺动脉压力（PAP）不能下降，又称为肺血管适应不良；宫内慢性低氧等因素所致的肺血管重塑及肺血管排列异常，而肺实质正常，为肺血管发育不良，又称为特发性肺动脉高压。因胸部 X 线片检查无实质性疾病表现，肺透亮度并不降低，也称"黑色肺PPHN"；患儿肺动脉异常肌化，严重低氧和肺血管收缩，预后相对较差；由于羊水过少、先天性膈疝、肺动脉阻塞（红细胞增多、高黏血症等）所致的肺发育不全。

（2）严重的新生儿湿肺。又称为恶性湿肺。因选择性剖宫产而致严重的新生儿湿肺，当给予无正压的高氧（如头罩或鼻导管）后出现的吸收性肺不张，使氧需求增加，重者出现PPHN的临床表现。

（3）先天性膈疝并发肺动脉高压。先天性膈疝常并发肺发育不全和PPHN；尽管其他病因的PPHN生存率已大有改善，膈疝并发PPHN的病死率和需要体外膜肺氧合（ECMO）治疗的机会仍然较高。

（4）肺泡毛细血管发育不良（ACD）。该病常伴有肺静脉分布和排列异常，表现为严重的呼吸衰竭和PPHN，病死率极高。

（5）心功能不全伴肺动脉高压。宫内动脉导管关闭引起血流动力学改变，出生后出现肺动脉高压和右心衰竭；左心功能不全引起肺静脉高压，可继发肺动脉高压，而治疗主要针对改善心肌功能，而不是降低肺血管阻力（PVR）。

（6）围产期药物应用。母亲产前应用非甾体类抗感染药而致胎儿宫内动脉导管关闭、孕后期选择性5-羟色胺再摄取抑制剂（SSRI）应用等，均与新生儿PPHN发病有关联。

（二）临床表现

患儿多为足月儿、过期产儿或近足月儿；可有围产期窒息、羊水被胎粪污染、胎粪吸入等病史。出生后除短期内有呼吸窘迫外，在24h内可发现有发绀，如有肺部原发性疾病，患儿可出现呼吸窘迫的症状和体征，如气促、三凹征或呻吟；动脉血气分析显示严重低氧，动脉血二氧化碳分压（$PaCO_2$）相对正常。应强调在适当通气情况下，任何新生儿早期表现为严重的低氧血症且与肺实质疾病的严重程度或胸部X线表现不成比例并除外气胸及先天性心脏病时，均应考虑PPHN的可能。

（三）诊断

（1）临床诊断。通过病史和体检，同时结合动脉导管开口前（右上肢）与动脉导管开口后（下肢）动脉血氧分压差10~20mmHg（1mmHg=0.133kPa），或常用经皮血氧饱和度（SaO_2）差5%或以上（下肢测定值低于右上肢），提示PPHN存在动脉导管水平的右向左分流；当患儿仅有心房卵圆孔水平右向左分流时，不出现上述氧分压或SaO_2差，此时也不能排除PPHN。传统的高氧（100%）和高通气试验，因有高氧肺损伤和过度通气影响脑血流等不良作用以及常规超声检查评估肺动脉压力技术的普及，近年来较少应用。对于有明显低氧血症且与X线片所示的肺部疾病程度不成比例时，应考虑存在PPHN；但应该与发绀型先天性心脏病鉴别。此外，典型的PPHN起病很少超过出生后1周，或经2周常规治疗或经ECMO应用无效时，应考虑ACD、肺表面活性物质蛋白缺乏、$ABCA_3$基因缺陷等并发的PPHN；可行肺部CT检查、肺组织活检和相关基因如FOX转录因子基因检测等辅助诊断。

（2）超声心动图检查。在PPHN诊断中，评估PAP十分重要；超声多普勒方法几乎成为确诊肺动脉高压、监测不同干预方法治疗效果的"金标准"。超声检查可排除发绀型先天性心脏病和评估心脏功能；有多种超声心动图指标可直接或间接评估PAP；而对于PVR，尚无可靠的无创评估方法。推荐新生儿有持续低氧血症时，请有经验的儿科超声医生评估 PAP。

（1）TR：这是评估 PAP 的最准确的方法，通过超声多普勒探及经过 TR 血流的峰值流速（重复数个血流频谱的包络线），该血流速度与右心室压直接相关，而右心室收缩压与肺动脉收缩压（sPAP）相等；反流血流的速度与右室-右房压力差的关系可通过流体力学公式（简化 Bernoulli 方程）计算：右心室收缩压＝右心房压（常假定为 5mmHg）＋（4×TR 速度 2）。超声诊断新生儿肺动脉高压的标准可根据：①sPAP＞35mmHg 或＞2/3 体循环收缩压。②存在心房或动脉导管水平的右向左分流。

（2）动脉导管血流速度和方向：通过动脉导管水平的血流方向和血流速度可对 PAP 进行判断：单纯的右向左血流提示在整个心动周期 PAP 超过体循环压；双向的血流提示 PAP 与体循环压大致相等，仅在收缩期出现右向左分流而舒张期出现左向右分流（在健康新生儿出生后 12h 内，双向分流较为常见，但当主动脉压力超过 PAP 后成为单纯的左向右分流）。

（3）心房水平的分流：PPHN 患儿可在卵圆孔水平出现不同程度的右向左分流，而完全的右向左分流比较少见，如出现完全右向左分流应与完全性肺静脉异位引流（TAPVD）鉴别。

（4）心脏功能和心输出量：PAP 增加常伴有肺血流量降低和肺血管阻力增加；肺高压时右心房、右心室、肺动脉扩大并不少见；因右心室压力增高而出现室间隔比较平坦或凸向左心室，提示右心室压超过左心室压；PPHN 时左心输出量常降低，严重时心输出量可由正常的 150~300ml/（kg·min）降为＜100ml/（kg·min）；正确的心输出量评估对临床是否需要应用正性肌力药物、吸入一氧化氮（iNO）和其他对心输出量有影响的药物有较大的指导价值；当左房、左室充盈不足时，应注意是否有 TAPVD；当有心房水平的左向右分流时，基本可排除 TAPVD；监测左心功能可指导肺血管扩张药物的应用和选择；当存在左心功能不全时，出现肺静脉高压，后者在肺血管扩张药应用后氧合可进一步恶化。

（四）治疗

PPHN 的程度从轻度低氧伴轻度呼吸窘迫到严重低氧血症伴心肺功能不稳定。PPHN 的治疗目的是降低 PVR，维持体循环血压，纠正右向左分流和改善氧合。除治疗原发疾病外，应给予支持治疗。

1. 治疗原则

（1）一般支持：给予最佳的环境温度和营养支持、避免应激刺激，必要时镇静和止痛。肌松剂可能会增加病死率，应尽可能避免使用。

（2）对确诊的 PPHN 的治疗原则：①保持最佳肺容量，用温和的通气。因人工呼吸机高通气使 PaCO₂ 降低而减少脑灌注，应该避免。②维持正常心功能。③纠正严重酸中毒，使 PPHN 急性期血 pH＞7.25，pH7.30~7.40 最佳，但应避免过度碱化血液。④肺血管扩张剂的应用。⑤ECMO 的应用。

2. 具体治疗措施

（1）呼吸支持和维持最佳肺容量：被确诊 PPHN 的患儿一般均需要机械通气呼吸支持。①保持最佳肺容量：因肺过度充气或萎陷均可导致 PVR 增加，应选择合适的呼气末正压（PEEP）和平均气道压（MAP），使胸部 X 线片显示吸气相的肺下界在第 8、9 后肋间；为避免气压伤和容量损伤，可选择相对低的气道峰压（PIP）和潮气量，目标 $PaCO_2$ 一般保持在 40~50mmHg。呼吸机初调值：吸入氧浓度（FiO_2）>0.80~1.00，呼吸频率 50~70 次/min，PIP 15~25cm H_2O（1cm H_2O=0.098kPa），呼气末正压 3~4cmH_2O，吸气时间 0.3~0.4。②应用高频通气：高频通气的目的是募集和复张更多的肺泡和减少肺损伤，而不是单纯为了降低 $PaCO_2$。对于有肺实质性疾病的 PPHN，如 NRDS、MAS 等，可采用高频通气模式；在常频通气模式下，如 PIP>25cm H_2O、潮气量>6ml/kg 才能维持 $PaCO_2$<60mmHg，也可改为高频通气。当患儿经 12~48h 趋于稳定后，可将导管后 SaO_2 维持在>0.90；为尽量减少肺气压伤，此时可允许 $PaCO_2$ 稍升高。对于有肺实质性疾病，如 NRDS、肺炎等，高频通气和 iNO 联合应用有协同作用，但对于特发性 PPHN 或合并先天性膈疝，上述联合应用一般无效。③应用肺表面活性物质：对于有肺实质性疾病，如 NRDS、MAS、肺炎等存在原发或继发性表面活性物质失活，其并发的 PPHN 在使用肺表面活性物质后可募集和复张更多的肺泡、改善氧合。对相对轻症的 PPHN（OI=15~25）效果较好；非肺实质性疾病者，表面活性物质一般无效。

（2）目标氧合的保持：氧是有效的肺血管扩张剂，但过高浓度氧可致肺损伤；吸入 100%氧甚至可导致肺血管收缩、对 iNO 的反应性降低、氧化应激损伤等。因 PPHN 存在肺外分流，超过正常的血氧分压并不能进一步降低肺血管阻力，相反使肺的氧损伤增加。推荐将动脉导管开口前的 PaO_2 维持在 55~80mmHg，SaO_2 0.90~0.98。对于严重的 PPHN，尤其是先天性膈疝并发 PPHN，如血乳酸水平正常（<3mmol/L）和尿量≥1ml/（kg·h），动脉导管开口后的 SaO_2 在 0.80 左右是可以接受的。

（3）维持正常体循环压力：维持体循环压血压可减少 PPHN 时的右向左分流，推荐体循环收缩压 50~70mmHg，平均压 45~55mmHg。当有血容量丢失或因血管扩张剂应用后血压降低时，可用白蛋白、血浆、输血、生理盐水等补充容量；使用正性肌力药物以纠正左心和右心功能的降低，增加氧的递送。将血压提升至超过正常值范围以对抗动脉导管水平的右向左分流虽可短期改善氧合，但并不能降低 PVR，故应避免使用。

（4）血管扩张剂降低 PAP：在采取了充分的肺泡募集和复张措施，包括常频、高频辅助通气，表面活性物质应用后，要依据氧合状态、体循环血压、超声测定的心脏功能等，选择进一步的扩血管治疗方案。下列扩血管药物可以单用或联合应用；但应注意在左心功能不全时，多数降低 PVR 的药物会增加肺血流、导致肺静脉和左心房压力增高，使病情恶化。在多数情况下，OI>25 是血管扩张剂的适应证。

二、早产儿 BPD 并发肺动脉高压

极低出生体重儿在出生后早期发生 PPHN 的比例可高达 2%。而近年来极低或超低出生体重儿因 BPD 并发肺动脉高压逐年增加，成为 BPD 的重要并发症。BPD 致肺小动脉的减少、肺泡-毛细血管面积减少、低氧、感染、肺血管重塑等，最后导致肺动脉高压；此外，左心室舒张功能降低也可以引起 BPD 并发肺动脉高压。因属于慢性进行性肺动脉高压，病死率可高达 40%以上。BPD 肺动脉高压一般发生在出生后数周的早产儿，较多在新生儿病房出院后随访中或在儿科病房被诊断；根据发病时间，也可将早发型 BPD 并发肺动脉高压定义为出生后 10~14d 发病，迟发型定义为校正胎龄 36 周后发病。

（一）临床表现和诊断

患儿常为极低或超低出生体重儿、长期呼吸机或氧依赖、呼吸支持要求进行性增高、氧需求与肺本身疾病不成比例、反复发绀发作、明显高碳酸血症、持续肺水肿、利尿剂依赖、血脑钠肽和 NT-proBNP 增高；虽为中度早产（胎龄 32～33 周），但伴有宫内生长迟缓或有胎膜早破、宫内羊水减少的 BPD 患儿，均属危险因素，易发生肺动脉高压。应注意与伴发疾病的鉴别，包括胃食管反流（GER）、气道异常、气管支气管软化等。

（二）超声心动图检查

（1）推荐用超声心动图筛查：通过 TR 血流速度评估肺动脉压力最为可行，但敏感性和特异性不如足月儿；BPD 时的肺过度充气、胸廓扩张、心脏位置变化等均会影响 TR 血流速度的正确测量；尽管有上述缺点，超声检查仍是筛查 BPD 并发肺动脉高压的最有效方法。应对所有校正胎龄 36 周的中-重度 BPD 进行超声筛查；具体筛查指征包括：①长期呼吸机或氧依赖，呼吸支持要求进行性增高，氧需求与胸部 X 线片病变程度不成比例。②反复发绀发作。③明显高碳酸血症（提示气道阻塞、肺顺应性不良、肺实质疾病等）。④持续肺水肿、利尿剂依赖。⑤生长受限、宫内发育迟缓、羊水少。⑥出生胎龄<26 周。⑦脑钠肽和 proBNP 增高。

（2）BPD 并发肺动脉高压的超声心动图评价：BPD 并发肺动脉高压时可能不出现典型的动脉导管或卵圆孔水平右向左分流的超声影像，通过 TR 血流速度评估 PAP 有重要意义。可将 sPAP 超过 50%体循环收缩压（SBP），即 sPAP/sBP>0.5 定义为肺动脉高压；也可将 sPAP/sBP<0.5 称为正常或轻度肺动脉高压，sPAP/sBP≥0.5 但<1.0 称为中度肺动脉高压；sPAP/sBP>1.0 称为重度肺动脉高压。当不能探及 TR 而无法评估肺动脉压时，可通过观察心室间隔位置估计，即因右心室压力增高而出现室间隔比较平坦或凸向左心室，提示右心室压超过左心室压。

（三）心导管检查

以心导管评估 PAP 为金标准，但属于创伤性检查，在国内尚不能普遍开展。心导管检查的指征如下。

（1）持续严重的心肺疾病且病情与气道病变无关。

（2）肺疾病和并发症处理后肺动脉高压无改善。

（3）需要长期进行药物治疗肺动脉高压及不能解释的反复肺水肿者。

（4）为明确程度、排除严重的心脏结构畸形、明确是否有体-肺侧支循环、肺静脉阻塞或左心舒张功能不全等。

（四）治疗

（1）积极治疗原发病，包括慢性 GER 和吸入、气道结构异常如声门下狭窄、气管软化、气道反应性增加、肺水肿和肺功能不全。必要时行气管镜、食管 pH 测定等检查。

（2）氧疗：用氧能降低 PVR，是对 BPD 并发肺动脉高压的常用治疗手段；对怀疑肺动脉高压者将 SaO_2 保持>0.93，对确诊肺高压者，SaO_2>0.95；为避免高氧潜在的损害，也可将 SaO_2 维持在 0.92～0.94。

（3）利尿：当 BPD 有容量负荷过多时应用利尿剂（氢氯噻嗪和安替舒通），安替舒通有盐皮质激素样阻滞剂作用，能改善 BPD 肺功能。

（4）针对血管收缩机制的靶向治疗：目前多数针对肺动脉高压的药物在新生儿尤其是早产儿属于超说明书应用的，多数扩血管药物疗效有限，仅限于在严格的诊断评估和积极治疗原发病基础上单用或联合应用 iNO、西地那非、内皮素受体拮抗剂等。主要扩血管药物：①iNO：可选择性扩张肺血管，改善 BPD 的氧合，但对 BPD 长期使用 iNO 并无有效的证据。iNO 开始剂量为 10~20ppm，大多数患儿可 2~10ppm 维持；更低的剂量对 V/Q 比值和氧合更有利。②西地那非：在 BPD 并发肺动脉高压的药物治疗中，应用经验最多的是西地那非，常用口服 0.5~1.0mg/次，每 6h 1 次，可显著降低 PAP；但对呼吸和氧合改善不明显，对长期疗效尚不确定；BPD 肺高压常需要较长期用药，而长期使用（>2 年）西地那非有增加病死率风险的报道。③内皮素受体拮抗剂：同 PPHN 的治疗。

第四节 新生儿病毒性心肌炎

一、概述

新生儿病毒性心肌炎是在新生儿期病毒感染引起的局灶性或弥漫性心肌间质炎性渗出和心肌纤维变性、溶解和坏死，导致不同程度的心肌功能障碍和全身症状的疾病。本病易致流行。因临床表现不典型，又无特殊检查手段，病死率较高。如能及早诊断，积极治疗，预后可有所改善。

二、病因

新生儿病毒性心肌炎可由多种病毒引起，其中以科萨奇 B3 病毒最常见，占心肌炎病原的 1/2 以上。ECHO、巨细胞病毒、风疹、水痘、腺病毒等亦可引起的心肌炎。引起心肌炎的病毒感染可发生在宫内、产时或出生后。孕妇宫内感染时，病毒可通过胎盘传播给胎儿，于出生 3d 内发病；产时感染多由于吸入阴道内含病毒的分泌物，于出生 1 周内发病；出生后感染出现症状较晚，多由于新生儿接触母亲、婴儿室工作人员、探视人员及已患病新生儿等途径感染。可在婴儿室、母婴同室及产科发生暴发流行，常由科萨奇、ECHO 病毒所致。

三、临床表现

新生儿病毒性心肌炎临床表现轻重不一，变化多端，多不典型。起病形式多样，可呈暴发性经过。

（一）非特异性症状

如发热、烦躁不安、咳嗽、进食差、嗜睡、呕吐、腹泻、皮疹、皮肤苍白或黄疸，重者可有呼吸窘迫及发绀。

（二）循环系统表现

（1）与体温不成比例的心动过速或奔马律，心音低钝，部分病例心前区有收缩期杂音。

（2）各种心律失常如期前收缩、阵发性室上性心动过速、室性心动过速、各种传导阻滞如窦房、房室及室内传导阻滞等。

（3）充血性心力衰竭，表现呼吸急促伴呻吟、喘息、三凹征及发绀，心率快、脉弱、心音低钝、奔马律、心脏增大和肺部密集的细湿啰音，肝肋下>3cm，水肿、少尿或无尿及四肢肌张力低下等。

（三）其他系统表现

约1/2的患儿可伴有神经系统损害，表现颈抵抗、惊厥、昏迷等，脑脊液检查可发现单核细胞增多，此有助于本病的早期诊断。

四、辅助检查

（一）心电图

主要表现Ⅰ、Ⅱ、aVF、V_5、V_6等导联S-T段下降，T波低平、倒置、双向，S-T段压低，但P-R间期一般在正常范围。可有各种心律失常：房性或室性期前收缩、室上性或室性心动过速、心房扑动或颤动、房室或窦房束支传导阻滞、心脏停搏等。

（二）X线检查

心影正常或向两侧扩大，心胸比例常大于0.6，透视下心搏减弱。有心力衰竭时，可导致肺淤血水肿，X线可有肺纹理增粗表现。

（三）超声心动图

可见心脏扩大、搏动减弱及心功能减退等。此外还可基本除外其他结构异常的先天性心脏病。

（四）酶学检查

（1）肌酸磷酸激酶［CPK，正常值<50U/L（1463nmol/L）］，CPK-MB为CPK同工酶，主要来源于心肌，灵敏性最强，正常值<5U/L（146nmol/L）。

（2）乳酸脱氢酶［LDH，正常值200～250U/L（5.852～7.315μmol/L）比色法］，LDH-1为LDH同工酶，特异性最好，正常值18～34U/L（0.527～0.995μmol/L）。

（3）GOT，灵敏性及特异性均不及前两者，正常值<40U/L。CPK和GOT出现最早，消失也早，LDH则相反。

（五）病原学诊断

最可靠的诊断证据是从心肌或心包液中分离出病毒，技术复杂，要求条件高，阳性率低，中和抗体测定也费时费力。用酶联免疫吸附试验（ELISA）检测病毒抗体是一种快速简便和特异性强的新方法。一般IgM在发病早期出现，2～3周达高峰，1～2月后下降，IgM升高说明有近期感染。近年来还开展了应用聚合酶链反应（PCR）和核酸杂交等分子病毒学方法检测患儿血及心肌标本的肠道病毒基因，特异性强。

五、诊断

一般依照1978年我国九省市心肌炎协作组制订（以后又经过多次修订）的小儿病毒性心肌炎诊断依据进行诊断。由于新生儿心肌炎临床表现不典型，应注意与新生儿肺炎、心内膜弹力纤维增生症、先天性冠状动脉畸形等鉴别。

六、治疗

目前尚无特效治疗。目前常用治疗如下。

（一）自由基清除剂

有抗氧自由基、抗氧化、保护心肌细胞、改善心肌能量代谢的作用。

（1）维生素 C：100~200mg/kg，每天 1 次静滴，1 个月为 1 个疗程。静脉推注还有治疗心源性休克的作用。

（2）辅酶 Q_{10}：2.5~5mg，每天 1 次肌内注射。

（3）维生素 E：50~100mg，每天 2~3 次，口服。

（二）改善心肌代谢药物

（1）1,6-二磷酸果糖：为恢复、改善细胞代谢的分子水平的药物。作用于细胞膜，通过刺激磷酸果糖激酶的活性，增加细胞内 ATP 浓度，促进钾离子内流，恢复细胞极化状态，从而有益于缺氧、损伤、休克状态下的细胞能量代谢及葡萄糖的利用，以促进修复改善功能。用法：100~250mg/kg，每天 1 次，静脉点滴。肾衰竭及对磷过敏者禁用。

（2）其他改善心肌代谢的药物：磷酸肌酸、三磷酸腺苷、辅酶 A、肌苷、细胞色素 C 等。

（三）免疫抑制剂

目前仍有争议。有人认为免疫抑制剂降低机体抵抗力，促进病毒扩散，加重病情；但也有人认为免疫抑制剂能抑制抗原抗体反应，减轻变态反应造成的心肌损伤，利于局部炎症和水肿的消除。目前多主张仅用于重症患儿：有心力衰竭、心源性休克、严重心律失常者。

一般不宜常规用于早期，多用于重症病例，特别对心源性休克和严重心律失常包括房室传导阻滞、室性心动过速等有特殊疗效，对晚期重症心力衰竭其他治疗无效时可考虑应用。

急性危重期可先静脉滴注氢化可的松或地塞米松，或用甲泼尼龙冲剂疗法，10mg/（kg·d），2h 静脉滴注，连用 3d 后逐渐减量，症状缓解后可改口服泼尼维持，疗程为 2~4 周。

（四）对症处理

有心力衰竭给强心药物，有心律失常给抗心律失常药物等。并可给予胸腺素、免疫球蛋白（静脉滴注 2g/kg，用一次）等免疫增强剂提高细胞免疫功能。

（五）中药

丹参，每次 2~4ml，每天 1 次，静滴，可起一定疗效，现已不推荐新生儿使用。

（王战胜）

第六章　新生儿血液系统疾病

第一节　新生儿贫血

一、概述

足月儿出生时血红蛋白为 170g/L（140~200g/L）。出生后由于入量少、不显性失水等原因，可致血液浓缩，血红蛋白值上升。通常出生后 24h 达峰值，约于第 1 周末恢复至出生时水平，以后逐渐下降。出生后 1 周内静脉血血红蛋白<140g/L，诊断为贫血。

二、病因

可由红细胞生成障碍、失血或红细胞破坏过多引起。

（一）红细胞

生成减少如先天性纯红细胞再生障碍性贫血，先天性感染（如 TORCH 感染），铁、叶酸等缺乏性营养缺陷以及先天性白血病等。

（二）失血性

包括出生前失血、出生时失血、出生后出血以及医源性失血。

（1）出生前失血：如胎-母输血、胎-胎输血、胎-胎盘输血。

（2）出生时失血：如前置胎盘、胎盘畸形（如帆状胎盘）、脐带畸形（脐带血管瘤）等；产伤性颅内出血、帽状腱膜下出血、肝脾破裂等。

（3）出生后出血：包括凝血因子缺乏、血小板减少引起的出血；脐带结扎不紧或脐带残端重新开放出血；应激性溃疡、先天性胃破裂引起的消化道出血，医源性失血等。

（三）红细胞破坏过多

（1）免疫性溶血：如 Rh 或 ABO 溶血病，药物性溶血性贫血等。

（2）感染：如细菌性或 TORCH 感染。

（3）维生素 E 缺乏：维生素 E 对维持红细胞膜完整性很重要，缺乏时细胞易发生脂质过氧化，细胞膜受损、破裂。

（4）红细胞膜缺陷：如遗传性球形红细胞增多症。

（5）红细胞酶缺陷：G-6-PD 缺陷。

（6）血红蛋白病：海洋性贫血。

（四）早产儿贫血

早产儿出生后前几周均经历了 Hb 下降，且出生体重越低，贫血出现越早，程度越严重（出生后 4~8 周 Hb 可降至最低水平 70~90g/L），持续时间也越长。其病因为：①红细胞寿命较短。②体重增长较快，血液稀释。③医源性失血量相对较大。④先天性铁储备少、维生素 C 缺乏等。⑤血清红细胞生成素（erythropoietin EPO）水平低下。其中血清 EPO 水平低下是早产儿贫血的最主要原因。患儿临床上常出现组织缺氧的表现，如苍白、气急、烦躁不安、食欲下降、喂养困难和体重不增等，出现临床症状的早产儿贫血应称病理性贫血。

三、诊断

（一）根据引起贫血的病史

家中成员有无出血史、母婴血型不合史，母孕期有无感染、阴道流血、前置胎盘、胎盘早剥史，新生儿是否早产、胎龄，有无窒息、产伤、黄疸史，以及贫血出现的时间等。

（二）根据贫血的症状和体征

与病因、失血量及贫血速度有关。新生儿溶血症除苍白外，尚有黄疸、肝脾肿大，甚至核黄疸。急性、大量出血可伴有气急、心率增快、低血压，甚至休克。内出血除伴有黄疸外，同时可有出血脏器相应的症状，如颅内出血的神经系统表现，肝包膜下出血腹部可触及包块等。

（三）实验室检查

（1）血常规：确定有无贫血、程度及性质。

（2）网织红细胞计数：失血或溶血性贫血者网织红细胞计数常增加，减少者要考虑先天性再生障碍性贫血；早产儿贫血、Rh 或严重 ABO 溶血病引起的晚发性贫血时网织红细胞计数减少。

（3）周围血涂片：球形红细胞增多症细胞形态为球形；低色素性贫血红细胞中心淡染区扩大，测量中心淡染区大小可估计血红蛋白含量等。母亲外周血涂片做酸洗脱试验可提示有无胎-母输血及输血量。

（4）失血性贫血：如为急性失血，血细胞比容（Hct）和网织红细胞计数正常，24h 血液稀释后 Hct 下降；如失血为慢性，血容量正常、Hct 下降、网织红细胞计数上升。

（5）溶血性贫血：Hct 下降、网织红细胞计数和胆红素均升高。

（6）红细胞生成减少性贫血：Hct 下降、网织红细胞计数减少，胆红素水平正常。

（7）其他：如有黄疸可测胆红素、抗人球蛋白试验、抗体释放试验、游离抗体；G-6-PD 酶缺乏行 G-6-PD 酶活性检测；如疑有感染可做相应的病原检查。

四、治疗

（一）输血疗法

（1）输血指征：临床尚存争议，多数专家建议：①新生儿出生<24h，静脉血<130g/L。②急性失血≥10%血容量。③静脉采血≥5%~10%血容量。④合并严重心、肺疾患，应维持 Hct>40%、Hb≥130g/L。⑤出现气急、烦躁不安、呼吸困难、淡漠、喂养困难等贫血症状等。对于无症状性轻度贫血，仅需补充铁剂。

（2）早产儿输血指南：①无临床症状，Hct<21%，网织红细胞计数<2%。②Hct<31%，具备以下情形之一者考虑输血：面罩给氧，FiO_2<36%；CPAP 或 IPPV 下平均气道压<6cm H_2O；经足量枸橼酸咖啡因治疗，12h 内呼吸暂停和心动过缓发作>9 次或 24h 需加压给氧 2 次；心率>180 次/min 或 RR>80 次/min 持续 24h；热卡 100kcal/（kg·d），但体重增长<

10g/d 持续 4d；需外科手术。③Hct＜36%，具备以下情形之一者考虑输血：用氧 FiO_2 ＞0.35；CPAP 或 IMV 下平均气道压 6~8cm H_2O。

（3）输血量计算法：全血（ml）（仅在急性失血时应用）＝［预期 Hb（g/L）－实际 Hb（g/L）×0.6（0.6ml/kg 全血可提高 Hb 1g/L）×体重（kg）。

严重贫血应输浓缩红细胞血，输血量则为所需全血量的 1/2。单次输血量不要超过 20ml/kg。

（二）补充铁剂

一旦有足够的肠道喂养，即应补充铁剂：剂量为 2~4mg/（kg·d）元素铁。

（三）重组人红细胞生成素（rhEPO）

rhEPO 可刺激红细胞生成，减少输血的次数和输血量，已用于早产儿贫血的防治。目前最适剂量、给药途径、开始治疗时间、疗程等仍在探索中。可出生后数天即开始治疗，每周 500~750U/kg，分 3 次皮下注射，疗程 4~8 周，同时补充铁剂。

第二节　新生儿出血症

一、概述

新生儿出血症（HDN）又称新生儿自然出血症、新生儿低凝血酶原血症、维生素 K 缺乏症等。因其主要是由于体内维生素 K 缺乏、某些维生素 K 依赖性凝血因子活力低下而引致的出血性疾病。20 世纪 60 年代以来开展对初生婴儿常规注射维生素 K，本病发生率大为减少，但在边远地区农村仍不少见。

新生儿止血机制有别于较大儿童，某些凝血因子的缺乏或活力低下、血小板数量和（或）功能不足、各种疾病导致的凝血因子大量消耗，均可以发生出血。

二、病因

（一）凝血因子缺乏

（1）维生素 K：依赖性凝血因子 Ⅱ、Ⅶ、Ⅸ、Ⅹ 以及抗凝血蛋白 C，S 的暂时性缺乏在新生儿期很常见，与维生素 K 缺乏有关的因素包括：①孕母维生素 K 通过胎盘的量少，胎儿肝内储存量低。②母亲在孕期使用加速维生素 K 降解的药物。③母乳中含维生素 K 量少（15μg/L），远低于牛乳中含量（60μg/L）。故母乳喂养者多发。④初生时肠道菌群未建立，或肠道炎症、口服抗生素抑制肠道正常菌群，使之合成维生素 K 少。⑤患先天性肝胆道疾患时胆汁分泌减少，影响维生素 K 的吸收。早产儿发病尤其严重，足月儿如出生后不及时补充维生素 K 也容易发生该病。

（2）凝血障碍：许多疾病如 DIC、感染、休克、缺氧、NEC、肾静脉血栓（RVT），以及使用血管内导管，均可以导致大量凝血因子消耗、凝血功能异常，严重的肝脏疾患使凝血因子的产生减少也是一个重要原因。

（3）遗传性疾病：X 连锁隐性遗传如血友病甲、乙、丙；常染色体显性遗传如 VWD（von willebrand disease）、纤维蛋白原结构变异（罕见）；常染色体隐性遗传如凝血因子Ⅸ、

Ⅶ、Ⅴ、Ⅹ、Ⅱ纤维蛋白原的缺乏均可见到（以其发生频率排序），严重的Ⅶ和Ⅹ、Ⅲ因子缺乏可导致新生儿颅内出血，Ⅺ因子的缺乏则可能在手术或损伤时发生非预料的出血。

2. 血小板数量或功能异常

遗传性血小板减少症、免疫性血小板减少症，母亲 ITP、子痫前期或严重的子宫胎盘功能不全，感染或窒息导致 DIC，遗传性骨髓衰竭综合征如范可尼贫血，先天性白血病；不伴有 DIC 的凝血和血管损伤，如血管畸形、导管血栓、NEC 和 RVT 等等，可消耗大量血小板而引起出血。

3. 其他

潜在性血管性因素引起的出血，如中枢神经系统出血、肺出血、动静脉畸形、血管瘤、外伤性出血等。

三、诊断

（一）病史

询问家族史（各代亲属有出血性疾病者考虑与遗传性凝血因子缺乏鉴别）；母亲妊娠期用药和分娩时情况，是否纯母乳喂养；患儿有无肝胆疾患、长期使用抗生素、慢性腹泻等病史。

（二）临床表现

VKDB 的特点是原来表现正常的小婴儿突然发生出血，没有发现严重的潜在疾病，可见皮肤或内脏出血和贫血导致的各系统异常。而其他出血多伴有原发病的表现如感染休克等，患儿一般情况较差。轻症出血患儿吃奶反应如常；出血多者皮肤黏膜苍白、发绀；多数患儿有精神状态改变，如烦躁激惹、反应低下、呼吸节律不整、拒食、呕吐、腹胀，甚至惊厥、昏迷。出血严重者常伴呼吸循环改变，如气促、呼吸困难，发绀；心率增快、心律不齐，肢端发凉及末梢循环不良，甚至出现休克。

本症可分为早发型（出生后 24h 内发病）、经典型（出生后 2~7d 发病、早产儿可延至 2 周）和迟发型（出生后 2 周至 3 个月发病）。

常见出血部位为脐残端部出血或皮肤黏膜出血点、淤斑，或注射、穿刺部位渗血不止；消化道出血可有呕血或便血；颅内出血可表现为前囟饱满膨隆、颅缝开裂、瞳孔大小不等、对光反射迟钝或消失，常留有神经系统后遗症。肺出血、尿血等较少见。

脐出血和消化道出血一般为少量或中量出血，个别大出血可致休克，但治疗后恢复良好，绝大多数无并发症或后遗症。早产儿、晚发型患者多有颅内出血，可致死或发生脑积水、脑萎缩、脑瘫等后遗症，预后不良。

（三）实验室检查

（1）血常规和外周血涂片：VKDB 主要为急性出血所致的贫血，红细胞和血红蛋白成比例下降，白细胞和血小板计数正常；感染引起出血者除贫血之外有白细胞尤其中性粒细胞的改变；血小板减少往往见于严重感染和血小板减少症。涂片可了解血小板和红细胞的形态、大小、分布数量以及颗粒碎片等，有助于感染和血小板疾病的鉴别诊断。

（2）凝血酶原时间（PT）及部分凝血活酶时间（PTT）延长（>对照 2 倍），出血时间

（BT），凝血时间（CT）、血小板计数、纤维蛋白原正常，未检出纤维蛋白降解产物。

（3）活性Ⅱ因子与Ⅱ因子总量比值：测定此值<1时表示存在无活性凝血酶原，有维生素K缺乏。

（4）PIVKAⅡ测定：采用免疫学方法或电泳法直接测定无活性凝血酶原前体蛋白，阳性即表示维生素K缺乏，此为诊断之金标准，≥2μg/L为阳性。

（5）维生素K测定：用高压液相层析法（HPLC）可直接测定血中维生素K，<200ng/L为维生素K缺乏。但此法需血量多，不太适用于新生儿。

（6）影像学检查：头颅B超、CT、MRI等可明确出血的性质、部位及程度。

本病一般根据病史特点、临床表现和实验室检查即可诊断，维生素K治疗有效可确诊。

四、治疗

VKDB的治疗原则为尽早明确诊断，及时控制出血，改善贫血状况，防止并发症。

（一）补充维生素K

对VKDB应立即肌内注射或静脉缓慢注射维生素K_1 1~2mg，出血一般能迅速改善；早产儿尤其极低出生体重儿（VLBWI）或存在肝胆疾患的婴儿，由于肝脏功能不成熟或受损，其凝血因子前体蛋白合成不足、维生素K利用受限，故单用维生素K疗效欠佳，此时应加用凝血酶原复合物（PCC，10~20血浆当量单位/kg）或输注含有活性凝血因子的新鲜血浆。

（二）新鲜冰冻血浆或新鲜全血

VLBWI和（或）严重出血、有休克表现者可输注10~20ml/kg，可迅速补充各种活性凝血因子，后者尚可纠正贫血。

（三）支持治疗

胃肠道出血时应暂时禁食，从静脉补充热卡和各种营养素；恢复期后仍有贫血者可考虑小量输血或补充铁剂、叶酸和维生素C；大量颅内出血并发中枢神经系统损害者，早期有颅内压升高时需使用脱水剂，后期可加用护脑营养药物，出院后高危儿专科门诊随访，在医师指导下行综合康复治疗，3~6个月时复查头颅CT或MRI，了解病变恢复情况。

第三节　新生儿红细胞增多症

一、概述

新生儿红细胞增多症和高黏滞度不是同一名称，但常同时存在。血细胞比容（HCT）、红细胞变形性及血浆黏滞度这三个因素决定全血黏度，但最重要的是血细胞比容，为临床诊断本病的主要依据。血细胞比容的增加使血液黏滞度增高，血流速度减慢，心搏出量减少，导致各脏器灌注减少、缺氧酸中毒的发生。

二、病因

（一）主动型
由于宫内缺氧，胎儿血浆红细胞生成素增加，红细胞生成增加。

（二）被动型

继发于红细胞的输注。

三、诊断

（一）症状

为非特异性，与累及器官有关，严重度各异。

（1）神经系统：淡漠、嗜睡、激惹、呼吸暂停甚至惊厥。肌张力低下、震颤、新生儿反射不完全。

（2）循环系统：心脏增大、心电图异常。

（3）呼吸系统：气促、发绀、肺出血。

（4）消化系统：食欲缺乏、腹胀、呕吐、便血等。

（5）泌尿系统：尿量减少、血尿、氮质血症、急性肾衰竭。

（6）血液系统：高胆红素血症、血小板减少，甚至弥散性血管内凝血。

（7）代谢系统：低血糖。

（二）体征

皮肤发红，甚至紫红，尤其活动及哭闹后，为多血质貌。同时有不同脏器受累的体征。

（三）实验室检查

（1）出生后一周内，静脉血 HCT≥65%，或连续两次末梢血 HCT≥70%可诊断为红细胞增多症。同时末梢血常规检查可有血红蛋白≥220g/L，红细胞计数≥7.0×10^{12}/L。

（2）监测血电解质、酸碱平衡及各脏器功能等，及时了解有无多脏器受累。

四、鉴别诊断

（一）新生儿缺氧缺血性脑病

两者均发病早，可同时有多系统受累的表现，且可能同时存在。通过 HCT 检查两者不难区别。

（二）面先露

为分娩时先露部受压所致局部发绀，若无其他产科意外，患儿一般情况良好，无须特殊治疗。

五、治疗

（一）对症治疗

监测血糖、电解质、酸碱平衡及各脏器功能等，了解有无多脏器受累，以便及时处理。

（二）换血治疗

（1）对于静脉血 HCT 在 65%～70%而无症状的患儿应密切观察，可给予白蛋白、生理盐水或新鲜冷冻血浆 10～20ml/kg 静点扩充血容量，降低血液黏滞度。若考虑为被动型红细胞增多、血容量增多的患儿，可静脉放血 10%。

（2）静脉血 HCT>70%，无论有无症状，因其血黏滞度高易致组织缺血而产出生后遗症，应给予部分静脉换血治疗。换血成分为白蛋白、生理盐水或新鲜冷冻血浆，部位可用脐静脉或外周血管，换血量计算如下。

换血量=血容量×（实际 HCT−预期 HCT）/实际 HCT

血容量=体重（kg）×（80~100ml）

第四节　新生儿血小板减少性紫癜

一、概述

新生儿时期，由血小板生成减少和（或）破坏增加所致的新生儿紫癜，称为新生儿血小板减少性紫癜（NTP）。其特征是皮肤广泛性淤点淤斑，甚至出现胃肠道出血和颅内出血、血小板减少、毛细血管脆性试验阳性、出血时间延长和血块收缩时间延长且不完全，而凝血时间正常。NTP 发生率占所有出生新生儿的 0.5% 左右，免疫因素（同族免疫和自身免疫）是引起 NTP 的最主要高危因素。

二、病因及分类

（一）同族免疫性血小板减少性紫癜

（1）概述。本病占所有新生儿血小板减少性紫癜的 25%，每 1 万个活产儿中有 1~2 例发生此病。发病机制与 Rh 或 ABO 血型不合所致溶血病相似，即由于母、儿的血小板抗原性不合所致。血小板具有多种抗原（human platelet antigen，HPA），与本病相关的 5 个常见双等位血小板同族抗原系统存在于血小板膜糖蛋白Ⅲa 上，包括 Pl A$_1$（HPA−1）、KO（HPA−2）、Ba Ka（HPA−3）、Pen/Yuk（HPA−4）和 BraPIA$_2$（HPA−5）。HPA−1a 抗原的抗原性最强，人群中有 2%~3% 为阴性，一半以上的新生儿同族免疫性血小板减少性紫癜与其有关。血小板抗体不会天然产生，通过妊娠免疫或输血免疫可使母体内产生抗 HPA 的抗体（HPAIgG），即 HPA 阴性的母亲因怀孕具有 HPA 阳性（从父亲处获得）的胎儿或曾输入 HPA 阳性的全血或血小板而被致敏。此抗体（IgG）可通过胎盘进入胎儿血液循环，致使 HPA 阳性的胎儿血小板破坏加速，血小板的寿命缩短到只有几小时（正常 7~10d）。新生儿出生时，血小板数常低于 30×10⁹/L，故易发生出血，表现为皮肤、黏膜紫癜；若血小板低于 15×10⁹/L，在广泛性皮肤出血、黏膜紫癜的同时，常伴有严重的胃肠道和（或）颅内出血。

（2）临床表现。新生儿血小板减少及出血，而母亲血小板正常且无出血倾向是本病的特征之一。典型的临床表现为：健康产妇分娩的新生儿在无感染或 DIC 等情况下，于出生后数分钟至数小时内可迅速出现广泛性淤点和淤斑，尤以骨骼突出部或受压部位（如头面部、颈肩部等）明显。轻症患儿（约 5%）仅有血小板减少而无紫癜；严重病例（10%~30%）可同时有呕血、便血、尿血、脐带残端出血、针刺孔渗血、较大的头皮血肿或颅内出血（呼吸困难、发绀、抽搐和脑膜刺激症状等），常伴有较严重黄疸。出血不多者数日后好转，重症病例的病程两周至 2 个月不等。本病的主要危险就是颅内出血，常发生于分娩过程中或刚分娩后，10% 的病例发生在宫内。颅内出血一旦发生则病情迅速恶化，预后不良，可导致10%以上的新生儿死亡，存活者中多有神经系统后遗症。

（3）实验室检查。动态监测新生儿外周血血小板参数可评估疾病的严重程度、病情变化和治疗效果，而测定父母、患儿血小板抗原和（或）抗体可为本病提供确诊依据。

①外周血常规：新生儿血小板计数可见不同程度的降低（<100×10⁹/L）；有出血症状者血小板常在30×10⁹/L以下（甚至低于15×10⁹/L），RP明显增加，MPV增大。如未经治疗，血小板减少的持续时间平均2周；治疗有效者，外周血RP变化最早出现（治疗2~3d即见增加），继之血小板数增加，但也有少数患儿需2个月或更长时间才逐渐恢复。出血严重者可有贫血，网织红细胞增多。除非同时存在抗白细胞抗体，否则粒细胞和淋巴细胞数正常。母亲血小板计数正常。

②凝血系统：出血时间延长、血块收缩时间延长且不完全，而凝血时间正常。

③骨髓象：对单纯血小板减少患儿不作为常规检查。骨髓巨核细胞数增加或正常；但有少数患儿的巨核细胞因对同族免疫性抗体也敏感，发生破坏而减少。出血严重者红细胞系统增生活跃。粒细胞系统一般无改变。

④血小板抗原与抗体：若新生儿存在不明原因的持续性或一过性新生儿血小板减少（<100×10⁹/L）、不明原因的颅内出血或母亲既往分娩过血小板减少症婴儿的情况时，应检测父母或新生儿HPA、母亲及新生儿HPA-IgG。HPA检测可采用ELISA法、PCR法或探针技术。一般情况下，同族免疫性血小板减少性紫癜患儿的母亲HPA-1a阴性，而父亲HPA-1a阳性；如果父母双亲HPA-1a均阳性，则应检测其他不常见的HPA。血清HPA-IgG检测可采用放射免疫分析法、间接免疫荧光法、酶联免疫吸附分析法等，母、儿血清HPA-IgG阳性可以确诊新生儿血小板减少性紫癜是由于同族免疫引起。在分析血清HPA-IgG检测结果时，有两点应特别注意：a. 部分孕妇的HPAIgG水平到预产期时已明显下降，导致母、儿血清HPA-IgG呈阴性反应，但在分娩后6周左右重测可以呈阳性。b. 与新生儿血型不合引起的同族免疫性溶血病不同，血清HPA-IgG滴度与疾病的严重程度不成正比。此外，也可以将父、母及患儿三者的血清进行交叉试验，可以观察到患儿血清（含抗患儿及其父亲的HPA-IgG）可与其父的血小板发生免疫反应，但不能与其母的血小板起反应。这种方法即使不能确定不相合抗原类型，但能证实是否有同族免疫反应存在。

⑤其他：患儿血清Coombs试验阴性；出血严重者血清胆红素升高。

（4）影像学检查。严重的同族免疫性血小板减少性紫癜易发生脑室旁组织和脑室内出血，超声或CT等检查可早期发现相应的影像学表现。

（5）诊断。同族免疫性血小板减少性紫癜的诊断主要依据临床特征及实验室检测结果，包括以下几点：①先天性血小板减少。②出生后不久出现皮肤出血、紫癜现象。③母亲血小板计数正常，且无出血倾向，无特发性血小板减少性紫癜病史或服用能引起免疫性血小板减少的药物的病史。④新生儿无其他可致血小板减少的疾病如感染、低氧血症、用药等病史。⑤Coombs试验一般阴性。⑥新生儿的血清可与其父的血小板发生免疫反应，但不能与其母血小板起反应。⑦父母、患儿血HPA和（或）HPA IgG测定结果可提供确诊依据。

（6）治疗。因本病为自限性疾病，如血小板在30×10⁹/L以上、出血不严重，可不做特殊治疗，但应予严密监护，每天检测血小板计数。一般血小板减少持续数日至2个月（平均2周）后自然恢复正常；如血小板≤30×10⁹/L，为防止发生颅内出血，在未得到实验室证实之前即应开始治疗，措施如下。

①肾上腺皮质激素应用：可使血小板较快恢复，降低血管通透性，减轻出血倾向。泼尼松用量为 $1 \sim 2mg/（kg \cdot d）$，重症可先用 $2 \sim 3mg/（kg \cdot d）$，再逐渐减量，疗程约 1 个月。

②静脉注射免疫球蛋白（IVIG）输注：与肾上腺皮质激素相比，IVIG 提高血小板的速度快、达到的峰值高，止血作用快，但作用时间较短。除适用于激素治疗无效或用药后有明显不良反应者外，也为防治危及生命大出血的有效措施。常用剂量为 $0.4g/（kg \cdot d）\times 5d$，或 $1g/（kg \cdot d）\times（1 \sim 3）d$，也可用至血小板达 $（50 \sim 100）\times 10^9/L$ 时停药。IVIG 的作用机制可能是：a. 竞争性结合巨噬细胞 Fc 受体，封闭巨噬细胞的免疫功能，阻止血小板的免疫损伤。b. 在血小板上形成保护膜，抑制 PAIgG 或免疫复合物与血小板的结合，避免血小板被巨噬细胞结合、吞噬和破坏。③提高抑制性 T 细胞的功能，降低自身免疫反应，使血小板相关抗体产生减少。

③血小板输注：当血小板计数 $<30 \times 10^9/L$，应立即输注血小板，以防发生颅内出血和肺出血等；当血小板计数在 $（30 \sim 50）\times 10^9/L$ 并有明显出血时，也应及时输注血小板；血小板计数在 $（50 \sim 100）\times 10^9/L$ 时，不必输注血小板。约含 5.5×10^{10} 个血小板（从 400ml 新鲜全血提取）的标准血小板浓缩液称 1 个 U。浓缩血小板每次输注量为 $0.1 \sim 0.2U/kg$，输注时间 $30 \sim 60min$；由于血小板半衰期仅 $1 \sim 2d$，故常需 $2 \sim 3d$ 输注 1 次；每次输注血小板 1h 后复查血小板计数以观察疗效，直至稳定于 $100 \times 10^9/L$ 以上。若新生儿有发热、严重感染、DIC 等破坏血小板的因素存在时，应放宽血小板输注的指征并加倍剂量使用。一般输注 HPA-1a 及 HPA-5b 均阴性的血小板，对 95% 的患儿有效。由于 HPA-1a 阴性者在普通人群中只占 2% 左右，故最易获得的 HPA-1a 阴性血小板供体是患儿之母。由于母亲血浆中含有 HPA IgG，因此输入前需用正常人血浆洗涤。如果对相合的血小板输注无效要考虑其他诊断，并检测母亲稀有抗体类型。

④新鲜血输注：输入与患儿血小板同型的新鲜全血，主要目的是用鲜血中的血小板去中和患儿血清内的抗体，并补充红细胞等，有利于病情恢复；特别是当发生严重出血或早产儿有颅内出血危险（血小板低于 $30 \times 10^9/L$）时，输注新鲜血是急救措施之一。

⑤换血疗法：仅在重症患儿应用。宜用枸橼酸-磷酸-葡萄糖（CPD）而不用肝素抗凝的新鲜血，更为理想的是血小板抗原匹配的血（如由于 HPA-1 所致，则用 HPA-1 阴性血）进行换血可清除抗体，并可提供不被破坏的血小板。当患儿合并高胆红素血症时，还可清除血中胆红素。

（二）先天被动免疫性血小板减少性紫癜

本病特点是抗体既破坏母亲的血小板，又破坏胎儿血小板。按病因的不同，可分为以下两类：

（1）与母亲特发性血小板减少性紫癜相关的新生儿血小板减少性紫癜。患有活动性特发性血小板减少性紫癜的妇女如果怀孕，其血中的抗血小板抗体可通过胎盘进入胎儿血液循环，破坏胎儿血小板。据报道，患有此病的孕妇所生新生儿中，30% ~ 50% 在出生不久即出现血小板减少性紫癜，重症发生率为 15% 左右，颅内出血发生率为 0.5% ~ 3%。HELLP 综合征（溶血、肝细胞酶升高和血小板减少综合征）孕妇分娩的新生儿出现血小板减少性紫癜的概率更高。若孕妇血小板在 $10 \times 10^9/L$ 以下，所生婴儿约 80% 发生血小板减少性紫癜；但也有专家认为，新生儿发病与否，与孕妇分娩时血小板数高低无明显相关。如母亲的特发性血小板减少性紫癜处于活动期，婴儿发生此病的危险大大增加；反之，婴儿患病的危险性减少。孕妇脾切除后，由于其他单核巨噬细胞系统仍能产生抗体，这些抗体对孕妇本身因无脾而无害，其血小板数可以正常；但此抗体通过胎盘进入胎儿，并因为胎儿有正常的功能脾脏存在，可破坏血小板而致血小板减少。

（2）与母亲系统性红斑狼疮（SLE）相关的血小板减少性紫癜。资料表明患有 SLE 孕妇中，80%~85%血中发现抗血小板抗体，且可通过胎盘进入胎儿体内。婴儿出生后，大多仅出现血小板减少，少有出血等临床表现，如出现皮疹，一般历经数月才消失。新生儿血中除有抗血小板抗体外，还可发现狼疮细胞。

（三）新生儿溶血病合并血小板减少性紫癜

严重的新生儿溶血病（如 Rh 血型不合溶血病）常合并有血小板减少，其发生机制可能是：①患儿血中同时存在红细胞及血小板同族免疫性抗体，红细胞和血小板同时被破坏。②大量红细胞破坏，释放出红细胞素，它具有与血小板第Ⅲ因子类似的作用，可加速凝血过程，使血小板消耗增加。严重病例可用新鲜血进行换血，在换出胆红素和抗体的同时，血小板数也部分恢复；不宜用库存血换血，因常在换血数天后再次出现血小板减少。

（四）药物所致血小板减少性紫癜

（1）先天性。一般指妊娠期母亲用药（与剂量无关）引起的婴儿免疫性血小板减少性紫癜，发生这种情况需同时存在 3 个因素，即药物、抗体和血小板。孕妇多有过敏体质，于妊娠后期服用某些药物（作为一种抗原）而被致敏，产生特异性抗体（IgG），部分抗体透过胎盘进入胎儿循环，这些抗体可附着在血小板表面。当孕妇再服用同一药物（可通过胎盘）时，抗原（药物）与血小板表面的抗体发生免疫反应，使孕妇及其婴儿血小板均被破坏。婴儿出生后不久即可出现血小板减少性紫癜，一般于数日内消失，但血中的免疫抗体可存在数月。可使孕母致敏的药物很多，包括磺胺类、奎宁、奎尼丁、对氨基水杨酸和苯巴比妥等，但只有少数人发病。

（2）后天性。新生儿时期，应用某些药物如磺胺类、苯妥英钠、奎宁、奎尼丁、地高辛（免疫抗体为 IgG）、吲哚美辛（免疫抗体为 IgM）、利福平（免疫抗体为 IgM 和 IgG）等，可引起新生儿免疫性血小板减少性紫癜。

此外，孕妇或新生儿应用噻嗪类利尿药时，也可引起新生儿血小板减少性紫癜。其发生机制是中毒性而非免疫性，因为母亲的血小板数正常，母亲和（或）患儿血中均无抗体存在，是否发病与使用的药物剂量有关。一般说来，免疫性血小板减少性紫癜时骨髓巨核细胞数正常，RP 明显增加，MPV 和 PDW 正常或升高；而中毒性者由于骨髓受损，巨核细胞数减少，RP 明显减少，MPV 和 PDW 降低。

以下方法有助于药物所致免疫性血小板减少性紫癜的诊断：①将所用药物、患儿血清及其血小板相加，若出现血小板凝集或溶解，提示血清中含特异性抗体成分。②血块收缩抑制试验阳性，即患儿血清加相应药物后，可抑制具有同型血小板的血块收缩，也说明患儿血清中存在抗血小板抗体。

（王战胜）

参考文献

[1] 金汉珍，黄德珉，官希吉．实用新生儿学［M］．北京：人民卫生出版社，2003.

[2] 冯泽康，余宇熙，曾振锚．中华新生儿学［M］．南昌：江西科学技术出版社，1998.

[3] 邵肖梅．实用新生儿学［M］．北京：人民卫生出版社，2008.

[4] 宋燕燕，蔡岳鞠．新生儿液体治疗中的矛盾和对策［J］．实用儿科临床杂志，2012，27（14）：1061-1064.

[5] 陈克正，张洁．新生儿肺出血的病因分析［J］．中国新生儿科杂志，2008，23（1）：3-7.

[6] 丁国芳，张苏平，姚丹，等．我国部分地区正常新生儿黄疸的流行病学检查［J］．中华儿科杂志，2001，39：185-187.

[7] 江载芳．实用小儿呼吸病学［M］．北京：人民卫生出版社，2010.

[8] 殷丽红．实用临床儿科治疗学［M］．长春：吉林科学技术出版社，2019.

[9] 李积涛，周克林．临床儿科常见病诊断治疗［M］．北京：科学技术文献出版社，2018.

[10] 梁霞，邢娜，陈洋，等．儿科疾病诊疗与临床实践［M］．哈尔滨：黑龙江科学技术出版社，2018.

[11] 周鑫．儿科急症与常见病临床救治［M］．北京：科学技术文献出版社，2018.

[12] 马翠玲．儿科诊疗临床指南［M］．西安：西安交通大学出版社，2014.

[13] 聂国明．实用儿科疾病诊疗技术及临床实践［M］．西安：西安交通大学出版社，2015.

[14] 顾国浩．儿科实验诊断与临床［M］．合肥：安徽科学技术出版社，2012.

[15] 任雪云，李建伟，李杰，等．临床儿科疾病诊治与康复［M］．长春：吉林科学技术出版社，2017.

[16] 田新，杨跃煌．儿科临床诊治口袋书［M］．成都：四川大学出版社，2011.

[17] 任明星．临床儿科诊断及治疗进展［M］．北京：科学技术文献出版社，2014.